U. Frank, P. Pluschinski, A. Hofmayer, S. Duchac (Hrsg.)

FAQ Dysphagie

In der FAQ-Reihe sind bis jetzt folgende Titel erschienen:

T. Fleischmann, C. Hohenstein (Hrsg.)
FAQ Klinische Notfallmedizin
978-3-437-15380-8

C. Lehmann, B. Ruf, N. Jung (Hrsg.)
FAQ Infektiologie
978-3-437-15335-8

J. Reuter, M. Frey
FAQ Psychiatrie und Psychotherapie
978-3-437-15340-2

K. Oechsle, A. Scherg (Hrsg.)
FAQ Palliativmedizin
978-3-437-15315-0

A. Stallmach, F. Lammert (Hrsg.)
FAQ Gastroenterologie
978-3-437-15305-1

Ulrike Frank, Petra Pluschinski, Andrea Hofmayer, Stefanie Duchac (Hrsg.)

FAQ Dysphagie

Antworten – prägnant und praxisnah

Mit Beiträgen von: Chetana Aswathanarayana, Meike Brockmann-Bauser, Stefanie Duchac, Katrin Frank, Ulrike Frank, Jasmin Höll, Andrea Hofmayer, Sabina Hotzenköcherle, Nicole Hübl, Jochen Keller, Sriramya Lapa, Sina Peter, Petra Pluschinski, Hans Schwegler, Dorothee Volkert, Janina Wilmskötter, Rainer Wirth

Mit einer besonderen Antwort auf eine besondere Frage von: Dr. Eckart von Hirschhausen; Arzt, Autor, Kabarettist und Gründer der Stiftung HUMOR HILFT HEILEN

ELSEVIER

Elsevier GmbH, Hackerbrücke 6, 80335 München, Deutschland
Wir freuen uns über Ihr Feedback und Ihre Anregungen an kundendienst@elsevier.com

ISBN 978-3-437-44720-4
eISBN 978-3-437-09914-4

1. Auflage 2021

Wichtiger Hinweis für den Benutzer
Die medizinischen Wissenschaften unterliegen einem sehr schnellen Wissenszuwachs. Der stetige Wandel von Methoden, Wirkstoffen und Erkenntnissen ist allen an diesem Werk Beteiligten bewusst. Sowohl der Verlag als auch die Autorinnen und Autoren und alle, die an der Entstehung dieses Werkes beteiligt waren, haben große Sorgfalt darauf verwandt, dass die Angaben zu Methoden, Anweisungen, Produkten, Anwendungen oder Konzepten dem aktuellen Wissenstand zum Zeitpunkt der Fertigstellung des Werkes entsprechen.
Der Verlag kann jedoch keine Gewähr für Angaben zu Dosierung und Applikationsformen übernehmen. Es sollte stets eine unabhängige und sorgfältige Überprüfung von Diagnosen und Arzneimitteldosierungen sowie möglicher Kontraindikationen erfolgen. Jede Dosierung oder Applikation liegt in der Verantwortung der Anwenderin oder des Anwenders. Die Elsevier GmbH, die Autorinnen und Autoren und alle, die an der Entstehung des Werkes mitgewirkt haben, können keinerlei Haftung in Bezug auf jegliche Verletzung und/oder Schäden an Personen oder Eigentum, im Rahmen von Produkthaftung, Fahrlässigkeit oder anderweitig übernehmen.

Für die Vollständigkeit und Auswahl der aufgeführten Medikamente übernimmt der Verlag keine Gewähr.
Geschützte Warennamen (Warenzeichen) werden in der Regel besonders kenntlich gemacht (®). Aus dem Fehlen eines solchen Hinweises kann jedoch nicht automatisch geschlossen werden, dass es sich um einen freien Warennamen handelt.

Bibliografische Information der Deutschen Nationalbibliothek
Die Deutsche Nationalbibliothek verzeichnet diese Publikation in der Deutschen Nationalbibliografie; detaillierte bibliografische Daten sind im Internet über https://www.dnb.de abrufbar.

26 27 28 29 6 5 4 3

In ihren Veröffentlichungen verfolgt die Elsevier GmbH das Ziel, genderneutrale Formulierungen für Personengruppen zu verwenden. Um jedoch den Textfluss nicht zu stören sowie die gestalterische Freiheit nicht einzuschränken, wurden bisweilen Kompromisse eingegangen. Selbstverständlich sind **immer alle Geschlechter** gemeint.

Planung: Anne Wiehage, Fröndenberg; Uta Lux, München
Projektmanagement: Christine Kosel, München
Redaktion: Anne Wiehage, Fröndenberg
Herstellung: Dietmar Radünz, Leipzig
Satz: SPi Global, Puducherry/Indien
Druck und Bindung: Drukarnia Dimograf Sp. z o. o., Bielsko-Biała/Polen
Umschlaggestaltung: Spiesz Design, Neu-Ulm

Aktuelle Informationen finden Sie im Internet unter **www.elsevier.de.**

Vorwort

Die Arbeit mit Dysphagiepatienten stellt das multiprofessionelle Behandlungsteam vor vielfältige Herausforderungen: die Komplexität der Schluckfunktion, eine Vielzahl möglicher unterschiedlicher Erkrankungen und auch die erheblichen Folgen, die Dysphagien für die Betroffenen haben.

Dysphagietherapeuten sind zudem gefordert, aktuelle Entwicklungen zu diagnostischen Möglichkeiten und zur Wirksamkeit traditioneller und innovativer therapeutischer Interventionen zu kennen und in ihr klinisches Handeln einzubeziehen. Gleichzeitig tauchen im hektischen klinischen Alltag immer wieder Fragen auf, für die eine fundierte, knappe und praxisorientierte Antwort wünschenswert wäre.

In diesem Buch werden verschiedene relevante Aspekte des Dysphagiemanagements in einem praktikablen Frage-Antwort-Format gebündelt, um dem Behandlungsteam eine umfangreiche klinische und empirische Wissensbasis zugänglich zu machen und den Praxistransfer zu ermöglichen. Es ist also ein Fachbuch ohne klassischen Fachbuchcharakter.

Die **Fragen** für dieses Buch stammen von verschiedenen Berufsgruppen, die tagtäglich mit dysphagischen Patienten arbeiten: z.B. Therapeuten, Ärzten, Pflegefachkräften, Ernährungsberater sowie von Studierenden der sprachtherapeutischen Professionen.

Die **Antworten** stammen von ausgewiesenen Experten mit viel praktischer und klinisch-wissenschaftlicher Erfahrung in ihren jeweiligen Bereichen, was sich in den kompetenten Antworten mit hohem Praxisbezug v.a. für den klinischen Bereich widerspiegelt.

Allerdings hat sich während der Bearbeitung des Buches und beim Beantworten der Fragen v.a. eines ergeben: **Neue Fragen!** Es stellte sich heraus: Vermeintlich einfach zu beantwortende Fragen können zu einem regen Austausch führen und eine kritische Betrachtung des eigenen Wissens auslösen. Mehrfach stellten wir fest, dass auch Expertenmeinungen voneinander abweichen können. Dies zeigt, dass über viele Aspekte, die das Schlucken und Schluckstörungen betreffen, bislang eben kein eindeutiger Konsens besteht. Es gibt häufig nicht die **eine** Antwort und jede beantwortete Frage kann zu weiteren grundlegenden, aber auch tiefgreifenderen Fragen führen.

Gerade diese Diskussionen, die Offenheit und der Mut zum Weiterfragen machen ein solches Projekt spannend und sie helfen, das Themengebiet der Dysphagie als klinisches und wissenschaftliches Gebiet weiter zu entwickeln und damit letztendlich die Patientenversorgung zu verbessern.

Dies gilt v.a. auch für besonders herausfordernde Zeiten, wie wir sie während der COVID-19 Pandemie erleben: derzeit werden komplett neue Fragen aufgeworfen, und viele bereits gut etablierte Abläufe und Maßnahmen im Dysphagiemanagement müssen kurzfristig verändert werden. So haben wir kurz vor Fertigstellung dieses Buches noch ein weiteres Kapitel aufgenommen, in dem zentrale Fragen zum Dysphagiemanagement bei COVID-19 Patienten auf Grundlage aktueller Empfehlungen und des verfügbaren Wissensstands im November 2020 beantwortet werden.

Die intensive Bearbeitung und Entwicklung dieses Buches hat uns Herausgeberinnen an dem Themenfeld Dysphagie wachsen lassen, und wir hoffen, dass auch Sie als Leser viele Erkenntnisse aus diesem Buch ziehen können. Allen Mitwirkenden an diesem Buch, allen Fragestellern und Antwortgebern sowie Frau Wiehage als Lektorin sei an dieser Stelle herzlich für ihr großes Engagement gedankt.

Potsdam, Idstein, Bad Tölz und Karlsruhe, im November 2020

Ulrike Frank, Petra Pluschinski, Andrea Hofmayer, Stefanie Duchac

Frage 0.1

Die meisten Fragen, die für dieses Buch gesammelt wurden, sind natürlich inhaltlicher Art, jedoch tauchte auch eine Frage philosophischer Natur auf:

Wenn ich mich verschlucke: Wo bin ich dann?

Für die Beantwortung dieser Frage haben wir besondere Unterstützung benötigt. Wir freuen uns sehr, dass wir **Dr. Eckart von Hirschhausen** gewinnen konnten, diese Frage für uns verständlich und kompetent zu beantworten.

Wenn ich mich verschlucke: Wo bin ich dann?

Ver-dammt gute Frage. Die **Ver**-Vor-Silbe heißt ja meistens was Blödes. Ich habe mich **ver**fahren. Ich habe mich **ver**laufen. Ich habe mich **ver**schluckt. Aber es kann ja auch was Schönes sein: **ver**liebt! Und nicht jede Form von Verkehr ist ganz verkehrt!

Also: Wenn ich mich verschlucke wo bin ich dann? Im Moment. Denn meistens leistet der ganze Schluckapparat seine fantastische Koordinationsaufgabe, ohne mit der Wimper zu zucken. Sozusagen. Und das auch noch, obwohl keiner hinguckt. Wenn der Magen-Darm-Trakt mal vertrackt, dann hilft nicht wie beim Computer einfach ausschalten und wieder hochfahren. Mit dem Hochfahren muss man gerade bei Mageninhalt sehr vorsichtig sein. Das wird oft von anderen sehr persönlich genommen, auch wenn es gar nicht so gemeint war. Sich einmal zu verschlucken ist verzeihlich, bevor es sich verstetigt, holt man sich besser professionelle Hilfe. Deshalb ist die beste Antwort auf: Wo bin ich, wenn ich mich öfter verschlucke? Hoffentlich in guten Händen!

Dr. Eckart von Hirschhausen

Arzt, Autor, Kabarettist und Gründer der Stiftung HUMOR HILFT HEILEN (www.humorhilftheilen.de)

Adressen der Herausgeber

Ulrike Frank
Universität Potsdam
Department Linguistik
Swallowing Research Lab
Karl-Liebknecht-Straße 24-25, 14.202
14476 Potsdam

Petra Pluschinski
Taubenberg 63
65510 Idstein

Andrea Hofmayer
Asklepios Stadtklinik Bad Tölz
Klinik für Neurologie und
Neurologische Rehabilitation
Abteilung Sprachtherapie
Schützenstrasse 15
83646 Bad Tölz

Stefanie Duchac
SRH Hochschule für Gesundheit
Standort Karlsruhe
Benzstraße 5
76185 Karlsruhe

Abkürzungen

ACV	Above Cuff Vocalization
AGP	Aerosol Generating Procedures
ALARA-Prinzip	as low as reasonably achievable
ALS	Amyotrophe Lateralsklerose
ARDS	Acute Respiratory Distress Syndrome
ASB	Assisted Spontaneous Breathing
BGA	Blutgasanalyse
BIPAP	Biphasic Positive Airway Pressure
BiSSkiT	Biofeedback in strength and skill training
BODS	Bogenhausener Dysphagie-Score
CIP	Critical-Illness-Polyneuropathie
CIM	Critical-Illness-Myopathie
COPD	Chronic Obstructive Pulmonary Disease
CPAP	Continuous Positive Airway Pressure
CPG	Central Pattern Generator
CT	Computertomographie
CTAR	Chin Tuck Against Resistance
DDS	Dysphagia Disorder Survey
DHI	Dysphagia Handicap Index
DIGEST	Dynamic Imaging Grade of Swallowing Toxicity
DKV	druckkontrollierte Ventilation
ECMO	extrakorporale Membranoxygenierung
EGDM	Early Goal-Directed Mobilization
EFS	Early Feeding Skills Assessment
EMST	Expiratory Muscle Strength Training
FEES	Fiberoptic Endoscopic Evaluation of Swallowing
FOIS	Functional Oral Intake Scale
FraMaDySc	Frankfurt-Marburger Dysphagie Screening
GBS	Guillain-Barré-Syndrom
GERD	Gastroesophageal Reflux Disease
GÖR	gastroösophagealer Reflux
GÖR-K	gastroösophageale Refluxkrankheit
GUSS	Gugging Swallowing Screen
GUSS-ICU	Modified Gugging Swallowing Screen - Intensive Care Unit
HFNO	High-Flow Sauerstofftherapie
HME-Filter	Heat Moisture Exchange Filter
HPV	humanes Papillomavirus
ICB	intracerebrale Blutung
ICUAW	Intensive Care Unit-Acquired Weakness
IDDSI	International Dysphagia Diet Standardization Initiative
IMTS	Inspiratory Muscle Strength Training
ITS	Intensivstation
JOAR	Jaw Opening Against Resistance
KM	Kontrastmittel
Kö.Be.S.	Kölner Befundsystem für Schluckstörungen
KSU	klinische Schluckfunktionsuntersuchung
KVI	Karlsbader Videofluoroskopie Index
LENT-SOMA-Klassifikation	Late Effects of Normal Tissue and Subjective, Objective, Management and Analytic Categories
LSVT LOUD®	Lee Silverman Voice Treatment
MDADI	MD Anderson Dysphagia Inventory
MNS	Mund-Nasen-Schutzmaske
MRT	Magnetresonanztomographie
MBSImP	Modified Barium Swallow Impairment Profile
MDT-PD	Münchener Dysphagie Test Parkinson's Disease

MMBSS	Modified Massey Bedside Swallowing Screen
ND	Neck Dissection
NGS	nasogastrale Magensonde
NIHSS	National Institute of Health Stroke Scale
NIV	nicht-invasive Beatmung
NOMAS	Neonatal Oral-Motor Assessment Scale
NPO	Nil Per Os
NOD	Standardisierter Untersuchungsablauf bei Neurogener Oropharyngealer Dysphagie
NTS	Nucleus tractus solitarius
NZIMES	New Zealand Index zur Multidisziplinären Evaluation von Schluckstörungen
OSAS	obstruktives Schlafapnoe-Syndrom
PAL	Physical Activity Level
PAS	Penetrations-Aspirations-Skala
PC	Pressure Controlled
PC AC	Pressure Controlled Assisted Controlled
PC CMV	Pressure Controlled Continuous Mandatory Ventilation
PCF	Peak Cough Flow
PCV	Pressure Controlled Ventilation
PED	Post-Extubations-Dysphagie
PEEP	Positive End-Expiratory Pressure
PEF	Peak Expiratory Flow
PEG	perkutane endoskopische Gastrostomie
PEJ	perkutane endoskopische Jejunostomie
PES	pharyngeale Elektrostimulation
PNI	Prognostic Nutritional Index
PPS	Proportional Pressure Support
QoL	Quality of Life
SAB	Subarachnoidalblutung
SBS	Schluckbeeinträchtigungsskala
SDQ	Swallowing Disturbance Questionnaire
Semg	Oberflächen-Elektromyographie
SOMA	Schedule for Oral Motor Assessment
SSA	Standardized Swallowing Assessment
SSQ	Sydney Swallow Questionnaire
tDCS	transcranial Direct Current Stimulation
TIA	transitorisch ischämische Attacke
Tor-BSST	Toronto Bedside Swallowing Screening Test
TMS	transkranielle Magnetstimulation
TWST	Timed Water Swallow Test
VAST	Video-assisted Swallowing Therapy
VC	Volume Controlled
VCV	Volume Controlled Ventilation
VC AC	Volume Controlled Assisted Controlled
VC CMV	Volume Controlled Continuous Mandatory Ventilation
VFSS	Videofluoroskopie des Schluckaktes
VIDD	Ventilator Induced Diaphragmatic Dysfunction
VVST	Volume Viscosity Swallow Test
WR	Würgreflex
ZA	zervikale Auskultation

Abbildungsnachweis

Der Verweis auf die jeweilige Abbildungsquelle befindet sich bei allen Abbildungen im Werk am Ende des Legendentextes in eckigen Klammern. Alle nicht besonders gekennzeichneten Grafiken und Abbildungen © Elsevier GmbH, München.

G883	Duchac, S.: Videofluoroskopie des Schluckaktes – Ein sprachtherapeutisches Tutorial. Schulz-Kirchner, 1. Aufl. 2020.
K411	MDD Pictures
L157	Susanne Adler, Lübeck
L190	Gerda Raichle, Ulm
L231	Stefan Dangl, München
O1045	Hans Schwegler, Hochdorf
P801	Dr. phil. Ulrike Frank, Potsdam
T687	Universitätsklinikum Frankfurt, Institut für Neuroradiologie, Direktorin Frau Prof. Dr. med. Elke Hattingen
T1094	Asklepios Stadtklinik Bad Tölz
T1095	Prof. Maggie-Lee Huckabee, Rose Center, UC Canterbury, Christchurch NZ

Inhaltsverzeichnis

Das Wichtigste zuerst – Daran müssen Sie immer denken!

1. Der Begriff „Dysphagie“ beschreibt eine Vielzahl unterschiedlicher Beeinträchtigungen der Schluckfunktion, die sich in allen Phasen der Nahrungsaufnahme und des -transports manifestieren kann.
2. Eine Dysphagie führt zu komplexen Beeinträchtigungen, die sich negativ auf die orale Ernährungsfähigkeit, pulmonale Funktionen, Rehabilitationsverlauf und Lebensqualität auswirken können.
3. Aspirationen (still oder mit Husten einhergehende) können ausschließlich im Rahmen einer bildgebenden Schluckdiagnostik gesichert diagnostiziert werden.
4. Aspirationen führen nicht automatisch zur Entwicklung von (Aspirations-) Pneumonien – deren Entstehen ist multifaktoriell.
5. Orale Nahrungskarenz sowie die Anlage einer PEG oder NGS verhindern nicht das Auftreten einer Pneumonie.
6. Wichtige Entscheidungen sollten nach interdisziplinären Kriterien und mit dem Patienten gemeinsam getroffen werden.
7. Eine Dysphagiediagnostik muss standardisiert und systematisch durchgeführt werden.
8. Patienten müssen mind. 15 Minuten wach sein können, um überhaupt die Chance zu haben essen und trinken zu können – erst dann macht auch eine Schluckfunktionsdiagnostik Sinn.
9. Ein Aspirationsscreening identifiziert hochgefährdete Patienten und führt zu einer binären Entscheidung – anschließend kann der Patient uneingeschränkt essen und trinken oder bleibt auf oraler Nahrungskarenz bis zur ausführlichen Diagnostik.
10. Nehmen Sie sich ausreichend Zeit bei der Anamneseerhebung. Fragen Sie sehr spezifisch nach, gerade Patienten mit chronischen Schluckbeschwerden können mit den richtigen Fragen sehr wertvolle Informationen liefern.
11. Die spezifische Überprüfung der Hirnnerven führt mit allen weiteren Informationen zu einer fundierten Hypothese der zugrundeliegenden Pathologie.
12. Klinische Schluckversuche führen zu Annahmen über die Schluckfunktion des Patienten – Ihre Einschätzungen sind somit reine Verdachtsäußerungen – formulieren Sie sie als solche.
13. Nicht die Verfügbarkeit, sondern die Fragestellung aus der KSU entscheidet über die Wahl zwischen FEES und VFSS.
14. Ziel von instrumenteller Diagnostik sollte nicht ausschließlich das Detektieren von Aspiration sein, sondern die Biomechanik zu verstehen und die Effektivität von Schutzmechanismen und therapeutischer Maßnahmen zu überprüfen.
15. Breiige/passierte Speisen sind nicht immer sicherer für die Patienten zu schlucken – nicht wenig Patienten aspirieren gerade diese still und husten jedoch bei der Aspiration von Flüssigkeiten.
16. Die FEES ist eine klassische Tandemuntersuchung (Therapeut/Arzt) – sie kann an den Therapeuten delegiert werden – der Arzt muss jedoch in unmittelbarer Rufbereitschaft sein.
17. Die VFSS ist eine Tandemuntersuchung von Arzt und Sprachtherapeuten und bedarf 25–30 Röntgenpulsen/Sekunde und muss mit mind. 25 Bildern/Sekunde aufgezeichnet werden. Ist dies nicht gegeben, besteht keine rechtfertigende Indikation.
18. Die Risiken der Strahlenbelastung einer Videofluoroskopie des Schluckaktes sind bei Beachtung der Strahlenschutzmaßnahmen als äußert gering einzustufen.
19. Therapieziele müssen spezifisch, messbar, erreichbar, realistisch und zeitlich definiert sein.

20. Jeder Patient ist individuell und seine Schluckstörung auch – es gibt keine „one-size-fits-all"-Verfahren, die pauschal angewendet werden sollten.
21. Eine unspezifische oder falsche Therapie kann dem Patienten schaden und sein Schlucken noch verschlechtern.
22. Das richtige Maß ist essenziell – sowohl Unter- wie auch Überforderung kann dem Patienten Schaden zufügen.
23. Ein routinemäßiges Screening auf den Ernährungszustand sollte bei allen Patienten oder zumindest in den Risikogruppen erfolgen.
24. Die Erstellung eines individuellen Ernährungs- und Flüssigkeitsplans zur oralen Ernährung erfolgt durch Fachpersonal.
25. Die geblockte Trachealkanüle verhindert nicht die Aspiration.
26. Eine geblockte Trachealkanüle muss regelmäßig (ca. alle 4–8 Stunden) entblockt und der aspirierte Speichel muss dabei abgesaugt werden. Dies gilt auch bei Verwendung von Trachealkanülen mit subglottischer Absaugmöglichkeit.
27. Bei Neueinlage bzw. Wechsel des Kanülenmodells sollte die korrekte Lage der TK endoskopisch kontrolliert werden.
28. Sprechventile und Verschlusskappen dürfen nur auf eine ungeblockte bzw. entblockte Kanüle aufgesetzt werden.
29. Die Lokalisation des Schlaganfalls hat einen Einfluss auf die Schluckfunktion. Vor allem Patienten mit Schlaganfall in der Hirnstammregion sollten besonders gründlich auf das Vorliegen einer Schluckstörung untersucht werden.
30. Der Verlauf nach akutem Schlaganfall ist sehr dynamisch, daher müssen die Maßnahmen engmaschig bewertet und angepasst werden.
31. Die Größe eines Kopf-Hals-Tumors und die Art der notwendigen onkologischen Therapie (Operation, Radio(chemo-)therapie) können die Schluckfunktionen eines betroffenen Patienten stark beeinträchtigen.
32. In einem modernen onkologischen Behandlungsplan bei Patienten mit einem Kopf-Hals-Tumor sind Screening, (prätherapeutisches) Assessment und instrumentelle Untersuchungen (FEES, VFSS) essenzielle Bestandteile.
33. Bei intensivpflichtigen kritisch kranken Patienten sind Dysphagien sehr häufig (Prävalenz 50–90 %). Dysphagietherapeuten sollten fester Bestandteil des intensivmedizinischen Behandlungsteams sein.
34. Eine Dysphagiediagnostik und -therapie ist bei intubierten Patienten nicht sinnvoll durchführbar.
35. Kinder können sowohl eine Fütterstörung als auch eine Dysphagie haben.
36. Auch bei Kindern kann eine instrumentelle Schluckuntersuchung (FEES, VFSS) durchgeführt werden. Die Indikationsstellung ist wie auch bei Erwachsenen in Bezug auf Nutzen und Risiken zu überprüfen.
37. Bei progredienten Erkrankungen muss die Dysphagiediagnostik aufgrund der oft individuellen und fortschreitenden Symptomatik regelmäßig wiederholt werden.
38. Das Schlucken unterliegt spezifischen altersphysiologischen Veränderungen, diese sind nicht unbedingt pathologisch.
39. Jeder Patient oder dessen Betreuer/Bevollmächtigter hat die Entscheidungsfreiheit, sich auch gegen eine Therapieempfehlung zu entscheiden. Die Entscheidung ist für den Therapeuten verbindlich.
40. Sowohl schriftlich verfasste Wünsche im Sinne einer schriftlichen „Patientenverfügung" wie auch mündlich formulierte Wünsche sind verbindliche Willensäußerungen, die zu befolgen sind.
41. Bei COVID-19-Patienten werden zahlreiche Maßnahmen des Dysphagiemanagements als aerosolgenerierende Prozeduren (AGPs) eingeschätzt und erfordern entsprechende Schutzmaßnahmen und eine sorgfältige Risiko-Nutzen-Abwägung.

1

1 Grundlagen

U. Frank, P. Pluschinski, A. Hofmayer, S. Duchac

Terminologie

1.1 Was versteht man unter Dysphagie?

Dysphagie bedeutet Schluckstörung. Der Begriff leitet sich ab aus *dys- (griech.):* schlecht, krankhaft und *phagein (griech.):* fressen, schlucken. Gemeint ist also eine krankheitsbedingte Störung, Nahrung oder Flüssigkeiten ohne Gefährdung der unteren Atemwege und in ausreichender Tagesmenge von der Nahrungsaufnahme, über die Nahrungsvorbereitung und den -transport in und aus der Mundhöhle, durch den Rachen in die Speiseröhre zu transportieren. Hier spricht man von **oropharyngealer Dysphagie.** Der gestörte Transport des Bolus durch die Speiseröhre wird als ösophageale Dysphagie bezeichnet.

1.2 Warum werden die Abläufe der Schlucksequenz häufig in Phasen aufgeteilt?

Die sensomotorischen Abläufe beim Essen und Trinken erfordern ein hochkomplexes Zusammenspiel der beteiligten Strukturen (orale, pharyngeale, ösophageale Muskulatur), die mit weiteren Funktionen (v. a. Atmung, Sinneswahrnehmungen, Hand-Mund-Koordination etc.) koordiniert werden müssen.

Die grundlegenden Abläufe folgen einer festgelegten *chronologischen Abfolge,* sodass es sinnvoll ist, eine Phaseneinteilung anhand von anatomischen Landmarken vorzunehmen:

- In der **oralen Vorbereitungsphase** wird die Nahrung zunächst für den pharyngealen Transport vorbereitet (durch Kauen zerkleinert, eingespeichelt, als Bolus geformt und auf der Zunge platziert).
- In der **oralen Transportphase** wird mit Initiierung des pharyngealen Schluckes die pharyngeale Phase getriggert.
- In der **pharyngealen Phase** wird die Nahrung unter Schutz der oberen und unteren Atemwege durch den Pharynx und den Ösophaguseingang in den Ösophagus transportiert.
- In der **ösophagealen Phase** erfolgt der Transport der Nahrung in den Magen.

Das Verständnis der komplexen Funktionen und die klinische Kommunikation soll durch diese lineare Beschreibung und Fokussierung auf temporäre Aspekte der Abläufe erleichtert werden. Tatsächlich stehen die Schluckphasen jedoch in enger sensomotorischer Interaktion miteinander, sodass man sich die Komplexität eher als ein Netzwerk und nicht wie eine rein serielle Abfolge vorstellen sollte.

1

MERKE
Die Einteilung der Schlucksequenz in ein Phasenmodell ist für das grundlegende Verständnis der Chronologie und für die didaktische und klinische Kommunikation sehr hilfreich. Eine rein serielle Auffassung der Schluckfunktion wird der engen Interaktionen der Phasen untereinander und deren sensomotorischer Komplexität jedoch nicht gerecht.

1.3 Was sind Central Pattern Generators?

Im Hirnstamm befinden sich besondere Gruppen von Neuronenkerngebieten, die für die Erstellung des motorischen Plans verschiedener komplexer Bewegungsabläufe verantwortlich sind, die sog. **Central Pattern Generators** (**CPGs**).

Die beiden für das Schlucken relevanten CPGs sind der **Nucleus tractus solitarius** (**NTS**) und der **Nucleus ambiguus** (**NA**), die in der Medulla oblongata lokalisiert sind. Diese CPGs stellen den motorischen Plan des Schluckes bereit, der durch Informationen aus kortikalen und subkortikalen Regionen moduliert wird.

1.4 Was ist das pharyngoösophageale Segment (PÖS)?

Unter dem pharyngoösophagealen Segment versteht man das Hochdruckgebiet am Übergang von Pharynx zu Ösophagus, welches sich aus dem unteren pharyngealen Konstriktor, dem M. cricopharyngeus und dem zervikalen Anteil des Ösophagus zusammensetzt. Der Begriff PÖS löst den Begriff oberer Ösophagussphinkter (OÖS) ab.

1.5 Was ist der Intrabolusdruck und welche Relevanz hat er für das Dysphagiemanagement?

Der **Intrabolusdruck** ist ein Messwert, der im Rahmen einer manometrischen Schluckuntersuchung (▶ 2.120) erhoben wird. Grundsätzlich kann z. B. durch Messung des Intrabolusdrucks bei verschiedenen Boluskonsistenzen und -mengen sowohl eine unzureichende Kontraktion des Pharynx als auch eine zu geringe Öffnung bzw. Dehnbarkeit des pharyngoösophagealen Segments identifiziert werden. Allerdings kann z.B. mit einer kombinierten manometrischen und videofluoroskopischen Schluckuntersuchung auch überprüft werden, ob Patienten mit kohäsiveren (festeren) Konsistenzen (und dem damit verbundenen erhöhten Intrabolusdruck) eine bessere Öffnung des pharyngoösophagealen Segments erreichen können. Allerdings ist bei der Interpretation des Intrabolusdruck-Wertes zu bedenken, dass nicht nur die Boluskonsistenz, sondern sowohl der Umfang des Messkatheters als auch das Bolusvolumen einen Einfluss auf das Messerergebnis haben.

1.6 Was versteht man unter Atem-Schluck-Koordination?

Atmung und Schluckfunktion teilen sich anatomische (pharyngeale und laryngeale) Strukturen. Somit ist es naheliegend, dass Schluck- und Atemfunktion präzise miteinander koordiniert werden müssen, um eine Aspiration von Speichel oder

Nahrung in die Atemwege zuverlässig zu verhindern. Auf neuronaler Ebene erfolgt diese Koordination primär auf Hirnstammebene durch Interaktion von schluckspezifischen Kerngebieten (dorsomedialer und ventrolateraler Pattern Generator, ▶ 1.3) mit respiratorischen Neuronengruppen, die die Abfolge von Inspiration und Exspiration sowie Atemrhythmus und Atemfrequenz steuern.

Gesunde Erwachsene weisen ein stabiles Koordinationsmuster auf, bei dem der Schluck innerhalb der Exspirationsphase erfolgt. Die Schluckinitiierung geschieht, wenn noch mindestens ⅓ des exspiratorischen Lungenvolumens vorhanden ist. Dies schafft elementare Voraussetzungen für einen effektiven Atemwegsverschluss und für effektives Husten bei Aspirationsereignissen (▶ 1.41ff.).

Bei verschiedenen Erkrankungen kann die Atem-Schluck-Koordination und damit auch der sichere pharyngeale Bolustransport beeinträchtigt sein. Hierzu zählen u. a. Schlaganfälle und progrediente Erkrankungen (Morbus Parkinson, ▶ 10.31), aber auch respiratorische Erkrankungen wie COPD (Chronic Obstructive Pulmonary Disease, ▶ 10.83).

1.7 Was bedeuten anatomische Richtungsbezeichnungen wie dorsal, ventral etc.?

Anatomische Richtungsbezeichnungen, die z.B. den Verlauf von Bewegungen, funktionellen Abläufen (z. B. Bolustransport) oder die Lokalisation von Läsionen kennzeichnen, erleichtern die Kommunikation zwischen den im Dysphagiemanagement tätigen Berufsgruppen (z.B. therapeutische Berufe, Pflege, Ärzte), da sie disziplinübergreifend verwendet werden.

INFO

Häufig verwendete Richtungsbezeichnungen (▶ Abb. 1.1):

- kranial: kopfwärts – in Richtung Kopf, nach oben
- kaudal: schwanzwärts – in Richtung Steiß, nach unten
- ventral: den Bauch betreffend – zur Bauchseite des Körpers/Organs hin, nach vorne
- dorsal: den Rücken betreffend – zur Rückenseite des Körpers/Organs hin
- proximal: zur Körpermitte hin
- distal: von der Körpermitte weg

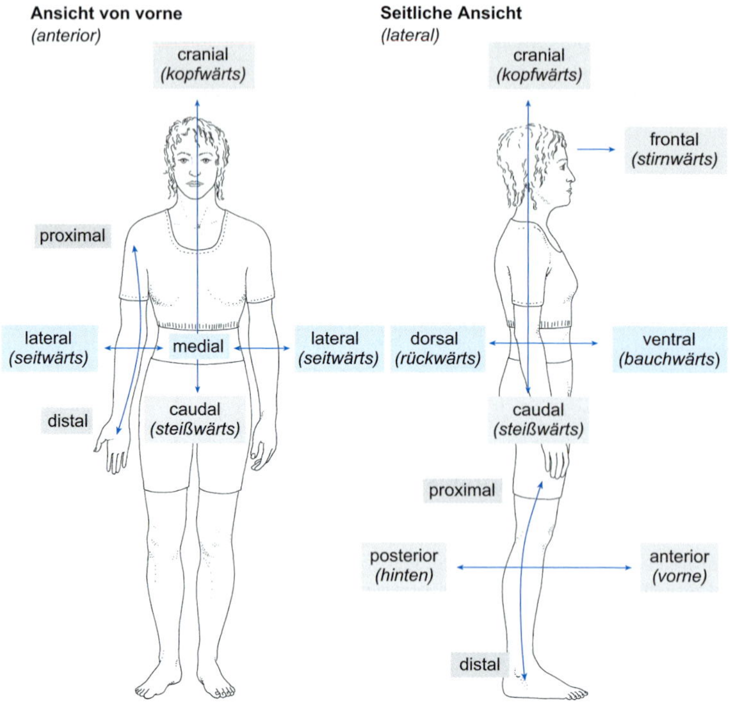

Abb. 1.1 Lage und Richtungsbezeichnungen am Körper. [L190]

BEISPIEL

Beschreibung der Hyoidverlagerung in einem VFSS-Bericht (Videofluoroskopische Schluckuntersuchung)
Die Hebung des hyolaryngealen Komplexes ist deutlich eingeschränkt. Eine *Ventralverlagerung des Hyoids* ist nicht erkennbar. Dadurch ist die Öffnungsweite und -dauer des pharyngoösophagealen Segments (▶ 1.4) massiv beeinträchtigt.

Beschreibung von Atelektasen und daraus abgeleitete Empfehlung zur therapeutischen Lagerung
Auffällig sind vermehrte *Atelektasen in den dorsobasalen Abschnitten* der rechten Lunge. Zu empfehlen sind Lagerungen in Seitenlage links bzw. nach *ventral* (z. B. 130 Grad Bauchlage, Sitz mit Oberkörpervorlage).

Ursachen einer Dysphagie und assoziierte Erkrankungen

1.8 Welche Ursachen gibt es für eine Dysphagie?

Es gibt vielfältige Ursachen für die Entwicklung einer Dysphagie. Die zugrundeliegenden Ätiologien können grob in **strukturelle Ursachen** (▶ Kap. 7) und **neurogene Ursachen** unterteilt werden (▶ Kap. 6, ▶ Kap. 10).

Bei den **neurologisch bedingten Dysphagien** kann in Abhängigkeit von der Art der neurologischen Erkrankung die Dysphagie Haupt- oder Begleitsymptom sein, akut auftretend oder sich als verzögerter Prozess entwickeln.

Neurogene Dysphagien können auf folgenden Ebenen entstehen:

- Schädigung des ZNS (zentrales Nervensystem), z. B.:
  - Schlaganfall, besonders im Bereich des Hirnstammes und bei bilateralen Läsionen (▶ Kap. 6)
  - degenerative Erkrankungen, z. B. Morbus Parkinson (▶ 10.31)
  - Schädel-Hirn-Trauma
  - Demenz, z. B. Morbus Alzheimer (▶ 10.54)
  - Multiple Sklerose
- periphere Erkrankungen der Hirnnerven, z. B. infolge von Tumorerkrankungen
- Erkrankungen der neuromuskulären Übergangsregion, z. B. Myasthenia gravis (Autoimmunerkrankung, ▶ 10.80)
- Muskelerkrankungen, z. B. entzündliche Muskelerkrankungen

Darüber hinaus können Schluckstörungen auch bedingt durch **strukturelle Veränderungen** auftreten. *Hier bleibt der zentrale Steuerungsmechanismus erhalten, z. B.:*

- angeborene Fehlbildungen, z. B. Lippen-Kiefer-Gaumenspalten
- entzündliche Veränderungen
- Kopf-Hals-Tumore (▶ Kap. 7)
- Traumata (z. B. Perforationsverletzungen) und Fremdkörper
- Erkrankungen der Halswirbelsäule (HWS)

1.9 Was ist das Wallenberg-Syndrom?

Hirnstamminfarkte, die Läsionen im dorsolateralen Bereich der Medulla oblongata verursachen, führen zu einem Störungsbild, das häufig als **Wallenberg-Syndrom** bezeichnet wird (▶ 6.32).

Es kommt dabei häufig zu schweren Dysphagien mit zeitlich-räumlicher Dyskoordination der pharyngealen Boluspassage, Öffnungsstörungen des pharyngoösophagealen Segments (PÖS) und Paresen der Pharynx- und Larynxmuskulatur. Dies kann die Boluspassage in den Ösophagus erschweren oder verhindern und mit einer hohen Aspirationsgefahr verbunden sein:

- intradeglutitiv z. B. aufgrund einer laryngealen Parese
- postdeglutitiv aufgrund von pharyngealen Residuen durch eine unzureichende Pharynxperistaltik und Öffnung des PÖS

Zusätzlich zur Dysphagie entstehen häufig sensible Einschränkungen im Gesichtsbereich, visuell-motorische Einschränkungen (z. B. Nystagmus, Horner Syndrom), Ataxie, Dysarthrie, Hörstörungen und Drehschwindel. Typisch für das Wallenberg-Syndrom ist zudem die dissoziierte Temperaturmissempfindungsstörung, die ipsilateral zur Infarktseite auftritt.

1.10 Was ist das Avellis-Syndrom?

Das **Avellis-Syndrom** gehört wie das Wallenberg-Syndrom zu den Hirnstammsyndromen. Eine umschriebene Läsion in der lateralen Medulla oblongata ist ursächlich. Betroffen ist der Nucleus ambiguus und somit die Hirnnervenkerne des N. glossopharyngeus und des N. vagus. Das Avellis-Syndrom führt ebenso wie das Wallenberg-Syndrom zu massiven Schluckstörungen.

1.11 Was ist das Locked-in-Syndrom?

Ein **Locked-in-Syndrom** kann nach einer Thrombose der Arteria basilaris entstehen, die zu Läsionen im Bereich der Pons bzw. des Mittelhirns führt. Initial besteht häufig eine Bewegungsunfähigkeit des gesamten Körpers mit Ausnahme von vertikalen Blickbewegungen (sog. komplettes oder vollständiges Locked-in-Syndrom). Gleichzeitig sind die Betroffenen bei Bewusstsein und nehmen ihre Umgebung (Gespräche, Abläufe, Personen, Situationen u. ä. m.) wahr. Daher ist neben der funktionsorientierten Therapie eine frühzeitige Versorgung mit Kommunikationshilfen sehr wichtig!

Im Verlauf kann es zur Remission einzelner Funktionen kommen, so z. B. auch zur Wiederherstellung einer (partiellen) oralen Ernährungsfähigkeit (inkomplettes Locked-in-Syndrom).

INFO

Eine frühzeitige Versorgung mit Kommunikationshilfen ist essenziell für Patienten mit Locked-in-Syndrom.

1.12 Was ist das Guillain-Barré-Syndrom?

Das **Guillain-Barré-Syndrom** (GBS) ist eine Erkrankung des peripheren Nervensystems. Sie wird auch als **akute idiopathische Polyneuritis** oder **inflammatorische demyelinisierende Polyneuropathie** bezeichnet. Das klinische Bild ist gekennzeichnet durch eine schleichend einsetzende Muskelschwäche, einhergehend mit Sensibilitätsstörungen, die sich über einige Stunden bis Wochen in den Extremitäten von peripher nach zentral ausweitet (Beine > Arme). Man geht davon aus, dass das Guillain-Barré-Syndrom durch eine Immunreaktion verursacht wird. *Das körpereigene Immunsystem greift einen oder beide folgenden Bereiche an:*

- die Myelinscheide der Nervenzellen (vergleichbar mit der Ummantelung eines Elektrokabels), sodass die rasche Übertragung von Nervensignalen gestört wird
- das Axon, dadurch ist die Übermittlung der Signale gestört

Diese Patienten müssen im Krankenhaus behandelt werden, sie gelten als medizinischer Notfall. Therapeutische Maßnahmen sollten von Beginn an stattfinden. Immunglobulintherapie und Plasmaaustausch gehören inzwischen zur Standardbehandlung.

Je eher mit einer entsprechenden Behandlung begonnen wird, desto besser ist das Outcome. Bei 90 % der Patienten nehmen die Symptome innerhalb der ersten 3 Wochen zu, bleiben dann stabil und nehmen dann sehr langsam wieder ab. Bei 10 % ist die Atemmuskulatur ebenfalls betroffen, sodass es zu einer vorübergehenden Beatmungssituation kommt. Bei > 50 % kommt es zu starken Muskelschwächen im Gesichts- und Rachenbereich, die zu Schluckstörungen führen. Die Prognose ist grundsätzlich gut, da sich die Symptome nach und nach zurückbilden. Trotzdem behält mehr als die ½ der Patienten nach 2–3 Jahren noch geringe Restdefizite wie Steifigkeitsgefühl oder Taubheit in den Füßen oder Feinmotorikstörungen in den Fingern. Wenn keine anderen Erkrankungen assoziiert sind, ist die Weaningerfolgsquote für die Beatmung und Trachealkanüle sehr hoch.

1.13 Was bedeutet COPD?

Die **COPD** (**C**hronic **O**bstructive **P**ulmonary **D**isease) beschreibt eine chronische Entzündung der Bronchien mit Husten, Auswurf und bronchialer Obstruktion über wenigstens 3 Monate in mindestens zwei aufeinanderfolgenden Jahren. Einher geht eine irreversible Erweiterung und Destruktion der Lufträume, insbesondere der Alveolen. Hieraus resultiert eine progrediente Atemflusslimitation, die im Verlauf zu einer Dyspnoe, zunächst bei Anstrengung, später auch bei minimaler Belastung führt. Auch das Entstehen eines Lungenemphysems ist möglich. Entzündung und Emphysem können einzeln oder in Kombination bei einer COPD auftreten (▶ 10.83).

1.14 Was bedeutet ARDS?

Die Abkürzung ARDS steht für **Acute Respiratory Distress Syndrome** und bezeichnet ein akutes Lungenversagen.

Genauer gesagt handelt es sich um einen *Symptomkomplex*, der gekennzeichnet ist durch:

- einen akuten Beginn (innerhalb einer Woche)
- eine schwere Oxygenationsstörung (Hypoxämie, ▶ 8.48)
- bilaterale Verschattungen im Thoraxröntgen oder Thorax-CT bei Ausschluss eines hydrostatischen Lungenödems

Nach der Berlin-Definition (The ARDS Definition Task Force 2012) des ARDS werden nach dem Grad der Hypoxämie drei Schweregrade unterschieden: mild – moderat – schwer.

1.15 Was versteht man unter OSAS (obstruktives Schlafapnoe-Syndrom) und wann spielt es im Dysphagiemanagement eine Rolle?

Das **obstruktive Schlafapnoe-Syndrom** (OSAS) entsteht durch eine Erschlaffung/Detonisierung der Zungen- und Rachenmuskulatur während des Schlafes, wodurch sich v. a. bei der Einatmung der oropharyngeale Raum verschließt (blockiert), sodass es zu Hypopnoe- bzw. Apnoephasen kommt. Durch die verringerte Sauerstoffversorgung und CO_2 Elimination können klinische Folgen wie z. B. Tagesmüdigkeit und Sekundenschlaf entstehen. Zudem ist OSAS ein unabhängiger Risikofaktor für das Auftreten kardiovaskulärer Erkrankungen wie z. B. Herzinfarkt und Schlaganfall sowie für eine erhöhte Mortalität.

Im Dysphagiemanagement bekommt das OSAS v.a. bei tracheotomierten Patienten eine Bedeutung, wenn es um die Dekanülierungsentscheidung (▶ 5.87) geht. Wurde die Trachealkanülenentwöhnung nur mit Sprechventileinsatz (▶ 5.51) durchgeführt, so kann ein OSAS unentdeckt bleiben, da bei der Sprechventilatmung die Einatmung ja transstomatal erfolgt, nur die Ausatemphase erfolgt translaryngeal und über die oberen Atemwege. Der oropharyngeale Raum, in dem das OSAS zu Problemen führt, wird somit bei der Einatmung umgangen.

Daher sollte vor einer Dekanülierungsentscheidung die Atmung auch bei entblockter Trachealkanüle mit Verschlusskappe beurteilt werden (▶ 5.65, ▶ 5.66, ▶ 5.69).

MERKE

Patienten die an einem OSAS leiden, sollten im Rahmen des Dekanülierungsmanagements auf jeden Fall auch bezüglich der Verträglichkeit mit Verschlusskappe geprüft werden.

1.16 Was versteht man unter dem Begriff GERD?

GERD ist das Akronym für **G**astroesophageal **R**eflux **D**isease und bezeichnet den gastroösophagealen Reflux. Die Inzidenz liegt bei etwa 10 % in den westlichen Industrienationen.

GERD ist in den frühen Stadien gekennzeichnet durch:

- Sodbrennen
- saures Aufstoßen
- Husten
- Heiserkeit
- Halsschmerzen

In chronischen Stadien kann GERD zu Entzündungen der Speiseröhre bis hin zum sog. **Barrett-Ösophagus**, einer präkarzinogenen Erkrankung der Speiseröhre führen. Als ursächlich gelten falsche Ernährungsweisen wie zu viel essen, zu süß essen, zu spät essen, Alkohol- und Nikotinkonsum. Diagnostisch sollte GERD mittels Ösophagogastroduodenoskopie, Manometrie und ggf. PH-Metrie abgeklärt werden. Neben Änderung der Essgewohnheiten können durch die behandelnden Ärzte sog. Protonenpumpenhemmer verschrieben werden, die die Säurebildung reduzieren.

1.17 Was ist eine Achalasie?

Der Begriff **Achalasie** kommt aus dem Griechischen und bedeutet *„fehlendes Nachlassen"*. Bezeichnet wird damit eine Erkrankung des distalen Endes des Ösophagus. Ursächlich ist entweder eine reduzierte Peristaltik der Ösophagusmuskulatur, also eine gestörte Motilität der Strukturen, oder aber eine Sphinkteröffnungsstörung des unteren Ösophagussphinkters. Typische Folgen sind Regurgitation, retrosternaler Schmerz, Gewichtsverlust und Gefahr der Aspiration. Diagnostisch ist bei V.a. Achalasie eine manometrische Untersuchung oder ein klassischer Breischluck zu empfehlen.

INFO

Die ösophageale Phase des Schluckaktes ist gekennzeichnet durch eine peristaltische Welle, die – je nach Alter – zwischen 8 und 20 Sekunden dauert und den Speisebrei durch den Ösophagus transportiert. Der Speisebrei löst reflektorisch eine Relaxation des unteren Sphinkters aus. Dieser relaxiert nur in dem Moment der Passage, sonst ist er kontrahiert, um das Rückfließen von Magensäure in die Speiseröhre zu verhindern. Bei einer **Achalasie** ist dieser Mechanismus gestört und es kommt zu einer fehlenden Entleerung des Speisebreis in den Magen und Aufstau von Speiseresten im Ösophagus.

1.18 Was ist eine Pharynxhernie (Zenkersches Divertikel)?

Unter **Hernie** (*lat.: Bruch*) versteht man das Durchbrechen von Gewebe in umgebende Gewebsschichten. Die sog. **Pharynxhernie** bezeichnet man auch als

Pharyngocel. Synonym gebraucht und geläufiger ist der Begriff des **Zenkerschen Divertikels.** Ein **Divertikel** ist eine häufig sackförmige Ausstülpung der Wände der Hohlorgane.

Das **Zenkersche Divertikel** ist ein Pseudodivertikel, da hier nicht ein Hohlorgan tatsächlich betroffen ist, sondern kaudal darüberliegende Muskelgewebsschichten. Es bezeichnet eine Aussackung des sog. **Kilian Dreiecks**, ein muskelschwacher Bereich, der zwischen den Muskelfaserverläufen des M. cricopharyngeus (Teil des pharyngoösophagealen Segments) liegt.

Ursache für die Entstehung eines Zenker-Divertikels kann eine Tonusdysregulation der Pharynxmuskulatur und ein damit verbundener erhöhter Schluckdruck sein. Im Zenker-Divertikel können sich Nahrungsreste sammeln, Patienten berichten dann häufig von einem **Globusgefühl** oder **Regurgitation** unverdauter Nahrungsreste (▶ 1.35).

Diagnostisch abzuklären ist ein Zenkersches Divertikel gastroenterologisch endoskopisch oder mittels Breischluck in einer a/p-Projektion. Auch in einer videofluoroskopischen Schluckuntersuchung lassen sich diese Pseudodivertikel darstellen, erfordern dann aber immer eine konsiliarische Vorstellung beim Gastroenterologen.

INFO

Das Zenkersche Divertikel wird chirurgisch behandelt (abgetragen bzw. geclippt), eine funktionelle Therapie ist nicht effektiv. **Übungen mit Druckaufbau (z. B. kräftiges Schlucken) sind kontraindiziert.**

Symptome und Komplikationen

1.19 Was ist der Unterschied zwischen Dysphagiesymptomen und gestörter Biomechanik?

Symptome sind Anzeichen oder typische Merkmale einer Erkrankung oder krankhaften Veränderung. Dysphagiesymptome werden durch Beeinträchtigungen der **Biomechanik** verursacht.

BEISPIEL

- **anteriores Leaking** (Symptom) ist eine Folge eines **unzureichenden Lippenschlusses** (gestörte Biomechanik)
- **postdeglutitive Aspiration** (Symptom) kann durch Überlauf postdeglutitiver Residuen aus den Sinus piriformes (Symptom) als Folge einer **unzureichenden Öffnung des pharyngoösophagealen Segments entstehen** (gestörte Biomechanik)

1.20 Wie unterscheiden sich Drooling, anteriores Leaking, Leaking und prädeglutitives Pooling?

Drooling bezeichnet einen unkontrollierten und unbemerkten Speichelfluss. *Typischerweise ist dies u. a. bei folgenden Ätiologien zu beobachten:*

- Parkinsonpatienten (▶ 10.31)

- infolge morphologisch-anatomischer Veränderungen aufgrund von kongenitalen Dysmorphien bei Kindern mit genetischen Syndromen (z. B. Dysgnathien bei Down-Syndrom)
- bei erworbenen Strukturdefekten nach OP bei Patienten mit Kopf-Hals-Tumoren (▶ Kap. 7)

Speicheldrooling kann außerdem ein Hinweis auf eine reduzierte Spontanschluckfrequenz sein. Seltener ist eine „echte" Hypersalivation, also eine vermehrte Speichelproduktion, die nicht kompensiert werden kann (▶ 1.21).

Unter **anteriorem Leaking** ist das „Auslaufen nach vorne“, also aus dem Mund gemeint. Anteriores Leaking charakterisiert z. B. Austreten von Nahrung oder Flüssigkeiten aus dem Mund beim Trinken oder auch Austreten von Speichel durch fehlenden Mundschluss mit oder ohne Sensibilitätsdefizit bei Patienten mit fazialer Schwäche oder Fazialisparese.

Leaking und prädeglutitives Pooling wird synonym verwendet und bezeichnet das vorzeitige Abgleiten von Bolusmaterial (vor Initiierung des pharyngealen Schlucks) in den Pharynx. Dies kann zu Penetration bzw. Aspiration von Bolusanteilen führen. Ursächlich kann eine verminderte orale Boluskontrolle, aber auch eine verzögerte Initiierung des pharyngealen Schluckes sein.

1.21 Hypersalivation: Gibt es das wirklich?

Ja, aber man muss zwischen echter **Hypersalivation** (gesteigerter Speichelproduktion) und einem verminderten Speichelmanagement (**Sialorrhö**) unterscheiden. Letztere kann aufgrund einer reduzierten Schluckfrequenz oder einer fehlenden pharyngealen Schluckinitiierung entstehen. Die Differenzialdiagnose zwischen beiden Erkrankungen ist relevant, da sie unterschiedliche therapeutische und medikamentöse Vorgehensweisen auslösen und nur in multiprofessioneller Zusammenarbeit sinnvoll behandelt werden können. Zur Behandlung der Hypersalivation finden sich pharmakotherapeutische Empfehlungen in der S2k-Leitlinie „Hypersalivation“, zur Behandlung der Sialorrhö finden sich Empfehlungen in der S1-Leitlinie „Neurogene Dysphagien“.

INFO

Informationen zur medikamentösen Speichelreduktion

Empfehlungen zur Behandlung von Hypersalivation finden sich in der S2k-Leitlinie „Hypersalivation“ (Steffen et al. 2019) und der S1-Leitlinie „Neurogene Dysphagie" (Dziewas et al. 2020). Es werden zur Pharmakotherapie bei Sialorrhö auf Basis der aktuellen Studienlage Präparate aus der Gruppe der Anticholinergika empfohlen. Bei guter Verträglichkeit eines Therapieversuchs über mehrere Tage könne die Anwendung ggf. fortgesetzt werden. Bei der Entscheidung für ein Präparat spielen im klinischen Alltag Kriterien wie die Dosierbarkeit, die Applikationsform, die Verträglichkeit/Nebenwirkungen sowie die unterschiedlichen Kosten eine Rolle. Alternativ kann gemäß der Leitlinie die Anwendung von Botulinum-Neurotoxin (Injektion in die Parotiden sowie ggf. zusätzlich in die Submandibulardrüsen) indiziert sein. Manche Patienten reagieren teilweise sehr stark auf einzelne Präparate oder selbst geringe Dosen. Zur Vermeidung von Komplikationen (z. B. ausgeprägtes Austrocknen der Schleimhäute, Borkenbildung mit evtl. sogar drohender Verlegung der Atemwege, erschwertes Abhusten des zäheren Sekrets mit Sekretverhalt sowie kognitive Veränderungen) ist ein vorsichtiges Aufdosieren sowie ein intensiver interdisziplinärer Austausch bzgl. der Behandlungsschritte wichtig. Sind die o.g. Maßnahmen nicht erfolgreich, kann ggf. eine Radiotherapie der Speicheldrüsen erfolgen.

Speichelmanagement oder Sekretmanagement?

Die Begriffe **Speichel** und **Sekret** werden im klinischen Alltag häufig synonym für Speichel verwendet. Beispielsweise wird von Sekretmanagement gesprochen, wenn es eigentlich um Speichelmanagement geht.

Obwohl Speichel aus physiologischer Sicht natürlich ein körpereigenes Sekret ist, sind dies funktionell zwei unterschiedliche Prozesse:

- **Speichelmanagement** ist das effektive Schlucken von Speichel unter Sicherung der Atemwege
- bronchiales **Sekretmanagement** bezeichnet die physiologische Bildung und den Abtransport (**Mucociliäre Clearance**) oder die Expektoration (**Husten = tussive Clearance**) von Mukus aus den unteren Atemwegen

Eine differenzierte Terminologie kann sehr nützlich sein in der interdisziplinären Kommunikation, daher sollten diese Begriffe auch differenziert verwendet werden.

1.22 Was ist der Unterschied zwischen Penetration und Aspiration?

Penetration (*lat. penetrare*: eindringen, durchdringen) bezeichnet das Eindringen von Speisebrei (Bolus) oder Flüssigkeiten in die unteren Atemwege. Diese beginnen von kranial nach kaudal anatomisch-morphologisch am freien Rand der Epiglottis, über die aryepiglottischen Falten zu den Aryknorpeln und der hinteren Kommissur des Aditus laryngis. Die kaudale Begrenzung einer Penetration innerhalb des Aditus laryngis stellt die Glottisebene dar.

Dringt der Bolus (Speichel, Nahrungsbrei oder Flüssigkeit) subglottisch (also unterhalb der Glottis) in die Trachea ein, so spricht man von **Aspiration** (*lat. aspirare*: ansaugen, und *spirare*: atmen).

1.23 Was ist der Unterschied zwischen prä-, intra- und postdeglutitiver Aspiration/Penetration?

- **prädeglutitiv:** die Aspiration/Penetration geschieht noch vor der Initiierung des pharyngealen Schluckes
- **intradeglutitiv:** die Aspiration (oder auch Penetration) tritt direkt innerhalb des Schluckes ein ▶ 2.92, ▶ 2.116)
- **postdeglutitive Aspiration bzw. Penetration:** beinhaltet das Eindringen von oralen/pharyngealen Residuen, die nach Abschluss des Schluckaktes in den Larynx (im Falle einer Penetration) oder bis unterhalb der Stimmlippen und in die Trachea (im Falle einer Aspiration) eindringen

1.24 Was ist eine stille Aspiration?

Eine stille Aspiration wird definiert als das Eintreten von Speichel, Flüssigkeit oder Nahrung in die Atemwege (unterhalb der Stimmlippenebene). Vom Patienten wird hierbei kein Versuch unternommen, das aspirierte Material durch Husten aus den Atemwegen zu entfernen.

1.25 Gibt es eine stille Penetration?

Nein. Die natürliche Körperreaktion auf eine Penetration ist Nachschlucken – nicht husten oder räuspern, hierdurch wird das Penetrat im Schluck „ausgequetscht". Somit ist die natürliche Reaktion auf Penetration ohnehin eine „stille". Reagiert der Patient im Rahmen einer bildgebenden Diagnostik nicht auf eine Penetration oder ist die Reaktion (Nachschlucken) nicht effizient, sollte hierfür daher nicht der Begriff stille Penetration verwendet werden, da dies irreführend ist. Hier gilt es auf Beschreibungsebene anzugeben, was passiert ist. Wird z.B. die Penetrations-Aspirations-Skala (PAS) verwendet, so entspricht dies dem Wert PAS 5 (▶ 2.118).

1.26 Wie ist eine Aspirationspneumonie definiert?

Eine Aspirationspneumonie beschreibt eine Lungenentzündung nach Einatmen von größeren Mengen flüssigen oder festen Materials.

Grundsätzlich unterscheidet man zwischen:

- bakteriellen Kontaminationen (Mageninhalt, Rachensekret oder Fruchtwasser)
- toxischen Aspirationen (z.B. Magensäure, Galle, Blut, Öle)
- obstruierenden Aspirationen (Fremdkörper, Bolus)

Die Aspirationspneumonie aufgrund **bakterieller Kontamination** kann sich schleichend entwickeln von Stunden bis hin zu zwei Wochen mit Fieber und schwachem Allgemeinzustand. **Toxische Aspirationen** entwickeln sich innerhalb einer Stunde bis weniger Tage und können u.a. zu Bronchospasmen und pneumoarterieller Hypertonie führen. **Fremdkörperaspirationen** führen zu Atemstillstand oder Stridor (pathologisches Atemgeräusch).

1.27 Was ist der Unterschied zwischen einer Aspirationspneumonie und anderen Pneumonien?

Eine **Pneumonie** ist eine entzündliche Veränderung des Lungengewebes, der Alveolen (echte bzw. typische Pneumonie) oder der kleinen Atemwege (atypische Pneumonie). Ist das umgebende Gewebe betroffen (Pleura), so spricht man von einer **Pleuritis**. Diese Veränderung führt zu einem Sauerstoffmangel (**Hypoxämie**, ▶ 8.48), in schweren Fällen kann es auch zu einem Anstieg von Kohlendioxid im Blut kommen (**Hyperkapnie**, ▶ 8.48). Ursächlich können z.B. virale, bakterielle oder pilzbedingte Infektionen sein.

Von einer **Aspirationspneumonie** spricht man, wenn größere Mengen flüssigen oder festen Materials eingeatmet werden oder durch insuffiziente Schutzmechanismen in die unteren Atemwege eindringen und es in der Folge zu einer entzündlichen Veränderung kommt.

Der Verlauf dieser Pneumonieformen weist einige Gemeinsamkeiten aber auch Unterschiede auf. Während in beiden Fällen häufig Fieber und Schüttelfrost auftreten, kann bei Aspirationspneumonien als Erstsymptom auch Dyspnoe infolge des O_2-Mangels eintreten. Bei infektiös bedingten Pneumonien sind i.d.R. Symptome wie Fieber, Husten, Abgeschlagenheit und ggf. Schmerzen vorherrschend. Im Verlauf sind die Symptome jedoch ähnlich: Fieber, Husten, Dyspnoe und Hypoxämie.

Generell gilt, dass eine Pneumonie einen lebensbedrohlichen Zustand darstellen kann. Dies gilt insbesondere für ältere Menschen und Menschen mit geschwächtem Immunsystem. Pro Jahr sterben allein in Deutschland etwa 40.000 bis 50.000 Menschen an einer Pneumonie, sie ist damit eine der **häufigsten Todesursachen** in Westeuropa.

1.28 Wie wird eine Aspirationspneumonie diagnostiziert?

Diagnostisch sollte eine **thorakale Auskultation** erfolgen. Zudem wird eine **Laboruntersuchung** empfohlen. Häufig zeigt sich eine massive Leukozytose (erhöhte Anzahl weißer Blutkörperchen) sowie ein stark erhöhtes C-reaktives Protein. Dies ist ein Eiweiß, dessen Konzentration im Blut im Rahmen entzündlicher Prozesse stark ansteigt, dabei weist es nicht auf einen spezifischen Entzündungsprozess hin. Daneben gibt es noch weitere relevante Parameter.

Zwingend erforderlich zur Diagnosestellung ist aber die diagnostische Abklärung mittels Röntgen-Thorax.

1.29 Reagiert jeder Körper mit den gleichen Abwehrmechanismen auf Penetration/Aspiration?

Durch die sensible Versorgung durch den N. laryngeus superior und den N. recurrens der laryngealen Strukturen und des subglottischen Bereiches reagiert ein gesundes System je nach Eindringtiefe des Materials immer entweder mit Nachschlucken, Räuspern, Husten oder Niesen auf **Penetration oder Aspiration**. Ist die sensible Versorgung durch eine Erkrankung beeinträchtigt, kann das aspirierte Material nicht wahrgenommen werden und es erfolgt keine, eine verzögerte oder abgeschwächte Auslösung der Reaktionen.

Im Alter verändert sich die Reaktion des Körpers auf Penetration/Aspiration jedoch. Vor allem treten im Alter gehäuft Penetrationen auf. Daggett et al. (2006) fanden eine Verdopplung der Penetrationsrate bei über 50-jährigen in Abhängigkeit von der Volumengröße und der Konsistenz. In der gleichen Studie zeigte sich allerdings keine gesteigerte Aspirationsrate. Andere altersassoziierte Untersuchungen bestätigten die Abhängigkeit des Aspirationsrisikos von Bolusvolumen, Viskosität und Anreichungsform (Becher, Strohhalm).

1.30 Führt eine Aspiration immer zu einer Pneumonie?

Wenn ein Fremdkörper in die Lunge gelangt und dort verbleibt, kann es zu einem entzündlichen Prozess kommen (**Aspirationspneumonie**). Der **Entstehungsmechanismus** einer Pneumonie aufgrund einer Aspiration ist allerdings unklar und es entwickelt nicht jeder Patient eine Pneumonie nach einer Aspiration. Hier muss sehr genau nach dem Immunstatus, der Grunderkrankung, die mit der Dysphagie samt Aspiration einhergeht, geschaut werden (▶ 2.6). Insbesondere bei Patienten mit einem Kopf-Hals-Tumor treten bei ca. ½ aller Patienten stille Aspirationen auf, die Pneumonierate ist jedoch eher gering (▶ 7.66). Bei den akuten Schlaganfallpatienten wird von ca. ⅓ aspirierender Patienten ausgegangen und bis zu 20 % Aspirationspneumonien mit 7-fach erhöhtem Mortalitätsrisiko. Hierbei handelt es sich also um eine diesbezüglich hochgefährdete Patientenpopulation (▶ 6.38ff.).

Neben der Aspiration per se scheinen noch weitere patientenabhängige Faktoren oder auch möglicherweise das aspirierte Material eine entscheidende Rolle für das Entstehen einer Pneumonie zu spielen, ebenso wie die Patientenpopulation.

So konnten Langmore et al. bereits 1998 zeigen, dass folgende Prädiktoren signifikant für das Entstehen einer Aspirationspneumonie in verschiedenen Patientenpopulationen und Settings sind:

- Unselbstständigkeit während der Nahrungsaufnahme
- Abhängigkeit bei der Mundpflege
- schlechter Zahnstatus
- Multimorbidität
- Anzahl der Medikamente und Rauchen

Die Dysphagie per se war in dieser Studie als pneumonierelevanter Prädiktor nur in Kombination mit anderen Variablen signifikant.

1.31 Macht es einen Unterschied für die Pneumoniegefahr, was bzw. welche Art von Nahrung/Flüssigkeit aspiriert wird?

Immer wieder hört man, dass für Schluckversuche Götterspeise zu bevorzugen sei, da diese bei Aspiration von der Lunge resorbiert wird und somit keinen negativen Effekt in Bezug auf die Pneumoniegefahr habe. Es gibt bisher keine verlässlichen Daten darüber, ob die Lunge Götterspeise resorbieren kann (▶ 2.43). Allerdings bietet der hohe Zuckergehalt in diesem Produkt einen idealen Nährboden für Keime und Bakterien, sodass hier eher von einer höheren Pneumoniegefahr auszugehen ist. Gleiches gilt auch für **Milchprodukte** aufgrund ihres Keim- und Fettgehaltes. Pneumonien aufgrund bakterieller Infektion entwickeln sich dabei häufig langsamer als pulmonologische Komplikationen aufgrund von toxischen Reizen oder Fremdkörperaspirationen. Aspirationen von **stark gesalzenen und scharfen Speisen** lösen häufig eine starke bronchopulmonale Reaktion aus.

Eine weitere verbreitete Annahme ist, dass **Speichelaspirationen** vollkommen unproblematisch seien, da sie auch bei Gesunden vorkommen. Hier kann jedoch kein direkter Vergleich gezogen werden, da die Mundflora v.a. bei multimorbiden Patienten eine erheblich höhere Keimbelastung aufweist als bei gesunden Menschen. Dies ist insbesondere dann der Fall, wenn die orale Ernährung nur noch eingeschränkt oder gar nicht mehr möglich ist und auch die Mundpflege nicht mehr selbstständig durchgeführt werden kann (▶ 1.30).

1.32 Entwickeln Patienten mit stiller Aspiration häufiger Pneumonien?

In einer Studie von Pikus et al. (2003) konnte mittels Videofluoroskopie des Schluckens an 381 Patienten gezeigt werden, dass sich das Risiko einer Aspirationspneumonie in Abhängigkeit von der Tiefe des Eindringens von Penetration und Aspiration um folgende Faktoren erhöht:

- Patienten die eine **laryngeale Penetration** zeigen, haben **ein 4-fach erhöhtes Pneumonierisiko** gegenüber Gesunden oder Patienten, die nicht penetrieren.
- Patienten die **aspirieren**, haben ein **10-fach erhöhtes Risiko** und Patienten die **still aspirieren** ein **13-fach erhöhtes Aspirationspneumonierisiko**.

1.33 Welche Folgen außer Pneumonien können Aspirationen haben?

Als Folge von Aspirationen können neben akuten Pneumonien auch längerfristige **Atelektasen** auftreten. Dies sind mit Sekret oder Aspirat verlegte Atemwege. Hierdurch kann ein Verlust an Gasaustauschfläche entstehen, im weiteren Verlauf auch Stenosierungen bis hin zum Lungenversagen (ARDS, ▶ 1.14). Bei Aspiration von größeren Bolusteilen kann es zudem zu Atemwegsobstruktionen bis hin zu Hypoxie und Ersticken kommen.

1.34 Welche Komplikationen außer Pneumonien kann eine Dysphagie verursachen?

Neben der Aspirationspneumonie besteht in der Mangelernährung (**Malnutrition**) die gefährlichste Folgeerkrankung bei einer Dysphagie. Ein deutlicher Zusammenhang zwischen Dysphagie und Malnutrition bei alten Menschen und Patienten mit einem Kopf-Hals-Tumor ist gut belegt (▶ 4.2, ▶ 7.31, ▶ 7.83). Die Kenntnis über den Zusammenhang zwischen Dysphagie und Malnutrition erzwingt bei der Festlegung eines Dysphagiemanagements ein spezifisches Vorgehen unter Einbeziehung bspw. der Ernährungsberatung. Hier kann im multiprofessionellen Team leitlinienorientiert ein Ernährungsplan für die Patienten formuliert werden (▶ 4.78). In der Folge einer Malnutrition können sich weitere Syndrome einstellen, wie das sog. **Frailty-Syndrom** (▶ 10.24).

Neben einer Malnutrition kann eine Dysphagie durch eine zu geringe Flüssigkeitszufuhr auch zu einer **Dehydratation** führen, die in einer massiven Ausprägung bis hin zu einer **Exsikkose** führen kann. Dies bezeichnet einen massiven Flüssigkeitsverlust bzw. einen Volumenmangel der extrazellulären Flüssigkeit. Die Anpassung der Flüssigkeitsmenge muss individuell und unter Berücksichtigung der spezifischen Patientensituation erfolgen (▶ 4.22 bis ▶ 4.26).

1.35 Regurgitation: Was ist das?

Ein pathologisches Zurückströmen bzw. -transportieren von Nahrungsbestandteilen bzw. Speisebrei aus dem distalen Ösophagus bzw. Magen in Richtung Pharynx bzw. bis in den Mund wird als **Regurgitation** bezeichnet. Eine Regurgitation kann

z. B. durch Ösophagusmotilitätsstörungen, Stenosen, Achalasien (▶ 1.17) oder Divertikel (▶ 1.18) bedingt sein.

INFO

Häufige Regurgitationen können zu einer gastroösophagealen Refluxkrankheit (GERD, ▶ 1.16) führen. Klinisch besonders relevant ist ein (chronisches) Refluxgeschehen bei Patienten in der Trachealkanülenentwöhnung (▶ Kap. 5), da beim therapeutischen Entblocken eine hohe Aspirationsgefahr besteht und das Refluxat bei Aspiration in hohem Maße pulmotoxisch wirken kann (▶ 1.31).

Als **nasale Regurgitation** wird das Eindringen von Nahrungsbestandteilen (häufig Flüssigkeiten) in den Nasenrachenraum bzw. in die Nase während der Schlucksequenz (pharyngeale Phase) bezeichnet. Ursache ist hier i.d.R. eine Dyskoordination der pharyngealen Peristaltik bzw. ein unzureichender velopharyngealer Verschluss.

1.36 Was ist das Heimlich-Manöver?

Das Heimlich-Manöver ist eine **lebensrettende Sofortmaßnahme**, die bei drohender Erstickung durch Verlegung der Atemwege bspw. nach Bolusaspiration angewandt wird. *Ziel des Heimlich-Manövers ist es, durch Kompression des Bauchraums einen Fremdkörper in den Atemwegen durch einen entstehenden Überdruck herauszubefördern.*

Es wird durchgeführt, indem der Rettende hinter dem zu Rettenden steht und ihn bzw. seinen Oberbauch mit den Armen umfasst. Mit einer Hand wird eine Faust gebildet, die unterhalb der Rippen und des Brustbeines in die Magengrube gelegt wird. Mit der anderen Hand wird die Faust dann ruckartig und kräftig gerade nach hinten zum Körper gezogen. Dies kann bis zu 5-mal wiederholt werden, bis der Fremdkörper entfernt ist. Anschließend ist der Patient direkt in einem Krankenhaus zu versorgen (▶ 2.52).

Reflexe und Schutzfunktionen

1.37 Gibt es einen Schluckreflex?

Ja, aber: Bei der Verwendung des Begriffes **Schluckreflex** geht man heute differenzierter als in früheren Jahren vor. Traditionell wurde der Begriff für jede Art von Schlucken verwendet – ob klassisch reflektorisch im Sinne einer Reiz-Reaktion-Abfolge oder auch komplexer, z.B. im Rahmen des Schluckens während des Essens. Aktuelle Erkenntnisse legen jedoch nahe, dass es sich hierbei um unterschiedliche Mechanismen handelt. Dies hat erhebliche Konsequenzen für das gesamte Dysphagiemanagement.

Ein Reflex löst eine immer gleiche, nicht modulierte motorische Antwort aus und ist als solches auch nicht therapierbar. Dies führte zu der Annahme, dass beim Schlucken nur die willkürlichen Anteile, also die präoralen und oralen Komponenten, zu rehabilitieren sind.

Inzwischen ist jedoch bekannt, dass sich die motorische Schluckantwort an die sensorischen Informationen des Bolus anpasst, d. h. dass sich die Biomechanik des Schluckens in Abhängigkeit von Bolusgröße, -konsistenz und vielen weiteren Faktoren ändert, es handelt sich also nicht um eine **„reflexhafte"** Antwort des Systems. Dies führte zu einer Anpassung der rehabilitativen Maßnahmen, die davon ausgehen, dass auch die pharyngeale Komponente des Schluckens beeinflussbar ist.

Daher wird heute zwischen einem tatsächlichen **primitiven Schluckreflex** (z.B. auslösbar durch Stimulation bestimmter Areale im Larynx) und einer **Schluckreaktion** oder auch **Initiierung des pharyngealen Schluckes** differenziert. Letzteres beschreibt die komplexe Antwort auf eine Vielzahl an sensorischen Informationen, die zu einer angepassten modulierten motorischen Antwort führt.

MERKE

Aufgrund der komplexen Mechanismen beim Schlucken sollte nicht pauschal vom Schluckreflex gesprochen werden. Besser zu verwenden ist die Bezeichnung: **Initiierung des pharyngealen Schlucks**.

1.38 Was sind orale Primitivschablonen/pathologische orale Reflexe und wann treten sie auf?

Im Hirnstamm sind verschiedene Bewegungsmuster und Reflexe bzw. Reaktionen verankert, die für die Schluckfunktion von entscheidender Bedeutung sind, z.B. die Hustenreaktion nach Aspiration oder auch die Koordination von Atmung und Schlucken während der pharyngealen Boluspassage. Einige dieser Bewegungsmuster und Reaktionen sind in der frühkindlichen Entwicklung wichtig für die Nahrungsaufnahme, z.B. der **Rooting Reflex**, der ein Hinwenden des Kopfes zur Nahrungsquelle (z.B. Brustwarze) auslöst (▶ 1.39, ▶ 9.40) oder das frühkindliche **Saug-Schluckmuster**, das die Nahrungsaufnahme beim Stillen oder der Flaschenernährung gleich nach der Geburt ermöglicht. Mit zunehmender kortikaler Reifung und Entwicklung differenzierter Bewegungsmuster – z.B. um festere Nahrung kauen und essen zu können - werden diese sog. **oralen Primitivschablonen** durch den Einfluss kortikaler Hirnbereiche gehemmt.

Zeigen sich Primitivschablonen bei Kindern mit reifen Schluckmustern oder bei Erwachsenen, ist dies ein Anzeichen für eine schwere kortikale Hirnschädigung.

MERKE

Ein wichtiger Bestandteil der Diagnostik pädiatrischer Dysphagien ist die Beurteilung, ob die Persistenz oraler Reflexe und Bewegungsmuster entwicklungsadäquat ist (▶ 9.40).

1.39 Welche Reflexe und Bewegungsmuster treten bei gesunden Kindern in der Entwicklung auf?

Im Verlauf der frühkindlichen Entwicklung sind charakteristische Reflexe und Bewegungsmuster zu beobachten, die dem Kind die Nahrungsaufnahme ermöglichen bzw. erleichtern (▶ Tab. 1.1). Teils persistieren diese Bewegungsmuster (d.h. sie bleiben bestehen) und teils sind sie nach bestimmten Entwicklungsschritten bei

Tab. 1.1 Frühkindliche Reflexe/Bewegungsmuster im Zusammenhang mit dem Schlucken/der Nahrungsaufnahme (nach Bledau-Greiffendorff 2011)

Reaktion	Auslöser	Funktion	Auftreten/Persistenz (bei gesunden Kindern)
Husten	Stimulation von Rezeptoren im Larynxbereich	z. B. Aspiration – Schutz der unteren Atemwege	• Voraussetzung: Reifung des primitiven Atemwegverschlussreflexes • persistierend
Würgen	Stimulation von Zungenbasis/Pharynxhinterwand	Schutz der pharyngealen und tieferen Strukturen, z. B. vor dem Eindringen von Fremdkörpern	• ab 26.–27. SSW, nimmt mit Entwicklung der Kaufunktion ab • persistierend
Rooting-Reflex/Suchreflex	Berühren von Mund/Wangen löst Kopfdrehung zum Stimulus und Mundöffnung aus	Finden und Aufnehmen der Nahrungsquelle (Brustwarze/Sauger)	• 32. SSW bis 3 Monate (bei gestillten Kindern ggf. länger) • nicht persistierend
phasisches Beißen	rhythmische Auf- und Abbewegung des Zahnfleisches durch Berühren des Zahnfleischs	Voraussetzung für Entwicklung der Kaufunktion	• 28. SSW bis 9–12 Monate • nicht persistierend
Zungenprotrusion/Zungenstoß	Berühren der Vorderzunge löst Herausstrecken der Zunge aus	Aufnahme der Brustwarze/Flaschensauger; Rückbildung ermöglicht Füttern mit Löffel	• 38.–40. SSW bis 4–6 Monate • nicht persistierend
transversaler Zungenreflex	Bestreichen der Zungenränder löst Zungenbewegung zur Stimulationsseite aus	Voraussetzung für die Entwicklung differenzierter Zungenbewegungen für den Umgang mit festen Konsistenzen	• 28. SSW bis 6 Monate • nicht persistierend
Greifreflex	Greifreaktion bei Berühren der Handfläche	Halten von Becher, Löffel, Flasche	• Geburt bis 2–6 Monate • nicht persistierend
Babkin-Reflex	Mundöffnung, Augenschluss und Kopfvorneigung bei Druck in beide Handflächen	Hand-Mund-Koordination, orale Nahrungsaufnahme	• Geburt bis 3 Monate • nicht persistierend
palmomentaler Reflex	Kontraktion der Kinnmuskulatur bei Berühren/Bestreichen von Handflächen Daumenballen Richtung Handgelenk	Hand-Mund-Koordination	• Geburt bis 3 Monate • nicht persistierend
asymmetrischer tonischer Nackenreflex (ATNR)	Drehen des kindlichen Kopfes löst Streckreaktion (Bein, Arm) der gleichen Seite und Beugereaktion der Gegenseite aus („Fechterhaltung")	Hemmung des ATNR ermöglicht Hand-/Armbewegungen über die Körpermitte und Hand-Auge-Koordination	• Geburt bis 4–6 Monate • nicht persistierend

gesunden Kindern nicht mehr zu beobachten (nicht persistierend). Daher ist die Untersuchung frühkindlicher Reflexreaktionen und Bewegungsmuster ein elementarer Bestandteil der Diagnostik bei Verdacht auf pädiatrische Dysphagien (▶ Kap. 9).

1.40 Mucociliäre Clearance: Was ist das?

Der Begriff **Mucociliäre Clearance** bezeichnet den Selbstreinigungsmechanismus der unteren Atemwege.

Man kann sich dies vorstellen wie ein Transportbandsystem:

- Die Becherzellen und submukösen Drüsen in der Tracheal- und Bronchialschleimhaut produzieren fortwährend Sekret. In diesem Sekretfilm verfangen sich Fremdkörper, z. B. Staub oder Bakterien.
- Der Sekretfilm wird durch den Zilienapparat (**Flimmerhärchen**) nasalwärts bewegt, indem diese schnell (bis zu 1000-mal in der Minute) synchron nasalwärts schlagen. So funktioniert die Mucociliäre Clearance unabhängig von der Körperposition, also auch gegen die Schwerkraft wie im Stand.

Die Mucociliäre Clearance ist normalerweise ausreichend, um die Atemwege feucht und frei von Krankheitserregern und kleineren Fremdkörpern zu halten. Steigt die Sekretmenge jedoch an, z. B. durch Infekte, wiederholte mechanische (durch unsachgemäßes Absaugen!) oder chemische (Sprays, Luftverschmutzung) Irritationen, dann kann das Flimmerepithel die Sekretmenge nicht mehr bewältigen und das Sekret verbleibt in den Atemwegen. Husten ist dann ein möglicher Kompensationsmechanismus, um das Sekret aus den Atemwegen zu eliminieren.

MERKE

Die Mucociliäre Clearance ist der natürliche Reinigungsmechanismus, der die unteren Atemwege (Trachea, Bronchialsystem) feucht und von kleineren Fremdkörpern freihält. Er ist abhängig vom Gleichgewicht zwischen Sekretbildung und Zilienfunktion. Steigt die Sekretmenge (Infekte, offener Atemweg durch Tracheotomie, unsachgemäßes Absaugen u. a. m.), ist die Mucociliäre Clearance häufig nicht mehr effektiv und das Sekret muss kompensatorisch abgehustet werden.

1.41 Was ist Husten und welche Funktion hat er?

Husten ist eine willkürliche oder reflektorische Reaktion zum Schutz der tiefen Atemwege, *die zwei Funktionen erfüllen kann:*

- Schutz der unteren Atemwege bei Aspiration
- Kompensationsmechanismus bei insuffizienter Mucociliärer Clearance (▶ 1.40), um Sekret aus den unteren Atemwegen zu mobilisieren bzw. zu entfernen

Effektives Husten besteht aus drei Phasen:

1. **Inspirationsphase:** eine schnelle tiefe Einatmung; für ein effektives Husten mind. 1,5 l
2. **Kompressionsphase:** das Einatemvolumen wird durch Glottisschluss und Kontraktion von Zwerchfell, Atemmuskulatur und Bauchmuskulatur kurzzeitig komprimiert (ca. 0,2 Sek.)
3. **Extrusionsphase:** durch eine plötzliche Glottisöffnung bei fortgesetzter Anspannung der Rumpfmuskulatur wird ein exspiratorischer Flow (exspiratorische

Luftstromgeschwindigkeit, ▶ 1.47) erzeugt; bei Gesunden beträgt dieser Flow zwischen 360–800 l/min, für ein effektives Husten sind mind. 160–270 l/min erforderlich (▶ 5.88)

Beim „Husten" als Reaktion auf eine Aspiration (das in der Literatur als **Exspirationsreflex** bezeichnet wird) entfällt allerdings die Inspirationsphase, was funktionell durchaus sinnvoll ist, da ansonsten Aspirat mit der Inspiration in die tiefen Atemwege befördert würde (▶ 1.43). Das für ein effektives Husten erforderliche Atemvolumen wird bei Gesunden durch die Atem-Schluck-Koordination sichergestellt (z.B. Schluckinitiierung bei noch mindestens ⅓ Ausatemvolumen, ▶ 1.6, ▶ 1.43).

1.42 Ist es sinnvoll, wenn Patienten den Husten unterdrücken?

Jein. Husten ist eine wichtige und sinnvolle **Schutz- und Reinigungsfunktion** für die Atemwege und sollte daher nicht unterdrückt werden. Durch Husten nach einer Aspiration sollen Fremdkörper aus der Trachea entfernt werden. Da dies zunächst eine rein reflektorische Reaktion ist (Exspirationsreflex, ▶ 1.41), fehlt diesem Husten die ansonsten typische einleitende Inspirationsphase, die Reaktion folgt direkt auf den mechanischen Reiz durch die Aspiration und kann und sollte auch nicht unterdrückt werden.

Wenn das Husten nicht effektiv (produktiv) genug ist, um die Trachea von Aspirat zu befreien, folgen Hustensynkopen mit tiefen Einatemphasen, die willkürlich steuerbar sind. Sind diese nicht effektiv, sollte das Abhusten des Aspirats durch manuelle Thoraxkompression bzw. in Notfällen durch das Heimlich-Manöver (▶ 1.36) bzw. Absaugen unterstützt werden.

Das Husten zur kompensatorischen Reinigung der unteren Atemwege von Sekretmengen (z.B. vermehrte Sekretproduktion und unzureichende Sekreteliminierung/Mucociliäre Clearance, ▶ 1.40) bei Infekten oder bei tracheotomierten Patienten) kann in gewissen Grenzen unterdrückt werden. Sinnvoll ist dies aber nur, wenn der Patient dadurch stark erschöpft, Schmerzen hat oder Schädigungen (z.B. von Narbengewebe) zu befürchten sind. In diesen Fällen sollten *Hilfsmittel zur Sekretolyse und Sekretexpektoration* eingesetzt werden, um eine Minderbelüftung der Lunge zu verhindern.

MERKE

Ein Unterdrücken der Hustenreaktion zur bronchialen Sekretclearance ist nur dann sinnvoll, wenn der Patient durch das Husten stark erschöpft ist, nicht zur Ruhe kommt oder dadurch Schmerzen oder weitere Komplikationen entstehen. Alternativ sollte – ebenso wie bei nicht ausreichend produktivem Husten – das Bronchialsekret durch geeignete Maßnahmen mobilisiert und unterstützt expektoriert werden (z. B. Inhalation, Sekretolyse-Atemtrainer, Cough Assist/Pegaso etc.; ▶ 5.47, ▶ 5.48).

1.43 Wie kann nach Aspiration effektiv gehustet werden, obwohl keine tiefe Einatmung erfolgt?

Das protektive Husten nach einer Aspiration ist eigentlich kein Husten, sondern ein **Exspirationsreflex.** Dieser hat keine einleitende tiefe Inspiration, sondern setzt mit einer kurzen Kompression des vorhandenen intrapulmonalen Luftvolumens ein, gefolgt von einer kräftigen Extrusionsphase (▶ 1.41).

Wie ist dies möglich?
Voraussetzung für ein effektives protektives Husten (bzw. Exspirationsreflex) ist eine **intakte Atem-Schluck-Koordination** (▶ 1.6). Diese stellt sicher, dass der Schluck – in dem ggf. eine Aspiration stattfindet – in der Exspirationsphase erfolgt, wobei sich noch eine definierte Luftmenge (ca. ⅓) in der Lunge befindet. Somit ist ein gewisses Lungenvolumen sichergestellt, das zur Erzeugung des Hustenflows (▶ 1.47) genutzt werden kann. Der funktionelle Zusammenhang und die Bedeutung einer suffizienten Atemfunktion wird hierdurch einmal mehr deutlich, und dieser Zusammenhang zeigt sich auch in der engen physiologischen Verknüpfung von Hustenreflex und anschließendem Abschlucken des hochgehusteten Materials.

1.44 Weist vermehrtes Räuspern auf Aspirationen hin?

Räuspern wird immer wieder als Prädiktor für ein gesteigertes Aspirationsrisiko diskutiert. Unklar ist jedoch wie hoch die prädiktive Wertigkeit dieses Prädiktors für das Vorliegen einer Dysphagie oder gar einer Aspiration ist, tritt es doch als Symptom unspezifisch bei zahlreichen Erkrankungen wie COPD (▶ 10.83) oder auch als Nebenwirkung einiger Medikamente, z.B. ACE-Hemmer auf.

1.45 Was bedeutet Expektorieren?

Expektorieren ist der medizinische Fachausdruck für das Aushusten bzw. Ausspucken von tracheobronchialem Sekret bzw. Mukus.

Beatmung und Trachealkanülen

1.46 Was ist der PEEP?

Der Luftdruck am Ende der Ausatemphase wird als **PEEP** (Positive End-Expiratory Pressure, positiver endexspiratorischer Druck) bezeichnet, er beträgt physiologisch ca. 2-3 cmH_2O und wird u. a. durch die Ventilfunktion der Glottis aufrechterhalten. Der intrapulmonale Druck, den dieses Luftvolumen erzeugt, stabilisiert die Atemwege bis hin zu den Alveolen und hält diese offen, sodass sie fortwährend belüftet sind. Bei einer Tracheotomie fällt diese Ventilfunktion weg und durch den nun „offenen" Atemweg reduziert sich der intrapulmonale Druck, was negative Konsequenzen für die Ventilation haben kann. Der PEEP kann jedoch durch Entblocken der Kanüle und Verwendung eines Sprechaufsatzes wiederhergestellt werden (▶ 5.50, ▶ 8.42).

1.47 Was ist der Unterschied zwischen Peak Expiratory Flow (PEF) bzw. der Peak Cough Flow (PCF)?

Der **Peak Expiratory Flow** (**PEF**) ist ein Messwert, der die maximale Geschwindigkeit des Ausatemstroms (Flow) nach tiefer Einatmung und darauffolgender möglichst maximal kräftiger (forcierter) Ausatmung angibt. Ein reduzierter PEF-Wert kann z. B. Hinweise auf das Vorliegen bzw. den Verlauf einer Lungenerkrankung geben (z. B. COPD, ▶ 10.83 oder Asthma).

Der **Peak Cough Flow** (**PCF**) gibt dementsprechend die maximale Luftflussgeschwindigkeit (Flow) beim Husten an und wird gemessen, wenn der Patient/

Proband nach tiefer Einatmung möglichst kräftig (forciert) in das Messgerät (Peak Flow Meter) hustet (Extrusionsphase, ▶ 1.41). Der PCF-Wert ist ein Indikator für die Effektivität des Hustenstoßes und ist damit ein wichtiges diagnostisches Kriterium auch im Dysphagiemanagement (▶ 5.89, ▶ 2.31).

Hierbei sind jedoch einige Aspekte zu beachten:

- Der PCF erlaubt eine Aussage zu der in der Extrusionsphase erzeugten **Strömungsgeschwindigkeit**. Die eigentliche klinische Effektivität des Hustens z.B. nach Aspiration bemisst sich jedoch darin, wie vollständig Aspirat aus dem Glottisbereich bzw. den tiefen Atemwegen entfernt werden konnte. Dies kann letztlich besser durch eine bildgebende Diagnostik (FEES, VFSS) geklärt werden (▶ 2.70).
- Da der PCF-Wert i.d.R. durch ein Husten nach Aufforderung gemessen wird, ist das Ergebnis nicht unbedingt auch aussagekräftig für die Effektivität des reflektorischen Hustens (▶ 5.90).
- Eine Aussage zur Auslösbarkeit (Reagibilität) der Hustenreaktion ist nicht möglich (▶ 5.91).

MERKE

Der PEF-Wert (Peak Expiratory Flow) gibt an, welche Luftstromgeschwindigkeit (Flow) bei **forcierter Ausatmung** nach maximaler Einatmung erzeugt werden kann. Der PCF-Wert (Peak Cough Flow) gibt an, welche Luftstromgeschwindigkeit (Flow) beim **forcierten Husten** nach maximaler Einatmung erzeugt werden kann. Der PCF-Wert ist ein Indikator für die Effektivität des willkürlichen Hustens.

INFO

Der PCF-Wert ist ein wichtiger diagnostischer Wert im Dysphagiemanagement, da er eine Einschätzung der Husteneffektivität erlaubt. So ist z. B. im Rahmen einer Dekanülierungsentscheidung ein PCF-Wert von mindestens 160 l/min (besser 270 l/min) ein wichtiger Indikator (einer von mehreren!) für die Dekanülierungsfähigkeit des Patienten (▶ 5.88).

Im Verlauf der Dysphagietherapie können ansteigende PCF-Werte als Indikatoren für die Effektivität der Maßnahmen (insbesondere atemtherapeutischer Methoden) gewertet werden. Somit ist der PCF-Wert auch ein objektiver und sehr einfach zu dokumentierender Wirksamkeitsnachweis (▶ 3.55).

1.48 Was ist ein HME-Filter?

HME-Filter bedeutet: **H**eat **M**oisture **E**xchange **Filter** und wird für Filteraufsätze verwendet, die im Bereich der Atemwege eingesetzt werden, z. B. bei Trachealkanülen (▶ 5.9), im Rahmen der invasiven und nicht-invasiven Beatmung (▶ 8.33) oder auch bei einigen Formen der Atemtherapie (z. B. Cough Assist, ▶ 5.48).

Wie die Bezeichnung schon nahelegt, hat ein HME-Filter neben seiner Filterfunktion auch die Aufgabe, für einen **Temperaturausgleich** zwischen Umgebungsluft und Atemweg zu sorgen und eine gewisse **Befeuchtung** der eingeatmeten Luft und damit auch der Schleimhäute in den Atemwegen zu ermöglichen, damit diese möglichst wenig irritiert und geschädigt werden. Der HME-Filter kompensiert also im Wesentlichen (wenn auch nicht vollständig) die Funktion der Nasenatmung, die v.a. bei der Stoma-Atmung über eine Trachealkanüle wegfällt. Der Filteraufsatz bei einer Trachealkanüle wird daher auch häufig als **feuchte Nase** bezeichnet.

Die Temperatur- und Feuchtigkeitsregulation erfolgt durch den Einsatz spezieller Filterpapiere sowie dadurch, dass sich die Feuchtigkeit der Ausatemluft im Filter niederschlägt und für eine Wiederbefeuchtung der Einatemluft sorgt. *Daher ist es nicht sinnvoll, einen HME-Filter zu häufig ohne Grund zu wechseln, da insbesondere der Feuchtigkeitsaustausch dann nicht funktioniert.* Ein mit Sekret, Sputum o. ä. verlegter Filter muss allerdings umgehend gewechselt werden.

MERKE

Feuchtigkeitsansammlungen im HME-Filter einer Trachealkanüle sind kein Grund für einen Filterwechsel. Im Gegenteil: sie zeigen, dass der HME-Filter seine Funktion zur Befeuchtung der Atemluft nun erfüllen kann.

1.49 Was ist eine transstomatale Untersuchung?

Eine transstomatale Endoskopie (**Tracheoskopie**) kann bei tracheotomierten Patienten durchgeführt werden. Das Endoskop wird dabei nicht durch die Nase in den Pharynx vorgeschoben, sondern durch die Kanüle, sodass der Raum unterhalb des unteren Kanülenendes einsehbar ist: die Trachea bis hin zur Bifurkation. Hierdurch können z. B. Schädigungen der Trachea wie Granulationen, Stenosen, aspirierte Speichel- oder Bolusmengen und Bronchialsekretmengen entdeckt und die korrekte Lage der Kanüle in der Trachea überprüft werden.

1.50 Was sind Granulationen z. B. im Bereich Stomarand, Trachea?

Eine **Granulation** ist ein Stadium im Wundheilungsprozess, durch den die Wunde abgedeckt und die Epithelialisierung der Haut vorbereitet wird. Somit ist Granulationsgewebe ein durchaus wünschenswerter Prozess im Rahmen der Wundheilung. Problematisch können Granulationen allerdings werden, wenn sie den Atemweg soweit einengen, dass bei entblockter und verschlossener TK nicht genug Luft über die oberen Atemwege fließen kann. Außerdem besteht beim Trachealkanülenwechsel eine erhöhte Verletzungs- und Blutungsgefahr (▶ 1.51).

1.51 Wie entstehen Granulationen am Stomarand oder in der Trachea?

Bei Patienten, die mit einer Trachealkanüle versorgt sind, *entstehen Läsionen und Wunden* häufig durch:

- Druck- und Zugläsionen im Rahmen von (unsachgemäßem) Kanülenwechsel
- nicht optimale Kanülenversorgung – Kanüle zu groß, zu lang, falsche Krümmung, Phonationsfenster ungünstig platziert (▶ 5.30)
- motorische Unruhe des Patienten

Die immer wieder akut entstehenden Läsionen und Granulationen können durch Blutungen in die Trachea und Nekrosenbildung problematisch werden und zu dauerhaften Schädigungen der Trachea führen. Größerflächiges Granulationsgewebe kann den in der Trachealkanülenentwöhnung erwünschten translaryngealen Atemstrom behindern. Nicht zuletzt sind sie häufig schmerzhaft und unangenehm für den Patienten. Daher sollten entstehende Granulationen (endoskopisch) abgeklärt und ggf. abgetragen werden.

1

1.52 Was ist eine Trachealstenose?

Eine Trachealstenose ist eine **Verengung der Trachea**, also des unteren Atemwegs zwischen Glottisebene und Bifurkation (Gabelung am unteren Ende der Trachea in die beiden Hauptbronchien). Sie kann angeboren sein. Im Dysphagiemanagement ist sie jedoch häufig bedingt durch Druckläsionen infolge einer Langzeitintubation, problematischer Trachealkanülenversorgung, Tumoren und chronischen Infektionen.

MERKE

Stenosen können lange unentdeckt bleiben, da sie klinisch erst deutlich auffällig werden, wenn sie bereits **> 50 %** des Atemwegs einengen. Als Anzeichen einer Stenose zeigen sich häufig u. a.: Dyspnoe (zunächst Belastungs-, später auch Ruhedyspnoe), Stridor, erschwerte Atemumlenkung bei ersten Entblockungsversuchen im Rahmen des Trachealkanülenmanagements.

1.53 Was ist eine Tracheomalazie?

Bei einer **Tracheomalazie** kommt es zu einer Schädigung (Erweichung) einer oder mehrerer Knorpelspangen der Trachea und dadurch bedingt zu Instabilität und Kollaps der Trachea mit inspiratorischem, teils auch exspiratorischem Stridor und in schweren Fällen einer Dyspnoe. Eine Tracheomalazie kann angeboren sein oder durch Druckeinwirkung auf die Trachealschleimhaut entstehen – häufige Ursache im Dysphagiemanagement ist eine geblockte Trachealkanüle in situ mit unsachgemäßem Cuffmanagement (Überblocken, zu seltene Cuffentlastung; ▶ 5.7, ▶ 5.38).

MERKE

Zur Prävention von Tracheomalazien wird bei tracheotomierten Patienten ein regelmäßiges Entblocken (Cuffentlastung) dringend empfohlen.

Literatur

Bledau-Greiffendorf, J. (2011). Physiologie des Schluckens und der Essfähigkeiten. In: *Pädiatrisches Dysphagiemanagement. Frey, S. (Hrsg) (S. 23–41). München: Urban & Fischer.*

Daggett, A. et al. (2006). Laryngeal penetration during deglutition in normal subjects of various ages. *Dysphagia*, *21*(4), 270–274.

Dziewas, R. et al. (2020). *Neurogene Dysphagie, S1-Leitlinie*. In: Deutsche Gesellschaft für Neurologie (Hrsg.), Leitlinien für Diagnostik und Therapie in der Neurologie. www.dgn.org/leitlinien (zuletzt abgerufen am 23.05.2020).

Langmore, S.E. et al. (1998). Predictors of Aspiration Pneumonia: How Important Is Dysphagia? *Dysphagia, 13*, 69–81.

Pikus, L. et al. (2003). Videofluoroscopic studies of swallowing dysfunction and the relative risk of pneumonia. *AJR*; 180:1613–161.

Steffen, A. et al. (2019). Hypersalivation–Aktualisierung der S2k-Leitlinie (AWMF) in gekürzter Darstellung. *Laryngo-Rhino-Otologie*, *98*(06), 388–397.

The ARDS Definition Task Force (2012). Acute respiratory distress syndrome: the Berlin Definition. *JAMA*, 307(23), 2526–2533. Retrieved from https://doi.org/10.1001/jama.2012.5669.

2 Dysphagiediagnostik

A. Hofmayer, S. Duchac, P. Pluschinski

Allgemeines

2.1 Warum ist es so wichtig, Schluckstörungen zu erkennen?

Schluckstörungen können, wenn sie nicht erkannt und behandelt werden, zu einer Vielzahl an **Komplikationen** führen.

Ist die Effizienz des Schluckens beeinträchtigt, so wird die Schnelligkeit der Aufnahme von Nahrung und Flüssigkeit reduziert sein. Der betroffene Mensch braucht sehr viel länger bei den Mahlzeiten oder beim Trinken. Dies kann zum einen zu einer Mangelversorgung und im schlimmsten Fall einer **Mangelernährung** oder/und **Dehydratation**, zum anderen zur Isolation des Menschen führen, da er nicht mehr an gemeinsamen Mahlzeiten teilnimmt, weil es ihm unangenehm ist so lange zu brauchen oder immer der letzte zu sein. Zusätzlich führt dies zu einer erheblichen **Einschränkung der Lebensqualität.**

Ist die Sicherheit des Schluckens betroffen, so kann es beim Schlucken zum Eindringen von Lebensmitteln/Flüssigkeit/Speichel in die Atemwege kommen. Kommt es hier zu einem tiefen Eindringen – also einer Aspiration – und wird diese nicht durch kräftiges Husten wieder herausbefördert, so kann es zu einer Entzündung der Lunge kommen (**Pneumonie**), diese führt schlimmstenfalls zum **Tod**.

2.2 Wie kann ich Schluckstörungen erkennen?

Es gibt eine Vielzahl an indirekten und direkten klinischen Hinweisen für das Vorliegen einer Schluckstörung (▶ 2.3, ▶ 2.4). Zuverlässig diagnostizieren lässt sich eine Schluckstörung jedoch nur mittels einer bildgebenden Diagnostik (z. B. FEES (▶ 2.78ff.) oder VFSS (▶ 2.96ff.)).

2.3 Was sind direkte Hinweise auf eine Dysphagie?

Unter **direkten Hinweisen** werden klinische Symptome verstanden, die direkte Folge einer Schluckstörung sein können.

Zu den direkten Hinweisen zählen:
- Speisereste in der Wangentasche, auf oder unter der Zunge
- Probleme beim Kauen
- ausgeprägter Speichelfluss aus dem Mund
- Herauslaufen/-fallen von Essen/Trinken aus dem Mund
- beim Schlucken kommt Bolus in die Nase
- Verschlechterung der Atmung beim/nach dem Essen/Trinken
- mehrfaches Nachschlucken nötig
- häufiges Nachtrinken notwendig
- Husten vor, beim oder direkt nach dem Essen/Trinken
- starkes Räuspern vor, beim oder nach dem Essen/Trinken
- stark brodelig veränderte Stimme nach dem Schlucken
- sehr feines Zerkauen fester Speisen notwendig
- Gefühl des Steckenbleibens von Nahrung in der Speiseröhre
- Druck hinter Brustbein nach dem Schlucken
- Brennen hinter Brustbein nach dem Schlucken
- Nahrung kommt nach dem Essen/Trinken wieder hoch

2.4 Was sind indirekte Hinweise auf eine Dysphagie?

Unter **indirekten Hinweisen** werden klinische Symptome verstanden, die Folge einer Vielzahl anderer Ursachen sein können, aber auch Folge einer Schluckstörung.

Zu den indirekten Hinweisen zählen:
- Gewichtsabnahme unklarer Genese
- Exsikkose
- vermehrte Verschleimung
- Räusperzwang/vermehrtes Husten (ohne Essen)
- unklares Fieber
- gehäufte Infekte (Bronchitis/Pneumonie)
- veränderte Stimmqualität/Sprechstörung
- Kloß- oder Fremdkörpergefühl
- Multiinfarktsyndrom, Hirnstamminsult, schwere Aufmerksamkeitsstörungen

2.5 Wie erkenne ich klinisch einen aspirationsgefährdeten Patienten?

Es gibt verschiedene **Aspirationsscreenings**, die Hochrisikopatienten identifizieren können (vgl. Screenings, ▶ 2.7) oder auch die klinischen Prädiktoren „2 aus 6" (▶ 2.40). Erkannt werden kann eine Aspiration nur im Rahmen einer instrumentellen Schluckuntersuchung (FEES/VFSS, ▶ 2.70).

2.6 Wie erkenne ich Patienten, die gefährdet sind, eine Aspirationspneumonie zu entwickeln?

Je nach Population sind hierzu unterschiedliche Studien veröffentlicht worden. So liegt z.B. von Sellars et al. (2007) eine Studie bei akuten Schlaganfallpatienten vor. Für diese Population ergeben sich folgende *Prädiktoren für die Entwicklung einer Pneumonie*:

- Alter > 65 Jahre
- Dysarthrie oder Aphasie
- Score der Modified Ranking Skala ≥ 4
- Score des Abbreviated Mental Test < 8
- positiver Wasserschluckversuch

INFO

Liegen **zwei oder mehr** dieser Prädiktoren vor, so gehen die Autoren von einem hohen Risiko für die Entwicklung einer Aspirationspneumonie bei **akuten Schlaganfallpatienten** aus.

Eine Untersuchung von Langmore und Kollegen (1998) an einer großen heterogenen Probandengruppe ergab folgende *Prädiktoren:*

- Unselbstständigkeit bei der Mundpflege
- kariöse Zähne
- multiple Medikamente
- Sondenernährung

→ führen zu einer schlechten Mundhygiene

- Rauchen
- mehrere medizinische Diagnosen

→ führen zu einer reduzierten Immunabwehr

- Unselbstständigkeit bei der Nahrungsaufnahme

→ führt zu erhöhter Aspirationsgefahr

INFO

Alle aufgeführten Punkte fielen als **Prädiktoren für die Entwicklung einer Aspirationspneumonie** auf (unabhängig von einer Dysphagie!).
Als **bester einzelner Prädiktor** für die Entwicklung einer Aspirationspneumonie trat die **Unselbstständigkeit bei der Nahrungsaufnahme** hervor.

Screeningverfahren

2.7 Was ist der Unterschied zwischen einem Screeningverfahren und einer klinischen Schluckfunktionsuntersuchung (KSU)?

Ein **Screening** ist im medizinischen Bereich ein systematisches Testverfahren oder eine Früherkennungsuntersuchung. Mittels einer kurzen, leicht durchführbaren Erhebung (Screeninginstrument) werden die Patienten ermittelt, die gefährdet sind, eine bestimmte Krankheit zu entwickeln, oder die bereits davon betroffen sind. Das Ergebnis eines Screenings ist **binär** (auffällig/nicht auffällig), unabhängig davon, wer es durchführt.

Im Gegensatz dazu kann eine **klinische Schluckfunktionsuntersuchung** (KSU) nur von entsprechend ausgebildeten Sprachtherapeutinnen durchgeführt werden. Sie stellt ein deskriptives Verfahren zur Erfassung der individuellen Patienteneigenschaften dar (inkl. Anamnese, Inspektion der Strukturen, Hirnnervenstatus und klinischer Schluckversuche). Hieraus kann abgeleitet werden, welche weiteren Maßnahmen erfolgen sollen.

2.8 Wer führt ein Screening durch?

Validierte Screeningverfahren haben eine hohe Aussagekraft. Sie stellen aufgrund des geringen Aufwands in den Händen gut ausgebildeten Fachpersonals oder im Rahmen gut abgesicherter Behandlungspfade hocheffiziente Ersterkennungsinstrumente dar. Ein Screening kann aufgrund dieser klaren Struktur und Durchführungsanweisung von **verschiedenen Berufsgruppen** durchgeführt werden (z. B. Sprachtherapie, Pflege oder Ärzte). Die Ergebnisse bestimmen das weitere Prozedere. Da ein Screening lediglich dazu dient, Risikopatienten zu identifizieren, kann es **nicht** zu einer Diagnosestellung führen und ersetzt auch **nicht** die durch entsprechend ausgebildete Sprachtherapeuten durchzuführende klinische oder bildgebende Schluckuntersuchung.

2.9 Warum sollte ich das Referenzkriterium und den Referenzstandard bei einem Screening kennen?

Bei einem Screening ist es immer wichtig zu wissen, auf welches Referenzkriterium sich die Aussage bezieht und anhand welchen Referenzstandards dieses evaluiert wurde.

Das **Referenzkriterium** sagt aus, auf welchen Pathomechanismus bzw. auf welche Komplikation sich die Risikoeinschätzung bezieht. Bei den meisten publizierten Screenings ist das Referenzkriterium das **Aspirationsrisiko**. Sollte ein Screening als Referenzkriterium „Dysphagie" angeben, sollte stets nachgeprüft werden, wie die Dysphagie definiert wurde. Häufig wird sie ausschließlich auf Grundlage des Penetrations-/Aspirationsstatus klassifiziert.

Im Rahmen des Validierungsprozesses muss überprüft werden, ob und wie zuverlässig das Screening tatsächlich das Referenzkriterium identifizieren kann. Dies geschieht anhand des **Referenzstandards**, der im optimalen Fall eine instrumentelle Schluckuntersuchung darstellen sollte. Das bedeutet, dass der Referenzstandard das Untersuchungsverfahren darstellt, das benutzt wurde, um das Screening auf seine Aussagekraft und Verlässlichkeit hin zu überprüfen.

BEISPIEL

Ein Screening, das ausschließlich mit den Ergebnissen einer klinischen Schluckfunktionsuntersuchung (KSU) verglichen wurde, liefert eine andere Aussagekraft, als wenn z.B. eine Videofluoroskopie des Schluckens den Vergleichswert der Untersuchung darstellt. Da die KSU alleine lediglich den Verdacht auf Aspiration liefern kann, ist die Aussagekraft limitiert, wenn es sich beim Referenzkriterium um das Aspirationsrisiko handelt.

2.10 Welche Kriterien sagen etwas über die Qualität eines Screenings aus?

Die Qualität eines Screenings bemisst sich nach der jeweiligen Sensitivität und Spezifität des Verfahrens.

Die **Sensitivität** (richtig-positive Rate eines Tests) bezeichnet den Anteil der test-positiven Personen unter allen Erkrankten einer Stichprobe, d. h. die Wahrscheinlichkeit, mit einem diagnostischen Test die Kranken auch als krank zu identifizieren.

Eine hohe Sensitivität wird angestrebt, wenn eine Erkrankung mit hoher Sicherheit ausgeschlossen werden soll.

Die **Spezifität** (richtig-negative Rate eines Tests) beschreibt den Anteil der Test-negativen Personen unter allen Nicht-Erkrankten einer Stichprobe, d. h. die Wahrscheinlichkeit, mit einem diagnostischen Test Nicht-Erkrankte korrekt zu identifizieren. Eine hohe Spezifität wird angestrebt, wenn eine Erkrankung mit großer Sicherheit bestätigt werden soll.

Mit der **Likelihoodratio** als prävalenzunabhängiger Größe lässt sich aus Sensitivität und Spezifität berechnen, in wieweit das Testresultat eines Diagnostikinstrumentes das Vorliegen einer Krankheit vorhersagt:

- Eine positive Likelihoodratio (L+ = Sensitivität/1 - Spezifität) gibt an, um wieviel wahrscheinlicher ein positives Testergebnis bei Kranken gegenüber Gesunden auftritt. Eine LR+ < 3 ist akzeptabel, eine LR+ über 10 wird als gut angesehen.
- Eine negative Likelihoodratio (L- = 1-Sensitivität/Spezifität) gibt an, um wieviel wahrscheinlicher ein negatives Testergebnis bei Gesunden als bei Kranken eintritt. Eine LR- > 0,3 wird als akzeptabel betrachtet, eine LR - > 0,1 als gut.

2.11 Dürfen Screenings, die z. B. für Schlaganfallpatienten validiert sind, auch für andere Patienten genutzt werden?

Nein! Ein Verfahren von einer Patientengruppe auf eine andere zu übertragen ist **nicht ohne Weiteres** möglich. Die Aussagekraft der Testgütekriterien ist beim Übertrag zu einer anderen Patientengruppe nicht mehr gegeben, da die Validität eines Verfahrens ja gerade für eine bestimmte Patientengruppe bestätigt wurde.

Wendet man ein Screeningverfahren, das für akute Schlaganfallpatienten validiert wurde, z.B. auf Parkinsonpatienten an, muss man beachten, dass die Ergebnisse nicht zuverlässig sind.

2.12 Worauf sollte bei der Implementierung eines Screenings geachtet werden?

Bei der Entscheidungsfindung welches Screeningverfahren implementiert werden soll, müssen *verschiedene Aspekte in Betracht gezogen werden:*

- Soll eine bestimmte Patientengruppe mit dem Screening untersucht werden?
- Wer soll das Screening durchführen?
- Wie wird das Screening in den Behandlungspfad eingebettet?

Nicht nur die Testgütekriterien (z. B. Sensitivität, Spezifität, ▶ 2.10) sollten darüber entscheiden, ob es sinnvoll ist, ein bestimmtes Screeningverfahren zu implementieren. Auch inhaltliche Aspekte, wie die Vorgehensweise oder die eingesetzten Testboli, oder auch Patientencharakteristika sollten geprüft werden (Dziewas et al. 2020).

BEISPIEL

Es sei Folgendes angenommen: Ein Screeningverfahren gibt vor, dass die Testung immer mit angedickten Flüssigkeiten in einer bestimmten Menge begonnen werden soll. Das Vorgehen ist standardisiert, es ist valide und reliabel.

Das klingt auf den ersten Blick nach einem sinnvollen Verfahren. Dennoch stellt sich für den klinischen Alltag eine Frage: Warum sollte ein Screening mit angedickten Flüssig-

keiten beginnen? Es erfordert zusätzliches Material, das Andicken sollte standardisiert ablaufen und angedicktes Wasser ist keine natürlich vorkommende Konsistenz.
Wird als Argument die *„Sicherheit der Patienten durch die Andickung"* genannt, sollte noch einmal deutlich gemacht werden, wozu ein Screening dient: Es soll *Risikopatienten* identifizieren! Zeigt sich das Screening bereits bei geringen Mengen Wasser auffällig, gibt es ein Ergebnis. Der Patient benötigt weiterführende Diagnostik.

2.13 Welches Screening ist am besten?

Es gibt nicht das „eine, beste Screening". Vor der Implementierung sollten stets verschiedene Aspekte berücksichtigt werden (▶ 2.12).

Folgende Verfahren werden jedoch häufig genannt:
- **Standardized Swallowing Assessment** (SSA, Perry 2001a, 2001b, ▶ 2.14)
- **Gugging Dysphagia Bedside Screening** (Trapl et al. 2007, ▶ 2.15)
- **3-Ounce Water Swallow Test** (▶ 2.17)

2.14 Was ist das SSA?

Das SSA – Standardized Swallowing Assessment – ist ein standardisiertes Vorgehen, welches für Pflegekräfte entwickelt wurde, um Risikopatienten zu identifizieren. Es gliedert sich in *verschiedene Bestandteile*, der jeweils nächste Teil wird nur nach unauffälligem vorherigem Teil durchgeführt:
- Checkliste zu Grundvoraussetzungen (z. B. Vigilanz, Speichelmanagement und Atmung)
- Gabe von bis zu 3-mal 1 Teelöffel Wasser
- Gabe von ½ Glas Wasser
- Testmahlzeit

Kommt es in einem der Teilbereiche zu Auffälligkeiten anhand der jeweiligen Checklisten/Kriterien, wird das Screening unterbrochen, und der Patient bleibt bis zur sprachtherapeutischen Untersuchung Nil Per Os (NPO) (Perry 2001a, 2001b).

2.15 Was ist der GUSS?

Der **Gugging** Swallowing Screen wird als Screening zur Evaluation der Schluckfähigkeit nach akutem Schlaganfall eingesetzt. Benannt wurde es übrigens nach dem Ort, an dem es entwickelt wurde (Maria Gugging/Klosterneuburg in Österreich).

Die Reihenfolge der angebotenen Konsistenzen: Speichelschluck, Breischluck, Wasserschluck, Festschluck. Die Durchführung folgt festen Abbruchkriterien.

Die Auswertung des GUSS erfolgt anhand eines Punktesystems von 0–20 Punkten, welches den Schweregrad der Dysphagie darstellt. Je nach erreichter Punktzahl wird eine Kostform empfohlen, die das Aspirationsrisiko weitgehend minimiert, z. B. 20 Punkte: keine Dysphagie = Normalkost (Trapl et al. 2007).

Streng genommen handelt es sich beim GUSS um kein klassisches Screening, da es sich nicht um ein binäres Outcome (auffällig/nicht auffällig) handelt, sondern um einen standardisierten Mehrkonsistenzen-Test, der im Rahmen der sehr strukturierten Vorgehensweise zu einer Kostempfehlung führt.

2.16 Ist der Daniels-Test ein Screening?

Nein. Es handelt sich hierbei weder um ein Screening noch um einen Test. Wenn vom Daniels-Test gesprochen wird, sind damit die **sechs Aspirationsprädiktoren**, die von Daniels und Kollegen (Daniels et al. 1997, Daniels et al. 1998) herausgearbeitet wurden, gemeint. Es handelt sich hierbei jedoch **nicht** um einen „Test", sodass dieser Begriff irreführend ist und nicht verwendet werden sollte. Die Prädiktoren werden häufig auch als Screening-Methode benannt und als solche angewendet. Tatsächlich sind es jedoch rein die Aspirationsprädiktoren, die **im Rahmen der KSU** erhoben werden. Studien konnten zeigen, dass für die Gruppe der akuten Schlaganfallpatienten das Vorhandensein von zwei der sechs Prädiktoren auf eine hohe Aspirationswahrscheinlichkeit des Patienten schließen lassen. Daher auch „**2 aus 6**"-Prädiktoren (▶ 2.40).

2.17 Was ist der 3-Oz Water Swallow Test?

Der **3-Oz** oder **90 ml Water Swallow Test** von Suiter und Leder (2008) wird als Screeningverfahren für Aspirationsrisiko eingesetzt. Patienten sollen hierbei 3-Ounzen (ca. 90 ml) Wasser ohne Unterbrechung trinken. Kann die Wassermenge nicht vollständig oder nur mit Absetzen getrunken werden oder kommt es sofort oder innerhalb einer Minute im Anschluss an das Trinken zu Husten, einem Erstickungsanfall oder einer feuchten Stimmqualität, so liegt das Risiko für eine Aspiration vor und es muss eine weiterführende Diagnostik stattfinden.

2.18 Für welche Patienten eignet sich der 3-Oz Water Swallow Test?

Die Zielgruppe des **3-Oz Water Swallow Tests** sind v.a. akute Schlaganfallpatienten. Er ist aber auch für andere neurogene, internistische und karzinogene Störungsbilder anwendbar, da er an einer **heterogenen Gesamtpopulation** von über 1100 Patienten auf seine Zuverlässigkeit hin überprüft wurde. Als Referenzkriterium wurde die Aspiration gewählt, als Referenzstandard wurde die FEES eingesetzt. Jedoch ist zu beachten, dass es bei der Anwendung des 3-Oz Water Swallow Tests zu vielen falsch-positiven Ergebnissen kommt, also Patienten als auffällig beurteilt werden, ohne dass eine Beeinträchtigung vorliegt (Suiter und Leder 2008).

2.19 Was ist das Yale Swallow Protokoll?

Das **Yale Swallow Protokoll** ist ein auf der Grundlage des 3-Oz Water Swallow Test erweitertes Protokoll für ein Aspirationsscreening (Leder und Suiter 2014). Es beinhaltet neben dem 3-Oz Water Swallow Test zu Beginn Ausschlusskriterien sowie eine kurze Überprüfung der kognitiven und oralmotorischen Fähigkeiten. Bei den Ausschlusskriterien handelt es sich um Voraussetzungen, die die Patienten erfüllen müssen, damit das Protokoll durchgeführt werden darf (z. B. Patient ist wach genug für die Untersuchung). Die Ergebnisse der Überprüfung von kognitiven und oralmotorischen Fähigkeiten sollen dem Untersucher eine erste Einschätzung bzgl. der Wahrscheinlichkeit geben, ob der Patient das Screening bestehen wird oder nicht, werden jedoch nicht gewertet.

MERKE

Ein Aspirations-Screening detektiert die hochgefährdeten Patienten einer bestimmten Gruppe. Bei der Auswahl des Screenings muss auf das **Referenzkriterium** geachtet werden, als auch auf die Testgütekriterien wie **Sensitivität**, **Spezifität** und **Likelihood-Ratio**.

2.20 Gibt es auch Screeningverfahren für andere Patientengruppen als akute Schlaganfallpatienten?

Es gibt viele publizierte Screeningverfahren. Die meisten wurden initial ausschließlich für den Einsatz bei **akuten Schlaganfallpatienten** konzipiert und evaluiert.

Ein Beispiel dafür ist:

- Tor-BSST – *Toronto Bedside Swallowing Screening Test* (Martino et al. 2009)

Screeningverfahren für **neurologische Patienten** (nicht nur akuter Schlaganfall):

- TWST – *Timed Water Swallow Test* (Hughes & Wiles 1996)

Screeningverfahren für Patienten **unterschiedlicher Ätiologien**:

- VVST – *Volume Viscosity Swallow Test* (Rofes et al. 2012)
- *3-Oz Water Swallow Test* (▶ 2.17)

Speziell für andere Populationen entwickelt und validiert wurde z.B. folgendes Screeningverfahren:

- FraMaDySc – **Fra**nkfurt **Mar**burger **Dy**sphagie **Sc**reening (Hey et al. 2013) Hierbei handelt es sich um ein auf einem Wasserschlucktest basierendem Screening speziell für die Population der **Patienten mit einem Kopf-Hals-Tumor** (▶ 7.49).

MERKE

Die aufgeführten Verfahren werden hier beispielhaft genannt und stellen keine Anwendungsempfehlung dar. Bevor ein Screening angewendet wird, sollte neben den Anforderungen immer auch die Methodik des Validierungsprozesses überprüft werden und nicht nur ausschließlich die Testgütekriterien. Nur ein methodisch ordentlich evaluiertes Instrument kann verlässliche Ergebnisse liefern.

Klinische Untersuchung der Schluckfunktion

2.21 Welchen Beitrag leistet die klinische Schluckfunktionsuntersuchung (KSU) zur Dysphagiediagnostik?

Die **klinische Schluckfunktionsuntersuchung** (KSU) bildet die Grundlage für das gesamte Dysphagiemanagement. Hier erhebt die Sprachtherapeutin Informationen über die zugrundeliegende(n) Erkrankung(en), patientenbezogene Probleme und Wünsche und bekommt einen groben Eindruck von den kognitiven und allgemein motorischen Fähigkeiten des Patienten. Die Ergebnisse der KSU entscheiden über die **Indikation** und **Wahl** der instrumentellen Schluckdiagnostik. Die KSU kann jedoch keine spezifischen Informationen zur zugrundeliegenden gestörten Biomechanik der Dysphagie geben, hier können allenfalls Hypothesen formuliert werden. Gleiches gilt für die Diagnose einer Atemwegsgefährdung (Aspiration/Penetration), auch dies kann durch die KSU nicht festgestellt werden. Häufig werden Informationen gesammelt, die zu einer evidenzbasierten Einschätzung des Aspirations- und

Pneumonierisikos (z. B. 2 aus 6, ▶ 2.40, Daniels et al. 1997, Daniels et al. 1998) oder die Pneumonieprädiktoren (Langmore et al. 1998, ▶ 2.6) des Patienten führen können. Bei vorliegendem Verdacht auf ein Risiko sollte jedoch die instrumentelle Untersuchung zur Objektivierung und Darstellung der Pathomechanismen für die weitere störungsspezifische Therapieplanung erfolgen.

2.22 Wer führt die KSU durch?

Die klinische Schluckfunktionsuntersuchung wird national wie auch international i. d. R. von **Sprachtherapeuten** durchgeführt – es gibt jedoch auch Einrichtungen, in denen die Schlucktherapie und somit auch die KSU in den Händen anderer Professionen liegt. Auf jeden Fall sollte der Durchführende weitreichende Kenntnisse zur Beurteilung der Schluckphysiologie und Pathophysiologie haben.

INFO

Elemente der klinischen Schluckfunktionsuntersuchung (KSU):

- Einsicht der Krankenakten
- Anamnese (Eigen- und Fremdanamnese)
- Erhebung eines Hirnnervenstatus
- grobe Beurteilung der kognitiven und kommunikativen Fähigkeiten des Patienten
- grobe Beurteilung der motorischen Fähigkeiten in Bezug auf Mobilität und ADLs
- klinische Schluckversuche

2.23 Kann eine KSU auch bei nicht-responsiven Patienten (z. B. Wachkoma) durchgeführt werden?

Bei nicht-responsiven Patienten ist die Durchführung einer KSU möglich, allerdings in deutlich limitierter bzw. adaptierter Weise.

Anamnese

2.24 Auf was sollte man bei der Einsicht der Krankenakten achten?

Bei der Anamneseerhebung über die Krankenakte ist zunächst auf die **Grunderkrankung** oder die akute Einweisungsdiagnose zu achten. Weitere **Diagnosen und Nebendiagnosen**, die eine Dysphagie verursachen können und die Entwicklung einer Pneumonie begünstigen, sollten gesucht werden. Dazu ist es manchmal erforderlich auch Röntgen- oder MRT-Befunde zu betrachten. Bei **Röntgenbefunden** ist im Kontext Dysphagie der Röntgenthorax wichtig, um ggf. eine Aspirationspneumonie bestätigt zu finden. Aber auch knöcherne Veränderungen der Halswirbelsäule können Hinweise auf Ursachen einer Schluckstörung liefern. Bei MRT-Befunden ist bei Schlaganfallpatienten auf die Art und Lokalisation des Ereignisses zu schauen oder bei strukturellen Ursachen einer Dysphagie auf die Lokalisation des Tumors. Wichtig ist es, auch die **Laborparameter** zu lesen. Hier können sich Hinweise auf entzündliche Prozesse finden oder auf den Ernährungsstatus. Wichtig kann es hierbei auch sein, das aktuelle Gewicht bzw. den Gewichtsverlauf festzustellen (▶ 4.4, ▶ 4.5). Zudem sollte nachgeschaut werden, welche **Medikamente** aktuell verordnet wurden.

2.25 Was ist wichtig bei der Anamneseerhebung?

In der direkten Anamneseerhebung müssen neben den in ▶ 2.24 beschriebenen anamnestischen Informationen aus der Krankenakte sowohl die subjektiven Beschwerden des Patienten als auch Informationen über den kognitiven Status und eine erste Einschätzung des Kommunikationsverhaltens erhoben und ggf. um fremdanamnestische Angaben durch Angehörige ergänzt werden.

Daniels, Huckabee und Gozdzikowska (2019) schlagen einen Ablauf eines Anamnesegesprächs vor. Hier kann mit einer offenen Frage begonnen werden, z.B.: „*Können Sie mir Ihr Schlucken beschreiben?*" Dann kann nach Nahrungsmitteln oder Konsistenzen gefragt werden, die besondere Probleme beim Schlucken verursachen (▶ 4.33, ▶ 4.34). Gezielt sollte auch erfragt werden, ob es besondere Probleme bei Flüssigkeiten oder Speichelschlucken gibt. Eruiert werden sollte auch – insbesondere im ambulanten Setting – ob die Schluckprobleme plötzlich auftraten oder eher ein schleichender Prozess vorliegt. Dies kann dann gut mit den möglichen Grunderkrankungen korreliert werden. Darüber hinaus sollte nach dem pulmonalen Status als auch der Gewichtsentwicklung in den letzten drei Monaten gefragt werden (▶ 4.4ff.). Vermerkt werden sollte in der Dokumentation der Anamnese auch, ob der Patient mit Hilfsmitteln wie z.B. Ernährungssonden und Trachealkanülen versorgt ist, oder spezielle Strategien zur Nahrungsaufnahme anwendet. ▶ Tab. 2.1 führt Beispielfragen zur Anamneseerhebung auf.

Tab. 2.1 Anamnesegespräch (Mumma et al. 2014, S.14)

Dauer und Verlauf der Schluckstörung	Seit wann haben Sie Schluckstörungen?
	Haben die Schluckstörungen langsam oder plötzlich begonnen?
	Hat sich Ihr Schlucken verändert? Ist es besser, schlechter oder gleich geblieben?
	Wie oft bemerken Sie Ihre Schluckstörung?
	Gibt es eine bestimme Zeit am Tag, an der Ihre Schluckstörung besonders ausgeprägt ist?
	Haben Sie ständig oder nur manchmal Probleme mit dem Schlucken?
Details zu den Schluckproblemen	Haben Sie Schmerzen beim Schlucken? Wenn ja, zeigen Sie die Stelle, an der es schmerzt.
	Haben Sie Schwierigkeiten, eine bestimmte Art oder Konsistenz von Nahrung zu schlucken? Was passiert bei dieser Konsistenz?
	Bleibt das Essen manchmal stecken? Wenn ja, wo?
	Vermeiden Sie bestimmte Lebensmittel/Flüssigkeiten wegen Ihrer Schluckprobleme? Wenn ja, was?
	Haben Sie seit Ihrer Schluckstörung an Gewicht verloren oder zugenommen? Wenn ja, wie viel?
	Machen Sie etwas, was Ihnen mit Ihrem Schluckproblem hilft?
Einfluss der Schluckstörung auf das tägliche Leben	Inwiefern beeinflusst Sie Ihre Schluckstörung?
	Beeinflusst ihre Schluckstörung Sie bei der Arbeit? Wenn ja, wie?

2.26 Gibt es Fragebögen, die im Rahmen der Anamnese eingesetzt werden können?

Es gib verschiedene *Fragebögen*, die als zusätzliches anamnestisches Instrument eingesetzt werden können:

- **EAT-10** (Belafsky et al. 2008, liegt validiert in vielen Sprachen vor)
- **SWAL-QOL** (McHorney et al. 2002, liegt im Deutschen validiert vor)
- **Sydney Swallowing Questionaire** (Dwivedi et al. 2012, validiert im Englischen für Kopf-Hals-Tumorpatienten, ▶ 7.43)
- **Münchener Dysphagie Test Parkinson's Disease**, MDT-PD (Simons 2012, validiert für ideopathisches Parkinson-Syndrom, ▶ 10.40)

Hirnnervenstatus

2.27 Was versteht man unter einem Hirnnervenstatus?

Bei der Erhebung des **Hirnnervenstatus** werden im Fall der KSU die fünf für den Schluckakt relevanten Hirnnerven bzgl. der motorischen und sensorischen Komponente untersucht (▶ Tab. 2.2). Dies sind der N. *trigeminus (V)*, N. *fazialis (VII)*, N. *glossopharyngeus (IX)*, N. *vagus (X)* und der N. *hypoglossus (XII)*.

PRAXISTIPP

Bei der Überprüfung der fazialen und lingualen Funktionen bietet es sich an, diese in einem ersten Schritt rein verbal zu vermitteln und nicht gleichzeitig vorzumachen. So erhält man direkt einen ersten Eindruck über die Funktionalität des auditiven Sprachverständnisses.

2.28 Welche Relevanz hat die Überprüfung des Würgreflex?

Die Überprüfung des **Würgreflexes** (**WR**) ist inhärenter Bestandteil des Hirnnervenstatus. Insbesondere bei neurologischen Patienten oder Patienten mit unklarer Ätiologie kann ein auffälliger WR wichtige Informationen zur neurogenen Steuerung liefern.

Wenn der WR bei einem Patienten beidseits mit einer symmetrischen motorischen Reaktion (beidseits symmetrische Hebung des Velums) auslösbar ist, kann von der Intaktheit des N. glossopharyngeus und Plexus pharyngis ausgegangen werden.

Kann der WR nicht ausgelöst werden, sagt dies hingegen nichts aus, da ca. ⅓ der gesunden Menschen einen ausbleibenden WR haben.

Wird der WR ausgelöst, es kommt jedoch zu einer **asymmetrischen** Hebung (Kontraktion des Velums und ggf. der Pharynxkonstriktoren), so liegt in diesem Fall eine **periphere Läsion** des N. glossopharyngeus/Plexus pharyngis vor.

Tab. 2.2 Überprüfung der Hirnnerven V, VII, IX, X, XII

Nerv	sensorisch	motorisch	Funktion fürs Schlucken
N. trigeminus (V)	Gesicht, harter Gaumen, vordere ⅔ der Zunge	• Kiefer gegen Widerstand öffnen, seitliche Kieferbewegungen • Palpation beim Zusammenbeißen der Zähne	• Kauen, Bolusbildung • Hyoid anterior-Bewegung • Zungen- und Mundbodenelevation • Verschluss des Nasopharynx
N. fazialis (VII)	Geschmack vordere ⅔ der Zunge	Überprüfung der Gesichtsmuskulatur	• Anhebung und posterior-Bewegung des Hyoids • Anhebung der Zungenbasis • Lippenschluss und Wangentonisierung • Speichelbildung • Geschmack
N. glossopharyngeus (IX)	• Geschmack hinteres ⅓ der Zunge • Berührungsempfinden hinteres ⅓ der Zunge, Gaumenbögen, Gaumenmandeln und Pharynxhinterwand (durch Auslösung Würgreflex)	• Velumhebung bei Phonation • Würgreflexauslösung	• Verkürzung des Pharynx • Speichelbildung • sensible Boluswahrnehmung (oropharyngeal) • Initiierung des pharyngealen Schluckes • Geschmack
N. vagus (X)	reflektorische Hustenreaktion via Hustenreflextest	• Stimmqualität • willkürlicher Husten	• Stimmlippenbewegung • reflektorische Hustenreaktion • sensible Boluswahrnehmung (pharyngeal und laryngeal) • Öffnung des PÖS
N. hypoglossus (XII)	keine sensorische Funktion	• muskuläre Veränderungen (z. B. Tremor, Faszikulationen) • Abweichen der Zunge beim Rausstrecken • Überprüfung der Zungenbeweglichkeit	• Bolusbildung • Rückwärtsbewegung der Zunge beim Schlucken
Plexus pharyngis (IX und X)	analog zu IX und X	analog zu IX und X	• Zungenrückenelevation • Pharynxkomprimierung • Velum-anhebung

2.29 Kann die asymmetrische Hebung des Velums und der Gaumenbögen bei der Überprüfung des Würgreflexes auch bei einer einseitigen Läsion des motorischen Kortex vorkommen?

Nein, kann sie nicht! Aufgrund der bilateralen Innervation werden bei kortikalen Läsionen weiterhin auf reflektorischer Ebene beide Seiten innerviert (Versorgung durch das intakte 2. Motoneuron). Nach dem Übergang in das 1. Motoneuron (also nach der Kreuzung) ist dies dann nicht mehr der Fall. Daher kann eine Einschränkung bei der Hebung des Velums und der Gaumenbögen im Fall einer einseitigen kortikalen Läsion nur zu einer asymmetrischen Hebung im Rahmen der Phonation führen, nicht aber bei der Auslösung des Würgreflexes. Eine asymmetrische Hebung beim Würgreflex kann also nur durch eine periphere Läsion verursacht werden.

2.30 Wie unterscheiden sich Responsivität und Effektivität des Hustens?

Die **Hustenresponsivität** bezieht sich auf die Auslösbarkeit der reflektorischen Hustenreaktion. Diese kann z. B. durch eine Sensibilitätseinschränkung im Bereich des Larynx vermindert oder aufgehoben sein. Mit **Husteneffektivität** ist dagegen die Produktivität des Hustenstoßes nach der Auslösung des Hustenreflex oder beim willkürlichen Husten gemeint.

2.31 Wie können die Responsivität und die Effektivität des Hustens untersucht werden?

Die **Hustenresponsivität**, d. h. die Triggerung des reflektorischen Hustens, kann z. B. durch Stimulation der Hustenrezeptoren im Bereich der Glottis untersucht werden. Hierzu wird z. B. ein Inhalationstest mit einem zitronensäurebasierten Inhalt durchgeführt. Für eine Einschätzung der Hustenreflextriggerung liegen publizierte Normdaten vor (▶ 2.32).

Der **Peak Cough Flow** (max. Strömungsgeschwindigkeit des Hustenstoßes, gemessen in Liter pro Minute (l/min)) gilt als reliables Maß der **Husteneffektivität.** Dieser Wert kann beim willkürlichen Husten mithilfe eines Spirometers gemessen werden. Ein Wert von mind. 160 l/min gilt als kritisch für eine effektive Hustenfunktion und wird z. B. auch als einer (von mehreren) Kriterien für die Dekanülierbarkeit von tracheotomierten Patienten beschrieben (▶ 5.88, ▶ 2.32).

2.32 Welche Relevanz hat die Überprüfung des *willkürlichen* Hustenstoßes für die KSU?

Die Überprüfung des **willkürlichen Hustens** gilt als fester Bestandteil der klinischen Schluckfunktionsuntersuchung (KSU). Dies erfolgt meist durch eine verbale Aufforderung zum Husten und die subjektive Einschätzung des Untersuchers.

Der eingeschränkte willkürliche Hustenstoß gilt bei der Gruppe der akuten Schlaganfallpatienten als einer von sechs **Prädiktoren für Aspiration**. Darüber hinaus kann dies Auskunft über die Funktionalität des N. vagus im Rahmen des Hirnnervenstatus geben.

Allerdings ist bei der klinischen Interpretation Vorsicht geboten:

- Der willkürliche Husten sagt nichts darüber aus, ob die Schutzmechanismen beim Schlucken funktionieren, d. h. im Fall eines Aspirationsereignisses ein reflektorischer Husten ausgelöst wird (Responsivität, ▶ 2.31).
- Die subjektive Einschätzung des willkürlichen Hustens (durch Gehör) kann lediglich einen groben Hinweis bezüglich der Effektivität des Hustens geben. Subjektiv kann jedoch nicht verlässlich beurteilt werden, ob aspiriertes Material oder Sekret effektiv aus den Atemwegen durch den Hustenstoß entfernt werden kann (Effektivität, ▶ 2.31).

2.33 Welche Relevanz hat die Überprüfung des *reflektorischen* Hustenstoßes für die KSU?

Die Überprüfung des **reflektorischen Hustens** kann mittels Inhalation einer vernebelten hustenauslösenden Substanz erfolgen. Bei diesem sog. **Cough Reflex Test** oder Hustenreflex-Test wird meist verdünnte Zitronensäure oder Capsaicin als hustenauslösende Substanz verwendet. Sollte im Rahmen der Testung eine reflektorische Hustenfunktion ausbleiben oder reduziert sein, so kann dies ein Hinweis darauf sein, dass die reflektorischen Schutzmechanismen bei einem Aspirationsereignis nicht suffizient greifen und das Risiko der **stillen Aspiration** besteht. Die Überprüfung des reflektorischen Hustens stellt also eine sinnvolle Erweiterung der KSU dar und sollte bei auffälligem Ergebnis zu einer bildgebenden Schluckdiagnostik führen.

INFO

Bei der Implementierung eines Hustenreflex-Testes (Cough Reflex Test) muss darauf geachtet werden, technisch die identischen Voraussetzungen zu schaffen, wie sie im Originalprotokoll, auf dessen Normdaten sich die Untersuchung bezieht, genutzt wurden. Ansonsten können keine verlässlichen Aussagen getroffen werden.

Kommunikative und kognitive Fähigkeiten

2.34 Welche Relevanz haben die kommunikativen und kognitiven Fähigkeiten im Rahmen der KSU?

Beeinträchtigungen der Kommunikationsfähigkeit oder der Kognition haben insbesondere bei neurologischen Patienten große Relevanz und eine erste Einschätzung dieser Fähigkeiten sollte Bestandteil der KSU sein. Ihre orientierende Erhebung während der KSU hat zum einen Einfluss darauf, wie die KSU weiter durchgeführt werden kann und zum anderen, welche Managementstrategien für den jeweiligen Patienten infrage kommen. Besteht z.B. eine Apraxie, wird der Patient kaum in der Lage sein, **kompensatorische Schlucktechniken** zuverlässig anwenden zu können. Dies gilt ebenso für Patienten mit einer globalen Aphasie, einer Aufmerksamkeits- und Gedächtnisstörung oder einem Neglect.

2.35 Welche Relevanz haben die motorischen Fähigkeiten im Rahmen der KSU?

Eine grobe Einschätzung der motorischen Fähigkeiten des Patienten hat zum einen Relevanz im Hinblick auf die Einschätzung des **Pneumonierisikos** (Mobilität, Selbstständigkeit bei Mundpflege/Essen/Trinken als Prädiktoren für das Entwickeln einer Pneumonie (▶ 2.6, ▶ 1.27ff.), zum anderen auch bzgl. der Fähigkeiten des Patienten, eine aufrechte Position bei der Nahrungsaufnahme einzunehmen oder bestimmte **kompensatorische Techniken** (z. B. Chin Tuck) umsetzen zu können.

Klinische Schluckversuche

2.36 Was sind klinische Schluckversuche?

Bei den Schluckversuchen im Rahmen der KSU wird klinisch das Schlucken von Flüssigkeit und Nahrung des Patienten beobachtet. Es wird i.d.R. empfohlen, mit einer Teelöffelmenge Wasser anzufangen und diese dann zu steigern (Schluck → konsekutives Trinken) und ggf. weitere Konsistenzen (breiige und feste Speisen) klinisch zu erproben.

2.37 Welche Voraussetzungen müssen gegeben sein, damit klinische Schluckversuche erfolgen können?

Grundvoraussetzung für die Durchführung von Schluckversuchen ist die **Wachheit** des Patienten (empfohlen sind mind. ca. 15 Minuten), die ausreichende Belastbarkeit, für diese Zeit in eine aufrechte Position gebracht zu werden sowie basale Aufmerksamkeitsleistungen, die eine Fokussierung des Patienten auf die Schluckversuche erlauben.

2.38 Sind klinische Schluckversuche auch bei stark vigilanzgeminderten Patienten sinnvoll?

Bei vigilanzgeminderten Patienten ist die Durchführung von Schluckversuchen **nicht zu empfehlen**. Hier sollten die Patienten regelmäßig im Rahmen von **Verlaufskontrollen** überprüft werden, damit im interdisziplinären Team bei länger anhaltender Vigilanzminderung ggf. das weitere Vorgehen thematisiert werden kann.

2.39 Kann ich klinische Schluckversuche auch im Liegen durchführen?

Die Durchführung von Schluckversuchen sollte im Idealfall in aufrechter Position durchgeführt werden. Ist jedoch absehbar, dass ein Patient aus medizinischen Gründen für eine längere Zeit nicht aufgesetzt werden darf, muss eine KSU auch schon beim liegenden Patienten durchgeführt werden, um ggf. unnötigen Verzicht auf perorale Versorgung und somit eine unnötige Anlage einer nasogastralen Sonde zu verhindern.

2.40 Was versteht man unter den „2 aus 6“ Aspirationsprädiktoren (nach Daniels et al. 1997, 1998)

Für die Gruppe der **akuten Schlaganfallpatienten** wurden von Daniels und Kollegen (Daniels et al. 1997, Daniels et al. 1998) klinische Aspirationsprädiktoren herausgearbeitet (▶ 2.16). Von einer Vielzahl an gängigen Items, die **im Rahmen einer KSU** von unterschiedlichen Sprachtherapeutinnen verwendet werden, wurden mittels verschiedener statistischer Verfahren sechs Items identifiziert, die – wenn zwei davon gleichzeitig beim Patienten auftreten – diesen mit einer **hohen Sensitivität** als aspirationsgefährdet klassifizieren.

Diese sechs Prädiktoren sind:

1. reduzierter willkürlicher Husten
2. Dysphonie
3. auffälliger Würgreflex
4. Dysarthrie
5. Husten nach Wasserschluckversuchen (innerhalb einer Minute)
6. Stimmveränderung nach Wasserschluckversuchen (innerhalb einer Minute)

Die Wasserschluckversuche werden mit je 2-mal 5, 10, 20 ml Wasser durchgeführt.

2.41 Welche Konsistenzen sollten in welcher Reihenfolge für Schluckversuche verwendet werden?

Klassischerweise wird mit nicht angedickten Flüssigkeiten begonnen, dann folgen (wenn vertretbar) breiige und im nächsten Schritt (wenn vertretbar) feste Speisen.

2.42 Mit welcher Speise ist es am wenigsten gefährlich zu testen?

Wasser ist die am wenigsten gefährliche Speise unter der Voraussetzung, dass der Mundraum gereinigt ist. Analog dazu kann auch die Verwendung von industriell hergestellten, verzehrfertigen angedickten Getränken als breiige ungefährliche Kost empfohlen werden, wenn das Produkt aus annähernd 100 % Wasser besteht.

2.43 Häufig wird Götterspeise als Testkonsistenz vorgeschlagen: Wie sinnvoll ist das?

Bei der Frage welche Lebensmittel sich zur Verwendung als „Testkonsistenz“ eignen, müssen verschiedene Aspekte beachtet werden:

- Wie **lungentoxisch** ist das Lebensmittel? Dies hängt von verschiedenen Faktoren ab. So spielt u.a. die Größe der Proteine und die Keimbelastung eine Rolle – bei Götterspeise muss hier der hohe Zuckeranteil kritisch gesehen werden (▶ 1.31).
- Wie stabil ist die **Konsistenz** des Lebensmittels? Die Konsistenz von Lebensmitteln verändert sich ebenfalls in Abhängigkeit von verschiedenen Faktoren. So spielen Temperatur und Amylaseresistenz eine große Rolle bei der Konsistenz. Götterspeise ist z.B. häufig nicht amylaseresistent und verflüssigt sich daher nach Kontakt mit Speichel im Mund, sodass der Testbolus schlussendlich dann tatsächlich nicht mehr die gewünschte Konsistenz hat.

Dies sind jetzt zwei Aspekte, die primär auf die **Sicherheit des Patienten** während der Testung eingehen. Wenn dies im Fokus steht (z. B. bei akut einsetzender Schluckstörung) sollten eher industriell verfügbare Alternativprodukte gewählt werden, die zu fast 100 % aus Wasser bestehen und amylaseresistent sind.

- Wie **alltagsrelevant** ist das Lebensmittel? Dies kann relevant sein bei Patienten mit chronischen Dysphagien oder insbesondere bei Patienten mit demenziellen Entwicklungen. Hier steht evtl. auch schon während der klinischen Testung die Alltagsrelevanz im Vordergrund – d. h. wenn breiförmige Konsistenzen erprobt werden sollen – welche Lebensmittel werden im Alltag am ehesten verwendet. Götterspeise dürfte in dem Fall selten eine Relevanz haben, hier sind u.a. Joghurt, Pudding oder Kartoffelbrei gute Alternativen.

INFO

Ob Joghurt, Pudding, Kartoffelbrei oder Götterspeise bei Aspiration eher zu Pneumonien führt, ist bisher nicht untersucht und hängt zudem von einer Vielzahl weiterer individueller Faktoren ab.

2.44 Was bedeutet amylaseresistent?

Bei der Auswahl der Testkonsistenzen sollte darauf geachtet werden, dass sie **amylaseresistent** sind. Das bedeutet, dass das Testmaterial sich nicht durch den Speichel in der Konsistenz verändert und nicht statt der Konsistenz **Brei** dann Flüssigkeit getestet wird. Amylase sind Enzyme, die im Speichel enthalten sind und Glykosidbindungen in einzelne Bestandteile auflösen kann. Damit beginnt bereits mit der oralen Aufnahme der Speisen in den Mund die Trennung von Kohlehydraten aus den Nahrungsmitteln und somit der Verdauungsvorgang.

2.45 Welche herzhafte Testkost ist empfehlenswert?

Isst der Patient regulär per Os, sollte die Kost ausprobiert werden, die der Patient ohnehin zu sich nimmt. Besteht der Verdacht auf eine akute Dysphagie, klinisch liegen jedoch nach dem Hirnnerven-Status und den Wasserschluckversuchen keine Hinweise auf Aspiration vor, sollte eine alltagsübliche feste Kost angeboten werden – im klinischen Setting ist dies oft von organisatorischen Gegebenheiten abhängig.

2.46 Mein Patient hustet bei Wasser, aber nicht bei Brei: Kann ich dann davon ausgehen, dass er Brei schlucken kann?

Nein. Zur klinischen Identifizierung aspirationsgefährdeter Patienten sind Wasserschlucktests am zuverlässigsten. Der Anteil stiller Aspirationen (gegenüber Aspirationen mit Husten) ist bei breiigen Konsistenzen höher als bei freien Flüssigkeiten – d. h. mehr Patienten aspirieren still bei Brei als bei Wasser.

2.47 Worauf wird bei klinischen Schluckversuchen geachtet?

Bei klinischen Schluckversuchen wird auf Bolusaufnahme, -kontrolle und -manipulation sowie klinische Beobachtungen zum Zeitpunkt der Schluckinitiierung,

Mehrfachschlucke und Husten während oder nach dem Abschlucken geachtet. Eine Inspektion der Mundhöhle nach möglichen Residuen sollte auch erfolgen.

INFO

Während der Patient den angebotenen Bolus schluckt, werden folgende Beobachtungen durchgeführt:

- Orale Bolusaufnahme möglich? (Abnahme vom Besteck möglich?)
- Anteriore Boluskontrolle vorhanden? (Anteriores Leaking?)
- Orale Bolusmanipulation vorhanden?
- Soweit klinisch beurteilbar: wird ein Schluck initiiert?
- Soweit klinisch beurteilbar: sind Mehrfachschlucke zu beobachten?
- Kommt es postdeglutitiv zu Husten oder einer Veränderung der Stimmqualität?
- Finden sich postdeglutitiv orale Residuen?

2.48 Wie erkenne ich klinisch, ob der Patient geschluckt hat?

Mit absoluter Sicherheit gar nicht. Klinisch kann festgestellt werden, dass ein Bolus, der oral aufgenommen oder platziert wurde, nicht mehr im Mundraum zu sehen ist. Wenn orale und evtl. laryngeale Bewegungen zu sehen waren, kann gemutmaßt werden, dass ein Schluck stattgefunden hat, der diesen Bolus wegtransportiert hat.

2.49 Welche Schluckfrequenz ist normal?

Häufig wird in der Dysphagiediagnostik eine Schluckfrequenz von 1-mal pro Minute als Normwert zugrunde gelegt. Grundsätzlich ist es zwar sinnvoll, sich an Normwerten zu orientieren, um funktionelle Pathologien aufzudecken.

Aus folgenden Gründen ist die Schluckfrequenz als diagnostisches Kriterium aber problematisch:

- Sie hängt von zahlreichen Einflussfaktoren ab, z. B. Alter, Schlaf-/Wachzustand, Aktivitäten und Mobilität, Durst-/Hungergefühl, Außentemperatur und – nicht zuletzt – olfaktorischen Reizen (appetitlicher Geruch fördert die Speichelproduktion).
- In den Studien, die zur Bestimmung der „normalen" Schluckfrequenz zugrunde gelegt werden, zeigen sich sehr unterschiedliche Durchschnittswerte, die teilweise bei älteren, wenig mobilen, jedoch ansonsten gesunden Probanden erheblich unter 1-mal pro Minute lagen, in anderen Studien dagegen erheblich häufiger.
- Die Messmethode spielt ebenfalls eine Rolle. So ist ein Schluck durch reines Beobachten z. B. der Larynxhebung nicht valide erkennbar, „taktile" Messmethoden (z. B. palpieren der Larynxhebung) können das Messergebnis beeinflussen und sind ebenfalls nicht valide im Identifizieren eines Schluckes (▶ 2.48) und der Einsatz von valideren apparativen Methoden ist im klinischen Alltag kaum realistisch.

MERKE

Die Schluckfrequenz ist in der klinischen Schluckdiagnostik ein problematischer Parameter, da sie von zahlreichen Einflussfaktoren abhängt, auch bei Gesunden stark variiert und schwierig valide zu messen ist. Diagnostische Entscheidungen und die Überprüfung des Therapieverlaufs sollten sich daher nicht maßgeblich an diesem Kriterium orientieren.

2.50 Ich lese häufig bei der KSU: „verzögerte Schluckreflextriggerung". Wie kann ich das klinisch feststellen?

Gar nicht. Zunächst muss der Begriff Schluckreflex durch Schluckinitiierung ersetzt werden, da es sich nicht um einen Reflex handelt, sondern um eine komplexe Reaktion (▶ 1.37). Ob ein Patient zeitgerecht geschluckt hat, kann im Rahmen der KSU tatsächlich nicht beurteilt werden. Um eine Aussage zum korrekten Timing treffen zu können, müsste klinisch beurteilt werden können, wo sich der Bolus zum Zeitpunkt des Schluckes befindet. Klinisch ist jedoch schon nicht zuverlässig zu beurteilen, ob überhaupt ein Schluck stattgefunden hat. Wo der Bolus sich zum Zeitpunkt des (gemutmaßten) Schluckes befunden hat, ist klinisch definitiv nicht beurteilbar und noch nicht einmal zu mutmaßen.

MERKE

Bei der Dokumentation muss unbedingt darauf geachtet werden, dass die Formulierungen den tatsächlich möglichen Beobachtungen entsprechen. Daher ist auch hier darauf zu achten, dass Verdachtsäußerungen (und das sind alle Äußerungen zum Timing des Schluckens) auch als solche in der Berichterstattung erkennbar sind.
Eine adäquate Form der Dokumentation wäre: Klinisch besteht der **V. a.** eine verzögerte Schluckinitiierung.

2.51 Was bedeutet es, wenn die Stimme nach dem Schlucken „feucht" klingt?

Einer feuchten Stimme nach einem Schluck kann kein spezifischer Pathomechanismus zugeordnet werden. Insbesondere ist eine postdeglutitiv feuchte Stimme **allein** kein zuverlässiger Hinweis auf pharyngeale Residuen oder Penetration/Aspiration, und sollte daher **nicht** als alleiniges Fundament eines weiteren Managements oder Therapieempfehlungen dienen. Allerdings gehört eine stark brodelig veränderte Stimme nach dem Schlucken zu den direkten Hinweisen auf eine Dysphagie und sollte daher im Rahmen einer Hypothesenbildung aller beobachteten Merkmale berücksichtigt werden (▶ 2.3).

2.52 Was ist zu tun, wenn ein Patient bei Schluckversuchen massiv hustet und Erstickungsanzeichen zeigt?

In einem ersten Schritt muss der Patient beim Abhusten unterstützt (manuelle Thoraxkompression) und zum Expektorieren aufgefordert werden. Im stationären Setting muss je nach Schweregrad dann der Notruf abgesetzt oder zumindest die Bereichspflege und der zuständige ärztliche Dienst hinzugezogen werden. Im Fall einer Bolusaspiration mit potenzieller Verlegung der Atemwege muss das **Heimlich-Manöver** (▶ 1.36) durchgeführt werden.

2

Ergänzende Verfahren zur klinischen Schluckfunktionsuntersuchung (KSU)

2.53 Was ist die Pulsoxymetrie?

Die Pulsoxymetrie ist ein nicht-invasives Verfahren, bei dem mittels eines Lichtsensors die **Sauerstoffsättigung** des arteriellen Blutes und die **Herzfrequenz** ermittelt werden können (hierfür wird am Finger oder Ohrläppchen ein Clip angebracht). Die Sauerstoffsättigung des Blutes (SpO_2) gibt die Beladung des Hämoglobins (roter Blutfarbstoff) mit Sauerstoff wieder. In Abhängigkeit dieser Beladung wird Licht mit bestimmten Wellenlängen unterschiedlich absorbiert. Das Pulsoxymeter rechnet diese unterschiedlichen Abschwächungsgrade der Lichtabsorption in einen Wert um, der dann in einem Prozentwert angegeben wird.

2.54 Welche Rolle spielt die Sauerstoffsättigung/Pulsoxymetrie in der klinischen Schluckfunktionsuntersuchung?

Normalwerte der Sauerstoffsättigung liegen im Bereich von 90–100 %. Werte unter 90 % gelten als behandlungsbedürftig, Werte unter 85 % sind als kritisch zu betrachten. Bei Patienten mit chronischen respiratorischen Erkrankungen kann die Sauerstoffsättigung aber auch unter 85 % liegen.

Da die Beladung des Hämoglobins mit Sauerstoff in der Lunge stattfindet, liegt die Vermutung nahe, dass eine Aspiration Auswirkung auf die SpO_2-Sättigung hat. Es wird immer wieder angegeben, dass ein Abfall der Sauerstoffsättigung nach dem Schluck um > 2 bis > 4 % als pathologisch angesehen wird. Zum einen wird jedoch die Messfehlerrate der Geräte schon mit 2 % angegeben und zum anderen kann auch die Sauerstoffsättigung nach einem Wasserschluck bei Gesunden schwanken. Daher besteht die Gefahr, dass im Rahmen der KSU bei einem SpO_2-Abfall Patienten fälschlich als aspirationsgefährdet eingestuft werden können. Die Pulsoxymetrie ist daher **kein** zuverlässiges Erkennungsinstrument für Aspiration im Rahmen der KSU und ihre Anwendung als Aspirationsscreening wird aktuell nicht empfohlen (Dziewas et al. 2020).

2.55 Was ist die zervikale Auskultation (ZA)?

Die zervikale Auskultation (ZA) ist das Abhören von Schluckgeräuschen oder mit dem Schlucken in Beziehung stehenden Atemgeräuschen im Bereich des Rachens und des Kehlkopfes mittels eines Stethoskops.

2.56 Sollte die zervikale Auskultation (ZA) standardmäßig in der klinischen Schluckfunktionsuntersuchung eingesetzt werden?

Der Einsatz zervikaler Auskultation (ZA) wird kontrovers diskutiert. Kernaussagen der wissenschaftlichen Erkenntnisse sind, dass es beim Einsatz vereinzelt zu subjektiven, von den Beurteilerinnen abhängigen positiven Ergebnissen hinsichtlich der Dysphagiesymptomatik kommen kann. Die zervikale Auskultation als unterstützendes Verfahren der klinischen Schluckfunktionsuntersuchung bleibt fraglich und der klinische Einsatz zur Dysphagiediagnostik kann **nicht** befürwortet werden.

2.57 Was ist die laryngeale Palpation?

Laryngeale Palpation beschreibt das taktile Erfassen der Larynxbewegung während des Schluckens durch den untersuchenden Sprachtherapeuten. Eine immer wieder als Bestandteil der KSU beschriebene Technik, und tatsächlich können durch palpatorische Zwei- oder Dreifingergriffe (Schluckkontrollgriff) Bewegungen des Kehlkopfes gespürt werden.

2.58 Kann ich mit der Palpation eine reduzierte Larynxelevation diagnostizieren?

Häufig wird beschrieben, dass z. B. durch den Zeitpunkt der Larynxelevation oder die Anzahl der palpierten Larynxbewegungen Aussagen über die Schluckinitiierung oder die Effektivität des Schluckes getätigt werden können. Bisher gibt es jedoch **keine fundierten Erkenntnisse** darüber, inwieweit subjektive Einschätzungen der Beurteiler sich mit der Funktionalität des Schluckens decken. Eine subjektiv wahrgenommene palpatorisch reduzierte Larynxelevation kann durchaus zu einem funktionellen Schluck gehören, ebenso kann eine palpatorisch „ausreichend" wahrgenommene Larynxelevation zu einem Schluck gehören, der z. B. durch fehlende Schutzmechanismen massive Komplikationen verursachen kann.

PRAXISTIPP

Soll die palpatorische Larynxbeurteilung Bestandteil der KSU sein, muss bei der Beurteilung auf die Formulierung **V**erdacht **a**uf (**V. a.**) geachtet werden, um klar zu kommunizieren, dass hierzu klinisch keine sichere Beurteilung möglich ist.

Zusammenfassende Beurteilung

2.59 Welche Informationen müssen nach Durchführung der KSU vorliegen?

Nach erfolgter Erstdiagnostik muss der Sprachtherapeut auf Grundlage der Ergebnisse der KSU in der Lage sein, *folgende Fragen* zu beantworten:

1. Besteht klinisch der V. a. Aspiration?
2. Ist der Patient pneumoniegefährdet?
3. Besteht klinisch der V. a. eine Dysphagie?
4. Wenn ja, in welcher Phase und was ist die vermutete biomechanische Beeinträchtigung?
5. Ist die Durchführung einer instrumentellen Diagnostik indiziert und wenn ja, welche?
6. Welche Empfehlungen werden ausgesprochen bzgl. der Versorgung mit Nahrung, Flüssigkeit und Medikamenten?
7. Besteht eine Indikation für Schlucktherapie?

2

2.60 Welche Hinweise aus der KSU deuten auf Beeinträchtigungen in der oralen Phase des Schluckens?

Folgende **Angaben des Patienten** können auf eine *orale Problematik* hinweisen:

- Speisereste fallen/fließen aus dem Mund
- Speisereste verblieben in einer Wangenseite, im Mund, unter der Zunge
- Zerkleinern fester Speisen fällt schwer oder dauert sehr lange
- häufiges Husten noch vor oder mit dem Schluck
- Mundausspülen ist schwierig oder nicht möglich

Hirnnervenstatus:

Motorische wie sensible Auffälligkeiten bei der Überprüfung des **N. trigeminus, N. fazialis** und **N. hypoglossus sowie** sensible **Beeinträchtigung des N. glossopharyngeus.**

Beobachtungen aus **klinischen Schluckversuchen**, die auf eine *orale Problematik* weisen können:

- anteriores Leaking
- orale Residuen
- promptes Husten/Stimmveränderung noch vor oder direkt mit dem Schluck
- kaum orale Bolusmanipulation

PRAXISTIPP

Zur besseren klinischen Beurteilung der Bolusbildung kann der Patient gebeten werden einen Bissen zu einem schluckfähigen Bolus zu verarbeiten und dann aber, wenn er ihn schlucken möchte, den Mund zu öffnen und den Bolus zu zeigen oder den Bolus in eine Schale zu expektorieren.
Alternativ kann dies auch durch den Einsatz eines Kausäckchens ermöglicht werden, wenn z.B. der Patient kognitiv nicht in der Lage ist, der Anweisung zu folgen, oder aber der Sprachtherapeut die Gefahr einer potenziellen Bolusaspiration als zu hoch einstuft, die orale Bolusbildung jedoch trotzdem klinisch beurteilen möchte.

INFO

Bei primärem Verdacht auf eine reine Beeinträchtigung der oralen Phase besteht die Indikation für die Durchführung einer **VFSS**, da im Rahmen einer FEES die orale Phase nicht oder allenfalls über Interpretation zu beurteilen ist.

2.61 Wie ist das weitere Vorgehen bei V. a. eine Beeinträchtigung der oralen Phase des Schluckens?

Bei dem klinischen Verdacht auf eine reine Beeinträchtigung der oralen Schluckkomponenten ist die Frage des Aspirationsverdachts für das weitere Vorgehen entscheidend.

Ergibt sich klinisch keinerlei Verdacht auf Aspiration, so kann im Einzelfall auch ohne eine instrumentelle Diagnostik auf Grundlage der Ergebnisse der KSU ein Therapieplan erstellt werden.

Besteht jedoch Verdacht auf Aspiration oder handelt es sich um komplexere orale Probleme, die im Rahmen einer Bildgebung zu untersuchen sind, so liegt hier die Indikation für die Durchführung einer **VFSS** vor.

2.62 Welche Hinweise aus der KSU deuten auf Beeinträchtigungen der pharyngealen Phase?

Folgende **Angaben des Patienten** können auf eine *pharyngeale Problematik* hinweisen:

- Angabe von nasaler Penetration
- Gefühl von Steckenbleiben von Nahrung oder Getränken im Hals
- Probleme mit der Atmung beim oder nach dem Essen/Trinken
- Husten beim oder direkt im Anschluss an Essen oder Trinken
- veränderte Stimme direkt nach dem Schlucken
- mehrfaches Nachschlucken ist notwendig
- zum Essen muss viel getrunken werden
- feste Speisen müssen sehr fein zerkaut werden
- Schwierigkeiten nehmen mit Zunahme der Konsistenz zu – Flüssiges geht am besten, Festes geht am schlechtesten

Hirnnervenstatus:

- motorische wie sensible Auffälligkeiten **aller fünf** für das Schlucken relevanten Hirnnerven können zu Beeinträchtigungen der pharyngealen Phase führen

Beobachtungen aus **klinischen Schluckversuchen,** die auf eine *pharyngeale Problematik* hinweisen können:

- Husten beim oder direkt nach dem Schlucken
- Stimmveränderung nach dem Schlucken
- spontane Mehrfachschlucke eines Bissens/Schluckes
- spontanes zyklisches Schlucken (z. B. viel und regelmäßig nachtrinken)
- sehr langes feines Zerkauen eines festen Bolus

MERKE

Da alle fünf Hirnnerven im Fall einer Beeinträchtigung zu Ausfällen pharyngealer Schluckkomponenten führen können, besteht in einem solchen Fall immer zumindest auch der V. a. eine Dysphagie der pharyngealen Phase.

PRAXISTIPP

Die Beobachtung von **spontanen Mehrfachschlucken** korreliert häufig mit pharyngealen Residuen und/oder Penetration/stiller Aspiration und sollte zur Empfehlung einer instrumentellen Schluckdiagnostik führen.

2.63 Wie ist das weitere Vorgehen bei V. a. eine Beeinträchtigung der pharyngealen Phase des Schluckens?

Besteht der V. a. eine Dysphagie der pharyngealen Schluckkomponenten, ist eine instrumentelle Diagnostik **immer** (auch ohne V.a. Aspiration) indiziert (solange dies dem Patientenwillen entspricht), da die **Therapieplanung** einer Visualisierung der beeinträchtigten Biomechanik bedarf. Je nach konkreter klinischer Verdachtshypothese wird die Wahl des Untersuchungsinstrumentes (FEES, ▶ 2.70/VFSS, ▶ 2.96) festgelegt.

2.64 Welche Hinweise aus der KSU deuten auf ösophageale Probleme?

Neben oropharyngealen Dysphagien gibt es auch Dysphagien, die sich primär oder ausschließlich auf die **ösophageale Phase** des Schluckens beschränken. Schluckstörungen deren Ursache ösophageal sind, können auch Symptome hervorbringen, die klinisch wie auch innerhalb von instrumenteller Diagnostik der pharyngealen Phase zugeordnet werden.

Folgende **Angaben des Patienten** können auf eine *ösophageale Problematik* hinweisen:
- Schmerzen/Brennen beim oder nach dem Schlucken hinter dem Brustbein
- Gefühl des Steckenbleibens von Bolus im Hals oder hinter Brustbein (ösophageale Stasis wird nicht selten von Patienten als ein Steckenbleiben im Hals beschrieben)
- mit steigender Boluskonsistenz werden vermehrt Schwierigkeiten beschrieben
- Gefühl von „Stau", der nach ein bisschen Zeit vergeht oder der durch Nachtrinken aufgelöst werden kann
- Gefühl von Hochkommen von Nahrung
- sich langsam entwickelnde Probleme, die immer stärker werden (ösophageale Dysphagien treten selten plötzlich/akut auf)
- Husten deutlich zeitverzögert nach dem Schlucken

Hirnnervenstatus:
- dieser ist bei einer reinen ösophagealen Dysphagie **unauffällig**

Beobachtungen aus **klinischen Schluckversuchen,** die auf eine *ösophageale Problematik* hinweisen können:
- spontanes zyklisches Schlucken (z. B. viel und regelmäßig nachtrinken)
- spontane Mehrfachschlucke eines Bissens/Schluckes
- sehr langes feines Zerkauen eines festen Bolus

MERKE

Insbesondere die genaue Anamnese ist bei der Detektierung einer evtl. primär ösophagealen Problematik sehr entscheidend.

INFO

Bei Verdacht auf eine reine Beeinträchtigung der ösophagealen Phase unterliegt die weitere Diagnostik dem Fachgebiet der Gastroenterologie (▶ 2.65).

2.65 Wie ist das weitere Vorgehen bei V. a. ösophageale Probleme?

Ergibt sich auf Grundlage der KSU der V. a. eine ösophageale Phase, muss für das weitere Vorgehen in einem ersten Schritt differenziert werden, ob es sich um den Verdacht einer „reinen" ösophagealen Dysphagie handelt oder ob die Beobachtungen den Verdacht auf eine pharyngeale und/oder ösophageale Beeinträchtigung triggern.

Besteht klinisch der berechtigte Verdacht, dass es sich um eine **rein ösophageale Beeinträchtigung** handelt, liegt die weitere instrumentelle Diagnostik außerhalb des Zuständigkeitsgebietes der Sprachtherapeutin. Hier muss an die entsprechenden **medizinischen Fachabteilungen** (Gastroenterologie/Radiologie) verwiesen werden.

Besteht klinisch der **V.a. pharyngeale und/oder ösophageale Beeinträchtigungen,** sollte als bildgebendes Verfahren zur weiteren Diagnostik dringend die **VFSS** gewählt werden, da hier nicht nur die gesamte pharyngeale Komponente dargestellt, sondern auch der Bereich des Übergangs zur ösophagealen und im Rahmen eines kurzen „follow through" auch ein Screening der ösophagealen Phase durchgeführt werden kann (Duchac et al. 2020).

2.66 Eine klinische Schluckfunktionsuntersuchung kann zu falsch-negativen wie auch falsch-positiven Befunden führen. Aber was mache ich, wenn ich keine Möglichkeit zur instrumentellen Diagnostik vor Ort habe?

Die Realität v.a. für ambulant tätige Sprachtherapeuten ist, dass leider weiterhin häufig die Möglichkeiten einer instrumentellen Schluckdiagnostik extrem reduziert bis nicht vorhanden sind. Diese Kollegen sehen sich vor eine besonders hohe Herausforderung gestellt. Es gilt, solange rein klinische Befunde erhoben werden, äußerst präzise Sprache zu verwenden und somit klarzustellen, was diagnostizierbar ist und was nur vermutet werden kann. So können die Ergebnisse des Hirnnervenstatus z.B. zu einem Großteil präzise formuliert werden. Eine periphere Glossopharyngeusparese kann bei Vorliegen einer halbseitigen Lähmung des Velums/Gaumenbogens beim Würgreflex klar diagnostiziert werden; fällt nach klinischen Schluckversuchen eine brodelige Stimmqualität auf, so kann jedoch nur der **Verdacht auf** *postdeglutitive Residuen* und/oder *Penetration/Aspiration* formuliert werden.

Hier ist es extrem wichtig, sich der diagnostischen Grenzen der klinischen Befundung klar zu sein und diese klar zu dokumentieren. Es muss deutlich formuliert werden, dass es sich um einen **klinischen** Befund handelt und somit eine Vielzahl an Symptomen nur vermutet werden können – jedoch in keinem Fall diagnostizierbar sind.

MERKE

Prädeglutitives Pooling, pharyngeale Residuen, nasale sowie laryngeale Penetration und Aspiration können klinisch nur als **Verdachtsdiagnose** formuliert werden und bedürfen einer instrumentellen Diagnostik zur zuverlässigen Befundung.

Je deutlicher die sprachliche Abgrenzung erfolgt, desto professioneller ist die Aussage und desto größer die Chance, dass die Zustimmung bzw. Ermöglichung für eine instrumentelle Schluckdiagnostik erreicht werden kann.

BEISPIEL

Beispiel eines nicht korrekten Befundes auf Grundlage einer KSU

„Bei Schluckversuchen kam es zu einer verspäteten Initiierung des pharyngealen Schluckes mit prädeglutitivem Pooling und Aspiration, die suffizient mit Husten gereinigt werden konnte."

Weder der Zeitpunkt der Schluckinitiierung noch das Pooling oder die Aspiration und auch nicht die Suffizienz des Hustens können klinisch festgestellt werden.

Beispiel eines korrekten Befundes auf Grundlage einer KSU
„Beim klinischen Schluckversuch kam es zu promptem Husten mit oder kurz nach dem vermuteten Schluck. Aufgrund eines nicht auslösbaren Würgreflexes und der Angabe Berührungen am Rachen nicht spüren zu können, besteht klinisch der V. a. eine verspätete Initiierung des pharyngealen Schluckes bei V. a. sensible Beeinträchtigung des N. glossopharyngeus. Der Husten wirkte klinisch kräftig."

2.67 Gibt es ein deutschsprachiges validiertes Verfahren für die KSU?

Nein, aktuell liegt kein solches Verfahren vor.

2.68 Gibt es einen standardisierten deutschen klinischen Schluckfunktionsbefund?

Zwar gibt es keinen validierten KSU-Befundbogen, allerdings liegen mehrere publizierte *standardisierte klinische Befundbögen* in deutscher Sprache vor, z.B.:

- **NOD** – Standardisierung des Untersuchungsablaufs bei **N**eurogener **O**ropharyngealer **D**ysphagie (Ickenstein et al. 2009)
- **Kö.Be.S.** – **Kö**lner **Be**fundsystem für **S**chluckstörungen (Birkmann 2017)
- Klinische Eingangsuntersuchung zur Erfassung von Schluckstörungen (Schröter-Morasch und Bartolome 2006)

2.69 Gibt es deutschsprachige Skalen, die den Oralisierungsgrad und das Speichelmanagement erfassen können?

Ja, sowohl für den Status der Oralisierung, als auch für das klinische Erfassen des Speichelmanagements.

Oralisierungsgrad:

- **SBS** – **S**chluck**b**eeinträchtigungs**s**kala (Prosiegel et al. 2002, nicht validiert)
- **FOIS** – **F**unctional **O**ral **I**ntake **S**cale (Crary et al. 2005, validiert im Englischen und im Deutschen, Hamzic et al. 2020)
- **BODS I** – **Bo**genhausener **D**ysphagie-**S**core (Starrost et al. 2012, validiert)

Speichelmanagement:

- **BODS II** – **Bo**genhausener **D**ysphagie-**S**core (Starrost et al. 2012, validiert)

Instrumentelle Dysphagiediagnostik

2.70 Was ist das Ziel einer instrumentellen Dysphagiediagnostik?

Das Ziel einer instrumentellen Dysphagiediagnostik ist es, *Informationen über eine vorhandene Schluckstörung* zu erlangen oder diese ggf. auszuschließen.

Diese beinhalten:

- Informationen über das Vorhandensein von Symptomen (wie Penetration/Aspiration, Residuen, nasale Regurgitation oder Pooling/Leaking) zu erhalten

- die Sicherheit und Effizienz der oralen Aufnahme von Nahrung und Flüssigkeit zu objektivieren
- die Ursache für vorhandene Symptome herauszufinden, um passende rehabilitative Therapieansätze identifizieren zu können
- die Effektivität kompensatorischer Ansätze zu überprüfen
- im Behandlungsverlauf Veränderungen hinsichtlich der Dysphagie feststellen zu können (Überprüfung der Therapieziele)

MERKE
Das passende Verfahren zur instrumentellen Diagnostik sollte immer nach der zugrundeliegenden Fragestellung ausgewählt werden, nicht nach der Verfügbarkeit.

2.71 Wie entscheide ich, ob eine instrumentelle Diagnostik indiziert ist?

Die Indikationsstellung einer instrumentellen Diagnostik richtet sich entlang eines definierten Behandlungspfades (▶ Abb. 2.1) nach dem Ergebnis der klinischen Schluckfunktionsuntersuchung (KSU), aber auch nach den individuellen Patientenbedürfnissen, z.B. in palliativen Settings bei sehr hochbetagten Patienten.

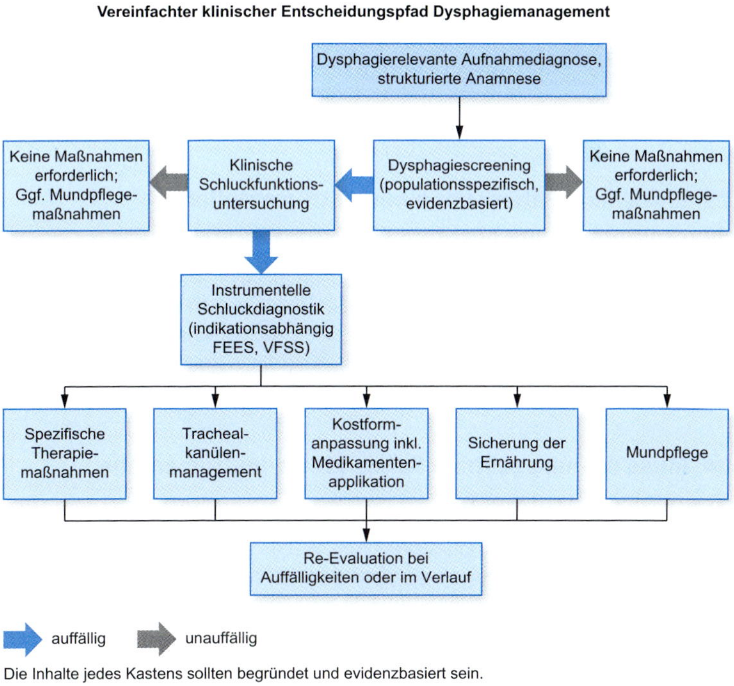

Abb. 2.1 Vorschlag für einen möglichen Behandlungspfad. [L231]

Somit kann die Indikationsstellung auch vom jeweiligen Setting, in dem sich der Patient befindet, beeinflusst werden.

Indikationsgründe für eine instrumentelle Dysphagiediagnostik:

- Bestätigung einer medizinischen Verdachtsdiagnose auf Dysphagie, z.B. bei unklarer klinischer Diagnose sowie bei unklaren pulmologischen Symptomen und Einschränkungen der Ernährung
- zur differenzialdiagnostischen Abklärung einer bekannten Dysphagie, im Sinne der Bestimmung des zugrundeliegenden Pathomechanismus
- aus forensischen Gründen, z.B. vor einer OP im HWS-Bereich, um den präoperativen Schluckstatus zu erheben
- zur Therapieplanung bei rehabilitationsfähigen Patienten
- zur Evaluation und ggf. Anpassung des Therapieplans

2.72 Welche Kontraindikationen bestehen für die Durchführung einer instrumentellen Dysphagiediagnostik?

Grundsätzlich sollte von einer bildgebenden Diagnostik abgesehen werden, wenn:

- im Rahmen der KSU keine Hinweise auf eine Dysphagie identifiziert werden konnten
- der Allgemeinzustand des Patienten keine Untersuchung zulässt (instabiler Zustand)
- die Belastbarkeit und Aufmerksamkeit des Patienten unter ca. 15 Min. liegen
- aus sprachtherapeutischer Sicht die Untersuchung zu keiner Veränderung des Dysphagiemanagements führen würde
- die Untersuchung vom Patienten oder dessen Bevollmächtigten nicht gewünscht wird
- eine medizinische Kontraindikation für das gewählte Verfahren besteht

2.73 Muss mein Patient vor einer instrumentellen Schluckuntersuchung nüchtern sein?

Dies hängt von der Untersuchung ab. Bezogen auf die beiden klassischen Verfahren zur Untersuchung oropharyngealer Dysphagie (FEES und VFSS) muss der Patient **nicht nüchtern** sein. Sollte jedoch bei V.a. eine primär ösophageale Problematik eine Gastroskopie oder ein Röntgenbreischluck erfolgen, muss der durchführende Arzt die Notwendigkeit einer Nüchternheit bestimmen.

2.74 Muss die nasogastrale Sonde für die instrumentelle Diagnostik entfernt werden?

Nein. Die Entfernung der nasogastralen Sonde (NGS) für die Durchführung der FEES/VFSS ist nicht zwingend erforderlich. Jedoch kann es im Einzelfall sinnvoll sein, die NGS zu entfernen, wenn Hinweise vorhanden sind, dass durch die NGS der Schluck beeinträchtigt wird. Es sollte individuell unter Berücksichtigung aller Faktoren abgewogen werden, ob ein Entfernen der NGS für den Untersuchungsablauf notwendig ist, ob ggf. eine orale Ernährung möglich ist oder im Anschluss der Untersuchung eine neue NGS gelegt werden muss. Insbesondere wenn der

Patient die Versorgung der Nahrung via NGS noch weiterhin braucht – z.B. wenn eine PEG-Versorgung (noch) nicht möglich ist – kann eine Fragestellung an die Diagnostik sein, ob die einliegende NGS den Schluck beeinträchtigt.

Die Studienlage hierzu ist unterschiedlich. Es liegen Studien vor, die Evidenz dafür liefern, dass eine einliegende NGS ein erhöhtes Penetrations-/Aspirationsrisiko für Flüssigkeiten und Püree sowie ein erhöhtes Risiko für pharyngeale Residuen bei Püree verursachen kann. Auch die pharyngeale Transportzeit des Bolus zeigt sich in diesen Arbeiten signifikant erhöht. Andere Studien hingegen fanden keinen Hinweis darauf, dass die liegende NGS einen Effekt auf die Effizienz oder die Sicherheit des Schluckens hatte.

Im Untersuchertandem sollte daher unter Berücksichtigung der patientenspezifischen Situation entschieden werden, ob die NGS verbleiben soll, entfernt werden und wie der Patient sicher ernährt werden kann.

2.75 Welches sind die klassischen instrumentellen Diagnostikverfahren in der Diagnostik der oropharyngealen Dysphagie?

Derzeit gelten sowohl die **FEES**-Diagnostik nach Langmore-Standard als auch die Videofluoroskopie des Schluckaktes (**VFSS**) als die klassischen instrumentellen Diagnostikverfahren zur Untersuchung oropharyngealer Dysphagien. Für beide liegen verschiedene Untersuchungs- und Durchführungsprotokolle vor.

Neben diesen klassischen Verfahren gibt es inzwischen zahlreiche Ansätze adjuvanter Verfahren zur Bestimmung der Pathophysiologie des Schluckens, z.B. Untersuchungen mittels fMRT, 3D-CT oder die Manofluoroskopie.

2.76 Gibt es einen Goldstandard in der instrumentellen Diagnostik oropharyngealer Dysphagien?

Als **Goldstandard** der international anerkannten instrumentellen Diagnostikverfahren bezogen auf die Diagnostik oropharyngealer Dysphagien gelten:

- die Videofluoroskopie des Schluckaktes (VFSS, ▶ 2.96)
- die Fiberoptisch endoskopische Evaluation des Schluckens (FEES) nach Langmore-Standard (▶ 2.70)

Für die VFSS liegen verschiedene standardisierte Untersuchungsprotokolle (▶ 2.111) vor.

Beide Verfahren werden auch z.B. nach Leitlinienempfehlung der Deutschen Gesellschaft für Neurologie als **komplementäre Verfahren** verstanden. Kein Verfahren ist dem anderen grundsätzlich überlegen. Die Indikationsstellung für das jeweilige Verfahren unterliegt klaren klinischen und diagnostischen Regeln.

2.77 Muss die Diagnostik bei der ersten Aspiration während der instrumentellen Untersuchung abgebrochen/beendet werden?

Nein! Sowohl die Diagnostik mittels FEES als auch die mittels der VFSS muss in der Durchführung standardisierten Protokollen folgen. Entlang dieser gilt es zu entscheiden, ob nach einer Aspiration entlang des Protokolls entweder zu einem anderen Volumen der gleichen Konsistenz *oder* zu einer anderen Konsistenz *oder* zur Anwendung einer therapeutischen Intervention übergegangen wird, um eine Möglichkeit zu finden, eine Oralisierung zu beginnen.

MERKE

Es sollten immer **mindestens** zwei Schluckversuche mit einem Volumen und einer Konsistenz durchgeführt werden – auch wenn es zu Aspiration gekommen ist – um nicht einen Zufallsbefund zu verallgemeinern.

Fiberoptisch endoskopische Evaluation des Schluckens (FEES)

2.78 Wann wähle ich als bildgebendes Verfahren eine FEES?

Im Rahmen der FEES wird ein Endoskop transnasal bis in den Pharynx vorgeschoben. Die FEES ermöglicht somit als einziges Verfahren die direkte Beurteilung der **Schleimhautstrukturen** sowie die direkte Sichtung und **Funktionsbeurteilung des Larynx** mit all seinen Strukturen (▶ Abb. 2.2). Auch **Speichel** und **Sekrete** sind nur mittels FEES darstellbar.

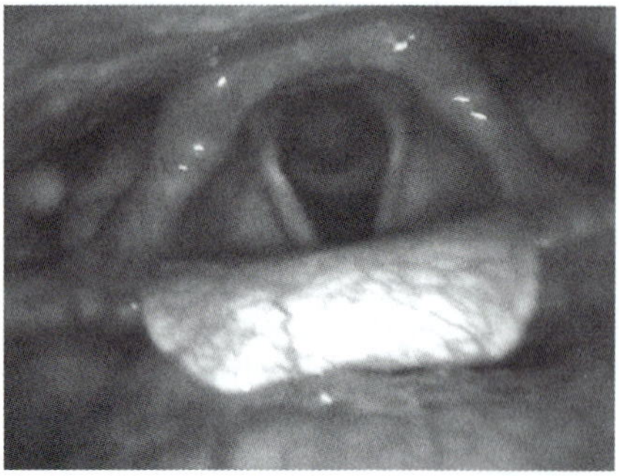

Abb. 2.2 Blick auf den Hypopharynx aus der „Home position" während einer FEES. [T1094]

Mit dem Endoskop kann auch eine sog. **Tracheoskopie** durchgeführt werden, sodass hier bei Vorliegen eines Tracheostomas auch durch das Tracheostoma eine Inspektion entweder nach kranial zur Beurteilung der Stimmlippen von unten oder nach kaudal zur Beurteilung der Trachealwand und der Sichtung der Bifurkation durchgeführt werden kann. Ist der Patient mit einer **Trachealkanüle** versorgt, kann der Sitz derselben überprüft werden (▶ 5.83ff.).

Da viele der Geräte mobil sind, ist häufig auch eine direkte Untersuchung am Patientenbett möglich. Und anders als bei der VFSS unterliegt die FEES keinen zeitlichen Restriktionen.

Spezifische inhaltliche Indikationen für die FEES sind:

- V. a. Speichelschluckinsuffizienz
- V. a. strukturelle Veränderungen der Primärstrukturen
- V. a. Stimmlippenlähmung in Kombination mit V. a. Dysphagie
- V. a. Ermüdungszeichen während der Nahrungsaufnahme
- Überprüfung/Erlernen von supraglottischem Schlucken
- Einsatz der FEES im Sinne eines visuellen online-Biofeedbacks (▶ 3.24)

Formale Gründe für die Indikation der FEES:

- Bedside-Untersuchung nötig
- Kontraindikation für VFFS, z. B. wegen Kontrastmittelunverträglichkeit oder Strahlenexposition

MERKE

Die fiberoptisch endoskopische Evaluation des Schluckens ist eines der beiden international anerkannten Goldstandardverfahren zur Beurteilung der Schluckfunktionen. Es ist ein risikoarmes Verfahren.

2.79 Gibt es die Möglichkeit FEES-Kompetenzen zu erwerben?

Ja. Seit 2014 besteht die Möglichkeit, über die Deutsche Gesellschaft für Neurologie ein **FEES-Zertifikat** in einem strukturierten Ausbildungsverlauf zu erwerben. Neben der Vermittlung theoretischer und praktischer Grundlagen werden in diesem Curriculum Befundung und Hands-on-Training unter direkter und indirekter Supervision von insgesamt 60 Untersuchungen durchgeführt. Das Zertifikat schließt mit einer praktischen Prüfung ab. Eine Erweiterung stellt das **FEES-Ausbilder-Zertifikat** mit 150 Untersuchungen dar sowie der Nachweis, dass Schulungen geplant und durchgeführt werden. Dieses Zertifikat gilt ausschließlich für akute Schlaganfälle.

Die European Society for Swallowing Disorders (ESSD) veröffentlichte 2017 ein Akkreditierungsprogramm für neurogene und geriatrisch bedingte oropharyngeale Dysphagien mit einem vergleichbaren Ausbildungsaufbau.

2019 veröffentlichte die Deutsche Gesellschaft für Phoniatrie und Pädaudiologie gemeinsam mit der Deutschen Gesellschaft der Hals-Nasen-Ohrenärzte ein dreistufiges Curriculum, welches sich ausschließlich an Ärzte dieser beiden Fachrichtungen richtet. Die Ausbildung in diesem Rahmen kann nur von Fachärzten dieser Professionen durchgeführt werden.

2.80 Welche technische Ausstattung wird für eine FEES-Diagnostik benötigt?

Obligatorische technische Bestandteile zur Durchführung einer FEES-Untersuchung sind:

- Laryngoskop mit einem Durchmesser von 2,4 mm bis max. 3,5 mm
- starke Lichtquelle, z.B. mit Xenonlicht
- digitales Aufzeichnungsgerät
- Monitor
- Mikrofon zur Aufzeichnung von möglichen Patientenreaktionen wie Husten oder Räuspern
- Dokumentations-Software, die eine frame-by-frame Wiedergabemöglichkeit bietet

Es gibt inzwischen zahlreiche Anbieter, die kompakte Lösungen für die entsprechenden Anforderungen bereitstellen.

2.81 Welche Voraussetzungen muss mein Patient für eine FEES erfüllen?

Der Patient sollte in der Lage sein, für etwa 10–15 Minuten in einer aufrechten Sitzposition (auch gut positioniert und stabilisiert im Bett) zu kooperieren, um eine vollständige FEES -Diagnostik zu erhalten. Je nach Setting und Fragestellung (z.B.

Intensivstation, Speichel-/Sekretmanagement oder Entblockungsversuche bei einliegender geblockter Trachealkanüle) ist es aber auch möglich, eine fiberoptisch endoskopische Schluckuntersuchung in kürzerer Zeit und mit weniger kooperationsfähigen oder schwach vigilanten Patienten durchzuführen.

2.82 Welche Kontraindikationen bestehen für eine FEES-Untersuchung?

Zur Durchführung einer FEES-Untersuchung bestehen bei diesem minimalinvasiven Verfahren **kaum Kontraindikationen.** Bei eingeschränkter Kooperationsfähigkeit oder negativer Compliance des Patienten kann die Untersuchung jedoch nicht valide durchgeführt werden. Ebenso sind **bilaterale Obstruktionen der Nasengänge** sowie mögliche **Gesichtsfrakturen** klare Kontraindikationen. Erschwert werden kann die Untersuchung durch schwere Dyskinesien, wie sie z. B. bei Chorea Huntington auftreten können.

Bei internistisch instabilen Patienten, insbesondere kardial insuffizienten, ist das Durchführungsrisiko abzuwägen, um eine mögliche vasovagale Reizung zu vermeiden und ggf. ein komplementäres Verfahren wie die VFSS oder zunächst ein klinisches Management zu wählen. Zu kritischen internistischen Situationen zählen akut-kardiale Probleme sowie anamnestisch bekannte vaso-vagale Episoden.

Abzuwägen ist u. U. die Entscheidung zur Untersuchungsdurchführung bei Blutungsneigung bei stark herabgesetzter Gerinnung. Hier ist es empfehlenswert, die Blutgerinnungswerte vor Untersuchungsdurchführung zu prüfen.

2.83 Welche Komplikationen können während einer FEES auftreten?

Bereits frühe Fragebogenerhebungen konnten zeigen, dass die FEES eine risikoarme Untersuchung ist. Bei 6000 FEES-Untersuchungen kam es in 0,3 % zu einer Epistaxis, in 0,07 % zu vasovagalen Reaktionen, zu zwei Laryngospasmen und einer allergischen Reaktion. Andere Arbeiten mit über 300 Patienten lieferten ebenfalls Evidenz dafür, dass die FEES ein risikoarmes Verfahren ist. Es zeigten sich signifikante Veränderungen nur bei den systolischen Blutdruckwerten, der Pulsfrequenz und der O_2-Sättigung.

2.84 Welches Notfallmanagement muss bei einer FEES beachtet werden?

Da die Durchführung einer FEES-Diagnostik i. d. R. im stationären Setting stattfindet, sind die Notfallmanagement-Voraussetzungen meist gegeben. Die Untersuchung ist als „Tandem" durchzuführen, sodass ein Arzt immer zugegen sein sollte. Darüber hinaus sollte immer die Möglichkeit einer Absaugung bestehen. Entsprechend der in ▶ 2.82 und ▶ 2.83 aufgeführten möglichen Komplikationen oder Risiken einer FEES ist die Vorauswahl und Würdigung der patientenabhängigen Parameter, z. B. Blutgerinnungsfaktoren, gut zu prüfen und im multiprofessionellen Team abzuwägen. Empfehlenswert ist es, im handelnden Team einen Algorithmus zu entwickeln, wie in einem Notfall zu verfahren ist.

MERKE

Auch wenn die FEES eine risikoarme Untersuchung darstellt, ist dringend zu empfehlen, ein Notfallmanagement parat zu haben.

2.85 Gibt es spezifische Hygieneregeln, die bei der FEES-Diagnostik zu beachten sind?

Die hygienische Aufbereitung des Laryngoskops sowie des Untersuchungswagens sollte entlang der **Richtlinien des jeweiligen Krankenhaushygieneplanes** erfolgen. Dieser ist angelehnt an die aktuellen Krankenhaushygienerichtlinien des Robert-Koch-Instituts (www.rki.de). Die Festlegung der Reinigungsschritte mit der jeweiligen Krankenhaushygiene entlang des gültigen Planes ist obligatorisch.

Zur Reinigung eines fiberoptischen Laryngoskops wird in großen Einrichtungen eher eine maschinelle Aufbereitung empfohlen. Hier ist darauf zu achten, dass das Instrument, bevor es in die Reinigungsmaschine gelegt wird, einem Dichtigkeitstest unterzogen wird, um Eindringen von Reinigungsflüssigkeit zu verhindern. Für Videolaryngoskope, aber auch für alle anderen, sind inzwischen Wischdesinfektionslösungen auf dem Markt verfügbar, zugelassen nach RKI-Leitlinien.

2.86 Welche Limitationen hat eine FEES?

Mit einer FEES-Diagnostik kann man nicht spezifisch die orale Vorbereitungs- und Transportphase beurteilen. Ebenso wenig sind Aussagen über die biomechanischen Abläufe der pharyngealen Phase einschließlich der Beurteilung der Funktion des pharyngoösophagealen Segmentes möglich. Zur validen Anwendung einer FEES-Diagnostik bedarf es einer guten Rezeption der Literatur über die Videofluoroskopie des Schluckaktes sowie weiteren Verfahren, die Informationen über die Biomechanik liefern. Erfahrene FEES-Diagnostiker sind über die in einer FEES erhobenen Befunde in der Lage, Aussagen über die Systematik der zugrundeliegenden Schluckstörung zu machen.

2.87 Gibt es einen Standard in der Durchführung?

Für die FEES-Diagnostik gibt es den erstmals 1988 durch Langmore vorgeschlagenen, inzwischen durch sie mehrfach als registriertes Zeichen eingetragenen FEES-Standard (Langmore 2001).

Dieser umfasst obligatorisch drei Teile:

1. anatomisch-physiologische Untersuchung, inkl. Speichel- und Sekretmanagement
2. Schluckfunktionsprüfungen mit Konsistenz
3. therapeutische Techniken und Manöver inkl. ihrer Wirksamkeit

2.88 Welche Boluskonsistenzen werden im Rahmen einer FEES verabreicht?

Das Langmore-Protokoll gibt vor, mit Teelöffel-Mengen Wasser zu starten. Dies wird dann schrittweise in der Menge und dann in der Konsistenz gesteigert, sodass im nächsten Schritt Brei und dann feste Konsistenz verabreicht wird. Darüber hinaus besteht für sehr schwer betroffene Patienten das sog. **Ice-chip-Protokoll**, in dem mit sehr geringen Mengen Crushed Ice begonnen wird.

2.89 Welche Anfärbung des Testbolus ist am besten?

Nach Standardprotokoll wird das Einfärben der Testkonsistenzen mit **blauer** oder **grüner Lebensmittelfarbe** empfohlen. Neuere Arbeiten zeigen, dass die Hinzunahme des sog. **Narrow band Imaging** (NBI), also das Zuschalten von blauem und grünem Licht zum weißen Licht, die Detektion von Penetrationen und Aspirationen signifikant erhöhen kann. Allerdings liegen hier bisher keine Studien an Schluckgesunden vor, sodass die Gefahr einer Überpathologisierung zu berücksichtigen ist.

2.90 Wie erkenne ich in einer FEES, ob der Patient geschluckt hat?

In der FEES kann häufig **nur gemutmaßt** werden, ob der Patient geschluckt hat. Während des Schluckes tritt klassischerweise in der FEES das sog. **White-out** auf. Dieses kann Hinweise auf einen Schluck geben. Auch eine deutliche postdeglutitive Epiglottisretroflexion kann die Vermutung erhärten, dass der Patient geschluckt hat.

Problematisch wird es jedoch bei Patienten mit schweren bis schwersten Dysphagien, wenn das White-out nicht oder kaum vorhanden und keine Epiglottisretroflexion zu erkennen ist. Darüber hinaus kann es den Anschein haben, als ob kein Bolus abgeschluckt wurde, weil massive Residuen zu sehen sind. In dem Fall ist mittels einer FEES nicht zu beurteilen, ob es sich um einen massiv dysfunktionalen Schluck handelt, oder ob überhaupt kein Schluck ausgeführt wurde – hier ist eine VFSS indiziert.

2.91 Was versteht man unter dem White-out?

Unter **White-out** versteht man in der endoskopischen Schluckdiagnostik die Verlegung des Endoskops während der überwiegenden Dauer der pharyngealen Schluckphase. Das White-out entsteht durch die Approximation des Zungengrunds und der posterioren Pharynxwände am distalen Ende des Laryngoskops. Die Dauer des White-out liefert endoskopisch Hinweise auf die Effektivität der hyolaryngealen Exkursion.

2.92 Wie erkenne ich im Rahmen einer FEES eine intradeglutitive Penetration/Aspiration?

Im Rahmen einer FEES-Untersuchung wäre dies während des sog. White-out (also der Verlegung der Optik während eines großen Teils der pharyngealen Phase des Schluckaktes, ▶ 2.91). Sie kann somit nicht direkt beobachtet werden, sondern wird im Sinne eines **Ausschlussverfahrens** angenommen, wenn eine Aspiration/Penetration auftritt und diese weder vor (prä), noch nach (post) dem Schluck beobachtet wurde.

2.93 Kann ich bei der FEES die Ursachen für Penetration/ Aspiration erkennen?

Manche Ursachen sind in einer FEES zu erkennen, andere nicht. So kann eine prä- wie auch eine postdeglutitive Penetration/Aspiration sehr gut während der FEES beobachtet werden, die verursachende Biomechanik ist in der FEES jedoch schwieriger zu differenzieren als in der VFSS. Die Penetration/Aspiration entsteht i.d.R. durch ein weiteres Symptom.

Bei einer **prädeglutitiven** Penetration/Aspiration geschieht dies meist infolge von prädeglutitivem Pooling, welches in der FEES ebenfalls gut zu beobachten ist. Die Ursache für das Pooling ist jedoch in der FEES nicht direkt zu differenzieren.

Ähnlich ist es bei der **postdeglutitiven** Penetration/Aspiration, die durch Überlauf pharyngealer Residuen entsteht. Die Residuen sind ebenfalls sehr gut in der FEES zu beobachten. Aber auch hier ist die verursachende Biomechanik, die zu den Residuen führt, in der FEES nicht direkt visualisierbar.

2.94 Welche Rückschlüsse kann ich ziehen, wenn es in der FEES zu Residuen kommt?

Postdeglutitive Residuen können oral oder pharyngeal auftreten. Orale Residuen und deren Entstehungsmechanismus bleiben bei der FEES verborgen.

Pharyngeale Residuen können primär in den Valleculae, den Sinus piriformes oder diffus im gesamten Hypopharynx auftreten.

Residuen, die primär in den **Valleculae** auftreten, können Folge einer nicht absinkenden Epiglottis oder einer unzureichenden Approximation der Zungenbasis mit der Rachenwand sein. Eine vollständige postdeglutitive Epiglottisretroflexionsbewegung kann als Hinweis für eine ausreichende Absenkung der Epiglottis gelten und ein hilfreicher Hinweis in der Differenzierung der zugrundeliegenden Biomechanik sein.

Beidseitige Residuen in den Sinus piriformes sind mittels FEES bzgl. ihres Zustandekommens nur unzureichend zu differenzieren.

Einseitige Residuen können hingegen Folge einer einseitigen Parese der pharyngealen Konstriktoren sein. Diese sind mittels FEES wiederum gut zu beobachten.

MERKE
Sollen die in einer FEES-Untersuchung beobachteten Symptome adäquat beurteilt werden, ist die Rezeption der Literatur über die VFSS oder andere Verfahren, die die Biomechanik der Schluckstörung beschreiben, unerlässlich.

2.95 Welche Skalen gibt es zur Beurteilung von FFES?

Neben der für beide instrumentellen Goldstandards anzuwendenden Penetrations-Aspirations-Skala nach Rosenbek (▶ 2.118) bietet die **Sekretbeurteilungsskala nach Murray** (SnM) eine validierte Skala zur Einschätzung vorhandener Sekrete. Sie liegt auch in einer deutschen validierten Version vor (Murray et al. 1996, Pluschinski et al. 2016, ▶ Tab. 2.3).

Tab. 2.3 Sekretbeurteilungsskala nach Murray (SnM, Übersetzung: Pluschinski et al. 2016)

Grad 0	normal
Grad 1	Ansammlung Vallecula/Sinus piriformis
Grad 2	transient im Aditus laryngis
Grad 3	konstant im Aditus laryngis

Tab. 2.4 Schweregrad Graduierungen Valleculae (Gerschke et al. 2018)

I	keine	0 %	keine Residuen
II	Spuren	1–5 %	Spuren überziehen die Schleimhaut
III	leicht	5–25 %	epiglottisches Ligament sichtbar
IV	mäßig	25–50 %	epiglottisches Ligament bedeckt
V	stark	> 50 %	gefüllt bis Epiglottisrand

Tab. 2.5 Schweregrad Graduierungen Sinus piriformes (Gerschke et al. 2018)

I	keine	0 %	keine Residuen
II	Spuren	1–5 %	Spuren überziehen die Schleimhaut
III	leicht	5–25 %	wandaufwärts bis zu ¼ gefüllt
IV	mäßig	25–50 %	wandaufwärts bis zu ½ gefüllt
V	stark	> 50 %	gefüllt bis zur aryepiglottischen Falte

Zur Beurteilung postdeglutitiver hypopharyngealer Residuen bietet sich die Anwendung der **Yale pharyngeal residue severity rating scale** an (Neubauer et al. 2015). Auch diese liegt in einer validierten deutschsprachigen Version vor (Gerschke et al. 2018, ▶ Tab. 2.4, ▶ Tab. 2.5).

Die Videofluoroskopie des Schluckens (VFSS)

2.96 Was ist die Videofluoroskopie des Schluckens?

Die Videofluoroskopie des Schluckens (VFSS) ist eine Röntgenschluckuntersuchung, also eine dynamische Darstellung des oropharyngealen Schluckaktes unter Durchleuchtung. Hierbei werden den Patienten verschiedene kontrastmittelhaltige Boli verabreicht und während des Schluckens mit einer Frequenz von **25–30 Röntgenpulsen pro Sekunde** durchleuchtet. Die Patienten werden lateral (seitlich) und wenn möglich auch im posterior-anterioren Strahlengang (von vorne) untersucht. Die Untersuchung muss bei einer Bildrate von mind. 25 Bildern pro Sekunde aufgezeichnet werden und die Abspielmöglichkeit muss eine **Bild-für-Bild Abspielfunktion** gewährleisten.

Inhärenter Bestandteil der VFSS ist wie bei der FEES die **Überprüfung kompensatorischer Therapieverfahren,** wenn indiziert. Sie wird im **Tandem** Sprachtherapeut und Radiologe durchgeführt.

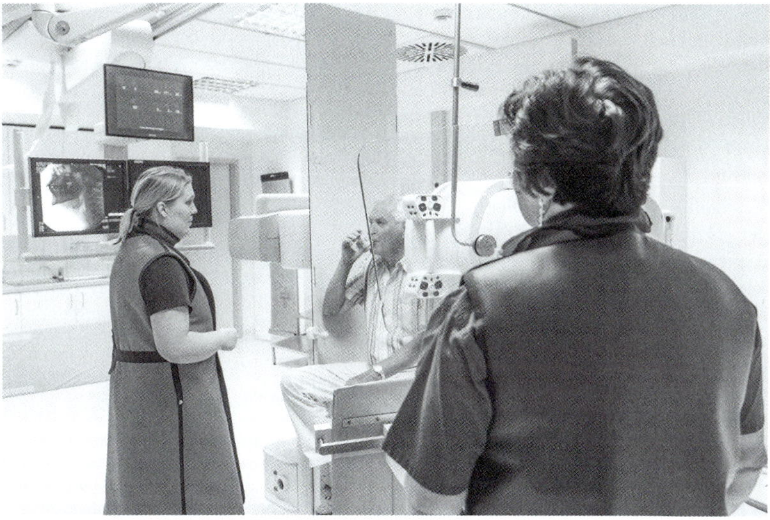

Abb. 2.3 Durchführung eine VFSS im Tandem aus Radiologin und Sprachtherapeutin. Patient sitzt zwischen Röntgenquelle und Bildverstärker. [K411]

MERKE

Die VFSS ist eine Tandem-Untersuchung von Arzt und Sprachtherapeut, bedarf 25–30 Röntgenpulsen/Sekunde und muss mit mind. 25 Bildern/Sek. aufgezeichnet werden. Die Überprüfung kompensatorischer Techniken sowie die anschließende Bild-für-Bild-Analyse sind verpflichtende Bestandteile der VFSS.

2.97 Welche technische Ausstattung wird für die Durchführung einer VFSS benötigt?

Um eine VFSS durchführen zu können wird ein Durchleuchtungs-Gerät bestehend aus einer **Röntgenquelle** (Generator) und einem **Bildverstärker**, das mind. 25–30 Durchleuchtungspulse pro Sekunde produzieren kann, benötigt. Der Patient wird dazwischen positioniert (entweder auf einem Hocker, im Rollstuhl oder sogar im Bett) und so teilweise von den Röntgenstrahlen durchdrungen (▶ Abb. 2.3).

Zusätzlich wird für die Auswertung eine Videoaufnahme benötigt, mittlerweile sind digitale Möglichkeiten verbreitet, sodass analoge Aufnahmetechniken kaum noch erforderlich sind. Auch Tonaufnahmen sind für die Auswertung hilfreich, um die Konditionen des einzelnen Untersuchungsdurchgangs (z.B. Husten spontan vs. nach Aufforderung) nachvollziehen zu können.

2.98 Wann wähle ich als bildgebendes Verfahren eine VFSS?

Die VFSS ermöglicht als einziges Verfahren die Darstellung **aller Schluckphasen** (oral, pharyngeal und ösophageal) sowie der **intradeglutitiven** Prozesse (▶ Abb. 2.4).

Da es sich um eine radiologische Untersuchung handelt, muss bei der VFSS die Indikation gesondert geprüft werden. Alle radiologischen Untersuchungen bedürfen einer sog. **rechtfertigenden Indikation.**

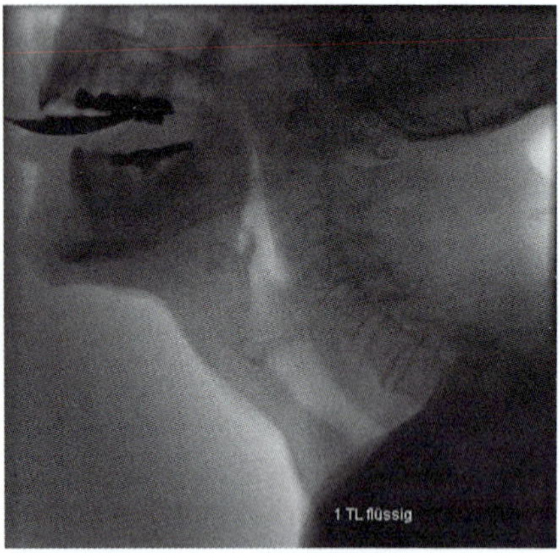

Abb. 2.4 VFSS Standbild bei der Gabe von 1 TL Kontrastmittel im lateralen Strahlengang. [T1094]

Sie sollte **nicht** ausschließlich der Detektion von Penetration/Aspiration und Residuen dienen. Vielmehr ist das entscheidende Kriterium, dass die zugrundeliegenden verursachenden Pathomechanismen sichtbar werden, und auf dieser Grundlage Therapieempfehlungen gegeben werden können.

Spezifische inhaltliche Indikationen für die VFSS sind:

- V. a. Beeinträchtigung der oralen Schluckkomponenten
- V. a. Funktionsstörung des pharyngoösophagealen Segments
- V. a. Beeinträchtigung der pharyngealen Phase mit dem Ziel einer rehabilitativen Therapieplanung
- V. a. Störung der Bewegungskoordination
- V. a. Mitbeeinträchtigung der ösophagealen Phase

Formale Indikationen für die VFSS sind:

- Vorliegen von Kontraindikation für FEES (z. B. ausgeprägte Myoklonien oder bds. nasale Passagehindernisse)
- Patient toleriert Durchführung von FEES nicht

INFO

Die Videofluoroskopie dient v.a. der Feststellung der dem jeweiligen Schluck zugrundeliegenden beeinträchtigten Biomechanik, auf deren diagnostischer Grundlage die Therapieplanung zu erfolgen hat.

2.99 Was versteht man unter einer rechtfertigenden Indikation?

Da es sich bei der VFSS um eine Untersuchung handelt, die mit Röntgenstrahlen einhergeht, unterliegt sie den Vorgaben des **Bundesamtes für Strahlenschutz** (BfS). Um den Patienten wie auch die Untersucher vor Strahlung zu schützen, gilt u.a. das **Gebot der Rechtfertigung**. Das bedeutet, dass der gesundheitliche Nutzen der Anwendung gegenüber dem Strahlenrisiko überwiegen muss. Demnach handelt es sich bei der rechtfertigenden Indikation um die Entscheidung eines Arztes mit der erforderlichen Fachkunde im Strahlenschutz, ob und in welcher Weise Röntgenstrahlung am Menschen in der Heilkunde angewendet wird (§2 und §23 Röntgenverordnung).

2.100 Welche Kontraindikationen bestehen für die Durchführung einer VFSS?

Neben den grundsätzlichen Kontraindikationen für instrumentelle Untersuchungen (▶ 2.72) muss bei der VFSS in erster Linie die rechtfertigende Indikation gegeben sein. Bei Patienten, die krankheitsbedingt – z.B. durch onkologische Erkrankungen – sehr viele radiologische Untersuchungen oder Therapien erhalten haben oder diese geplant sind, kann es sein, dass aus **Strahlenschutzgründen** eine alternative Untersuchungstechnik, empfohlen wird, z.B. die FEES. Eine weitere potenzielle Kontraindikation kann mit **Unverträglichkeit** der zu verabreichenden Kontrastmittel zu tun haben. Allerdings gibt es hier eine Vielzahl an Möglichkeiten, auf die ausgewichen werden kann, sodass dies i.d.R. nicht dazu führt, dass die VFSS nicht durchgeführt werden kann. Bei Patientinnen muss immer auch eine mögliche Schwangerschaft in den Entscheidungsprozess der rechtfertigenden Indikation einbezogen werden.

2.101 Wer kann eine VFSS durchführen?

Die VFSS wird klassisch im **Tandem**, bestehend aus Sprachtherapeut und Radiologe, durchgeführt.

Hierbei kommen jeder Berufsgruppe bestimmte Aufgaben zu:
- Sprachtherapeut: Führung des Patienten, Durchführung der Untersuchung am Patienten, Auswahl der Testboli (in Abhängigkeit von Protokoll und Patient) und ggf. kompensatorischer Maßnahmen, Analyse der biomechanischen Aspekte des Schluckes
- Radiologe: alle technischen und radiologischen Aspekte, wie Auswahl der Kontrastmittel, Durchleuchtung, Beurteilung und Diagnostik der strukturellen Befunde

2.102 Welche Voraussetzungen werden benötigt, dass ich als Sprachtherapeut eine VFSS durchführen kann?

Um die sprachtherapeutischen Aufgaben einer VFSS durchführen zu können, werden eine strukturierte **Einarbeitung** unter Supervision, ggf. entsprechende Fortbildungen zur Durchführung und Auswertung empfohlen. Zwingend erforderlich sind regelmäßige **Strahlenschutzfortbildungen** und das Tragen entsprechender Schutzkleidung und eines Dosimeters.

2.103 Welche Voraussetzungen muss mein Patient für eine VFSS erfüllen?

Hier müssen inhaltliche von formalen Gründen unterschieden werden:
- **Inhaltlich** gelten die gleichen Voraussetzungen wie für die Durchführung von klinischen Schluckversuchen (▶ 2.37). Das heißt, der Patient sollte ausreichend wach für eine aussagekräftige Untersuchung sein.
- **Formal** hängt es zusätzlich von den räumlichen Gegebenheiten ab. So ist es nicht immer möglich, ein Bett zwischen die Röntgenquelle und Bildverstärker

zu schieben, sodass es sein kann, dass der Patient in der Lage sein muss, für ca. 20–30 Minuten in einen (Pflege-)Rollstuhl/Thekla gesetzt zu werden. Auch hier hängt es erneut von den Räumlichkeiten ab, wie groß der Rollstuhl sein darf.

2.104 Kann ein Patient mit einer Trachealkanüle mittels einer VFSS untersucht werden?

Ja. Das Vorhandensein einer Trachealkanüle stellt keine Kontraindikation für eine VFSS dar. Allerdings sollte der Patient i.d.R. mindestens für die Dauer der Untersuchung ein Entblocken der Trachealkanüle und das Tragen eines Sprechaufsatzes tolerieren (▶ 5.40). Es sollten stets entsprechende Vorkehrungen getroffen werden und sowohl ein Absauggerät als auch Sauerstoff einsatzbereit vorhanden sein.

2.105 Welche Risiken bei der Durchführung einer VFSS gibt es für den Patient?

Da es sich bei der VFSS um eine radiologische Untersuchung handelt, sind die Patienten **Strahlung** ausgesetzt, demnach ist die rechtfertigende Indikation zwingend erforderlich (▶ 2.99). Da sich die Durchleuchtungszeit jedoch meist unter 3 Minuten befindet, ist die VFSS insgesamt im Hinblick auf mögliche Strahlenschäden nicht als risikoreiche Untersuchung einzustufen (▶ 2.107).

Es kann zu **Unverträglichkeiten des Kontrastmittels** kommen. Daher sind Allergien oder auch Schilddrüsenerkrankungen (bei Verwendung jodhaltiger Kontrastmittel) vor der Untersuchung abzuklären.

2.106 Welche Risiken bei der Durchführung einer VFSS gibt es für den Untersucher?

Auch für den Untersucher steht der Strahlenschutz bei der VFSS im Vordergrund. Werden alle Strahlenschutzmaßnahmen berücksichtigt, ist das Risiko strahlenbedingter Folgeschäden nach VFSS gering.

Zu den Schutzmaßnahmen gehören:

- Das Tragen eines **Dosimeters unter** der Schutzkleidung. Diese erfassen die Strahlung, die auf den Körper einwirkt. Sie werden regelmäßig kontrolliert und sollten die Werte in den Grenzwertbereich kommen, werden sofort Maßnahmen ergriffen.
- Das Tragen einer gut passenden **Bleischürze** sowie eines Schilddrüsenschutzes, ggf. einer Schutzbrille.
- Abstand halten: Hier gilt das **Abstandsquadratgesetz**. Eine Verdopplung des Abstands reduziert die Strahlung um ein 4-faches. Dazu gehört auch, wenn möglich, die Hände nicht im direkten Strahlengang zu positionieren und sich in einen Bereich mit geringer Streustrahlung zu stellen
- Bei den Durchleuchtungszeiten Einhalten des **ALARA-Prinzips** (*as low as reasonable achievable* – so wenig wie möglich, so viel wie nötig).

2.107 Wie hoch ist die Strahlenbelastung bei einer VFSS und liegen Grenzwerte vor?

Ein Teil der Strahlung, die den Körper bei der Röntgenuntersuchung durchdringt, wird im Gewebe absorbiert und kann zu biologischen Veränderungen in den Zellen führen:

- wird die DNA der Keimzelle (Eizelle/Spermien) geschädigt, kann es zu vererbbaren Erkrankungen kommen
- Schäden der Körperzellen-DNA können zu bösartigen Tumorerkrankungen führen

Es gibt Bereiche mit hoher (z. B. weibl. Brust, Lunge), mittlerer (z. B. Speiseröhre, Schilddrüse) und geringer (z. B. Haut, Muskulatur) Strahlenempfindlichkeit. Es gibt keinen Dosiswert, bei dem mit Sicherheit **von keinem gesundheitlichen Risiko** auszugehen ist.

Für eine VFSS wird von einer durchschnittlichen Durchleuchtungszeit von ca. 2–3 Minuten ausgegangen, dies entspricht ca. 0,12–0,18mSV. Im Vergleich dazu liegt die jährliche natürliche Strahlenbelastung bei 2–3mSV, ein Flug von München nach Japan entspricht einer Belastung von ca. 0,1mSV und ein Röntgen-Thorax 0,01–0,03mSV (Duchac et al. 2020).

2.108 Welches Notfallmanagement muss bei einer VFSS beachtet werden?

Der Radiologe hat die ärztliche Durchführungsverantwortung und sollte im Fall einer z.B. doch auftretenden allergischen Reaktion entsprechend agieren. Bei Patienten mit einer Trachealkanüle sollte immer ein funktionsfähiges Absauggerät und entsprechendes -Material einsatzbereit sein. Bei Patienten mit respiratorischer Insuffizienz kann es wichtig sein, Zugang zu Sauerstoff zu haben.

2.109 Welche Kontrastmittel werden bei der VFSS verwendet?

Anders als bei der FEES müssen in der VFSS die Bolusgaben, die dem Patienten verabreicht werden, ein **Kontrastmittel** (**KM**) enthalten, da sie sonst in der Untersuchung nicht (gut) zu sehen sind. Bei den flüssigen Kontrastmitteln handelt es sich meist um reine Kontrastmittel, für breiige oder feste Konsistenzen werden verschiedene Nahrungsmittel mit KM vermischt oder bestrichen.

Es gibt drei Arten von KM, die in der VFSS eingesetzt werden können:

- niederosmolare jodhaltige Kontrastmittel
- Amidotrizoesäure (Gastrografin®)
- Bariumsulfat

In Deutschland werden zu Beginn einer Untersuchung i.d.R. KM gewählt, die **wasserlöslich** und **isoosmolar** sind. Isoosmolare KM verhindern, dass es im Falle einer Aspiration zu einem Lungenödem kommen kann. Bariumsulfat – das KM, welches v.a. im angloamerikanischen Raum am häufigsten verwendet wird – wird im Fall einer Aspiration nicht vom Lungengewebe resorbiert, sondern verkapselt sich. Gastrografin® als hyperosmolares KM könnte bei größeren Mengen in den

Atemwegen zu Lungenödemen führen, daher sollte es nicht bei Patienten mit Aspirationsgefahr oder broncho-ösophagealen Fisteln eingesetzt werden.

Daher ist die Empfehlung immer erst mit einem wasserlöslichen annähernd isoosmolaren KM zu beginnen und erst im Verlauf auf das deutlich günstigere Barium umzusteigen. Bariumsulfat gibt es als Flüssigkeit wie auch als Pulver. Das Pulver bietet sich an, um es in breiige Lebensmittel zu rühren oder mit festen Lebensmitteln zu verbinden, damit diese kontrastierbar werden (Duchac et al. 2020).

2.110 Was muss bei der Kontrastmittelgabe bei der VFSS beachtet werden?

Wenn **wasserlösliche isoosmolare KM** verwendet werden, müssen – da sie **joghaltig** sind – im Vorfeld die Schilddrüsenwerte überprüft werden und der zuständige Arzt muss der Verwendung zustimmen.

Bei der Verwendung von **Bariumsulfat,** insbesondere bei der Verwendung des flüssigen Bariums, müssen zwei Aspekte beachtet werden:

1. Die Bariumlösung hat eine deutlich höhere Viskosität verglichen mit Wasser.
2. Barium ist dafür hergestellt, an der Schleimhaut haften zu bleiben, um sie zu kontrastieren. Dies darf im Rahmen der VFSS nicht als pathologisches Residuum fehlinterpretiert werden.

2.111 Gibt es einen Standard bei der VFSS-Durchführung?

Zur standardisierten Durchführung liegt in deutscher Sprache publiziert der **KVI** (**K**arlsbader **V**ideofluoroskopie **I**ndex, Stanschus 2003) vor. Hierbei handelt es sich um ein Protokoll zur Durchführung der VFSS beginnend mit Flüssigkeiten in verschiedenen Mengen, dem Überprüfen von breiiger und fester Konsistenz. Es sind festgelegte Abbruchkriterien definiert. Ebenso können kompensatorische Techniken überprüft werden.

Ein bislang noch nicht in deutscher Sprache verfügbarer Durchführungsstandard ist das **MBSImP** – **M**odified **B**arium **S**wallow **Im**pairment **P**rofile (Martin-Harris et al. 2008). Auch hier werden verschiedene Konsistenzen in mehrfacher Wiederholung einem festen Algorithmus folgend untersucht.

In jedem Fall sollte sowohl von lateral (seitlich) als auch von posterior-anterior (vorne) durchleuchtet werden.

2.112 Unsere Röntgenschluckuntersuchung findet mit 15 Pulsen/Sekunde statt, reicht das nicht auch?

Nein. Sowohl die Schlucksicherheit (also Auftreten von Penetration/Aspiration) wie auch die Analyse der Biomechanik werden schlechter erfasst, wenn die Pulsfrequenz niedriger als 30 Pulse/Sekunde ist. Untersuchungen haben ergeben, dass eine Reduktion der Pulsrate auf 15 Pulse/Sekunde zu deutlichen Unterschieden in der Bewertung biomechanischer Schluckkomponenten sowie der therapeutischen Empfehlung führt (Mulheren 2019).

2.113 Mein Radiologe sagt, eine Pulsrate von 30 Pulsen/Sekunde sei aus Strahlenschutzgründen nicht zu vertreten: Stimmt das?

Nein. Umso höher die Pulsrate, desto höher ist auch die Strahlenbelastung für den Patienten – das stimmt. Hier muss nun aber genau hingeschaut werden. Auch eine Durchleuchtung mit z.B. 15 Pulsen/Sekunde oder 6 Pulsen/Sekunde beinhaltet eine Strahlenbelastung für den Patienten (wenn auch eine geringere als 30 Pulse/Sekunde). *Aber:* Wenn die Untersuchung mit weniger als 30 Pulsen/Sekunde keinen zuverlässigen Befund liefert (▶ 2.112), wird der Patient einer Strahlenbelastung ausgesetzt, die **keinen Nutzen** hat. Der Schaden überwiegt in diesem Fall den Nutzen.

MERKE
Die rechtfertigende Indikation (▶ 2.99) für die Durchführung einer radiologischen Schluckuntersuchung mit weniger als 30 Pulsen/Sekunde zur Beurteilung der **oropharyngealen** Schluckfunktion ist auf Grundlage der aktuellen Literatur nicht gegeben.

2.114 Welche Skalen gibt es zur Auswertung/Interpretation der VFSS?

Es gibt mehrere publizierte Auswertungsinstrumente in deutscher Sprache zur Analyse der VFSS. Diese sind jedoch meist nicht validiert.

- **Penetrations-Aspirationsskala** nach Rosenbek (PAS, liegt im Deutschen validiert vor, ▶ 2.118): die Skala beschreibt die Eindringtiefe in die Atemwege und wenn vorhanden, die Effektivität der spontanen Reinigungsreaktion
- **K**arlsbader **V**ideofluoroskopie **I**ndex (**KVI**, Stanschus 2003)
- **N**ew **Z**ealand **I**ndex zur **M**ultidisziplinären **E**valuation von **S**chluckstörungen (**NZIMES,** Hofmayer und Huckabee 2013)
  - beide Auswertungsinstrumente ermöglichen die mehrstufige Messung des Schweregrades verschiedener Parameter der Schluckfunktion mit detaillierter Schweregradbeschreibung
  - beide wurden auf ihre Rater-Reliabilität hin überprüft

Zwei weitere bislang nicht in deutscher Sprache publizierte Skalen sind:

- **M**odified **B**arium **S**wallow **Im**pairment **P**rofile (**MBSImP™**, Martin-Harris et al. 2008)
- **D**ynamic **I**maging **G**rade of **S**wallowing **T**oxicity (**DIGEST,** Hutchenson et al. 2017)

2.115 Wie erkenne ich in der VFSS ob der Patient geschluckt hat?

In der VFSS kann der Weg des Bolus durchgängig verfolgt werden und mit ihm auch die Bewegungen aller relevanten Strukturen. Einen Schluck erkennt man durch die Beobachtung einer **synergistischen Bewegung,** die eingeleitet wird durch die orale Initiierung (die Zunge transportiert den Bolus Richtung Rachen). Nun folgen einige Bewegungen dynamisch und eng aufeinander abgestimmt – das Velum hebt sich und verschließt den Nasopharynx, der Larynx schließt und hebt sich, das Zungenbein bewegt sich nach oben und vorne. Im weiteren Verlauf öffnet sich dann das pharyngoösophageale Segment (PÖS) und empfängt den Bolus, sodass in den meisten Fällen ein Schluck zuverlässig identifiziert werden kann (Duchac et al. 2020).

2.116 Wie erkenne ich im Rahmen einer VFSS eine intradeglutitive Penetration/Aspiration?

Im Rahmen einer VFSS bezeichnet **intradeglutitiv** den Zeitraum zwischen dem Beginn einer synergistischen Bewegung – bestehend aus oraler Schluckinitiierung, gefolgt von Velumhebung sowie hyolaryngealer Exkursion – bis zum Abschluss des Schluckes, wenn die Strukturen wieder in der Ausgangsposition sind. Von intradeglutitiver Penetration oder Aspiration spricht man somit im Rahmen der VFSS, wenn es zum Eindringen von Bolus ab der synergistischen Bewegung kommt, die den Beginn des pharyngealen Schluckes kennzeichnet, und der Schluck noch nicht wieder abgeschlossen ist, die Strukturen somit noch nicht wieder in ihrer Ausgangsposition sind. Dies kann bei der VFSS gut erkannt werden.

2.117 Warum öffnet sich das pharyngoösophageale Segment bei manchen Patienten nicht?

Man unterscheidet zwischen **primären** und **sekundären** Öffnungsstörungen des pharyngoösophagealen Segmentes:

- Zu den **primären** Öffnungsstörungen kommt es, wenn die inhibitorischen Hirnstamminformationen der **central pattern generator** die Relaxation des pharyngoösophagealen Segmentes nicht auslösen und somit dieses Segment sich nicht öffnet. Dies ist ein häufiges Symptom bei Patienten mit Hirnstamminfarkt, z.B. beim Wallenberg- (▶ 1.9) oder Avellis-Syndrom (▶ 1.10).
- Unter **sekundären** Sphinkteröffnungsstörungen versteht man solche, die z.B. durch eine verminderte hyolaryngeale Exkursion die passive Aufdehnung des pharyngoösophagealen Segmentes nicht gewährleisten können. Hierfür können verschiedene Ursachen vorliegen, die nur mit instrumenteller Diagnostik darstellbar sind.

Eine strukturelle Ursache für eine verminderte pharyngoösophageale Öffnung kann z.B. eine postradiogen bedingte Striktur des Sphinkters darstellen, die u.U. viele Jahre nach einer Radiatio auftreten kann (▶ 7.105, ▶ 7.106).

2.118 Was ist die Penetrations-Aspirations-Skala?

Die Penetrations-Aspirations-Skala nach Rosenbek et al. (1996) ist eine mehrdimensionale Graduierungsskala zur **standardisierten Beurteilung von Penetration und Aspiration**. Die Skala ist sowohl für den Einsatz in der VFSS als auch in der FEES validiert.

Sie beschreibt zum einen die **Eindringtiefe** des Materials in die unteren Luftwege, zum anderen die **Patientenreaktion** darauf. Die dritte Dimension, die allerdings nur einmalig bei PAS-Grad 7 erfasst wird, ist die Effektivität der spontanen Reaktion. Die zu dokumentierenden Reinigungsfunktionen sind Husten, Räuspern und intradeglutitive Reinigung durch z. B. einen spontanen Nachschluck.

INFO

Penetrations-Aspirations-Skala:

1. Material dringt nicht in den Luftweg ein
2. Material dringt in den Luftweg ein, verbleibt oberhalb der Stimmlippen und wird aus dem Luftweg ausgestoßen
3. Material dringt in den Luftweg ein, verbleibt oberhalb der Stimmlippen und wird nicht aus dem Luftweg ausgestoßen
4. Material dringt in den Luftweg ein, berührt die Stimmlippen und wird aus dem Luftweg ausgestoßen
5. Material dringt in den Luftweg ein, berührt die Stimmlippen und wird nicht aus dem Luftweg ausgestoßen
6. Material dringt in den Luftweg ein, passiert bis unter die Stimmlippen und wird aus dem Luftweg ausgestoßen
7. Material dringt in den Luftweg ein, passiert bis unter die Stimmlippen und wird nicht aus der Trachea ausgestoßen, trotz Bemühungen
8. Material dringt in den Luftweg ein, passiert bis unter die Stimmlippen, und es wird keine Bemühung zum Ausstoßen unternommen

(Rosenbek et al. 1996, im Deutschen: Hey et al. 2014)

Weitere instrumentelle Untersuchungsverfahren

2.119 Gibt es außer FEES und VFSS noch andere instrumentelle Diagnostikverfahren?

Die FEES-Diagnostik und die VFSS gelten nach wie vor als die beiden komplementären Goldstandardverfahren. Es gibt darüber hinaus jedoch einige adjuvante instrumentelle Verfahren, die Fragen, die sich aus den beiden Verfahren ergeben, beantworten können, z. B. die **Manometrie.**

2.120 Was ist eine manometrische Schluckuntersuchung?

Mithilfe der Manometrie können physikalische **Druckverhältnisse** in verschiedenen Körperorganen gemessen werden. Das Verfahren wird in erster Linie in der Gastroenterologie eingesetzt. Hierzu wird ein Drucksondenkatheter über die Nase z. B. in die Speiseröhre gelegt, um Motilitätsstörungen oder Druckverhältnisse an den Schließmuskeln zu untersuchen. Während des Schluckens zeigen sich dann typische Druckverläufe, die mittels Druckpunktkurven oder Druckkontourplots dargestellt werden. Somit kann die Manometrie als primär differenzialdiagnostisches Verfahren zur Identifikation einer primären Sphinkteröffnungsstörung des pharyngoösophagealen Segments eingesetzt werden.

Erste Arbeiten zum oropharyngealen Einsatz legte die Arbeitsgruppe um Huckabee (Macrae et al. 2011) vor. Hier wurden VFSS und Manometrie simultan durchgeführt, um die vorliegende Schluckphysiologie differenzierter beurteilen zu können. Neuere Arbeiten, die einen Normverlauf gesunder Schlucke, beginnend im Oropharynx bis in den oberen Ösophagus mittels Hochauflösungs-Manometrie (HRM) zeigen, liegen von Jungheim et al. (2015) vor. Insbesondere bei parkinsonoiden Erkrankungsbildern zeigen frühzeitige Veränderungen der ösophagealen Druckverhältnisse das Vorliegen einer Dysphagie, die im Verlauf auch oropharyngeal manifest wird.

2

2.121 Kann die Oberflächenelektromyographie (sEMG) zur Dysphagiediagnostik eingesetzt werden?

Nein. Die Oberflächenelektromyographie eignet sich nicht zur Dysphagiediagnostik. Dies ist v.a. in der Funktionsweise begründet. Bei der sEMG wird die Muskelaktivität mittels Elektroden erhoben. Hierbei werden jedoch nicht einzelne Muskeln, sondern Muskelgruppen erfasst, die auch immer von der Elektrodenplatzierung abhängen. Aufgrund der hohen Variabilität gibt es **keine Normwerte,** die eine qualitative Auswertung der erhobenen Werte ermöglichen.

Die Oberflächenelektromyographie in Kombination mit Bioimpedanz scheint jedoch Schluckbewegungen identifizieren zu können. Jedoch können von der Erhebung der Muskelaktivität keine Rückschlüsse auf die Pathomechanismen der Schluckfunktion gezogen werden.

Allerdings liegen zahlreiche Arbeiten vor, die bei unterschiedlichen Patientenpopulationen den Einsatz der sEMG als erfolgreiches Therapieverfahren im Sinne eines **Biofeedbackverfahrens** einsetzen (▶ 3.23).

2.122 Welchen Stellenwert kann Ultraschall in der Diagnostik von Schluckstörungen einnehmen?

Ultraschall als ein nicht-invasives Verfahren kann v.a. eingesetzt werden, um Bewegungen der Zunge oder Bewegungen des Hyoids oder die submentale Muskulatur im Querschnitt zu beurteilen. Eine instrumentelle Diagnostik kann durch Ultraschall nicht ersetzt werden, da keine Aussage über die Sicherheit und Effektivität des Schlucks getroffen werden kann. Dennoch lassen sich spezifische Aspekte des Schluckens entweder als Ergänzung der KSU oder als Verlaufsdiagnostik zur Therapieevaluation darstellen.

2.123 Welche Rolle kann CT in der Diagnostik von Schluckstörungen einnehmen?

Zunächst noch eher experimentelle Studien mit CT bieten die Chance, detaillierte 3D-Informationen über die Morphologie und Physiologie der am Schlucken beteiligten Strukturen und Funktionen zu erhalten. Limitationen dieser Technik sind bislang, dass die technisch notwenigen Volumenscans nicht beliebig wiederholbar sind und bei kognitiv eingeschränkten Patienten die Synchronisation zwischen Scan-Start und Schlucken schwierig ist. Darüber hinaus ist wegen der Darstellungszeit der Technik die Untersuchung von fester Konsistenz nicht möglich (Fujii et al. 2011).

Literatur

Belafsky, P. C., Mouadeb, D. A., Rees et al. (2008). Validity and reliability of the Eating Assessment Tool (EAT-10). *Annals of Otology, Rhinology & Laryngology*, *117*(12), 919–924.

Birkmann, U. *Kölner Befundsystem Schluckstörung – Kö.Be.S.*, (2017) Prolog Therapie und Lernmittel.

Crary, M. A., Mann, G. D. C., Groher, M. E. (2005). Initial psychometric assessment of a functional oral intake scale for dysphagia in stroke patients. *Archives of physical medicine and rehabilitation*, *86*(8), 1516–1520.

Daniels, S.K. et al. (1998). Aspiration in patients with acute stroke. *Archives of Physical Medicine and Rehabilitation;* 79:14–19.

Daniels, S.K. et al. (1997). Clinical assessment of swallowing and prediction of dysphagia severity. *American Journal of Speech-Language Pathology* 6(4): 7–24.

Daniels, S. K., Huckabee, M. L., Gozdzikowska, K. (2019). *Dysphagia following stroke.* Plural Publishing.

DePippo, K.L., Holas, M.A., Reding, M.J. (1992). Validation of the 3-oz water swallow test for aspiration following stroke. *Archives of Neurology;* 49(12):1259–1261.

Duchac, S. et al. (2020): Videofluoroskopie des Schluckaktes. Ein sprachtherapeutisches Tutorial. Schulz-Kirchner Verlag, Idstein.

Dwivedi, R. C. et al. (2012). Evaluation of swallowing by Sydney Swallow Questionnaire (SSQ) in oral and oropharyngeal cancer patients treated with primary surgery. *Dysphagia*, *27*(4), 491–497.

Dziewas, R. et al. (2020). *Neurogene Dysphagie, S1-Leitlinie.* In: Deutsche Gesellschaft für Neurologie (Hrsg.), Leitlinien für Diagnostik und Therapie in der Neurologie. www.dgn.org/leitlinien (zuletzt abgerufen am 23.05.2020).

Fujii, N. et al. (2011). Evaluation of swallowing using 320-detector-row multislice CT. Part I: single-and multiphase volume scanning for three-dimensional morphological and kinematic analysis. *Dysphagia*, *26*(2), 99–107.

Gerschke, M. et al. (2019). Validation of the German Version of the Yale Pharyngeal Residue Severity Rating Scale. *Dysphagia*, *34*(3), 308–314.

Hamzic, S. et al. (2020). Validation of the German Version of Functional Oral Intake Scale (FOISG) for Flexible Endoscopic Evaluation of Swallowing (FEES). *Dysphagia*, 27. doi: 10.1007/s00455-020-10114-1. Online ahead of print.

Hey, C. et al. Penetrations-Aspirations-Skala nach Rosenbek, Validierung der deutschen Version für die endoskopische Dysphagiediagnostik; *HNO* 2014. DOI 10.1007/s00106-013-2815-z.

Hey, C. et al. (2013). Water swallow screening test for patients after surgery for head and neck cancer: early identification of dysphagia, aspiration and limitations of oral intake. *Anticancer research*, *33*(9), 4017–4021.

Hofmayer, A., Huckabee, ML. (2013). The New Zealand Index for the Multidisciplinary Evaluation of Swallowing (NZIMES) – Interrater reliability of the translated German version, *DysphagiEforum, Ausgabe 2,* 3–11.

Hughes, T. A. T., Wiles, C. M. (1996). Clinical measurement of swallowing in health and in neurogenic dysphagia. *QJM: An International Journal of Medicine*, *89*(2), 109–116.

Hutcheson, K. A. et al. (2017). Dynamic Imaging Grade of Swallowing Toxicity (DIGEST): scale development and validation. *Cancer 123*(1): 62–7.

Ickenstein, W. et al. (2009): Standardisierung des Untersuchungsablaufs bei Neurogener Oropharyngealer Dysphagie (NOD). *Neuro Rehabil 15*(5): 290–300.

Jungheim, M. et al. (2015). Normative data of pharyngeal and upper esophageal sphincter high resolution manometry. *Laryngo-rhino-otologie*, *94*(9), 601–608.

Langmore, S.E. (Hrsg.) (2001): *Endoscopic Evaluation and Treatment of Swallowing Disorders*. New York, Thieme.

Langmore, S.E. et al. (1998): Predictors of Aspiration Pneumonia: How Important Is Dysphagia? *Dysphagia, 13*, 69–81.

Leder, S. B., & Suiter, D. M. (2014). *The Yale Swallow Protocol: An evidence-based approach to decision making.* Springer.

Macrae, P. R. et al. (2011). Pharyngeal pressures during swallowing within and across three sessions: within-subject variance and order effects. *Dysphagia*, *26*(4), 385–391.

Martin-Harris, B. et al. (2008). MBS measurement tool for swallow impairement - MBSImp: Establishing a standard. *Dysphagia*, *23*(4), 392–405.

Martino, R. et al. (2009). The toronto bedside swallowing screening test (TOR-BSST) development and validation of a dysphagia screening tool for patients with stroke. *Stroke*, *40*(2), 555–561.

McHorney, C. A. et al. (2002). The SWAL–QOL and SWAL–CARE outcomes tool for oropharyngeal dysphagia in adults: III. Documentation of reliability and validity. *Dysphagia*, *17*(2), 97–114.

Mulheren, R. W., Azola, A., Gonzalez-Fernandez, M. (2019). Do Ratings of Swallowing Function Differ by Videofluoroscopic Rate? An Exploratory Analysis in Patients After Acute Stroke. *Arch PhysMed Rehabil 100*: 1085–1090.

Mumma, K., Ofczarzak, D., Daniels, S. Durchführung der klinischen Schluckuntersuchung; *Dysphagieforum 2014*; 2: 7–13.

Murray, J. et al. (1996). The significance of accumulated oropharyngeal secretions and swallowing frequency in predicting aspiration. *Dysphagia; 11*(2):99.

Neubauer, P. D., Rademaker, A. W., Leder, S. B. (2015). The Yale Pharyngeal Residue Severity Rating Scale: an anatomically defined and image-based tool. *Dysphagia*, *30*(5), 521–528.

Perry, L. (2001a). Screening swallowing function of patients with acute stroke. Part one: Identification, implementation and initial evaluation of a screening tool for use by nurses. *J Clin Nurs; 10*: 463–473.

Perry, L. (2001b). Screening swallowing function of patients with acute stroke. Part two: Detailed evaluation of the tool used by nurses. *J Clin Nurs; 10*: 474–481.

Pluschinski, P. et al. (2016). Validation of the secretion severity rating scale. *European Archives of Oto-Rhino-Laryngology*, *273*(10), 3215–3218.

Prosiegel, M. et al. (2002). Schluckstörungen bei neurologischen Patienten. *Der Nervenarzt*, *73*(4), 364–370.

Rofes, L., Arreola, V., Clavé, P. (2012). The volume-viscosity swallow test for clinical screening of dysphagia and aspiration. In *Stepping Stones to Living Well with Dysphagia* (Vol. 72, pp. 33–42). Karger Publishers.

Rosenbek JC, et al. (1996): A Penetration-Aspiration Scale. *Dysphagia*, *11*, 93–98.

Schröter-Morasch, H. & Bartolome, G. (2006). *Klinische Eingangsuntersuchung zur Erfassung von Schluckstörungen*. In: Schluckstörungen: Diagnostik und Rehabilitation. Bartolome, G. et al. (Hrsg). 449-457. Urban & Fischer, München.

Simons, J. A. (2012). *Früherkennung von Dysphagien bei Parkinson (IPS)* (Doctoral dissertation, lmu).

Sellars, C. et al. (2007). Risk factors for chest infection in acute stroke: a prospective cohort study. *Stroke*, *38*(8), 2284–2291.

Stanschus, S. (2003). *Videofluoroskopie in der Untersuchung von oropharyngealen Dysphagien: Zur Methode des sprachtherapeutischen Aufgabenteiles*. In: Methoden in der Klinischen Dysphagiologie. Stanschus S. (Hrsg.). (2. Aufl.) 44–104. Idstein: Schulz-Kirchner.

Starrost, U. et al. (2012). Der Bogenhausener Dysphagiescore – BODS: Inhaltsvalidität und Reliabilität. *DysphagieForum*, *2*, 2–11.

Suiter, D. M., Leder, S. B. (2008). Clinical utility of the 3-ounce water swallow test. *Dysphagia*, *23*(3), 244–250.

Trapl, M. et al. (2007) Dysphagia bedside screening for acute-stroke patients: the Gugging Swallowing Screen. *Stroke; 38*: 2948–2952.

3 Dysphagietherapie: Grundlagen der Planung und Durchführung

S. Duchac, S. Peter, A. Hofmayer, U. Frank, P. Pluschinski

Zielfindung in der Dysphagietherapie

3.1 Welches übergeordnete Ziel hat eine Dysphagietherapie?

Übergeordnetes Ziel einer Dysphagietherapie ist es, die in der Diagnostik identifizierten Pathomechanismen durch spezifische Maßnahmen (positiv) zu verändern und Komplikationen wie z.B. Mangelernährung (Malnutrition, ▶ 4.1), Flüssigkeitsmangel (Dehydratation), Aspirationspneumonien und eine reduzierte Lebensqualität zu vermeiden. Um dies zu erreichen, werden i.d.R. rehabilitative Maßnahmen zur Aktivierung und Verbesserung schluckphysiologischer Abläufe (z.B. aktives Üben bestimmter Bewegungsabläufe, ▶ 3.16, ▶ 3.18) bzw. zur Stimulation der afferenten (sensorischen) Bahnen, ▶ 3.32) mit Maßnahmen des Ernährungsmanagements (▶ 4.35ff.) kombiniert.

3.2 Warum ist es wichtig, ein Therapieziel zu formulieren?

Ein Therapieziel gibt die inhaltlichen Schwerpunkte der Therapie vor und ermöglicht eine Überprüfung des Therapiefortschritts. Wie auch in allen anderen Therapiebereichen (z.B. Aphasietherapie, Stimmtherapie) gibt es mehrere sich ergänzende Domänen bzw. Maßstäbe, an denen der Erfolg einer Dysphagietherapie gemessen werden kann. Wichtig ist, dass ein **spezifisches Therapieziel** formuliert wird, sodass die Frage des Erfolgs überhaupt beantwortet werden kann (▶ 3.4).

Außerdem ist es sinnvoll, bei der Zielformulierung die **ICF-Klassifikation** (▶ 3.6) zu berücksichtigen und zwischen Funktions-, Aktivitäts- und Partizipationszielen zu unterscheiden.

MERKE

Um feststellen zu können, ob eine Therapie erfolgreich ist, muss bekannt sein, welches Ziel sie hat und wie „Erfolg" in diesem Zusammenhang definiert ist. Es sollte in der Formulierung des Therapieziels also erkennbar sein, wann dieses als erreicht gelten soll.

3.3 Wie könnte ein Therapieziel für die Dysphagietherapie formuliert werden?

Dazu folgendes Beispiel: Ein Patient mit Z. n. Schlaganfall wurde im Rahmen einer klinischen (▶ 2.21ff.) und instrumentellen Schluckuntersuchung (▶ 2.70ff.) untersucht. Es wurde u. a. eine Beeinträchtigung der Kaufunktion festgestellt.

Ein **Therapieziel** für diese Beeinträchtigung könnte nun folgendermaßen formuliert sein:

- *Variante 1:* **Der Patient soll besser schlucken können.**
  Es ist sehr schwierig festzustellen, ob dieses Ziel erreicht wurde, denn es ist unspezifisch (Was genau bzw. welche Funktion soll sich denn verbessern?) und es ist nicht messbar (Was bedeutet *„besser"*?).
- *Variante 2:* **Der Patient soll seine Kaufunktion verbessern.**
  Dieses Therapieziel ist zwar insofern spezifischer formuliert, als nun klar ist, welche Funktion sich verbessern soll; unklar ist weiterhin, inwiefern die Verbesserung erreicht werden soll und wann das Ziel erreicht ist.
- *Variante 3:* **Der Patient soll nach der 3-wöchigen Therapiephase in der Lage sein, feste Konsistenzen, wie z. B. Brot, durch rotatorische Kaubewegungen ausreichend zu zerkleinern, sodass ein homogener Bolus geformt und vollständig geschluckt werden kann.**
  In dieser Zielformulierung wird klar, welche **spezifische Funktion** geübt werden soll (Kaufunktion), es ist insofern **messbar,** als ein erfolgreiches vollständiges Abschlucken des zerkauten Bissens als Erfolgskriterium definiert wird. Es ist **zeitlich definiert** (3 Wochen). Ob es **erreichbar** und **realistisch** ist, wird von der individuellen zeitlichen Situation und den Möglichkeiten des Patienten abhängen. *Hierbei handelt es sich um ein* SMART*es Ziel.*

3.4 Was ist eine SMARTe Therapiezielformulierung?

Ganz gleich für welches Vorhaben: Grundsätzlich ist es sinnvoll, das Ziel einer Maßnahme zu definieren und dieses zu kommunizieren, denn nur dann können alle Beteiligten aktiv daran mitarbeiten es zu erreichen und wissen, wann dies geschafft ist. Das Akronym **SMART** bezeichnet jene Eigenschaften, die eine Zielformulierung haben sollte, damit das Ziel klar definiert und in einer angemessenen Zeit erreichbar ist.

Es steht für:

- **S** – spezifisch (*specific*)
- **M** – messbar (*measurable*)
- **A** – erreichbar (*achievable*)
- **R** – realistisch (*realistic*)
- **T** – zeitlich definiert (*time bound*)

Dies sind also alles Merkmale, die bei der Formulierung eines Therapieziels berücksichtigt werden sollten, da sie in der Planung und im therapeutischen Alltag sehr relevant sind.

3.5 Wie kann die SMARTe Zielformulierung in der Dysphagietherapie umgesetzt werden?

Um dies zu verdeutlichen wird im folgenden Beispiel eine Zielsetzung schrittweise nach den SMART-Prinzipien formuliert. Stellen wir uns einen Patienten vor, der nach einer Operation der Halswirbelsäule eine schwere Dysphagie mit Öffnungsstörung des pharyngoösophagealen Segments (PÖS, ▶ 1.4) hat. Der Patient kann keinerlei orale Nahrung zu sich nehmen und expektoriert seinen Speichel. Die voraussichtliche Therapiedauer im stationären Setting beträgt 4 Wochen mit 3–5 Therapieeinheiten pro Woche.

- **Spezifisch:** Das Ziel muss das tatsächliche Problem bzw. den Störungsmechanismus beinhalten, der beim Patienten vorliegt, und der verbessert werden soll. *„Das Schlucken soll sich verbessern"* beispielsweise ist sehr unspezifisch; dagegen ist die Formulierung *„Die Öffnung des PÖS (pharyngoösophageales Segment,* ▶ 1.4) *soll sich verbessern"* schon spezifischer. Je nach festgestelltem Pathomechanismus sind natürlich auch weitere Spezifikationen möglich, z. B. *„Die anterior-superiore Hyoidverlagerung soll sich verbessern"* – falls dies als ursächliches Problem identifiziert wurde.
- **Messbar:** Aus der Zielformulierung muss erkennbar werden, wie bzw. in welchem Ausmaß eine Veränderung erreicht, und wie dies gemessen werden soll. Im o. g. Beispiel wäre z. B. denkbar: *„Die Öffnung des PÖS soll sich verbessern, sodass kleine Mengen (5–10 ml) kalte Flüssigkeiten in den Ösophagus abgeschluckt werden können"*. Hier ist es sinnvoll, zwischen funktionsorientierten und aktivitätsbezogenen Zielen zu unterscheiden (▶ 3.7). In diesem Beispiel wurde ein aktivitätsbezogenes Ziel formuliert. Ein funktionsorientiertes Ziel würde z. B. die Dauer oder Weite der Sphinkteröffnung definieren.
- **Erreichbar:** Das Ziel sollte erreichbar sein und von allen Beteiligten so akzeptiert und gewünscht werden. Die Zielformulierung oben ist nur dann erreichbar, wenn der Patient in der Lage ist, die hierzu erforderlichen Übungen durchzuführen oder die gewählten Therapiemaßnahmen zu tolerieren. Die Akzeptanz kann durch die Formulierung aktivitätsbezogener Ziele häufig unterstützt werden, auch wirken sich erreichbare Ziele i.d.R. sehr positiv auf Therapiemotivation und -fortschritt aus.
- **Realistisch:** Das Ziel sollte so formuliert sein, dass es in der zur Verfügung stehenden Zeit erreichbar ist. Im klinischen Alltag, wie im Beispiel oben, ist der verfügbare Zeitrahmen oft sehr kurz. Jedoch ist es auch in der ambulanten Situation wichtig, Ziele nicht zu langfristig zu definieren. Das im o. g. Beispiel formulierte Ziel wäre z. B. vermutlich für einen wachen und kooperativen Patienten innerhalb einer 4-wöchigen Therapiezeit erreichbar. Eine vollständige Oralisierung mit allen Konsistenzen als Ziel wäre dagegen zwar wünschenswert, jedoch kaum realistisch.
- **Zeitlich definiert:** Der zeitliche Rahmen ist häufig durch den Aufenthalt in der Klinik oder die Heilmittelverordnung definiert, oder er wird gemeinsam mit dem Patienten festgelegt. Er sollte nicht zu weit gefasst sein, damit das Ziel und auch Teilerfolge erkennbar bleiben. Das Beispiel wäre also folgendermaßen zu erweitern: *„Die Öffnung des pharyngoösophagealen Segments (PÖS) soll sich in den kommenden 4 Wochen so verbessern, dass kleine Mengen (5–10 ml) kalte Flüssigkeiten in den Ösophagus abgeschluckt werden können"*.

3.6 Was ist die ICF?

Die International Classification of Functioning, Disability and Health (ICF) ist eine Klassifikation der Weltgesundheitsorganisation (WHO). Die ICF dient fach- und länderübergreifend als einheitliche und standardisierte Sprache zur Beschreibung des funktionalen Gesundheitszustandes, der Behinderung, der sozialen Beeinträchtigung und der relevanten Umgebungsfaktoren eines Menschen (ICF 2005).

Sie gliedert sich in zwei Teilbereiche:

Teil 1: Funktionsfähigkeit und Behinderung

- **Komponente des Körpers:** Körper bezieht sich in diesem Modell auf den menschlichen Organismus als Ganzes und umfasst auch das Gehirn und seine Funktionen, d. h. auch Geist und Seele. Die Domänen dieser Komponente werden in Körperfunktionen und -strukturen gegliedert.
  - **Domänen der Körperfunktion**: Unter Körperfunktionen werden die physiologischen und psychologischen Funktionen der Körpersysteme aufgelistet (z. B.: mentale Funktionen, sensorische Funktionen und Schmerz, Verdauung).
  - **Domänen der Struktur:** Bei diesen Domänen werden anatomische Körperteile und -strukturen aufgelistet (z. B. Organe, Gliedmaßen, Augen).
- **Komponente der Aktivitäten und Partizipation** (**Teilhabe**)**:** Die Domänen dieser Komponenten beziehen sich nicht auf biomedizinische Aspekte, sondern auf Lebenssituationen. Dabei wird grundsätzlich zwischen Aktivität und Partizipation unterschieden. Die Auflistung der Domänen umfasst alle Lebensbereiche. Ob es zu solchen kommt, wird von möglichen Gesundheitsproblemen und von den Kontextfaktoren beeinflusst. Festgestellt werden die Beeinträchtigungen, wenn es zu einer qualitativen oder quantitativen Abweichung kommt im Vergleich zur erwarteten Norm von Menschen ohne Gesundheitsproblem.
  - **Domäne der Aktivität:** Mit Aktivität ist die Ausführung einer Aufgabe oder Aktion durch ein Individuum gemeint.
  - **Domäne der Partizipation:** Mit Teilhabe ist auch das Eingebundensein in soziale Lebenssituationen als Teil der funktionalen Gesundheit gemeint.

Teil 2: Kontextfaktoren

- **Komponente umweltbezogene Kontextfaktoren:** Das physische, soziale und einstellungsbezogene Umfeld, in dem Personen leben und handeln, kann die funktionale Gesundheit fördern oder hindern. Mit der Berücksichtigung dieser Kontextfaktoren wird dem sozialen Modell von Behinderung Rechnung getragen. Berücksichtigt werden Umweltfaktoren auf der Ebene des Individuums (z. B. häuslicher Bereich, Arbeitsplatz, Freunde) und auf gesellschaftlicher Ebene (z. B. Infrastruktur, Technologie, Versorgungssysteme, Gesetze).
- **Komponente personenbezogene Kontextfaktoren:** Mit personenbezogenen Faktoren wird der Einfluss des individuellen Lebenshintergrundes auf Funktionsfähigkeit und Behinderung explizit erwähnt. Relevante Größen sind hier z. B. Alter, Geschlecht, Ethnie, Lebensstil, Bildung oder sozialer Hintergrund.

3.7 Welche Rolle spielt die ICF bei der Zielfindung und -formulierung in der Dysphagietherapie?

Da die ICF einen international anerkannten Rahmen für die Klassifikation aller den Patienten betreffenden Faktoren darstellt, ist sie ein wesentlicher Bestandteil für die Zielfindung und -formulierung.

Die ICF berücksichtigt sowohl die Beeinträchtigung auf der Körperebene, als auch die Auswirkungen auf die täglichen Aktivitäten und die Teilhabe des Patienten am

Alltag sowie die Kontextfaktoren, und gerade bei Dysphagiepatienten sollten *alle Ebenen* berücksichtigt werden:

- **Funktionsebene:** Was genau ist der zugrundeliegende Pathomechanismus, auf dem dann eine Therapie aufgebaut werden kann?
- **Aktivitätsebene:** Welche Maßnahmen sind notwendig, dass die Aktivität des Essens und Trinkens ausgeübt werden kann (z.B. Kompensation, Kostanpassung, Hilfsmittel)?
- **Partizipationsebene**: Welche Ziele und Wünsche hat der Patient? Mit welchen Maßnahmen kann die Lebensqualität des Patienten verbessert werden?
- **Kontextfaktoren:** Welchen Einfluss haben die umwelt- und personenbezogenen Faktoren und wie sollten diese berücksichtigt werden?

Therapieprinzipien

3.8 Welche Therapieprinzipien sind in der Dysphagietherapie relevant?

Im Bereich der Dysphagietherapie finden v.a. Prinzipien zur Veränderung oder Wiederherstellung verschiedener Bewegungsabläufe Anwendung. Dies beinhaltet sowohl die Initiierung als auch die Koordination von Bewegung. Darunter fallen z.B. die Prinzipien der Neuroplastizität (Fähigkeit des Gehirns zur Veränderung (▶ 3.10, ▶ 3.11) und das motorische Lernen (beschreibt die Abläufe, wie neue Bewegungsabläufe gelernt werden, ▶ 3.17).

3.9 Sind die Therapieprinzipien auf alle Störungsbilder gleichermaßen anwendbar?

Grundsätzlich gelten die Therapieprinzipien für **alle Ätiologien**, aber der Stellenwert verändert sich bei den unterschiedlichen Störungsbildern. So hat z.B. die Neuroplastizität (▶ 3.10, ▶ 3.11) in der Rehabilitation eines Schlaganfallpatienten möglicherweise einen anderen Stellenwert als bei einem Patienten mit einem Karzinom. Da jedoch Patienten mit strukturellen Veränderungen aufgrund eines operativen Eingriffs ggf. neue Bewegungsabläufe erlernen müssen, wird hier das motorische Lernen dazu beitragen, diese Bewegungsabläufe zu festigen. Für solche strukturell bedingten Dysphagien liegen hierzu jedoch derzeit wenig belastbare Daten vor. Auch welche Therapieprinzipen bei degenerativen Erkrankungen im Vordergrund stehen, sollte individuell beurteilt werden. Bei zunehmender Erkrankung können durchaus Aspekte der Lebensqualität verstärkt in den therapeutischen Fokus gerückt werden.

3.10 Warum sollten in der Therapie von Dysphagien Prinzipien der Neuroplastizität beachtet werden?

Die **Prinzipien der Neuroplastizität** (Kleim und Jones 2008) beschreiben Merkmale bzw. Eigenschaften der Therapieplanung, deren positive Effekte auf die neuronale Rehabilitation durch empirische Belege gesichert ist. Damit ist die Frage, warum sie in der Therapie beachtet werden sollten, eigentlich schon beantwortet:

Es ist sinnvoll und auch notwendig den Therapieablauf so zu planen, dass die Therapie zu einer nachhaltigen Verbesserung der Schluckfunktion führt. Hierbei sollten die als effektiv bekannten Gestaltungsmerkmale (▶ 3.11) einbezogen werden.

3.11 Welche Prinzipien der Neuroplastizität gibt es?

Die 10 Prinzipien der Neuroplastizität und deren mögliche Einbindung werden im Folgenden (▶ Tab. 3.1) kurz veranschaulicht. Für eine weiterführende Darstellung und die mit den Prinzipien verbundenen empirischen Nachweise sind die folgenden Publikationen empfehlenswert: Robbins et al. 2008, Maas et al. 2008.

Tab. 3.1 10 Prinzipien der Neuroplastizität

10 Prinzipien der Neuroplastizität	Bedeutung für die Therapieplanung
use it or lose it Funktionen, die nicht genutzt werden, gehen verloren	früher Behandlungsbeginn reduziert die Gefahr von „non-use"-Defiziten
use it and improve it Funktionen, die genutzt werden, verändern sich	(funktions-)spezifische Therapie führt zu Verbesserungen
specificity matters spezifische Übungsauswahl und Therapieplanung	die Auswahl der Therapieinhalte orientiert sich an der zugrundeliegenden Pathophysiologie – keine „one-size-fits-all"-Therapie
repetition matters hohe Übungsfrequenz	Bewegungsabläufe müssen häufig wiederholt werden, *aber*: „Drill" und monotones Üben vermeiden
intensity matters ausreichend intensive Übungen führen zu Effekten	Übungen müssen ausreichend herausfordernd sein, dürfen aber nicht überfordern Übungsfrequenz, Kraftaufwand und Schwierigkeitsgrad angepasst an oberen Leistungsbereich
time matters Anforderungen dem Therapieverlauf anpassen	zu Beginn geringere Übungsfrequenz, -intensität und -schwierigkeit, um Überforderungen zu vermeiden später Anpassung und Steigerung entsprechend der Verbesserungen
salience matters Übungen sollen bedeutsam (salient) sein	Therapie-/Übungsziele verdeutlichen und Eigenaktivität weitestgehend einbeziehen
age matters Plastizität ist bei jüngeren Patienten schneller und effektiver zu erwarten	(hohes) Alter ist *keine* Kontraindikation für Therapie – Erwartungen an Therapieerfolg orientieren sich am Patientenalter – dies sollte allerdings nicht insofern missverstanden werden, dass ältere Menschen grundsätzlich weniger lernfähig oder motiviert sind
transference Transfer auf vergleichbare Funktionen ist möglich	nicht nur die direkt geübten Bewegungsabläufe, sondern auch ähnliche Bewegungen und Funktionen können sich verbessern
interference inadäquate Lernerfahrung kann Neuroplastizität verhindern	ausbleibende Lern- und Generalisierungseffekte bei nicht angemessener Anforderung, Übungsauswahl, Therapiesituation etc.

3.12 Was bedeutet der Begriff non-use-Defizit?

Bei sog. **non-use-Defiziten** handelt es sich um sekundäre Einschränkungen, die durch den (temporären) Nichtgebrauch von grundsätzlich vorhandenen Funktionen entstehen (dem **use it or lose it**-Prinzip folgend, ▶ 3.11, ▶ 10.15).

Wer schon einmal einen gebrochenen Arm hatte, erinnert sich sicherlich gut an den Moment, als ihm der Gips entfernt wurde. Obwohl die Muskulatur nicht primär betroffen war, hat die Muskelmasse durch die Ruhigstellung des Armes deutlich abgenommen. Selbst kleine Bewegungen waren vermutlich schmerzhaft, das Bewegungsausmaß eingeschränkt, evtl. kamen Sensibilitätseinschränkungen oder Missempfindungen dazu. Jeder Nichtgebrauch hat jedoch noch weitreichendere Auswirkungen. Das Gehirn arbeitet intensiv an einer Optimierung der neuronalen Ansteuerung, wenn eine Funktion regelmäßig aktiviert wird. Ist dies nicht der Fall, kommt es nicht nur zum Verlust von Muskelmasse, sondern auch zu Problemen der Bewegungsplanung sowie ggf. einem Persistieren von Fehlkompensationen. Im schlimmsten Fall verliert der Patient eine ursprünglich vorhandene Funktion durch den anhaltenden **non-use** ganz.

Eine erfolgreiche Rehabilitation von Insultpatienten bedeutet außerdem oft, dass andere Gehirnareale ausgefallene Funktionen übernehmen müssen. Dieser komplexe und oft zeitkritische Prozess wird bei einem Nichtgebrauch nicht in Gang gesetzt. Es liegt aus diesen Gründen auf der Hand, dass eines der obersten Ziele der Rehabilitation die intensive Aktivierung sowie der Ausbau der vorhandenen Ressourcen des Patienten ist. Grundlage für eine erfolgreiche Therapie ist die konsequente Umsetzung der Prinzipien des motorischen Lernens (▶ 3.17) sowie der Neuroplastizität (▶ 3.11).

3.13 Wie schnell kommt es zu non-use-Defiziten?

Zum jetzigen Zeitpunkt liegen spezifisch für die schluckrelevante Muskulatur keine Angaben vor. Aus dem Bereich der Rumpfmuskulatur gibt es Untersuchungen über Atrophieprozesse und damit verbundenem Funktionsverlust durch Immobilität. Demnach kann es dort nach 4–6 Wochen zur Abnahme der Muskelmasse mit bis zu 40 % Kraftminderung kommen.

Ein möglichst frühzeitiger Therapiebeginn und ein möglichst intensives Training sollte in jedem Fall angestrebt werden, um den drohenden Funktionsverlust zu minimieren. Grundsätzlich wird die Effektivität der Therapie von unterschiedlichen Faktoren abhängen, z. B. dem Grad der motorischen Einschränkung, der Wachheit, und kognitiven Fähigkeiten wie Antrieb und Motivation.

3.14 Wie kann ich das Risiko einer Komplikation verringern und gleichzeitig das Prinzip „use it or lose it" berücksichtigen?

Grundsätzlich ist es natürlich wichtig, so früh wie möglich mit den therapeutischen Interventionen zu beginnen. Diese müssen aber zur vorliegenden Pathologie passen und die individuellen Fähigkeiten des Patienten berücksichtigen. Daher ist eine möglichst frühe Intervention nach dem Prinzip **use it or lose it** (▶ 3.11) dann vielversprechend, wenn *folgende Voraussetzungen geschaffen wurden:*

- Die Problemstellung bzw. pathophysiologischen Abläufe wurden durch eine sachgerechte Diagnostik identifiziert.

- Die ausgewählten Interventionsmethoden (z. B. Übungen, Kostanpassung, Hilfsmittel) wurden so ausgewählt, dass sie einen positiven Effekt auf die Pathomechanismen haben, die Nahrungsaufnahme erleichtern bzw. absichern und für den Patienten verständlich, akzeptabel und zu bewältigen sind.

Da es häufig etwas länger dauert, bis diese Voraussetzungen erfüllt sind, gilt es direkt zu überlegen, welche Stimulation zum Schlucken trotz eines Verdachts auf Aspiration dem Patienten unter sorgsamer Abwägung von Nutzen und Risiko schon vor Abschluss der vollständigen Diagnostik ermöglicht werden kann.

Als eine solche Stimulation kann nach sorgfältiger Abwägung z.B. das regelmäßige Schlucken kleiner Mengen Wasser eingesetzt werden. Um das Risiko einer Pneumonieentwicklung so gering wie möglich zu halten, sollte vorher stets eine intensive Mundpflege erfolgen, und die Mengen (z.B. mehrfach täglich eine geringe Anzahl an Teelöffel Wasser/Eischips) festgesetzt werden.

MERKE

Unspezifisches Üben (z. B. mundmotorische Programme) im Sinne einer *One-size-fits-all-Therapie* und unpassende Hilfsmittel werden non-use-Komplikationen ebenso wenig verhindern wie eine Überforderung des Patienten oder eine nicht gegebene Akzeptanz der Maßnahmen.

3.15 Was ist zu beachten, um mit dem verfügbaren Therapiekontingent eine möglichst gute Rehabilitation zu erreichen?

Entscheidend ist, dass das therapeutische Management so gestaltet wird, dass möglichst viele Ess- und Schlucksituationen – und diese sind ja zahlreich im Verlauf einer Woche – so gestaltet werden, dass sie funktionelles Üben ermöglichen. Auch eigenständiges Üben von Bewegungsabläufen außerhalb der Nahrungsaufnahme kann sinnvoll sein.

1. *möglichst weitgehende Selbstständigkeit in Ess-Situationen:* Hierzu müssen je nach Problemstellung Schluckmanöver bzw. Ess-Strategien entwickelt, vermittelt und geübt werden, sodass diese in Ess-Situationen sicher angewendet werden. Auch eine Versorgung mit entsprechenden Hilfsmitteln kann zur Selbstständigkeit in Ess-Situationen beitragen. Das Einbeziehen des (häuslichen oder klinischen) Umfelds ist hierbei unverzichtbar.
2. *angemessene Kostmodifikation:* ermöglicht eine sichere orale Nahrungsaufnahme und sollte den Patienten weder unter- noch überfordern
3. *rehabilitatives Übungsprogramm:* dieses soll auf die spezifische Problemstellung zugeschnitten und der Patient muss in der Lage sein, die Übungen durchzuführen und verstehen, welchen Zweck sie erfüllen sollen

Je weniger ein Patient in diesen Bereichen aktiv mitgestalten und die Übungen durchführen und verstehen kann, desto häufiger wird eine direkte therapeutische 1:1-Betreuung notwendig sein. Umgekehrt kann und sollte die Therapiefrequenz reduziert werden, wenn eine größere Selbstständigkeit erreicht ist, um die funktionelle Eigenständigkeit zu unterstützen.

3.16 Wie oft sollen rehabilitative Übungen wiederholt werden, damit sie wirken?

Aus Studien zur Neuroplastizität ist bekannt, dass eine hohe Therapieintensität – also auch möglichst häufiges Wiederholen funktioneller Bewegungsabläufe – zum motorischen Lernen beitragen kann (▶ 3.17). Das Prinzip *„Viel hilft viel"* trifft jedoch nicht unbedingt zu, denn die Übungsfrequenz muss den Möglichkeiten des Patienten angepasst werden: Sie muss ausreichend hoch sein, um zu fordern, darf jedoch nicht überfordern.

Überforderungen können durch zu schwierige Übungen, zu häufige Wiederholungen und zu hohen Krafteinsatz entstehen. Letzteres ist v.a. für Patienten mit neuromuskulären Erkrankungen problematisch (▶ 10.1, ▶ 10.76, ▶ 10.82).

*Grundsätzlich gilt, dass rehabil*itative Übungen (▶ 3.18) *in zwei Schritten aufgebaut werden sollten:*

1. Der Bewegungsablauf wird geübt, bis er sicher beherrscht wird.
2. Die geübten Bewegungsabläufe werden in einer individuell festgelegten Frequenz geübt. Dabei **kann** als *Startpunkt* die *5x5x5-Regel (Rule of Fives)* sinnvoll sein – notwendige Anpassungen sollten jedoch erfolgen, wenn die Übungsfrequenz zu hoch (Überforderung) oder zu niedrig ist (es zeigen sich keine Verbesserungen).

PRAXISTIPP

Für die Übungsfrequenz rehabilitativer Bewegungsabläufe hat sich als *Faustregel* die 5x5x5-Regel (Rule of Fives, Troche et al. 2010) bewährt. Dies bedeutet:

- 5-mal den Bewegungsablauf durchführen, danach 1 Minute Pause
- 5-mal wiederholen
- 5-mal/Tag (am besten zu festgelegten Tageszeiten)

INFO

Die Übungsintensität sollte bei bestimmten Patientengruppen deutlich reduziert werden, insbesondere bei Patienten mit neuromuskulären Erkrankungen (▶ 10.76) oder Patienten mit Fatigue-Syndrom (▶ 7.80) oder reduzierter Belastbarkeit unterschiedlicher Ursache (▶ 8.6). Hier gilt die Faustregel:

- moderates, niederschwelliges Üben mit geringem Krafteinsatz
- wenige Wiederholungen
- viele Pausen

3.17 Welche Prinzipien des motorischen Lernens sollten bei der Therapieplanung beachtet werden?

Anders als bei den **Prinzipien der Neuroplastizität** (▶ 3.11) handelt es sich bei den **Prinzipien des motorischen Lernens** nicht um eine definierte Anzahl von (in diesem Fall 10) Prinzipien, sondern um Hinweise, wie Übungen und Therapiesituationen konkret gestaltet werden sollten, um den (Wieder-)Erwerb von motorischen Fähigkeiten möglichst weitgehend und nachhaltig zu erreichen.

3

Zu den wichtigsten Prinzipien gehören:

1. **Erwerbsphasen:** Es wird zunächst ein Grundmuster der Bewegung erlernt (*acquisition phase*). Erst wenn dies gefestigt ist, kann die Bewegung automatisiert werden (*retention phase*) und schließlich ein Transfer in andere Funktionen möglich werden (*transfer phase*).
2. **Bewegungskongruenz:** Die geübten Bewegungen müssen der Zielbewegung weitestgehend entsprechen, das Üben von einzelnen Komponenten einer komplexen Bewegung ist nicht sinnvoll.
3. **Bewegungsvariabilität:** Die Zielbewegung muss in unterschiedlichen Kontexten geübt werden, damit Automatisierung und Transfer möglich werden. In der Erwerbsphase ist zu viel Variabilität dagegen nicht sinnvoll.
4. **Feedback:** Häufiges, sofortiges und ausführungsorientiertes Feedback durch eine externe Instanz (z. B. Therapeut, Biofeedback etc.) ist v.a. in der Erwerbsphase einer Bewegung wichtig, um das Bewegungsmuster zu etablieren. In der Automatisierungs- und Transferphase sollte das externe Feedback dagegen seltener, verzögert und ergebnisorientiert erfolgen, um den Übergang zu internen (eigenen) Feedbackstrategien zu ermöglichen

BEISPIEL

Folgendes Beispiel zur Illustration für die Anwendung der Prinzipien: Bei einem Patienten mit Zustand nach Kehlkopfteilresektion wurde im Rahmen einer Bildgebung gezeigt, dass das supraglottische Schlucken zu einem aspirationsfreien Schlucken von Flüssigkeiten führt. Er soll die supraglottische Schlucktechnik erlernen. Besonders schwierig ist es für ihn, das Halten der Flüssigkeit im Mund mit dem Luftanhalten zu koordinieren und erst bei vollständigem Atemwegsverschluss zu schlucken.

- Ziel der **Erwerbsphase** ist, dass die Koordination zwischen oraler Boluskontrolle, Luft anhalten/Glottisschluss und der zeitgerechten willkürlichen Schluckinitiierung gelingt. Daher übt er mit kleinen Mengen Teilaspekte dieses komplexen Bewegungsablaufs, z. B.:
  - kleine Menge Kaffee im Mund halten – Luft anhalten – ausspucken
  - Luft anhalten – schlucken
  - kleine Menge Kaffee im Mund halten – Luft anhalten – schlucken
- **Bewegungskongruenz:** Die geübten Elemente sollten dem entsprechen, was in dem komplexen Zielablauf erforderlich ist: nur das Luft anhalten isoliert zu üben (oder nur Boluskontrolle bzw. willkürliches Schlucken) wäre für das Erlernen des komplexen Bewegungsablaufs nicht sinnvoll. Der Bewegungsablauf kann verkürzt werden, indem Elemente zunächst wegfallen (Erwerbsphase), aber es sollten immer Elemente verknüpft miteinander geübt werden – vergleichbar mit der Koartikulation bei Sprechbewegungen.
- **Variabilität:** Diese kann z. B. dadurch hergestellt werden, dass unterschiedliche Flüssigkeiten (Wasser, Saft, Bier etc.), unterschiedliche Mengen oder Temperaturqualitäten variiert werden. Auch können einzelne Bewegungskomponenten stärker oder schwächer variiert werden, z. B. fest die Luft anhalten, Schlucken – Nachschlucken, dies bringt Flexibilität und damit auch Automatisierung in den Bewegungsablauf.
- **Feedback:** Das Feedback durch den Therapeuten (oder Biofeedback) wird der Phase des motorischen Lernens angepasst (Erwerbsphase). Feedback wird in diesem Beispiel aber auch durch die (variablen) Eigenschaften des Bolus/Getränks erreicht sowie durch den Erfolg bei Durchführung des Manövers.

Therapieverfahren

3.18 Häufig wird bei Therapieansätzen zwischen kompensatorischen und rehabilitativen Techniken unterschieden: Was bedeutet diese Unterscheidung?

Die verschiedenen Therapieverfahren lassen sich unterteilen in:

- kompensatorische Verfahren
- traditionelle rehabilitative Übungsverfahren
- neuromodulierende Therapietechniken

Unter den **kompensatorischen Verfahren** werden Strategien verstanden die eine sofortige, jedoch typischerweise nur vorübergehende Wirkung, also nur im Moment dieses Schlucks, auf die Effizienz oder Sicherheit des Schluckens ausüben. Wird das kompensatorische Verfahren nicht angewendet, so zeigt sich der Schluck in seinem ursprünglich dysfunktionellen Zustand wieder.

Zu kompensatorischen Verfahren zählen:

- Haltungsänderungen (z. B. Kopfdrehung, Kopfanteflexion)
- Schlucktechniken (z. B. supraglottisches Schlucken)
- Kostanpassung
- adaptative Verfahren wie Hilfsmittel (z. B. Strohhalm)

Bei Anwendung von **traditionellen rehabilitativen Übungsverfahren** wird angenommen, dass sie bei ihrem Einsatz über einen längeren Zeitraum hinweg zu einer dauerhaften Veränderung der zugrundliegenden Biomechanik des Schluckens führen. Dazu zählen Übungen zur Verbesserung:

- der Zungenmotorik (z. B. mittels IOPI® – Iowa Oral Performance Instrument)
- der Approximation der Zungenbasis mit der Rachenhinterwand (z. B. Masako-Manöver)
- der Hyoid-anterior-Bewegung (z. B. Shaker Manöver)

Die **neuromodulierenden Therapietechniken** sind Verfahren, die die neuronalen Schaltkreise des Schluckens modulieren (z. B. TMS, ▶ 3.32).

3.19 Sind kompensatorische und rehabilitative Verfahren strikt voneinander zu trennen?

Nein, es kommt auf den Blickwinkel an. Es gibt die traditionelle Einteilung verschiedener Strategien mit beschriebener kompensatorischer oder rehabilitativer Wirkweise. Allerdings gibt es neuere Denkansätze, die die Technik nicht allein strikt einer Kategorie zuordnen, sondern die kompensatorische oder rehabilitative Wirkung in Abhängigkeit des zugrundeliegenden Pathomechanismus definieren. So kann also durchaus ein traditionell kompensatorisch eingeordnetes Verfahren rehabilitative Wirkweisen haben.

BEISPIEL

Dies sei am Beispiel des Chin Down-Manövers beschrieben:

Kompensatorisch eingesetzt kann durch die Anteflexion des Kopfes einerseits ein zu frühes Einlaufen von Bolus in den Pharynx verhindert werden, andererseits wird das Reservoir der Valleculae erweitert.

Wird diese Technik nun aber bei Patienten eingesetzt, die ein Problem mit dem oropharyngealen Bolustransport haben, wird hier das Schlucksystem besonders herausgefordert, da es nun schwieriger ist den Bolus aus dem Mundraum gegen die Schwerkraft in den Oropharynx zu transportieren. Das Chin-Down-Manöver bekommt nun eine rehabilitative Wirkung.

3.20 Bedeutet Rehabilitation *immer* Kräftigung?

Nein. Wenn Rehabilitation bedeutet, dass eine Funktion möglichst weitgehend wiederhergestellt wird, dann kann ein Kraftzuwachs bzw. die Kräftigung von Muskulatur nur dann rehabilitativ sein, wenn zuvor eine Schwäche vorgelegen hat. Dies ist allerdings bei Dysphagien nicht immer der Fall, ebenso können diese durch dyskoordinierte funktionelle Abläufe, Dystonien, Sensibilitätsstörungen und weitere Pathologien bzw. auch Kombinationen dieser Ursachen bedingt sein. Somit können auf Kraftzuwachs orientierte Übungen (Strength-Training, ▶ 3.21) in manchen aber nicht in allen Fällen von Dysphagien rehabilitativ wirken.

3.21 Was unterscheidet Strength-Training und Skill-Training?

Strength-Training bedeutet sinngemäß **kraftorientiertes Üben** und bezeichnet zusammenfassend therapeutische Übungen, die eine Kräftigung der schluckrelevanten Muskulatur zum Ziel haben. In der Regel wird hierbei mit hoher Übungsintensität (viele Wiederholungen, hohes muskuläres Belastungslevel) gearbeitet. Die zugrundeliegende Annahme ist hierbei, dass der beeinträchtigten Biomechanik eine muskuläre Schwäche zugrundeliegt. Typische kraftorientierte Übungen sind z. B. das *kräftige Schlucken* oder das *Shaker Manöver* und repetitive Schluckübungen gegen einen definierten Widerstand (z. B. mit dem Iowa Oral Performance Instrument, IOPI®, Robbins et al. 2007).

INFO

In zahlreichen Evaluationsstudien wurde die Wirksamkeit kraftorientierter Methoden im Rahmen einer hochfrequenten Dysphagietherapie (unterstützt durch sEMG Biofeedback, ▶ 3.23) untersucht, dabei konnten u. a. Verbesserungen des oralen Ernährungsstatus gezeigt werden. In einigen Studien zeigten sich durch die Anwendung kraftorientierter Techniken jedoch auch negative Effekte, z. B. nasale Regurgitation oder eine Verstärkung von pharyngealen Dysfunktionen.

Skill-Training ist etwas schwieriger ins Deutsche zu übersetzen, eine direkte Übersetzung wie Fähigkeits- oder Geschicklichkeitsübungen werden immer wieder benutzt, am ehesten könnte **koordinationsorientiertes Üben** passen.

Zielsetzung von koordinationsbasierten Therapiemethoden *(Skill-Training)* ist nicht eine eindimensionale Erhöhung der Muskelkraft, sondern eine koordinierte zeitliche Aktivierung und Bewegungsauslenkung der schluckmotorischen Abläufe. Die zugrundeliegende Annahme ist hier, dass effektive Schluckprozesse eher abhängig von Präzision, Geschwindigkeit und Ökonomie von Bewegungen sind als von einer hohen Kraftentwicklung. Daher werden im Skill-Training-Ansatz

z. B. Übungen zur Schluckinitiierung und zur angepassten Bewegungsauslenkung systematisch miteinander kombiniert und variiert.

3.22 Was ist besser: Strength-Training oder Skill-Training?

Es kommt immer auf den **zugrundeliegenden Pathomechanismus** an. Es gibt durchaus Indikationen für ein spezifisches Krafttraining, jedoch hat grundsätzlich das Skill-Training als koordinationsorientiertes Training mit Biofeedbackunterstützung v.a. Einfluss auf die Koordinationsfähigkeit und damit die flexible Adaptationsfähigkeit des Schluckes, das zusätzlich auch mit einer Kraftzunahme einhergeht. Ein Beispiel hierfür ist die Software **BiSSkiT** – **Bi**ofeedback **i**n **S**trength and **Skill T**raining (Athukorala et al. 2014). Mit der Spitze der sEMG-abgeleiteten Kurve (▶ 3.23) soll ein Zielfeld erreicht werden. Dieses variiert in Zeitpunkt, Amplitude und Größe und ermöglicht so ein Training der Koordinationsfähigkeit des Schlucks (▶ Abb. 3.1).

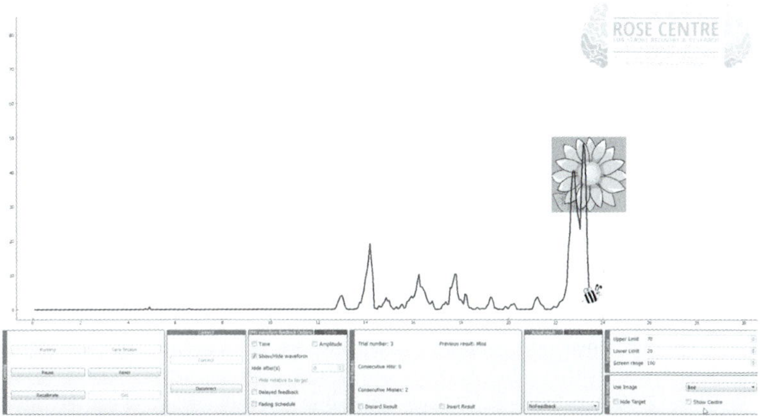

Abb. 3.1 Bildschirmansicht der BiSSkiT-Software. [1095]

3.23 Was bedeutet Biofeedback in der Dysphagietherapie?

Als **Biofeedback** wird ein Verfahren aus der Verhaltensmedizin bezeichnet. Die Patienten erhalten dabei Rückmeldung über normalerweise unbewusst ablaufende Prozesse im Körper über visuelle oder auditive Reize. Sie sollen lernen, die unbewussten Bewegungen zu verändern, indem sie die deutlich sicht- und hörbaren Signale, die die Zielbewegung visualisieren, beeinflussen. Verändert der Patient seine Bewegung, so verändert sich auch das Signal. Eine sehr einfache Form des visuellen Feedbacks kann z.B. ein Spiegel darstellen.

Im Bereich der Dysphagietherapie ist es deutlich schwieriger, die unbewussten Bewegungen des Schluckens zu sehen, sodass hier häufig die **Oberflächen-Elektromyographie** (sEMG) als Biofeedbackverfahren zum Einsatz kommt. Bei diesem Verfahren werden Oberflächenelektroden an die Haut über schluckrelevanten Muskelverläufen angebracht und die Aktivität der Muskeln in sichtbare Kurven umgewandelt. Dabei können nur peripher gelegene Muskelgruppen erfasst werden (z. B. suprahyoidale Muskulatur, Kiefermuskulatur), nicht aber tiefer gelegene, wie z. B. die Pharynxmuskulatur. Auch bildgebende Verfahren (VFSS oder FEES), v.a. die **Manometrie,** können unter bestimmten Voraussetzungen als Biofeedbackverfahren genutzt werden.

3.24 Was bedeutet Videoassistierte Schlucktherapie (VAST)?

Video-assisted swallowing therapy (VAST) bedeutet Unterstützung der Dysphagietherapie mit Nutzung von Videomaterial, welches dem Patienten in der Therapie angeboten wird, um seine Schluckfunktionen besser nachvollziehen zu können.

Für nicht-demente Parkinsonpatienten konnte gezeigt werden, dass eine signifikante Reduktion hypopharyngealer Residuen erzielt werden konnte, wenn sie ein direktes visuelles Feedback über ihre Schluckfunktionen erhalten. Die Patienten wurden in kompensatorische Therapietechniken eingewiesen. Die Patienten, die zusätzlich während der Therapiesitzungen videogestützte Informationen über normale und ihre spezifischen Schluckfunktionen erhielten, profitierten eher.

Bereits in früheren Arbeiten wurde bei unterschiedlichen Patientengruppen das visuelle Feedback via Schluckendoskopie als Therapieansatz verfolgt. Bei geriatrischen Patienten unterschiedlicher Ätiologie zeigte sich, dass ein bestimmter kognitiver und physischer Status bestehen muss, damit dies erfolgreich gelingen kann. Dann profitieren die Patienten sehr schnell von der Umsetzung kompensatorischer Techniken. Ähnliches wurde für Kopf-Hals-Tumorpatienten nachgewiesen.

3.25 Sind isolierte oralmotorische Übungen (Mund- und Zungenmotorik) zur Verbesserung von Dysphagien sinnvoll?

Reine mund- und zungenmotorische **Bewegungsübungen** (z. B. Spatelübungen) zielen nur auf einen oder wenige Teilaspekte des komplexen Schluckvorgangs ab. Bereits seit mehreren Jahrzehnten ist bekannt, dass ein solches Training von Einzelbewegungen kaum zum Transfer von Fähigkeiten auf eine komplexe Gesamtbewegung führt (Lersten 1968), daher sind kortikale Plastizitätsprozesse kaum zu erwarten. Bei peripheren Störungen, z. B. isolierten peripheren Hypoglossusparesen, können sie jedoch sinnvoll eingesetzt werden, um Kraft- und Bewegungsausmaß zu verbessern.

MERKE

Isoliertes Bewegungstraining der oralmotorischen Muskulatur kann bei peripheren Störungen (Paresen, Strukturdefekten) sinnvoll sein, um Kraft und Bewegungsausmaß zu verbessern. Ein Transfer der erreichten Bewegungsfähigkeiten auf komplexe Aspekte des Schluckablaufs, der bei zentralen Störungen essenziell ist, ist jedoch kaum zu erwarten.

3.26 Sind Sprechübungen (/kaga/etc.) zur Verbesserung des Schluckens geeignet?

Nein, davon ist aus mehreren Gründen nicht auszugehen:

- Fokus klassischer Sprechübungen (z.B. Sprechen des Wortes „hok“ mit betontem/k/) ist es, Muskelaktivität (in diesem Fall z.B. im oberen Pharynxkonstriktor) zu steigern, sprich eine muskuläre Kräftigung zu bewirken. Der Schluckvorgang ist jedoch ein hochkomplexer Prozess, der nur dann effektiv und sicher ist, wenn eine Vielzahl an Einzelkomponenten perfekt aufeinander abgestimmt ist. Tritt eine Schluckstörung auf, handelt es sich in den allermeisten Fällen um eine Koordinationsstörung und nicht um eine reine muskuläre Schwäche.
- Das Trainieren von Einzelkomponenten komplexer Bewegungen (sofern dies aufgrund von Mitbewegungen benachbarter Muskelgruppen überhaupt möglich ist) ist nicht wirkungsvoll. Wir lernen neue Bewegungen durch die vielfache Wiederholung der ganzen Zielbewegung. Anfänglich nutzen wir Hilfen, diese bauen wir Schritt für Schritt wieder ab. *Ein Beispiel:* Radfahren lernten wir als Kind dadurch, dass wir fuhren – erst mit Stützrädern, dann nur noch leicht am Rücken gestützt durch unsere Eltern. Zuletzt lief nur noch jemand neben uns, der im Notfall eingreifen konnte. Eine einfache Kräftigung der Oberschenkel hätte nicht zum Erfolg geführt. Fazit: Schlucken lernt man am besten durch Schlucken.
- Obwohl zum Sprechen und Schlucken dieselben oropharyngealen Strukturen verwendet werden, erfolgt die neuronale Steuerung von sprechmotorischen Bewegungsabläufen und der Schluckfunktion auf unterschiedliche Art und Weise (Ziegler 2003). Für einen Übertrag von Veränderungen von einer auf die andere Funktion gibt es bislang keinen Anhalt, z.B. kann die Gaumensegelfunktion beim Sprechen auffällig sein, beim Schlucken reflektorisch jedoch suffizient.

3.27 Was ist das Expiratory muscle strength training (EMST)?

Das **Expiratory muscle strength training** (EMST) ist ein systematisches und strukturiertes 4-wöchiges Ausatmungstraining mit einem Trainingssystem, welches u.a. zur Kräftigung der exspiratorischen Muskulatur führt. Hierbei atmen die Patienten gegen einen Widerstand in das Gerät aus. Der Widerstand kann individuell an die Kapazität der Patienten angepasst und im Verlauf des Trainings gesteigert werden.

In einigen Studien konnten signifikante Verbesserungen der Husteneffektivität, der Penetrations-Aspirationsgrade sowie der hyolaryngealen Exkursion nachgewiesen werden (Troche et al. 2010).

3.28 Für welche Patienten ist EMST indiziert?

Der Einsatz des **EMST** wurde eingangs bei Patienten mit idiopathischem Parkinsonsyndrom untersucht. Hier konnte eine Verbesserung der Schluckfunktion durch eine Verbesserung der Aktivität der submentalen Muskulatur beobachtet werden. Diese Effekte blieben auch nach mehreren Monaten stabil.

Zwischenzeitlich wurden auch Studien an Patienten mit anderen Krankheitsbildern durchgeführt: Bei COPD-Patienten (Grad III-IV) konnten Erfolge in Bezug auf

Atemnot und insgesamte körperliche Belastung im Rahmen von Studien belegt werden. Bei Schlaganfallpatienten zeigten sich Verbesserungen in Bezug auf Einschränkungen der hyolaryngealen Exkursion und einhergehender Öffnungsstörung des pharyngoösophagealen Segmentes.

3.29 Verbessert sich durch die Anwendung des Lee Silverman Voice Treatment (LSVT LOUD®) auch die Schluckstörung?

Das **Lee Silverman Voice Treatment** (LSVT LOUD®) ist eine Intensivtherapie zur Behandlung von Sprechstörungen bei Patienten mit Parkinson. Sie zielt auf eine Steigerung der Sprechlautstärke und damit einhergehend einer Verbesserung der Verständlichkeit im Alltag ab (▶ 10.47, ▶ 10.48).

Im Rahmen einer Pilotstudie (El Sharkawi et al. 2002) sollte evaluiert werden, ob auch die Schluckfunktion durch die Anwendung des Trainings verbessert werden kann. Auch wenn die Studie erste Hinweise auf einen möglichen positiven Einfluss der Therapie auf das Schlucken von Patienten mit idiopathischem Parkinsonsyndrom (IPS) ergeben hat, sind diese Ergebnisse aufgrund deutlicher methodischer Einschränkungen (kleine Stichprobe, keine Kontrollgruppe) kritisch zu bewerten (Langmore und Pisegna 2015).

3.30 Welche Indikationen/Kontraindikationen bestehen für die intraorale thermale Stimulation mit Eis?

Der Einsatz der intraoralen Thermostimulation scheint zur kurzfristigen Optimierung der Initiierung des pharyngealen Schluckes effektiv zu sein. Aktuell liegen jedoch keine Daten vor, die eine langfristige Veränderung dokumentieren, sodass die Thermostimulation aktuell im Sinne eines kompensatorischen Therapieverfahrens bei bestätigter verspäteter Initiierung des pharyngealen Schluckes zu betrachten ist. Kontraindikationen liegen aktuell keine vor.

3.31 Welchen Effekt haben Vibrationsreize/Schallwellenreize auf die Schluckmuskulatur?

Bislang gibt es keine wissenschaftlichen Studien zur Effektivität der Anwendung von Schallwellen auf die Schluckmuskulatur. Empfehlungen diesbezüglich basieren lediglich auf Herstellerangaben und Erfahrungsberichten von Anwendern. Publikationen aus anderen therapeutischen Bereichen legen nahe, dass das **Behandlungsschema** einer Vibrationstherapie (z. B. Frequenz und Amplitude der Vibration, Dauer der Anwendung) maßgeblich für das Ausmaß möglicher funktioneller Veränderungen zu sein scheint. Ob, und wenn ja inwiefern und v.a. wie lange die Anwendung wirksam ist, bleibt daher abzuwarten.

Darüber hinaus bestehen laut Hersteller **Kontraindikationen** zur Anwendung dieser Schallwellentherapie (u. a. offene Wunden/Ekzeme, aktuelle Episoden von Epilepsie, Herzschrittmacher und Herzrhythmusstörungen, Hirnschrittmacher, Tumore), die im Einzelfall sorgfältig zu prüfen sind.

3.32 Gibt es auch Stimulationstechniken, die einen direkten Einfluss auf die Hirnfunktion beim Schlucken haben?

Ja, es gibt mehrere Verfahren, die durch eine Stimulation der für das Schlucken relevanten Hirnareale auf eine Steigerung der sog. neuronalen Plastizität abzielen:

- **Pharyngeale Elektrostimulation (PES):** Applikation von individuell ermittelten Stimulationsimpulsen über zwei auf Höhe des Rachens liegende Elektroden, die in einen speziellen Behandlungskatheter eingearbeitet sind. Durch die Reizweiterleitung in das Gehirn erfolgt dort eine Aktivierung von Veränderungsprozessen (▶ 3.33, ▶ 6.85).
- **Transkranielle Gleichstromstimulation (transcranial Direct Current Stimulation – tDCS):** Applikation von Gleichstrom durch zwei am Kopf angebrachte Elektroden. Ziel ist die Modifikation (Steigerung oder Hemmung) von Erregbarkeits- und Aktivitätsniveaus (▶ 6.84).
- **Transkranielle Magnetstimulation (TMS):** Die Stimulation/Hemmung erfolgt durch den Einsatz von Magnetfeldern, die durch eine Magnetspule oberhalb des Kopfes erzeugt werden. Eine spezielle Form der transkraniellen Magnetstimulation ist die repetitive TMS (rTMS, ▶ 6.83).

Die PES wird seit der Markteinführung des Stimulationsgeräts (Phagenyx®) zunehmend in Kliniken angewendet. tDCS und TMS werden aktuell intensiv im Rahmen klinischer Studien erprobt. Es wird u. a. an der Wirksamkeit unterschiedlicher Behandlungsschemata geforscht (Ermittlung von Stimulationsstärke und -dauer, ipsilaterale oder kontralaterale Stimulation/einseitige oder beidseitige Stimulation, Dauer des Behandlungseffekts etc.).

3.33 Wie funktioniert die pharyngeale Elektrostimulation (PES) und wann kann sie eingesetzt werden?

Der verwendete Katheter ist in seiner Grundfunktion eine nasogastrale Ernährungssonde, in die auf Höhe des Rachens zwei Stimulationselektroden eingearbeitet wurden. Über geringe, spezifisch für jeden Patienten ermittelte, elektrische Impulse werden die afferenten Nervenfasern des N. vagus sowie des N. glossopharyngeus stimuliert. Diese leiten die Reize ins Gehirn weiter, wo sie durch eine gesteigerte Aktivität in den schluckrelevanten Arealen eine langfristige Veränderung bewirken sollen (Restivo und Hamdy 2018). Die pharyngeale Elektrostimulation wird zunehmend in Kliniken angewendet. Die Anwender müssen entsprechend geschult und zertifiziert sein.

Die PES kann bei Patienten mit oropharyngealen Dysphagien eingesetzt werden, die eine neurologische Ursache haben.

Daten zur Wirksamkeit gibt es bislang für folgende Patientengruppen:

- Patienten mit akutem und subakutem Schlaganfall (mit und ohne Trachealkanüle, beatmet und nicht-beatmet, ▶ 6.85)
- Patienten mit Multipler Sklerose (Pilotstudie)

Die Methode gilt nach entsprechender Einweisung der Anwender durch den Hersteller als sicher.

Vom Status Nil Per Os (NPO) zur vollständigen oralen Ernährung

3.34 Was versteht man unter therapeutischer Mundpflege?

Die **therapeutische Mundpflege** ist ein wesentlicher Bestandteil der Pneumonie-Prophylaxe, da die Unselbstständigkeit bei der Mundpflege einen wesentlichen Prädiktor für das Entstehen einer Pneumonie darstellt (▶ 1.30).

Wie bei vielen Aspekten im Dysphagiemanagement steht auch bei der therapeutischen Mundpflege der **interdisziplinäre Ansatz** im Vordergrund. So ist die Mundpflege in erster Linie dem pflegetherapeutischen Fachbereich zuzuordnen, die therapeutische Mundpflege kann jedoch auch in die sprachtherapeutische Behandlung mit einbezogen und notwendig werden, z.B. vor oraler Nahrungsgabe. Neben der Reinigung des Mundraumes von Bakterien und Entfernung von Borken (angetrockneter Speichel und Sekret) wird durch die sanfte und strukturierte Vorgehensweise gleichzeitig der orale Bereich stimuliert.

Zur therapeutischen Mundpflege sollten geeignete Pflegeprodukte verwendet, auf den Einsatz verschiedener Hausmittel (z.B. Butter, Salami, Öl) sollte verzichtet werden. Tees (z.B. Kamille, Salbei oder auch Thymian) können ggf. eingesetzt werden. Kamillentee empfiehlt sich nur in Maßen, da Kamille zwar entzündungshemmend wirkt, aber bei übermäßigem Konsum die Mundschleimhaut austrocknen kann.

3.35 Mein Patient kann aufgrund seiner Dysphagie nicht oral ernährt werden. Welche Möglichkeiten der enteralen Ernährung gibt es?

Unter enteraler Ernährung wird die Flüssigkeits- und Nährstoffzufuhr unter teilweiser oder kompletter Umgehung des natürlichen Nahrungstransportweges durch den Körper unter Verwendung des **Darmtraktes** verstanden (▶ 4.67ff.). Hierfür kann eine Ernährungssonde entweder über den Nasen-Rachenraum in den Magen geführt werden (NGS – **n**aso**g**astrale Magen**s**onde) oder durch die Bauchdecke in den Magen (PEG – **p**erkutane **e**ndoskopische **G**astrostomie) oder in den Dünndarm (**p**erkutane **e**ndoskopische **J**ejunostomie).

3.36 Was ist eine PEG und wann ist ihre Anlage indiziert?

Bei der enteralen Ernährung über eine **PEG**-Sonde (**p**erkutane **e**ndoskopische **G**astrostomie) handelt es sich um eine Form der künstlichen Ernährung. Richtungweisend bei der Erwägung einer PEG-Anlage sind die ESPEN-Guidelines (European Society for Clinical Nutrition and Metabolism) und die Leitlinie der Deutschen Gesellschaft für Ernährungsmedizin (DGEM), die sowohl Hilfestellungen zu rechtlichen als auch ethischen Aspekten beinhalten (Volkert et al. 2019, ▶ 4.67).

Eine PEG-Anlage darf grundsätzlich nur erfolgen, wenn eine **Indikation** für die Behandlung besteht, d.h., dass eine klare Zielsetzung für die Behandlung benannt werden kann.

Ziele der Behandlung können sein:

- Verlängerung/Erhaltung des Lebens (ggf. unter Akzeptanz einer temporären Verschlechterung der Lebensqualität)
- Erhöhung bzw. Erhaltung der Lebensqualität (ggf. unter Akzeptanz der Verkürzung der Lebensdauer)

Zusätzlich zur medizinischen Indikation muss die **Einwilligung** des Patienten oder seines rechtlichen Betreuers für die Durchführung des Eingriffs vorliegen. Eine sorgfältige Ermittlung des (mutmaßlichen) Patientenwillens durch das Behandlungsteam unter der Führung des behandelnden Arztes muss erfolgen. Dem geplanten Eingriff geht ein umfassendes Aufklärungsgespräch über den Ablauf des Eingriffs sowie den Nutzen und die Risiken der Intervention voraus.

Wurde dem Patienten eine PEG-Sonde gelegt, ist dies keineswegs der Abschluss des Prozesses. Wie jede andere medizinische Intervention bedarf die enterale Ernährung via PEG einer ständigen *Re-Evaluation:*

- Ist die Zufuhr von Nahrung, Flüssigkeit oder Medikamenten auf diesem Wege noch nötig und vom Patienten gewünscht?
- Besteht die ursprüngliche Zielsetzung noch oder hat sich das Behandlungsziel verändert?

Ist eine der beiden zwingend nötigen Säulen **Indikation** und **Einwilligung** nicht mehr gegeben, muss eine Beendigung der Therapie erfolgen. Es gibt vielfältige Unterstützungsangebote in diesem meist schwierigen Entscheidungsprozess. In großen Kliniken kann die Hilfe von Ethikkomitees in Anspruch genommen werden. Eine für juristische Laien verständliche Darstellung wichtiger rechtlicher Aspekte liefert z.B. der Ratgeber „Patientenrechte am Ende des Lebens" (Putz und Steldinger 2016).

3.37 Welche therapeutische Wirkung hat die enterale Ernährung?

Die enterale Ernährung dient der Ernährungstherapie bzw. dem Vermeiden von Mangelernährungszuständen. Die Mangelernährung kann gravierende negative Effekte auf die Schluckfunktion haben (▶ 4.10, ▶ 4.12). Somit können durch eine (supplementäre) enterale Ernährung die Voraussetzungen für eine erfolgreiche Dysphagietherapie verbessert werden. Die reine Versorgung durch Sondenernährung schützt allerdings nicht vor Aspiration und deren Folgen (▶ 4.72).

3.38 Welche enterale Ernährungsform ist die beste?

Es gibt nicht **die eine beste Form** der enteralen Ernährung. Grundsätzlich muss die Art der enteralen Ernährung individuell an die Situation des Patienten angepasst werden.

Hierbei müssen verschiedene Aspekte berücksichtigt werden:

- Grunderkrankung mit Prognose
- Allgemeinzustand des Patienten
- voraussichtliche Dauer der enteralen Ernährung
- Patientenwunsch

In Bezug auf den Einfluss der enteralen Ernährung auf die Schluckfunktion und somit auch die Dysphagietherapie sollte ein möglicher negativer Effekt der einliegenden nasogastralen Sonde (NGS) auf die Schluckfunktion berücksichtigt werden (▶ 2.74, ▶ 4.70).

3.39 Mein Patient wird enteral ernährt. Was ist zu beachten, wenn ich mit ihm essen/trinken möchte?

Wird ein Patient enteral ernährt (NGS oder PEG) und es findet parallel ein (teil-)oraler Kostaufbau statt, so sollte darauf geachtet werden, dass der Patient *idealerweise vor der Schlucktherapie (30–60 Minuten) keine enterale Nahrung* erhalten hat und somit nicht vollständig gesättigt ist. Gerade bei Patienten mit kognitiven Einschränkungen kann es andernfalls sein, dass sie orale Kost ablehnen oder allenfalls nur sehr wenig zu sich nehmen. Zudem könnte es bei permanenter enteraler Kostzufuhr bis unmittelbar vor oder sogar während der Therapie bei einem starken Hustenreiz und zu vollem Magen ggf. zum Erbrechen kommen.

Bei einliegender NGS könnte es zu Missempfindungen kommen, welche die Patienten möglicherweise beim Schlucken stören. Bei anhaltenden Beschwerden sollte eine endoskopische Ursachenabklärung angedacht werden. *Grundsätzlich ist eine temporäre Entfernung der NGS zur oralen Nahrungsgabe nicht notwendig* (▶ 4.70).

3.40 Warum ist das Üben mit angepassten Speisen und Flüssigkeiten so wichtig für den Therapieerfolg?

Keine Technik, Übung oder Kompensation ist immer wirkungsvoll. Es ist zwingend erforderlich, den individuellen Pathomechanismus der Dysphagie sowie die Funktionsweise der geplanten Maßnahme zu kennen. Eine diagnostikbasierte Auswahl von Boli wirkt gleichermaßen übend und stimulierend, und kann daher hoch wirksam sein. Dabei ist stets das mögliche Risiko mit dem erwarteten Nutzen abzuwägen. Findet das therapeutische Üben ausschließlich mit „sicheren" Konsistenzen statt, wird das System nicht herausgefordert und es kommt auch nicht zu einem optimalen Therapieerfolg (▶ 3.48).

BEISPIEL

Zur Veranschaulichung ein Beispiel aus dem Sport:
Ist das Ziel eine Radwanderung durch ein Gebirge, wird als Vorbereitung jeden Tag dieselbe Strecke im Flachland zu fahren nicht zu einem optimalen Ergebnis führen.

3.41 Mein Patient hat immer eine belegte/feuchte Stimme. Kann er trotzdem essen und trinken?

Zur Beantwortung dieser Frage ist eine bildgebende Diagnostik, in dem Fall eine FEES, erforderlich, da nur im Rahmen der FEES Speichel und Sekrete darstellbar sind und die Stimmlippen visualisiert werden können. Hier sollte auch abgeklärt werden, ob ein Eindringen von Speichel in den Aditus laryngis die Ursache für den belegten/feuchten Stimmklang ist oder andere Störungen die belegte/feuchte Stimme verursachen. Sollte eine Speichelpenetration oder -aspiration vorliegen, muss geklärt werden, ob zuviel Speichel vorhanden ist, der nicht ausreichend vom Patienten kontrolliert werden kann, oder ob der Patient grundsätzlich den Speichel insuffizient abschluckt.

Der Schluckvorgang von Speichel- und Bolusschlucken unterscheidet sich jedoch auch grundsätzlich. So kann z. B. ein anders als Speichel (Körpertemperatur) temperierter Bolus zu einem größeren sensorischen Input führen und demnach auch ggf. besser abgeschluckt werden als Speichel. *Somit kann es durchaus sein, dass Patienten essen und trinken können, auch wenn sie aufgrund von reduziertem Speichelmanagement eine belegte/feuchte Stimme mit Speichelpenetration/-aspiration haben.*

3.42 Was ist der Unterschied zwischen klinischen Schluckversuchen und der oralen Gabe kleiner Nahrungsmengen in der Therapie?

Der Begriff **klinische Schluckversuche** bezeichnet die Gabe von zuvor festgelegten Nahrungsmengen und Konsistenzen i.d.R. zu diagnostischen Zwecken. Ziel ist die Abklärung der Ressourcen und Einschränkungen des Patienten bei der oralen Nahrungsaufnahme. Häufig wird ein klinischer Schluckversuch im Rahmen einer klinischen Schluckfunktionsuntersuchung (KSU, ▸ 2.21ff.) durchgeführt. Aber auch im Therapieverlauf kann ein klinischer Schluckversuch mit einer bisher noch nicht geübten Konsistenz oder Menge durchgeführt werden, um zu klären, ob sich Fortschritte ergeben haben. Auffällige Befunde, die auf eine Aspiration hinweisen (z. B. Husten, ▸ 2.3) sollten mit instrumentellen Verfahren (z. B. FEES, ▸ 2.78ff. oder VFSS, ▸ 2.96ff.) abgeklärt werden. Klinische Schluckversuche sind jedoch keine valide Untersuchung zur Bestimmung des Aspirationsstatus (▸ 2.21).

Die **Gabe von kleinen Nahrungsmengen in der Therapie** hat zum Ziel, die biomechanischen Abläufe durch Bolusgaben sensomotorisch zu fazilitieren, mit anderen Worten: den Schluckvorgang zu initiieren, pathologische Abläufe zu modulieren und verbesserte Abläufe zu festigen. Daher sollten hier Mengen und Konsistenzen verwendet werden, die die Fähigkeiten des Patienten „herausfordern", die jedoch mit Supervision durch die Therapeutin keine Gefahr für ihn darstellen (▸ 3.40).

MERKE

Klinische Schluckversuche gehen der Gabe von oraler Nahrung während der Therapie voraus und helfen, die geeigneten Nahrungsmengen und -konsistenzen festzulegen. Klinische Schluckversuche können auch nach einer aussagekräftigen bildgebenden Diagnostik unter Berücksichtigung der darin gewonnen Erkenntnisse hinsichtlich Pathophysiologie, adäquater Menge, Konsistenz und ggf. Schlucktechniken selbstverständlich im Therapieverlauf immer wieder durchgeführt werden, um den Verlauf zu evaluieren und die therapeutische Nahrungsgabe den Fähigkeiten des Patienten anzupassen.

3.43 Welche Faktoren beeinflussen die Entscheidung, ob ein (teil-) oraler Kostaufbau begonnen werden kann?

Sobald ein Patient grundsätzlich von seiner Wachheit und seinem medizinischen Status bereit für eine (Teil-)Oralisierung ist, sollte diese in Abhängigkeit der Ergebnisse der bildgebenden Diagnostik auch begonnen werden. Die Frage nach dem Ausmaß des Risikos, welches mit einer (Teil-)Oralisierung womöglich eingegangen wird, ist sowohl von dem Ergebnis der bildgebenden Untersuchung als auch von den vorhandenen Pneumonieprädiktoren (▶ 1.30, ▶ 2.6) abhängig.

3.44 Sind angedickte Flüssigkeiten immer „sicher" für den Patienten?

Nein. Eine Andickung von Flüssigkeiten verändert die Fließgeschwindigkeit. Die Flüssigkeiten fließen langsamer, der Patient hat mehr Zeit den Schluck zu initiieren und den Larynx zu schließen. Eine Andickung kann daher in Einzelfällen hilfreich sein, wenn das Kardinalsymptom der Dysphagie eine verzögerte Initiierung des pharyngealen Schluckes ist und es aus diesem Grund zu einer regelmäßigen, ausgeprägten prädeglutitiven Aspiration von Flüssigkeiten kommt, die nicht zielführend kompensiert werden kann und auf die keine adäquate Schutzreaktion erfolgt.

Die **Indikation einer Andickung** sollte stets sorgsam und kritisch und ausschließlich im Rahmen einer bildgebenden Diagnostik geprüft werden, da es sich bei der Umstellung auf angedickte Flüssigkeiten um eine massive Einschränkung der Lebensqualität der Patienten handeln kann. Studien konnten belegen, dass diese Maßnahme aufgrund der daraus resultierenden, eingeschränkten oralen Flüssigkeitsaufnahme zudem mit einem hohen Maß an Sekundärkomplikationen (z.B. Dehydrierung, Harnwegsinfekte, Fieber) einhergeht. Eine Andickung **kann bei manchen Patienten auch zu einer deutlichen Verschlechterung der Schluckfunktion führen.** Verbleiben aufgrund von Koordinationsproblemen, einer Kraftminderung oder ausgeprägten Sensibilitätseinschränkungen pharyngeale Residuen der zähflüssigen und damit schwerer zu bereinigenden Flüssigkeiten, können diese postdeglutitiv (still) aspiriert werden (▶ 4.58ff).

Daher sollten im Rahmen der bildgebenden Diagnostik immer auch **alternative (kompensatorische) Methoden** überprüft werden, z.B. kohlensäurehaltige Flüssigkeiten, Schlucken auf Kommando oder auch Schlucken in Kopfanteflexion (▶ 3.46).

Alternativ zur Andickung sollte der Einsatz eines **Free Water Protocols** (▶ 3.45) erwogen werden.

3.45 Was ist das Frazier Free Water Protocol und kann es bei jedem Patienten eingesetzt werden?

Das **Frazier Free Water Protocol** ermöglicht es Patienten mit dem Status NPO oder der Empfehlung angedickter Flüssigkeiten, zwischen den Mahlzeiten Eischips oder Wasser zu bekommen, sofern spezielle Richtlinien eingehalten werden. Allerdings eignet sich das Free Water Protocol **nicht für alle Patienten.** Eine Sprachtherapeutin bestimmt, ob ein Patient geeignet ist, und unterstützt bei der Implementierung (Panther 2005).

MERKE

Die Richtlinien des Frazier Free Water Protocol:

1. Der Patient darf Wasser zwischen den Mahlzeiten trinken (erst 30 Minuten nach der letzten Mahlzeit).
2. Vor der Einnahme des Wassers muss sorgfältige Mundpflege durchgeführt werden.
3. Patient soll aufrecht sitzen und ggf. geeignete Schluckstrategien anwenden.

Wesentliche Aspekte des Free Water Protocols sind:

- Eine sorgfältige Mundhygiene ist essenziell.
- Die Aspiration von Wasser ist mit einem geringen Risiko verbunden, eine Aspirationspneumonie zu entwickeln, sofern die oralen Bakterien minimiert werden, die in Verbindung mit der Entwicklung einer Aspirationspneumonie stehen.
- Wasser, das in die Lungen gelangt, kann wieder in den Blutkreislauf aufgenommen werden.
- Wenn ein Patient freies Wasser erhält, so:
  - verringert sich das Risiko einer Dehydratation
  - erhöht dies die Einhaltung der therapeutischen Maßnahmen durch den Patienten
  - verbessert sich die Lebensqualität der Patienten (▶ 4.46)

INFO

Entwickelt wurde das **Frazier Free Water Protokoll** bereits 1984 am Frazier Rehabilitation Hospital in Kentucky, USA. Ausschlaggebend war die zunehmende Besorgnis der Sprachtherapeuten über die mangelnde Compliance der Patienten in Bezug auf angedickte Flüssigkeiten und damit einhergehender Dehydratation.

3.46 Sind kohlensäurehaltige Flüssigkeiten für Schluckpatienten schädlich?

Keineswegs. Auch wenn die genaue Wirkweise noch nicht abschließend geklärt ist, belegen erste Daten einer Studie mit demenziell erkrankten Patienten (Lewy Body Demenz und Parkinson), dass der zusätzliche Stimulus der Kohlensäure zu einer Verbesserung der Schluckfunktion führen kann. Bei einzelnen Patienten wurde eine Abnahme pharyngealer Residuen sowie eine Verringerung der Penetrationstiefe festgestellt.

Kohlensäurehaltiges Wasser scheint bei Gesunden zudem einen positiven Einfluss auf die kortikobulbäre Erregbarkeit und somit das Timing des Schluckens zu haben, was eine Verbesserung der Schluckfunktion insbesondere in Bezug auf das konsekutive Trinken zur Folge haben könnte. Dennoch sollte die Überprüfung der Wirksamkeit stets im Rahmen einer Bildgebung erfolgen.

3.47 Was ist dran an der Empfehlung, dass aspirierende Patienten Milchprodukte vermeiden sollen?

Bei Aspirationsgefahr sollten die **pulmotoxischen Eigenschaften** verschiedener Nahrungsmittel berücksichtigt werden (▶ 1.31). Besonders sehr säure- und fetthaltige Speisen und Getränke sollten vermieden werden, da sie die pulmonalen Strukturen schädigen können.

Das Argument, dass speziell Milchprodukte vermieden werden sollten, da sie schleimfördernd seien, konnte bislang durch wissenschaftliche Studien nicht belegt werden. So ist nicht davon auszugehen, dass die Schleimproduktion des Körpers, insbesondere der Atemwege, durch Milchprodukte ansteigt. Durch das Vermischen von Milch und Speichel kann die entstandene Emulsion jedoch durchaus ein wenig dickflüssiger werden, und so der Eindruck einer zusätzlichen „Schleimproduktion“ entstehen.

3.48 Ist eine Anpassung der Kostform auch Therapie?

Traditionell wird den Kostmodifikationen keine rehabilitativ-therapeutische Wirkung zugeschrieben. Sicherlich spielt bei Festlegung einer Kostform die Überlegung eine Rolle, dem Patienten eine möglichst sichere orale Ernährung mit einer möglichst weitgehenden Minimierung des Aspirationsrisikos zu ermöglichen.

Aber auch andere Überlegungen können eine Rolle spielen, sodass die Kostanpassung die funktionelle Rehabilitation unterstützen kann.

BEISPIEL

- Die Festlegung einer oralen Kostform kann ein erster Schritt sein, die Schluckfunktion zu stabilisieren und non-use-Komplikationen zu vermeiden (▶ 3.12, ▶ 3.13).
- Durch Steigerung der Kostmengen und Variation von Geschmack und Temperatur werden effektive sensorische Reize für das Boluscontainment und die Initiierung des Schluckes gegeben.
- Werden in die Kostform zunehmend für den Patienten schwierigere Konsistenzen einbezogen – ggf. erst mit Supervision in den Therapiestunden – können effektive und schluckspezifische Bewegungsanreize geschaffen und das System im Sinne einer rehabilitativen Therapie gefördert werden (▶ 3.40).

PRAXISTIPP

Auch bei Patienten, die große Schwierigkeiten mit festeren Konsistenzen haben, können diese z. B. durch das Üben mit Kausäckchen schon sehr frühzeitig in die Therapie mit einbezogen werden. Durch die funktionell-anatomische Anbindung von Kiefer-, Zungen- und Pharynxmuskulatur können so schon sehr frühzeitig Bewegungsimpulse auch bei schwer betroffenen Patienten erreicht werden.

MERKE

Eine gezielte und spezifische Kostanpassung ist Therapie und kann funktionelle Verbesserungen unterstützen und zur Restitution der Schluckfunktion beitragen – sie sollte jedoch nicht das Ende der Therapie darstellen.

3.49 Was bedeutet IDDSI?

IDDSI bedeutet International Dysphagia Diet Standardization Initiative. Diese Initiative wurde 2013 gegründet, um eine global und interdisziplinäre anwendbare, standardisierte Terminologie und Definition von Konsistenzstufen für die adaptierten oralen Ernährungsempfehlungen für Patienten mit Dysphagie zu entwickeln, die in allen Altersgruppen, Pflegestufen und auch in allen Kulturen verwendet werden kann. Die Kommunikation bzgl. der empfohlenen Eigenschaften einer Dysphagiediät wird so erheblich erleichtert – die in der Vergangenheit häufig verwendeten Begriffe „passierte Kost" oder „angedickte Flüssigkeiten" sind offensichtlich sehr unspezifisch und der damit verbundene Interpretationsspielraum führt häufig zu Missverständnissen, die die sichere und v.a. auch ausreichende orale Ernährung der Patienten gefährden.

IDDSI enthält ein Kontinuum über acht Koststufen (0–7), das auf den Fließeigenschaften von Flüssigkeiten und Lebensmitteln unterschiedlicher Texturen basiert. Die Ebenen werden durch Zahlen, Textbeschreibungen und Farbcodes gekennzeichnet (▶ 4.57). Weitere Informationen finden sich unter http://iddsi.org/framework/, die deutsche Übersetzung (und weitere Sprachen, teilweise noch in Überarbeitungsversion) finden sich hier: https://iddsi.org/translations/.

3.50 Muss eine Schluckstörung therapiert werden, wenn sie nur ganz leicht ist und den Patienten nicht stört?

Nicht zwingend. Unabhängig von der objektiven Diagnose und Schwere der Schluckstörung muss und kann diese nur dann erfolgreich behandelt werden, wenn der Patient dies auch möchte, er den Nutzen der Behandlung sieht und dieser auch zustimmt. Neben den patientenbezogenen Einschätzungen sollten das Aspirations- und Malnutritionsrisiko für die Therapieentscheidung führend sein. Wenn die Schluckstörung leicht ist (z. B. Verschlucken beim Essen von krümeligen Substanzen wie Nüssen, Abhusten aber spontan möglich ist), und diese den Patienten nicht stört oder beeinträchtigt, so *muss* diese nicht behandelt werden.

Fragen aus dem therapeutischen Alltag

3.51 Ich habe keinen Zugang zu instrumenteller Diagnostik: Wie kann ich eine fundierte Therapieplanung erstellen?

Ohne instrumentelle Schluckdiagnostik ist der Sprachtherapeut rein auf das Ergebnis der klinischen Schluckfunktionsuntersuchung (KSU, ▶ 2.21ff.) beschränkt und muss sich darüber im Klaren sein, dass die Therapieplanung zu einem großen Teil auf reinen Vermutungen bzw. Hypothesen basiert.

Ohne Unterstützung durch die Bildgebung ist die Herausforderung an die KSU hoch: Neben einer sehr sorgfältigen Anamnese (▶ 2.24ff.), einer guten Kenntnis der Neurophysiologie im Falle neurologischer Patienten (▶ Kap. 6, ▶ Kap. 10) oder einem sehr guten Verständnis der Anatomie, inkl. Interpretation der OP-Berichte mit TMS-Klassifikation und Kenntnis der möglichen Folgen der onkologischen Therapie im Falle von Kopf-Hals-Tumor-Patienten (▶ Kap. 7), bedarf es auch fundierter Kenntnisse der Hirnnerven in ihrer Funktion und Relevanz für das Schlucken(▶ 2.27).

Der Therapeut muss demnach in der Lage sein, spezifische Hypothesen zu den Beeinträchtigungen der Biomechanik zu bilden und diese mit der potenziell verursachenden Pathophysiologie schlüssig zu verbinden.

BEISPIEL

Bei einem Schlaganfallpatienten wird die Vorgehensweise einer strukturierten Hypothesenbildung anhand folgender Fragen dargestellt:

- Wo genau ist die Läsion? *MRT: Ponsinfarkt rechts*
- Welche Hirnnerven können hierdurch betroffen sein?
  Die Hirnnerven*kerne* des *N. fazialis und N. trigeminus* können direkt geschädigt sein (im Sinne einer peripheren Läsion). Zusätzlich kann es noch zu einer Schädigung des *kortikobulbären Traktes* kommen, dieser läuft durch den Pons. Dadurch kann es zu einer zentralen Läsion aller am Schlucken beteiligten Hirnnerven (N. trigeminus, N. fazialis, N. glossopharyngeus, N. vagus und N. hypoglossus) kommen.

- Handelt es sich um zentrale oder periphere Läsionen oder kann auch eine Kombination von beidem vorliegen? *Im Falle eines Ponsinfarktes kann es sowohl zu peripheren wie auch zentralen Paresen kommen.*
- Was ergibt die Überprüfung der Hirnnerven?
  - kein sensibles Defizit Gesicht, Kau-/Kiefermuskulatur palpatorisch symmetrisch wirkend – *kein Hinweis auf Läsion N. trigeminus*
  - Mundastschwäche links, Stirnast links intakt – **faziale Schwäche links**
  - willkürliche Velumhebung auf Phonation symmetrisch, Würgreflex nicht auslösbar – *somit keine motorische Läsion des N. glossopharyngeus, evtl. sensibel*
  - Stimme schwach, jedoch nicht dysphon, willkürlicher Husten klinisch schwach wirkend – *kein manifester Hinweis auf Läsion des N. vagus*
  - leichte linguale Deviation nach rechts, linguale Bewegungen deutlich verlangsamt, v.a. nach links – Hinweis auf Hypoglossusparese – *aufgrund der Infarktlokalisation mit großer Wahrscheinlichkeit zentral, im Sinne einer* **lingualen Parese**
- Welche Schluckbewegungen können hiervon betroffen sein und welche sensiblen Ausfälle könnten vorliegen?
  - **faziale Parese:** Probleme mit Anhebung und Posteriorbewegung des Hyoids, Anhebung der Zungenbasis, Lippenschluss und Wangentonisierung, Speichelbildung und Geschmacksempfinden
  - **linguale Parese:** Probleme mit Bolusbildung, Rückwärtsbewegung der Zunge beim Schlucken
- Welche Informationen kann ich aus den klinischen Schluckversuchen ziehen?
  - Klinische Schluckversuche mit Wasser führen schon bei kleinster Menge zu promptem Husten und brodeliger Stimmveränderung, der Speichel wird wiederholt expektoriert, Schluckversuche mit Brei führen im Verlauf zu leichtem Husten, feste Konsistenz kann nicht gekaut werden.
- Wie gefährdet ist der Patient bezüglich des Aspirations- und Pneumonierisikos?
  - Es bestehen mehrere klinische Aspirationsprädiktoren (▶ 2.40): reduzierter willkürlicher Husten, ausbleibender Würgreflex, Husten nach Schlucken, Stimmveränderung nach Schlucken, Dysarthrie; Pneumonierisiko (▶ 2.6) eher gering einzuschätzen: Patient kann sich selbstständig an die Bettkante setzen, ist selbstständig in Bezug auf Mundpflege und Nahrungsaufnahme, keine pulmonalen Vorerkrankungen, keine kognitiven Defizite

Für die konkrete Therapieplanung bedeuten diese Informationen folgendes:

- Die klinische Verdachtshypothese lautet: **V. a.** Dysphagie der oralen Phase mit **V. a.** prädeglutitivem Pooling mit Aspiration infolge von reduzierter oralmotorischer Kontrolle, zusätzlich **geringerer Verdacht auf** Dysphagie der pharyngealen Phase mit **V. a.** valleculäre Residuen bei reduzierter Rückwärtsbewegung der Zunge
- Infolge eines Ponsinfarkts liegen klinisch objektivierbar **zentrale** Hirnnervenläsionen vor. Dies legt nahe, dass es zielführend ist, in der Therapie den Fokus auf **Skill-** und nicht Strength-Training zu legen (▶ 3.21, ▶ 3.22).
- Potenzielle Therapieinhalte wären: Kauübungen z. B. beginnend mit Kausäckchen, Skill-Übungen mit Biofeedback und wiederholt Übungen mit Wasserschluckversuchen zum Trainieren der oralmotorischen Kontrolle.
- Die KSU liefert in diesem Fall keine deutlichen Hinweise auf eine sensible Störung, kann sie jedoch auch nicht ausschließen – trotz Aspirationsgefahr, kann jedoch bei niedrigem Pneumonierisiko in Absprache mit den Beteiligten (Patient, Angehörigen, betreuenden Arzt) eine beginnende klinische Oralisierung erprobt werden.
- Die Indikation für eine bildgebende Schluckdiagnostik ist in jedem Fall gegeben und muss so auch gegenüber dem betreuenden Arzt formuliert werden, auch für den Fall, dass die Durchführung unwahrscheinlich ist.

3.52 Wie wähle ich eine geeignete Behandlungsposition für eine Therapieeinheit aus?

Bei der Auswahl der Behandlungsposition spielen *verschiedene Kriterien* eine Rolle. Die wichtigsten sind:

1. **das angestrebte Therapieziel:** Wichtige Vorüberlegungen sind hier, inwieweit der Patient die Übungen und Therapieinhalte aktiv mitgestalten kann und wie sich ggf. Schwerkraftbedingungen auf den oropharyngealen Bolustransport auswirken können.
2. **die Möglichkeiten des Patienten:** Vor allem neurologische Patienten benötigen z. B. aufgrund von Paresen, ataktischen, dyskinetischen Bewegungsstörungen oder Polytraumata Hilfestellung beim Einnehmen einer bestimmten Position oder Körperhaltung. Wichtig ist hier, dass der Patient in der gewählten Position stress- und schmerzfrei ggf. mit geeigneten Hilfsmitteln und mit einem gewissen Grad von Eigenaktivität für eine Zeitspanne verbleiben kann, die ein sinnvolles zielorientiertes therapeutisches Handeln möglich macht.
3. **Rahmenbedingungen:** Relevant sind hier v.a. der zur Verfügung stehende Zeitrahmen, die verfügbaren Lagerungsmaterialien und Hilfsmittel sowie die räumlichen Gegebenheiten.

Dies wird im Folgenden anhand von Beispielen erläutert.

BEISPIEL

Beispiel 1: Therapieziel

- **Beispielziel 1:** Im Rahmen des oralen Kostaufbaus sollen erste kleine Mahlzeiten einbezogen werden. Hier wird eine aufrechte Behandlungsposition (z.B. Sitzen, Sitzbett) sinnvoll sein, in der der Patient möglichst selbstständig agieren kann und das „Aktionsfeld" (Tisch mit den ausgewählten Speisen, Getränken und Hilfsmitteln) im Blick hat. In aufrechter Position können zudem die Schwerkraftverhältnisse den pharyngealen Bolustransport unterstützen.
- **Beispielziel 2:** ein *erster Entblockungsversuch*: Hier kann eine Seiten- oder Bauchlage (130°) geeignet sein, denn diese ermöglicht ein Speicheldrooling aus dem Mund, sodass beim Entblocken die Gefahr der Speichelaspiration reduziert werden kann.

Beispiel 2: Möglichkeiten des Patienten

- **Beispielziel 1***:* Das Ziel der Therapieinhalte war das Essen einer ersten kleinen Mahlzeit und somit der Wunsch für eine aufrechte Sitzposition des Patienten. Sinnvoll ist die orale Kostgabe im Sitzen jedoch nur dann, wenn der Patient (ggf. unterstützt durch Lagerungshilfen) ein gewisses Maß an Rumpf- und Kopfkontrolle hat, sodass er diese Position auch annehmen und in ihr aktiv werden kann. Muss der Therapeut dagegen fortwährend die Kopfkontrolle unterstützen, so wird dies für alle Beteiligten wenig sinnvoll und sehr anstrengend sein, sodass eine Alternative gefunden werden sollte, z. B. eine 70–80°-Stellung des Kopfteils im Sitzbett, sodass eine größere Unterstützungsfläche für Rumpf und Kopf geschaffen wird. Selbstverständlich geht dies zu Lasten der Schwerkraftbedingungen beim pharyngealen Bolustransport, sodass hier ein sinnvoller Kompromiss oder auch andere Behandlungsposition gefunden werden muss.

Beispiel 3: Setting

Auch wenn unter Berücksichtigung der o.g. Punkte eine geeignete Behandlungsposition gefunden wurde, müssen auch „äußere" Faktoren berücksichtigt werden.

3

- Ein wichtiger Punkt für das Dysphagiemanagement ist häufig der *Zeitfaktor:* bei einer üblichen Therapiedauer von 30–45 Minuten ist es häufig nicht sinnvoll, einen sehr zeitintensiven Lagewechsel einzuplanen. Auch wenn der Lagewechsel an sich sicher aktivierende und tonusregulierende Effekte hat, so bleibt dann dennoch nur noch wenig Zeit, um störungsspezifische Inhalte zu bearbeiten. Hier können ggf. auch kleine Veränderungen der aktuellen Position zu den gewünschten Effekten führen und genügend Zeit für die geplanten Interventionen lassen.
- Die *räumlichen Gegebenheiten* und *verfügbaren Hilfsmittel* schränken ebenfalls oft die Handlungsmöglichkeiten ein. Dies lässt sich im ambulanten Setting oder im Rehabereich häufig noch eher verändern als im Akutsetting (ITS, Stroke Unit). Letztendlich stellen sich die Probleme ja auch nicht nur für den Dysphagietherapeuten.

Folgende Fragen sollten z.B. für mögliche sinnvolle Veränderungen gestellt werden:
- **räumliche Bedingungen:** Wo steht das Patientenbett? Welche Wände, Gerätschaften müssen zwingend in unmittelbarer Nähe stehen?
- **Hilfsmittel:** Gibt es einen geeigneten (Roll-)Stuhl oder ein Patientenbett für die Positionierung im Sitzen? Gibt es geeignetes, d. h. individuell sinnvolles Lagerungsmaterial?

MERKE

Es ist eingangs sehr sinnvoll, Therapiezeit in Veränderungen und Optimierung des Settings zu investieren, da dies ein effektiveres störungsspezifisches Arbeiten ermöglichen kann.

3.53 Was muss ich als Sprachtherapeut beachten, wenn ich Patienten transferiere?

Ein großes **Risiko** besteht darin, dass der Patient beim Transfer stürzt oder sich anderweitig verletzt. Daher sind folgende Maßnahmen sinnvoll:
- Vor dem ersten Transfer *informieren, welche sicheren Transfermöglichkeiten bereits ausprobiert wurden* und dem Patienten bekannt sind, hier geben die behandelnden Physiotherapeuten und Pflegefachkräfte Auskunft.
- Ein weiterer Schritt zur Sicherheit ist getan, wenn der *Patient möglichst aktiv in den Transfer einbezogen wird* und Gelegenheit bekommt, seine Ressourcen zu nutzen. Denn nur dann wird er beispielsweise seinen Gleichgewichtssinn und seinen aktiven Haltetonus optimal nutzen können.
- Vor allem bei Hemiplegie sollte sichergestellt werden, dass sich *die (paretische) Hand nicht im Bereich der Räder und der Fuß sicher auf dem Boden befindet.*

MERKE

Generell ist zu beachten, dass der handelnde Therapeut (nicht nur beim Transfer) die Durchführungsverantwortung hat und damit auch eine Verpflichtung, sich zu den durchzuführenden Maßnahmen aus- und weiterbilden zu lassen. Regelmäßiger Austausch und auch interdisziplinäre Schulungen im eigenen Haus haben hier einen unschätzbaren Stellenwert.

PRAXISTIPP

Im Rahmen der Dysphagietherapie ist der Transfer i.d.R. kein Selbstzweck, sondern ein Mittel, um eine geeignete Behandlungsposition zu ermöglichen. Daher gilt: ... *und im Zweifelsfall Hilfe dazuholen!*

3.54 Was mache ich, wenn ein Patient offenkundig während der Therapie aspiriert?

Wenn **akute Aspirationszeichen** auftreten, z. B. Husten, feuchte Stimmqualität, sollte der Patient zum forcierten Husten aufgefordert und ggf. dabei unterstützt werden, z. B. durch eine forcierte manuelle Thoraxkompression während des aktiven Hustens oder während der Ausatmung, wenn kein aktives Husten möglich ist.

Bei akuter Atemnot durch Aspiration kann eine forcierte Thoraxkompression bei weit vornübergebeugter Haltung zunächst probiert werden. Ist dies nicht kurzfristig effektiv, sollte der Heimlich-Handgriff durchgeführt werden (▶ 1.36). Ist ein Absauggerät in der Nähe, kann einer akuten Atemnot auch durch Absaugen des Aspirats entgegengewirkt werden, dies ist jedoch absolut nur Notfällen vorbehalten.

Längerfristige Anzeichen von Aspiration können z. B. rezidivierende pulmonale Infekte sein. Diese erfordern eine sachgerechte Abklärung durch klinische und instrumentelle Untersuchungsverfahren (▶ Kap. 2). Entstehende Aspirationspneumonien müssen selbstverständlich medikamentös und atemtherapeutisch behandelt werden.

MERKE

Bei Aspirationsereignissen mit auftretender Atemnot ist auch nach scheinbar kompletter Entfernung des Aspirats in jedem Fall der zuständige Arzt hinzuzuziehen. Im Zweifel besser den Arzt einmal zu viel als einmal zu wenig kontaktieren, um ggf. unbemerkte Komplikationen zu entdecken und weitere Maßnahmen einzuleiten (weiterführende Diagnostik, Antibiose etc.).

3.55 Kann man Husten trainieren?

Husten ist eine Funktion, die in drei Phasen abläuft: 1. Inspirationsphase, 2. Kompressionsphase, 3. Extrusionsphase (▶ 1.41).

Man kann einzelne Funktionen und Körperstrukturen, die in diesen Phasen für ein effektives Husten genutzt werden, mit dem Ziel trainieren, die Effektivität zu erhöhen:

1. **Inspirationsphase:** atemtherapeutische Maßnahmen zur Erhöhung des Inspirationsvolumens (z. B. atemvertiefende Übungen, inspiratorische Atemtrainer, ggf. Sekretolysemaßnahmen)
2. **Kompressionsphase:** Maßnahmen zur Verbesserung des Glottisschluss, Aktivierung der Rumpfmuskulatur bzw. der exspiratorischen Atemhilfsmuskulatur, exspiratorische Atemtrainer (z. B. PEP Threshold, EMST150)
3. **Extrusionsphase:** Aktivierung der exspiratorischen Atemhilfsmuskulatur, ggf. Einbindung kompensatorischer hustenerleichternder Körperhaltungen (Rumpfflexionshaltungen, z. B. Kutschersitz)

Eine gute Evidenzlage gibt es inzwischen für die Verbesserung der Husteneffektivität und positive Effekte auf die Aspirationsraten durch Anwendung des exspiratorischen Muskeltrainings (EMST150) bei Patienten mit unterschiedlichen Grunderkrankungen (▶ 3.27, ▶ 3.28).

Noch unklar ist, durch welche Maßnahmen die Reagibilität (Auslösbarkeit) der Hustenreaktion nachhaltig rehabilitiert werden kann. Hierzu gibt es derzeit noch keine Wirksamkeitsnachweise für spezifische Methoden.

3.56 Ist es besser das hochgehustete Sekret auszuspucken, wenn der Patient eine Schluckstörung hat?

Wenn Gefahr besteht, dass das hochgehustete Sekret aspiriert wird, dann sollte es nach Möglichkeit expektoriert (ausgespuckt) werden. Es kann allerdings schwierig sein, Bronchialsekret oder Aspirat bis in die Mundhöhle hochzubringen, um es dann zu expektorieren. Daher kann in diesem Fall direkt nach dem Husten ein effektives Abschlucken fazilitiert werden – ggf. mit einer kompensatorischen Technik, um die Aspirationsgefahr zu verringern.

Grundsätzlich sollte aber durch **Maßnahmen zum Bronchialsekretmanagement** die Sekretmenge bzw. durch Kostanpassung die Aspirationsgefahr verringert werden, um die Aspirationsgefahr von hochgehustetem Sekret und Aspirat zu vermindern.

PRAXISTIPP

Ist der Patient in der Lage Sekret oder Speichel zu expektorieren, sollte dies unterstützt werden, indem z.B. eine ausreichende Menge Taschentücher und Entsorgungsmöglichkeiten (z. B. Tüte am Bett) zur Verfügung stehen.

3.57 Mein Patient ist zu schwach für das Shaker-Manöver: Darf ich es im Sitzen machen?

Nein. Das Shaker-Manöver oder Kopfhebe-Übung ist ein rehabilitatives Verfahren mit dem Ziel, die suprahyoidale Muskulatur zu kräftigen, um die hyolaryngeale Exkursion zu verbessern und somit zu einem suffizienten Larynxverschluss sowie einer suffizienten Öffnung des pharyngoösophagealen Segments (PÖS) zu führen. Die Patienten liegen hierbei flach auf dem Rücken und heben gegen die Schwerkraft den Kopf an, sodass sie die Fußspitzen sehen können, die Schultern jedoch noch auf dem Bett/der Liege liegen bleiben.

Wird das Shaker-Manöver im Sitzen angewendet und der Patient nimmt im Sitzen den Kopf zur Brust, so geschieht dies nun – anders als im Liegen – unter Einfluss der Schwerkraft und bedarf somit keiner Kraftanstrengung und hat somit auch nicht den beabsichtigten Effekt.

3.58 Gibt es sinnvolle Alternativen, wenn mein Patient zu schwach ist, das Shaker-Manöver nach Vorgabe durchzuführen?

Ja. Zum einen kann, wenn die Bewegung grundsätzlich mechanisch möglich ist, der Patient jedoch nur „zu schwach“ ist, die Übung schrittweise aufgebaut werden. Die Vorgaben aus der Originalstudie sind erfahrungsgemäß häufig zu anstrengend für Patienten, die hier eine muskuläre Schwäche aufweisen. Hier muss die Übung an die Fähigkeiten des Patienten angepasst werden. So kann die Anzahl der Wiederholungen zu Anfang sehr gering sein und schrittweise gesteigert werden. Zum Teil muss eingangs sogar das Gewicht des Kopfes abgenommen werden, alternativ kann auch zu Beginn das Kopfteil etwas erhöht gelassen werden, sodass die Schwerkraft etwas geringer ist. So wie der Patient kräftiger wird, nähert sich die Therapeutin schrittweise den empfohlenen Einheiten. Die Therapeutin sollte stets bedenken, dass ein untrainierter Mensch sein Ziel, einen Marathonlauf zu meistern, auch nicht mit einer Trainings-Laufstrecke von 40 km beginnt.

Zum anderen können folgende Alternativübungen durchgeführt werden:

- CTAR – chin tuck against resistance: die Bewegung des chin tuck (Kinn zur Brust) gegen einen Widerstand
- JOAR – jaw opening against resistance: Kieferöffnungsübung gegen Widerstand durchgeführt; v.a. bei Patienten mit einer Trachealkanüle oder Einschränkungen der Halswirbelsäule kann dies eine sinnvolle Alternativübung sein

3.59 Gibt es auch alternative rehabilitative Verfahren zur Kräftigung der suprahyoidalen Muskulatur?

Ja. Es gibt zum einen Widerstandsübungen mit Geräten, die zwischen Brustbein und Kinn gesetzt werden und dann komprimiert werden müssen (sog. *chin tuck against resistance* und *jaw opening against resistance,* ▶ 3.58), und zum anderen gibt es Hinweise aus Studien, dass der Einsatz des EMST150 (ein Gerät zur Kräftigung der Ausatemmuskulatur, ▶ 3.27, ▶ 3.28) ebenfalls zu einer Kräftigung der suprahyoidalen Muskulatur führt.

MERKE

Bei Patienten mit HWS-Problematik kann häufig aufgrund von Bewegungseinschränkungen und/oder Schmerzen kein Shaker-Manöver oder CTAR durchgeführt werden. Neben der Rücksprache mit dem behandelnden Arzt oder Physiotherapeut sollten die Alternativübungen JOAR oder EMST zum Einsatz kommen.

3.60 Darf ich das Masako-Manöver mit Essen/Trinken durchführen?

Nein. Das Masako-Manöver (die herausgestreckte Zungenspitze wird während des Schluckens zwischen den Zähnen fixiert) darf nur mit Speichelbolus durchgeführt werden. Es kann zu einer potenziell erhöhten Aspirationsgefahr durch Bolusschlucke kommen, da es während der Durchführung zu niedrigeren Maximaldrücken im Oro- und Hypopharynx und einem höheren Relaxationsdruck im PÖS kommt. Die Fixierung der Zunge verhindert überdies, dass oralmotorische Bewegungen physiologisch (Koordination, Kraft und Timing) ablaufen können.

3.61 Was ist zu beachten, wenn der Patient eine Beißreaktion bei oralen Stimulationen zeigt?

In erster Linie ist darauf zu achten, dass bei manueller oraler Stimulation der Finger nicht zwischen die Zähne des Patienten gerät. Passiert dies doch, dann ist dies sehr schmerzhaft.

Für diese Situation werden die unterschiedlichsten, wenig hilfreichen Maßnahmen empfohlen, z.B. dem Patienten ins Gesicht pusten (nicht sinnvoll, da dies Erschrecken und ein kräftigeres Zubeißen auslösen kann) oder auch Druck auf die Kiefergelenke geben (ebenfalls nicht sinnvoll, da schmerzhaft für den Patienten und somit eher tonuserhöhend).

Am effektivsten sind prophylaktische Maßnahmen, die ein Aufbeißen auf den Therapeutenfinger verhindern. *Hierzu zählen:*

- Stimulationen/therapeutische Maßnahmen nicht mit dem Finger durchführen; empfehlenswert sind Holzmundspatel oder Plastikspatel, da sie eine flächige Oberfläche haben und den Patienten nicht gefährden, da sie kaum zerbissen werden können
- Stimulationen von lateral beginnen, nicht von der Zahnreihenmitte aus
- den Kopf nicht in einer zentralen Position (Nase, Sternum in einer Linie) positionieren, sondern eher in einer Rotation nach links oder rechts

Sollte es doch einmal dazu kommen, dass der Finger zwischen den Zahnreihen landet, sollte so gut wie möglich Ruhe bewahrt werden (so schwierig das in dieser sehr schmerzhaften Situation sein kann). Man kann versuchen, den Unterkiefer zur Seite (nach links und rechts) zu rotieren. Dies bringt den Patienten aus dem Beißmuster heraus und zudem wirkt die Rotation tonuslösend.

MERKE

Grundsätzlich sollte immer auch an den **Eigenschutz** gedacht werden. Sollte es zu Verletzungen des Therapeuten kommen, ist eine sofortige ärztliche Untersuchung/Behandlung indiziert.

3.62 Kann man durch therapeutische Unterstützung (z. B. einen Griff) die Initiierung des Schluckes unterstützen?

Nein, die Initiierung kann man nicht allein durch einen Griff oder eine spezifische Stimulation auslösen.

Man kann aber die Voraussetzung für die Schluckinitiierung verbessern, indem man z.B.:

- nach Möglichkeit einen Nahrungs- oder Flüssigkeitsbolus schlucken lässt und nicht nur Speichel
- eher kalte als zimmerwarme Nahrung oder Flüssigkeit dafür verwendet
- den Patienten in die Interventionen möglichst aktiv mit einbezieht

MERKE

Die Schluckinitiierung kann nicht durch eine spezifische Maßnahme oder einen „Spezialgriff" von außen ausgelöst werden. Durch die Kombination verschiedener Maßnahmen kann der Patient aber in der Initiierung des Schluckes unterstützt werden. Welche effektiv sind, sollte wenn möglich gemeinsam mit dem Patienten individuell identifiziert werden.

3.63 Wie erkenne ich, dass mein Patient in der Therapie überfordert ist?

Ein effektives Üben sollte fordern, jedoch nicht überfordern (▶ 3.11, **intensity matters**). Dieser Grad ist ausgesprochen schmal. Trotz sorgfältiger Planung lässt sich eine **Überforderung** nicht immer vermeiden, wenn man sich mit Patienten an deren Leistungsgrenze herantastet. Da Überforderung und Frustration oft Hand in Hand gehen, sollten Anzeichen jedoch möglichst frühzeitig erkannt werden. Eine anschließende Modifikation der Aufgabe verhilft dem Patienten dann zu einem erneuten Erfolgserlebnis und motiviert ihn, seine Ziele weiter zu verfolgen.

Anzeichen für Überforderung können u. a. sein:

- Abnahme der Konzentration
- erhöhte Ablenkbarkeit
- Anweisungen können nicht/nicht mehr korrekt umgesetzt werden
- hohe Fehlerquote
- Verbalisieren der Überforderung
- Angabe von Missempfindungen/Schmerzen bei der Durchführung von Übungen
- Verweigerung der Aufgabe
- Bagatellisieren, fehlende Compliance gegenüber therapeutischen Empfehlungen
- Eigenübungen werden nicht umgesetzt etc.

Um eine Überforderung bei **Patienten mit schweren Bewusstseinsstörungen** zu erkennen, erfordert es eine intensive Beobachtung.

Die Patienten zeigen z.B. Stressreaktionen wie:

- Anstieg der Pulsfrequenz
- Anstieg der Atemfrequenz
- Blutdruckanstieg
- Schwitzen
- Zittern
- Anstieg des Muskeltonus
- Stöhnen, Lautieren
- Verlust von Blickkontakt
- Einschlafen

3.64 Wie übe ich mit Patienten, die aufgrund von kognitiven Störungen, Aphasien oder Apraxien keine Übungen umsetzen können?

Viele neurologische Patienten können aufgrund von Einschränkungen der Kognition, der Sprache, der Handlungsplanung sowie auch des Visus nicht ohne Weiteres und manche gar keine rehabilitativen Übungen umsetzen. Für manche Patienten kann der zusätzliche Einsatz von **Biofeedback-Techniken** (▶ 3.23) hilfreich sein. So können Übungen zur Kräftigung oder Optimierung der Geschicklichkeit vermittelt werden.

Einigen Patienten gelingt eine Umsetzung mit viel therapeutischer Unterstützung kurzzeitig, die für eine nachhaltige Veränderung notwendige hohe Übungsfrequenz wird jedoch nicht erreicht. Nichtsdestotrotz ist es wichtig, an den spezifischen Einschränkungen der Patienten zu arbeiten. In aller Regel kommen statt funktionellen Übungen **therapeutische orale Nahrungsgaben** zum Einsatz. Diese Stimulation sollte auf den Pathomechanismus des Patienten zugeschnitten sowie herausfordernd (**challenge the system**) sein und hochfrequent (**repetition matters**) erfolgen (▶ 3.11, ▶ 3.48). Therapeutisches Feedback bzgl. der Durchführung ist wichtig, sollte jedoch im Verlauf der Therapie mit zunehmender Eigenwahrnehmung des Patienten für die korrekte Umsetzung schrittweise abgebaut werden (▶ 3.17).

Als therapeutische Möglichkeit kommt z.B. eine orale Nahrungsgabe infrage, die

- unterschiedliche herausfordernde Konsistenzen,
- in unterschiedlich großen Bolusgrößen,
- mit unterschiedlichen Geschmacksreizen und
- Speisen/Flüssigkeiten unterschiedlicher Temperatur etc.

berücksichtigt.

PRAXISTIPP

- Die oralen Nahrungsgaben sollten aufgrund der meist erhöhten Ablenkbarkeit der Patienten in **ruhiger und ablenkungsarmer Umgebung** erfolgen, wobei im Verlauf auch hier eine Anpassung erfolgen kann, um den Patienten stärker zu fordern und einen Übertrag in alltagsreale Umstände zu ermöglichen.
- Wann immer dies möglich ist, sollte der Patient die **Speisen und Getränke (ggf. mit Unterstützung) selbstständig zum Mund** führen. Dies fazilitiert eine adäquate Abnahme vom Besteck oder aus dem Trinkgefäß, die häufig initial noch nicht gegeben ist. Durch die bewusste Stimulation der Auge-Hand-Koordination kann sich das Gehirn auf den nun folgenden Bolusschluck vorbereiten und das Timing der Abläufe bestmöglich optimieren.
- Da sich die Symptomatik gerade der akutneurologischen Patienten schnell verändert, sollte **immer wieder geprüft werden, ob mittlerweile spezifische Übungen umgesetzt werden können**, sofern diese noch indiziert sind. Initial ggf. notwendige Kompensationen (im Rahmen einer Bildgebung ermittelt!) sollten ebenfalls regelmäßig evaluiert und ggf. ausgeschlichen werden.
- Einen besonderen Stellenwert bei der Betreuung dieser Patienten bei den Mahlzeiten hat die **Schulung des Pflegepersonals sowie der Angehörigen**. Je konsequenter die Umsetzung hilfreicher Strategien erfolgt, desto schneller können diese vom Patienten übernommen werden und ihn so dem Ziel der Unabhängigkeit von der Hilfe anderer näherbringen.

3.65 Was ist zu beachten, wenn ich Patienten mit multiresistenten Keimen behandle?

Bei **multiresistenten Erregern** (MRE) handelt es sich um Bakterien, die gegenüber einer Behandlung mit verschiedenen Antibiotika widerstandsfähig geworden sind. Dies stellt besonders dann ein Problem dar, wenn durch die Erreger eine Infektion ausgelöst wird. Eine konsequente Umsetzung der **Basis- und Isolationshygiene** verhindert eine Verschleppung dieser Erreger und schützt gefährdete Mitpatienten, aber auch Besucher und Mitarbeiter.

Als maßgebliches Dokument gelten der entsprechende **Hygieneplan** der Einrichtung und die **Vorgaben des Robert-Koch-Instituts** (RKI). Fundierte Kenntnisse über den entsprechenden Keim sowie die notwendigen Maßnahmen beim Betreten und Verlassen des Patientenzimmers (z.B. das Tragen von Handschuhen, Plastikschürzen, Isolationskitteln, Händedesinfektion, Händewaschen, Wischdesinfektion von

Flächen) sind nötig und sollten regelmäßig durch Hygienefachkräfte und Hygienebeauftragte geschult werden (▶ 12.10).

Wird ein Patient aufgrund eines Keims isoliert, führt dies bei Besuchern oft zu einer großen Verunsicherung. Mitarbeiter sollten die Sorgen und Ängste der Angehörigen daher ernst nehmen und mit Rat (Informationen, Herstellen eines Kontaktes zu Ärzten/Hygienebeauftragten) und Tat (vorbildliche Umsetzung der Maßnahmen, Hilfe beim korrekten Anlegen der Schutzkleidung) zur Seite stehen.

Beratung

3.66 Warum sollte Beratung ein wesentlicher Bestandteil der Dysphagietherapie sein?

Das Schlucken ist ein hochkomplexer, weitgehend unbewusst ablaufender Prozess. Funktionsstörungen können sehr schnell zu einer Beeinträchtigung der Lebensqualität führen. Eine erfolgreiche Dysphagietherapie kann nur mit einem kooperierenden Patienten stattfinden, der aufgeklärt wurde. Nach der Aufklärung kann der somit informierte Patient seine Wünsche und Anliegen äußern und nur so kann dann in einem zweiten Schritt gemeinsam die weitere Vorgehensweise festgelegt werden. Gerade bei komplexeren und länger anhaltenden Dysphagien können sich die Wünsche des Patienten im Verlauf verändern, sodass immer wieder erneute Beratungsgespräche von zentraler Bedeutung sind, um die Compliance für die Therapie zu erhalten. Diese Compliance kann nur durch Beratung und Aufklärung hergestellt werden, daher stellt sie einen wesentlichen Aspekt der Dysphagietherapie dar.

3.67 Welche Aspekte sollen in der Beratung von Patienten und Angehörigen Beachtung finden?

Bei der Beratung von Patienten und Angehörigen handelt es sich idealerweise um einen Prozess, der die Therapie fortlaufend begleitet (▶ 3.66). Eine Beratung stellt einen Austausch auf Augenhöhe dar – beide Seiten teilen für die Behandlung wesentliche Informationen miteinander. Zielsetzung des Prozesses ist es zum einen, dass Patient und Angehöriger fundiert und verständlich informiert Entscheidungen treffen können. Zum anderen ergibt sich aus den Wünschen und Vorstellungen des Patienten ein therapeutischer Handlungsauftrag, auf dessen Basis der Therapeut seine Therapieplanung erstellen oder anpassen kann.

Mögliche Inhalte von Beratungsgesprächen können sein:

- Wünsche und Ziele des Patienten
- Sorgen und Ängste des Patienten
- Pathomechanismus der Schluckstörung
- Therapieoptionen inkl. Zeitrahmen
- Informationen über Risiken und mögliche Komplikationen
- Anleitung zur Durchführung von Eigenübungen
- Absprachen bzgl. der Gestaltung des weiteren Austauschs (regelmäßige Termine oder kurzfristige Kontaktaufnahme, telefonische oder persönliche Gespräche etc.)
- praktische Tipps zur Umsetzung im Alltag (z.B. auch im Pflegeheim)

Ergeben sich in der Behandlung Konfliktsituationen, sollten diese zeitnah und offen angesprochen werden, um eine weitere vertrauensvolle Zusammenarbeit nicht zu gefährden.

3.68 Wie gehe ich mit Patienten oder Angehörigen um, die meine therapeutischen Empfehlungen nicht umsetzen?

In der Beratung von Dysphagiepatienten (und deren Angehörigen) geht es nicht darum, sie von der eigenen Ansicht zu *„überzeugen“*, sondern **die Risiken und Möglichkeiten aufzuzeigen**; eben **Maßnahmen zu empfehlen.**

Gemeinsam mit dem Patienten (ggf. Angehörigen) gilt es eine **gemeinsame Vorgehensweise unter Berücksichtigung des Selbstbestimmungsrechts des Patienten** zu finden. Setzen Patienten/Angehörige die Empfehlungen nicht um, gilt es somit, ein gemeinsames Gespräch zu führen, damit gemeinsam Empfehlungen gefunden werden, die den Wünschen/Vorstellungen der Patienten entsprechen.

3.69 Wer soll beraten werden?

Neben dem Patienten und den Angehörigen können bei Bedarf auch alle am Patienten tätige Berufsgruppen in die Beratung einbezogen werden. Grundsätzlich stellt die Dysphagietherapie mit all ihren Facetten ein interdisziplinäres Aufgabengebiet dar, welches idealerweise 24 Stunden täglich umzusetzen ist.

MERKE

Beraten im Rahmen einer Dysphagietherapie ist nichts Eindimensionales. Das gemeinsame *„sich beraten“* – also der Austausch – sollten im Vordergrund stehen.

Literatur

Athukorala, R.P. et al. (2014). Skill training for swallowing rehabilitation in patients with Parkinson's disease. *Archives of Physical Medicine and Rehabilitation*, 95(7), 1374–1382.

El Sharkawi, A, et al. (2002). Swallowing and voice effects of Lee Silverman Voice Treatment (LSVT®): a pilot study. *Journal of Neurology, Neurosurgery & Psychiatry*, 72(1), 31–36.

Kleim, J.A., & Jones, T.A. (2008). Principles of experience-dependent neural plasticity: Implications for rehabilitation after brain damage. *Journal of Speech, Language, and Hearing Research*, 51, 225–239.

Langmore, S. E., & Pisegna, J. M. (2015). Efficacy of exercises to rehabilitate dysphagia: a critique of the literature. *International Journal of Speech-Language Pathology*, 17(3), 222–229.

Lersten, K. C. (1968). Transfer of movement components in a motor learning task. *Research Quarterly*;29:575–581.

Maas, E. et al. (2008). Principles of motor learning in treatment of motor speech disorders. *Am J Speech Lang Pathol*, 17, 277–298.

Panther, K. (2005). The Frazier Free Water Protocol. Perspectives on Swallowing and Swallowing Disorders. *Dysphagia*, 14, 4–9.

Putz, W., & Steldinger, B. (2016). Patientenrechte am Ende des Lebens: Vorsorgevollmacht, Patientenverfügung, *Selbstbestimmtes Sterben (Vol. 50796)*. CH Beck.

Restivo, D. A., & Hamdy, S. (2018). Pharyngeal electrical stimulation device for the treatment of neurogenic dysphagia: technology update. *Medical devices-Evidence and Research (Auckland, NZ), 11*, 21–26.
Robbins, J. et al. (2007). The effects of lingual exercise in stroke patients with dysphagia. *Archives of physical medicine and rehabilitation, 88*(2), 150–158.
Robbins, J. et al. (2008). Swallowing and dysphagia rehabilitation: translating principles of neural plasticity into clinically oriented evidence. *Journal of Speech, Language, and Hearing Research, 51*, 276–300.
Steffen, A. et al. (2019). Hypersalivation–Aktualisierung der S2k-Leitlinie (AWMF) in gekürzter Darstellung. *Laryngo-Rhino-Otologie, 98*(06), 388–397.
Troche, M. S. et al. (2010). Aspiration and swallowing in Parkinson's Disease and rehabilitation with EMST: a randomized trial. *Neurology, 75*, 1912–1919.
Volkert, D. et al. (2019). ESPEN guideline on clinical nutrition and hydration in geriatrics. *Clin Nutr, 38*(1), 10–47.
Ziegler W. (2003). Speech motor control is task-specific: Evidence from dysarthria and apraxia of speech. *Aphasiology;17*:3–36.

Links

Dziewas, R. et al. (2020) Neurogene Dysphagie, S1-Leitlinie. In: Deutsche Gesellschaft für Neurologie (Hrsg.), Leitlinien für Diagnostik und Therapie in der Neurologie. Online: www.dgn.org/leitlinien (zuletzt abgerufen am 05.11.2020)
ICF (2005). Internationale Klassifikation der Funktionsfähigkeit, Behinderung und Gesundheit. Deutschen Institut für Medizinische Dokumentation und Information, verfügbar unter: www.dimdi.de/dynamic/de/klassifikationen/icf/ (zuletzt abgerufen am 05.11.2020)
IDDSI – International Dysphagia Diet Standardisation Initiative - Framework: http://iddsi.org/framework/ (zuletzt abgerufen am 05.11.2020)
IDDSI – International Dysphagia Diet Standardisation Initiative -Übersetzungen: https://iddsi.org/translations/ (zuletzt abgerufen am 05.11.2020)

4 Ernährungsmanagement, oraler Kostaufbau, Kostadaptation und Sondenversorgung

P. Pluschinski, D. Volkert, R. Wirth

4

Malnutrition

4.1 Wie ist der Begriff Malnutrition definiert?

Malnutrition (Mangel-, Unterernährung) ist ein Ernährungszustand, der durch ein Defizit an Energie und Nährstoffen gekennzeichnet ist, zu einer veränderten Körperzusammensetzung führt und mit Funktionseinschränkungen und einem ungünstigen klinischen Verlauf verbunden ist (Cederholm et al. 2017). Der Mangel an Energie und Protein steht dabei im Vordergrund (Energie-Protein-Malnutrition), gleichzeitig fehlen jedoch aufgrund der ungenügenden Nahrungsmenge meist auch alle anderen Nährstoffe (Vitamine, Mineralstoffe, Spurenelemente, Ballaststoffe).

4.2 Führt eine Schluckstörung immer zu einer Malnutrition?

Ziel eines adäquaten Dysphagiemanagements ist es, eine **Malnutrition infolge einer Dysphagie zu vermeiden.** Zahlreiche Studien belegen, dass es jedoch einen deutlichen Zusammenhang zwischen dem Bestehen einer oropharyngealen Dysphagie und dem Entstehen einer Mangelernährung gibt. Dies gilt insbesondere für alte, multimorbide Patienten und für Patienten mit einem Kopf-Hals-Tumor (▶ 7.31).

Die Gefahr, dass sich eine Malnutrition verstärken kann, wurde auch bei akuten Schlaganfallpatienten mit bestehendem Malnutritionsrisiko nachgewiesen.

4.3 Wie entsteht Mangelernährung?

Mangelernährung entsteht immer dann, wenn die Energie- und/oder Nährstoffaufnahme nicht ausreicht, um den individuellen Bedarf zu decken. Dies kann sowohl durch eine **reduzierte Aufnahme** als auch durch einen **erhöhten Bedarf** verursacht sein:

- Die *Nahrungsaufnahme* ist bei den meisten akuten Erkrankungen durch die damit einhergehende Appetitlosigkeit reduziert, insbesondere aber bei Problemen

im Mund- und Rachenraum und bei allen Erkrankungen, die mit Übelkeit und Erbrechen oder Bewusstlosigkeit einhergehen.
- Der *Bedarf* ist erhöht bei größeren Verletzungen und Wunden, Krankheiten, die mit schweren Entzündungen einhergehen und bei vielen Krebskrankheiten (▶ 7.30, ▶ 7.31). Darüber hinaus können bei gastroenterologischen Krankheiten Verdauung und Absorption der Nährstoffe gestört sein.
- Eine *erhöhte Ausscheidung* von Nährstoffen bei bestimmten Nierenkrankheiten oder größere Blutverluste können ebenfalls zur Entstehung einer Mangelernährung beitragen.

4.4 Welches diagnostische Verfahren sollte zur Feststellung einer Malnutrition angewendet werden?

Die Diagnose von Mangelernährung ist ein **zweistufiger Prozess:**
1. Zunächst soll routinemäßig bei allen Patienten bzw. Risikogruppen ein *Screening auf Mangelernährung* durchgeführt werden (▶ 4.5).
2. Bei positivem Screening-Ergebnis muss sich eine *genauere Untersuchung (Assessment)* anschließen, um die Diagnose und ggf. den Schweregrad und die zugrunde liegenden Ursachen festzustellen.

Diesbezüglich wurde erst vor Kurzem ein weltweiter Konsens erreicht, demzufolge mindestens ein phänotypisches Kriterium (Gewichtsverlust, niedriger Body-Mass-Index (BMI), reduzierte Muskelmasse) und ein ätiologisches Kriterium (reduzierte Nahrungsaufnahme oder -verwertung, Krankheit mit Entzündungsgeschehen) vorliegen müssen (Cederholm et al. 2019).

Während das Screening auch von Personen ohne spezifische Fachkenntnis durchgeführt werden kann, sollte die Diagnose von ernährungsmedizinisch erfahrenen Fachpersonen gestellt werden und als Grundlage für die Festlegung der Therapieziele und der Therapiemaßnahmen dienen.

4.5 Wie wird das Risiko für das Entstehen einer Mangelernährung bestimmt?

Ein bestehendes Risiko für Mangelernährung wird durch das sog. **Screening auf Mangelernährung** bestimmt. Dies ist eine schnelle, einfache Abklärung, die bei allen Patienten bei Klinikaufnahme routinemäßig erfolgen soll und in Risikogruppen (ältere Menschen, chronisch Kranke) auch im ambulanten Bereich beim Erstkontakt und danach in regelmäßigen Abständen durchgeführt werden soll.

Dazu stehen mehrere kurze Fragebögen zur Verfügung, die alle die folgenden vier zentralen Aspekte beinhalten:
- Gewichtsverlust
- niedriger BMI (Body-Mass-Index)
- akute Erkrankung
- reduzierter Appetit/geringe Nahrungsaufnahme

(Kondrup, Allison und Elia 2003, Cederholm et al. 2015)

INFO

Mithilfe von Fragebögen kann ein Risiko auf Mangelernährung schnell festgestellt werden. Im stationären Bereich sollte dies routinemäßig bei Klinikaufnahme erfolgen, im ambulanten Bereich bei Risikopatientengruppen, z. B. bei allen älteren Patienten, Krebspatienten und gastroenterologischen Patienten.

4.6 Gibt es Empfehlungen für die Nutzung bestimmter Screening-Instrumente? Wenn ja, welche?

In jedem Fall soll ein validiertes (d. h. auf seine Zuverlässigkeit geprüftes) Instrument verwendet werden (▶ 2.10). Von der DGEM (Deutsche Gesellschaft für Ernährungsmedizin) und von ESPEN (Europäische Gesellschaft für Klinische Ernährung und Stoffwechsel) werden die folgenden *Fragebögen zur Einschätzung des Mangelernährungsrisikos* empfohlen (Kondrup, Allison und Elia 2003, Cederholm et al. 2015):

- MUST (*Malnutrition Universal Screening Tool*) für den außerklinischen Bereich
- NRS (*Nutritional Risk Screening*) für Patienten im Krankenhaus
- MNA (*Mini Nutritional Assessment*) für ältere Menschen in allen Bereichen

Die Fragebögen sind im Internet auf der Hompage der DGEM frei verfügbar (www.dgem.de/screening).

4.7 Wann sollte ein Screening auf Mangelernährung durchgeführt werden?

MERKE

Ein **Screening auf Mangelernährung** soll routinemäßig bei allen Patienten bei Klinikaufnahme und auch im ambulanten Bereich in regelmäßigen Abständen (in Abhängigkeit vom Gesundheits- und Allgemeinzustand – in jedem Fall bei akuten Änderungen der Gesundheitssituation) durchgeführt werden, um gefährdete Patienten frühzeitig zu erkennen und rechtzeitig Gegenmaßnahmen ergreifen zu können.

Bei positivem Screening muss die Diagnose, basierend auf einem anschließendem Assesssement, von ernährungsmedizinischem Fachpersonal gestellt werden.

4.8 Gibt es Grenzwerte zur Mangelernährung anhand des BMI?

Bei **unter 70-jährigen** werden **BMI-Werte < 20 kg/m²** und bei **über 70-jährigen BMI-Werte < 22 kg/m²** als Zeichen von Mangelernährung gewertet (Cederholm et al. 2019).

Ein erniedrigter BMI weist auf eine reduzierte Körpermasse (Fett- und Muskelmasse) hin und ist mit einem erhöhten Mortalitätsrisiko verbunden. Da der BMI jedoch nicht zwischen Fettmasse, Muskelmasse und Körperwasser differenzieren kann, soll er nicht als alleiniges Kriterium für Mangelernährung herangezogen werden. Aussagekräftiger als ein einzelner BMI-Wert sind Informationen über zeitliche Änderungen im Verlauf, d. h. ggf. einen Gewichtsverslust.

4.9 Gibt es klinische Zeichen, z.B. durch Blickdiagnostik, die auf eine Mangelernährung hinweisen?

Eine **schwere Mangelernährung sieht man auf den ersten Blick** durch fehlendes Fettgewebe, hervorstehende Knochen (z.B. an den Wangen und Schultern) oder eingefallene Wangen oder Schläfen.

Auch Veränderungen von Haut (z.B. Blässe, Unterhautblutungen, Mundwinkelrhagaden) und Schleimhäuten (z.B. Gingivitis, Glossitis), neurologische Auffälligkeiten (z.B. Krämpfe, Zuckungen), körperliche Schwäche oder Konzentrationsstörungen können auf Nährstoffdefizite hinweisen. Diese Symptome sind jedoch sehr unspezifisch und können auch andere Ursachen haben.

4.10 Welche Folgen kann eine Malnutrition haben?

Energie- und Proteinmangel beeinträchtigen die Leistungsfähigkeit und Funktionalität des Organismus und der Organe.

Bei mangelnder Aufnahme mit der Nahrung wird neben den Fettreserven im Fettgewebe der Proteinbestand des Körpers zur Energiegewinnung herangezogen und abgebaut. Da Protein wichtige Funktionen im Körper hat (z.B. Organsubstanz, Transportproteine im Blut, Enzyme, Immunglobuline), geht der Abbau von Körperprotein mit Funktionsstörungen einher. Davon sind früher oder später alle Organe und Organfunktionen betroffen. Dadurch steigt bei Mangelernährung das Risiko für Komplikationen im Krankheitsverlauf, die Rekonvaleszenz ist verlängert, es werden längere Verweildauern im Krankenhaus festgestellt und das Mortalitätsrisiko ist erhöht (▶ 7.45). Der Abbau von Muskelmasse führt zu körperlicher Schwäche, erhöhtem Sturz- und folglich erhöhtem Frakturrisiko. Auch die Wundheilung ist gestört und es besteht ein erhöhtes Risiko für Dekubitus (Wundliegen, Löser 2011).

4.11 Welche Organe sind besonders von Malnutrition betroffen? Mit welcher Konsequenz?

Von den mangelernährungsbedingten Funktionsstörungen sind **früher oder später alle Organe und Organfunktionen** betroffen. Besonders rasch reagiert das Immunsystem mit der Folge einer erhöhten Infektionsanfälligkeit und beeinträchtigter Genesung im Krankheitsfall. Auch die Darmschleimhaut atrophiert bei einer Mangelernährung schnell, wodurch deren Barrierefunktion geschwächt wird. Besonders gravierend ist auch der Abbau der Muskulatur, der zur Sarkopenie (Verlust von Muskelmasse und Muskelkraft/-funktion, ▶ 10.17ff.) führt und neben der körperlichen Schwäche und Mobilitätseinschränkungen auch negative Auswirkungen auf den (Stress-)Stoffwechsel hat (Löser 2011).

4.12 Können die Schluckfunktionen des oropharyngealen Schluckes von Mangelernährung beeinträchtigt sein?

Ja! Es liegen einige Studien vor, die zeigen konnten, dass der durch eine Malnutrition bedingte Muskelabbau auch einen Einfluss auf spezifische schluckrelevante

Muskelgruppen hat. So konnte eine reduzierte maximale Zungenkraft, die zum Mehrfachschlucken für einen effektiven Bolustransport führt, insbesondere bei mangelernährten Menschen nachgewiesen werden. Auch Effekte auf die Hyoidverlagerung sowie den hypopharyngealen Druckaufbau während der pharyngealen Phase sind als signifikant mit Malnutrition assoziiert beschrieben.

Bedarf

4.13 Wie viele Kalorien benötigt ein Mensch pro Tag?

4

Der tägliche Energiebedarf kann von Person zu Person sehr unterschiedlich sein und hängt u.a. vom Geschlecht, vom Alter und von der körperlichen Aktivität ab (▶ Tab. 4.1). Als Richtwerte für gesunde Erwachsene im Alter zwischen 25 und 50 Jahren und mit mittlerer körperlicher Aktivität gelten für Männer 2700 kcal und für Frauen 2100 kcal pro Tag (DGE, ÖGE und SGE 2019).

Tab. 4.1 Richtwerte für die durchschnittliche Energiezufuhr in kcal/Tag für gesunde Erwachsene mit geringer (PAL 1,4), mittlerer (PAL 1,6) und hoher (PAL 1,8) körperlicher Aktivität (DGE, ÖGE und SGE 2019). PAL = Physical Activity Level (▶ Kap. 4.15)

Alter	PAL-Wert 1,4		PAL-Wert 1,6		PAL-Wert 1,8	
Erwachsene	M	W	M	W	M	W
19 bis unter 25 Jahre	2400	1900	2800	2200	3100	2500
25 bis unter 51 Jahre	2300	1800	2700	2100	3000	2400
51 bis unter 65 Jahre	2200	1700	2500	2000	2800	2200
65 Jahre und älter	2100	1700	2500	1900	2800	2100

4.14 Wie lässt sich der notwendige Tageskalorienbedarf für einen Patienten berechnen?

Der **Energiebedarf** setzt sich aus **Grundumsatz** (die in Ruhe benötigte Energie) und **Leistungsumsatz** (für körperliche Aktivität benötigte Energie) zusammen. Der Grundumsatz wird bei jüngeren Erwachsenen mit ca. 25 kcal/kg Körpergewicht (KG) und Tag veranschlagt, bei älteren Menschen mit ca. 20 kcal/kg Körpergewicht. Je nach körperlicher Aktivität wird insgesamt das 1,2-fache bis mehr als das Doppelte des Grundumsatzes benötigt (▶ 4.15, PAL-Wert).

Das berechnete Ergebnis für den täglichen Energiebedarf ist eine grobe Schätzung und muss im Einzelfall je nach Gewichtsentwicklung nach oben oder unten angepasst werden.

MERKE

Der Energiebedarf für eine Person setzt sich aus dem Grund- und dem Leistungsumsatz zusammen und kann anhand des Körpergewichts grob eingeschätzt werden.

4.15 Was versteht man unter dem sog. PAL-Wert?

PAL steht für „Physical Activity Level" und kennzeichnet das Ausmaß der körperlichen Aktivität. Der PAL-Wert wird mit dem Grundumsatz multipliziert, um den Gesamtenergiebedarf zu berechnen. *Orientierungswerte für den PAL-Wert sind:*

- 1,2–1,3 bei ausschließlich sitzender oder liegender Lebensweise
- 1,4–1,5 bei ausschließlich sitzender Tätigkeit mit wenig oder keiner anstrengenden Freizeitaktivität
- 1,6–1,7 bei sitzender Tätigkeit und zeitweilig auch gehenden und stehenden Tätigkeiten, jedoch wenig oder keine anstrengende Freizeitaktivität
- 1,8–1,9 bei überwiegend gehender und stehender Arbeit
- 2,0–2,4 bei körperlich anstrengender beruflicher Arbeit oder sehr aktiver Freizeittätigkeit

(DGE, ÖGE und SGE 2019)

4.16 Benötigt ein Patient mehr Energie als ein gesunder Mensch?

Der Energiebedarf von Patienten hängt sehr von der jeweiligen Aktivität und von der Art und Schwere der Erkrankung ab. Da viele Patienten inaktiv sind und die meisten Erkrankungen keine übermäßige Erhöhung des Grundumsatzes mit sich bringen, geht man bei den meisten Erkrankungen vom Energiebedarf gesunder Personen aus.

Bei Krankheiten mit stark erhöhtem Stoffwechsel ist jedoch auch der Energiebedarf erhöht, z. B. bei Erkrankungen mit Fieber, bei Hyperthyreose, schweren Verletzungen, stoffwechselaktiven Tumoren, chronischem Nierenversagen oder Leberzirrhose. Hyperaktive Demenzpatienten haben ebenfalls einen deutlich erhöhten Energiebedarf (▶ 10.54). Das Ausmaß der Bedarfserhöhung ist sehr individuell. Da die Messung sehr aufwändig ist, gibt es für einzelne Krankheiten nur sehr wenig wissenschaftliche Daten.

MERKE

Der Energiebedarf eines Patienten muss individuell abgeschätzt werden.

4.17 Welche Elemente sind die ernährungsphysiologisch wichtigsten?

Es gibt insgesamt mehr als 40 essenzielle Nährstoffe (Aminosäuren, Fettsäuren, Vitamine, Mineralstoffe, Spurenelemente, Wasser), die der Mensch nicht selbst herstellen kann, sondern mit der Nahrung aufnehmen muss. Jeder dieser Nährstoffe erfüllt im Körper ganz spezifische Funktionen, die bei einem Mangel beeinträchtigt sind. Keiner der Nährstoffe ist verzichtbar, folglich sind alle Nährstoffe gleichermaßen wichtig. Die täglich von gesunden Personen unterschiedlichen Alters benötigten Mengen der einzelnen Nährstoffe finden sich im Internet unter www.dge.de/wissenschaft/referenzwerte/.

Am schnellsten bemerkbar macht sich ein Mangel beim Nährstoff Wasser: je nach klimatischen Bedingungen können bereits wenige Stunden ohne Wasseraufnahme mit klinisch relevanten Beeinträchtigungen einhergehen (DGE, ÖGE und SGE 2019).

4.18 Wieviel Eiweiß benötigt der Mensch im Grundbedarf?

Die Empfehlung der DGE (Deutsche Gesellschaft für Ernährung) für die Eiweißaufnahme gesunder Erwachsener liegt bei 0,8 g Eiweiß (Protein) pro kg Körpergewicht und Tag. Ab einem Alter von 65 Jahren gilt ein Richtwert von 1,0 g/kg Körpergewicht. Für Kinder gibt es ebenfalls spezielle altersabhängige Empfehlungen (DGE, ÖGE und SGE 2019).

4.19 Wann ist der Eiweißbedarf erhöht?

Der Eiweißbedarf ist immer dann erhöht, wenn neues Gewebe oder zusätzliche mobile Proteine (Immunproteine, Bluteiweiße) gebildet werden müssen, z. B. bei Verletzungen zur Wundheilung, zum Muskelaufbau, bei Infektionen und im Stress-Stoffwechsel, aber auch in der Schwangerschaft und zur Milchproduktion in der Stillzeit. Ältere Menschen benötigen etwas mehr Eiweiß als jüngere, um den altersbedingten Muskelabbau zu minimieren.

Je nach Art und Schwere der Erkrankung können im Krankheitsfall bis zu 2 g/kg Körpergewicht benötigt werden. Bei Niereninsuffizienz (prä-dialytisch) sollte jedoch keine Steigerung der Eiweißaufnahme erfolgen.

4.20 In welchen Nahrungsmitteln findet sich der höchste Eiweißgehalt?

Am eiweißreichsten sind Fleisch und Fisch, in einer üblichen Portion von 150 g sind ca. 30 g Protein (je nach Sorte 25–35 g) enthalten. Hochwertiges, gut verwertbares Protein findet sich außerdem in Milchprodukten (8 g in ¼l Milch, ca. 8 g in 30 g Käse, 5 g in 150 g Joghurt oder 40 g Magerquark) und Eiern (7 g pro Ei). Pflanzliches Eiweiß findet sich v.a. in Hülsenfrüchten (z. B. 16 g in einer Portion von 60 g Linsen), in etwas geringeren Mengen aber auch in Kartoffeln (ca. 4 g in 200 g) und Getreideprodukten (z. B. ca. 4 g in einer Scheibe Brot).

MERKE

Art und Schwere einer Erkrankung können den Eiweißbedarf erhöhen. Zahlreiche natürliche Lebensmittel haben einen hohen Eiweißgehalt.

4.21 Ist es sinnvoll und möglich, Eiweiß bei Bedarf zusätzlich zuzuführen?

Generell sollte der Eiweißbedarf möglichst über natürliche Lebensmittel gedeckt werden.

Wenn längerfristig nicht genügend eiweißreiche Lebensmittel verzehrt werden, kann es sinnvoll sein, die fehlenden Mengen über Mahlzeiten und Getränke, die mit Proteinpulver angereichert werden, aufzunehmen.

4.22 Nach welchen Maßstäben wird die täglich notwendige Flüssigkeitsmenge für einen Patienten berechnet?

Die täglich notwendige Flüssigkeitsaufnahme muss die täglichen Verluste ersetzen, die permanent durch Atmung, Schweiß, Urin und Stuhl erfolgen. Die benötigte Menge ist daher u. a. abhängig von den Umgebungstemperaturen (Schweiß), von körperlicher Aktivität (Atmung, Schweiß) und der Menge harnpflichtiger Substanzen, die über den Urin ausgeschieden werden müssen.

In Situationen mit erhöhten Wasserverlusten (z. B. vermehrtes Schwitzen im Sommer oder bei Fieber, vermehrte Ausscheidung bei Durchfällen oder starkem Erbrechen) ist der Wasserbedarf entsprechend erhöht und die zusätzlichen Verluste müssen kontinuierlich bzw. möglichst rasch wieder ausgeglichen werden.

4.23 Wie sind die Richtwerte für die tägliche Flüssigkeitsaufnahme?

Pro kg Körpergewicht werden für Erwachsene zwischen 19 und 51 Jahren 35 ml und ab dem 51. Lebensjahr 30 ml als Richtwert für den Gesamtwasserbedarf veranschlagt. Dieser setzt sich aus der Wasserzufuhr durch Getränke (üblicherweise ca. ⅔) und aus fester Nahrung (ca. ⅓) zusammen (DGE, ÖGE und SGE 2019, ▶ Tab. 4.2).

4.24 Wieviel der Bedarfsmenge muss über Getränke aufgenommen werden?

Üblicherweise stammen ⅔ der täglich aufgenommenen Wassermenge aus Getränken und ⅓ aus fester Nahrung. Als Trinkmenge kann generell und grob eine Menge von 1,5 l/Tag veranschlagt werden.

4.25 Welche Getränke sollen bevorzugt aufgenommen werden?

Die tägliche Trinkmenge soll generell aufgrund des hohen Adipositas-Risikos in unserer Gesellschaft bevorzugt über kalorienfreie (Wasser, Tee, Kaffee) bzw. kalorienarme Getränke (z. B. verdünnte Säfte) gedeckt werden.

Tab. 4.2 Richtwerte für die Zufuhr von Wasser (DGE, ÖGE und SGE 2019)

Alter	Wasserzufuhr durch		Oxydationswasser	Gesamtwasserzufuhr	Wasserzufuhr durch Getränke und feste Nahrung
	Getränke	Feste Nahrung			
	ml/Tag	*ml/Tag*	*ml/Tag*	*ml/Tag*	*ml/kg u. Tag*
19 bis unter 25 Jahre	1470	890	340	2700	35
25 bis unter 51 Jahre	1410	860	330	2600	35
51 bis unter 65 Jahre	1230	740	280	2250	30
65 Jahre und älter	1310	680	260	2250	30

Bei erhöhtem Energiebedarf oder Mangelernährung können energiehaltige Getränke (z. B. Säfte, Milch) jedoch auch zur Energieversorgung mit beitragen. Kaffee und Tee zählen dabei – entgegen früherer Annahmen – mit zur täglichen Trinkmenge. Alkoholhaltige Getränke werden für Patienten generell nicht empfohlen, im Einzelfall können geringe Mengen jedoch zur Lebensqualität beitragen.

4.26 Welche Parameter sind bei Bestimmung der notwendigen Flüssigkeitsmenge zu berücksichtigen?

Der Flüssigkeitsbedarf kann einerseits durch **vermehrte Verluste** erhöht sein, z. B. durch vermehrtes Schwitzen bei Sommerhitze und Fieber (ca. + 500 ml/1 °C) oder durch **erhöhte Ausscheidung** bei Durchfällen, großen Wunden (Drainagen, Fisteln) oder anhaltendem Erbrechen.

Andererseits kann in **bestimmten Krankheitssituationen** – bei Leberinsuffizienz mit Aszites (Flüssigkeitsansammlung in der Bauchhöhle), schwerer Nieren- und Herzinsuffizienz – eine Beschränkung der Wasseraufnahme indiziert sein. Da der Flüssigkeitsbedarf ebenso wie der Energiebedarf individuell unterschiedlich ist, müssen die berechneten Orientierungswerte anhand der Beobachtung klinischer Symptome angepasst werden.

MERKE

Die Flüssigkeitsmenge muss unter Berücksichtigung der zugrundeliegenden Erkrankung, möglicher relevanter Begleiterkrankungen sowie der äußeren Umstände individuell angepasst werden.

4.27 Welche Mengen werden von den anderen Nährstoffen benötigt?

Empfehlungen für die Nährstoffzufuhr von Gesunden finden sich in den Referenzwerten für die Nährstoffzufuhr der DGE, ÖGE und SGE (2019). Für jeden einzelnen essenziellen Nährstoff werden alters- und geschlechtsabhängig spezifische Mengen benötigt und entsprechende Empfehlungen gegeben. Teilweise werden Schätzwerte verwendet, z. B. für Vitamin E und Selen, da der genaue Bedarf an diesen Nährstoffen bisher nicht bekannt ist. Bei der Ernährung von Patienten orientiert man sich an diesen Referenzwerten für Gesunde, da es keine spezifischen Informationen zum Nährstoffbedarf bei einzelnen Krankheiten gibt.

4.28 Können Medikamente den Nährstoffbedarf erhöhen? Wenn ja, welche?

Generell können Medikamente den Nährstoffbedarf beeinflussen. Dies bezieht sich jedoch überwiegend auf Interaktionen bei der Nährstoffabsorption. So kann z. B. eine proteinreiche Mahlzeit in zeitlichem Zusammenhang zur Aufnahme von L-Dopa zu einem gesteigerten Bedarf von L-Dopa beitragen, da Nahrungsaminosäuren und L-Dopa um die Aufnahme im Dünndarm konkurrieren.

Daher sollte man die L-Dopa-Gabe zeitlich von den Mahlzeiten trennen. Nur in ganz seltenen Fällen steigert ein Medikament tatsächlich den Nährstoffbedarf, wie das z. B. für Methotrexat und Folsäure der Fall ist.

4.29 Haben Größe, Form und Beschaffenheit der Oberflächen von Medikamenten einen Einfluss auf den Schluck und damit auf Einnahme der Wirkstoffe?

In einer aktuellen Studie konnte gezeigt werden, dass eine bestimmte Darreichungsform (längs-oval) bei Parkinson-Patienten Abschluckprobleme verursachen kann. Auch zeigte sich ein signifikanter Zusammenhang zwischen Problemen während des Tablettenschlucks und der Aspiration von Flüssigkeiten.

Es wird daher empfohlen, die **Überprüfung des Schluckvermögens von Medikamenten** in den **Standard der instrumentellen Diagnostik** aufzunehmen.

4.30 Haben pürierte Speisen den gleichen Nährwert wie normale Kost?

Pürierte Speisen sind lediglich in ihrer Konsistenz verändert und haben daher generell die gleiche Zusammensetzung wie die Speisen, die nicht püriert wurden. Allerdings wird zum Pürieren meist etwas zusätzliches Wasser benötigt, wodurch die Kost etwas verdünnt wird und die Nährstoffdichte (d. h. die Menge an Nährstoffen/Volumeneinheit) reduziert ist. Um pürierte Kost ggf. wieder in Form zu bringen, werden Andickungsmittel benötigt, die ebenfalls wenig Nährstoffe enthalten. Auch hierdurch kann es zu einem gewissen Verdünnungseffekt kommen. Darüber hinaus werden Lebensmittel vor dem Pürieren oft sehr weich gekocht, um den Vorgang des Pürierens zu erleichtern. Durch lange Kochzeiten wird daher der Gehalt einiger Mikronährstoffe reduziert. Da pürierte Kost oft wenig appetitanregend ist und die Patienten, die pürierte Kost benötigen, meist schwer krank sind, wird meist nur wenig gegessen, sodass der Energie- und Nährstoffbedarf dieser Patienten sehr häufig nicht gedeckt ist (▶ 4.47).

MERKE

Da pürierte Kost oft wenig appetitanregend ist und die Patienten, die pürierte Kost benötigen, meist schwer krank sind, wird meist nur wenig gegessen, sodass der Energie- und Nährstoffbedarf dieser Patienten sehr häufig nicht gedeckt ist.

4.31 Welche Rolle spielt die Zusammensetzung und Menge des Speichels bei der Nahrungsaufnahme im Körper?

Speichel ist notwendig, um beim Kauen der Speisen im Mund einen Speisebrei zu produzieren und daraus Boli zu formen, die dann geschluckt werden können. Speichel enthält zudem Alpha-Amylase, ein Enzym zur Verdauung von Kohlenhydraten, das den Abbauprozess der Kohlenhydrate bereits im Mund einleitet.

4.32 Gibt es bestimmte Substanzen in der Speichelzusammensetzung, die die Schluckfrequenz beeinflussen können?

Es liegen einige Arbeiten vor, die zeigen konnten, dass eine reduzierte Konzentration von **Substanz P**, einem Neuropeptid, welches u. a. für die Schmerzrezeption verantwortlich ist, mit einer herabgesetzten Schluckfrequenz bei alten Menschen und bei akuten Schlaganfallpatienten einhergeht. Auch konnte ein signifikanter Zusammenhang zum Entstehen von Aspirationspneumonien gefunden werden. Möglicherweise kann mit pharyngealer Elektrostimulation (PES, ▶ 3.33) Einfluss auf die Konzentrationssteigerung der Substanz P genommen werden. Dies führte zu einem verbesserten Outcome hinsichtlich Dekanülierung bei akuten Schlaganfallpatienten (Muhle, Suntrup-Krueger und Bittner 2017).

4.33 Welche ernährungsrelevanten Informationen müssen Bestandteil der schluckdiagnostischen Anamnese sein?

Im Rahmen der schluckdiagnostischen Untersuchung (▶ 2.25) sollte erfragt werden, bei welchen Konsistenzen der Patient Dysphagiesymptome entwickelt und welche Symptome dies sind. Kann der Patient dies nicht differenziert angeben, so sollte nach den bevorzugten Nahrungsmitteln gefragt werden, die dann ggf. indirekt Rückschlüsse auf problematische Konsistenzen zulassen. Weiterhin sollte immer nach einem Gewichtsverlust gefragt werden, da dieser der beste Indikator für eine längerfristig unzureichende Nahrungsaufnahme ist.

4.34 Was sollte bei der Anamneseerhebung eines Schluckpatienten im Hinblick auf ein Malnutritionsrisiko erfragt werden?

Fragen nach bisherigen Ernährungsgewohnheiten sollten ebenso in der Anamnese enthalten sein wie Fragen nach der sozialen Situation. *Mögliche Fragen sind:*

1. Wie viele Mahlzeiten nehmen Sie täglich zu sich?
2. Essen Sie täglich Obst und Gemüse?
3. Wie häufig essen Sie Fisch oder Fleisch?
4. Vermeiden Sie bestimmte Konsistenzen?
5. Wenn ja, welche sind das?
6. Sind Sie körperlich aktiv, treiben Sie Sport oder arbeiten Sie im Garten?
7. Nehmen Sie Ihre Mahlzeiten alleine ein oder essen Sie mit anderen gemeinsam?
8. Haben Sie in den letzten Wochen ungewollt an Gewicht verloren?

MERKE

Frage 8 ist genuiner Bestandteil der validierten Ernährungsscreenings, denen vor einer unstrukturierten Anamneseerhebung immer der Vorzug zu geben ist.

Orale Ernährung

4.35 Wie kann ich entscheiden, ob und welche Koststufen bzw. Konsistenzen der Patient essen darf?

Die Konsistenz muss vom Schlucktherapeuten oder Arzt **in Abhängigkeit von der Art und Schwere der Schluckstörung** festgelegt werden.

Entscheidend für die Einschätzung ist hierbei, welche Konsistenzen ohne wesentliches Aspirationsrisiko geschluckt werden können und ob im Fall einer Aspiration ein protektiver Hustenreflex und ein effektiver Hustenstoß vorhanden sind. Hat der Patient einen intakten protektiven Hustenreflex, kann mit einer sog. „sicheren Konsistenz" ernährt werden. Diese Frage ist nicht im Rahmen einer klinischen Schluckuntersuchung zu entscheiden, sondern muss durch bildgebende Methoden (FEES oder VFS) geklärt werden (▶ 2.70ff.). Da sich die Fähigkeit, bestimmte Konsistenzen schlucken zu können, im Lauf der Zeit ändern kann, ist diese Einschätzung mittels instrumenteller Untersuchung als kontinuierlicher Prozess im Behandlungsverlauf des Patienten zu verstehen. Verändert sich die klinische Situation des Patienten oder ist eine Änderung zu erwarten, muss jeweils eine Re-Evaluation erfolgen.

4.36 Ernährungsberatung: Welche Bedeutung haben Kost-/Konsistenzstufen?

Koststufen sind Speisen und Nahrungsmittel jeweils einheitlicher Konsistenz. In den meisten Institutionen werden drei oder vier **Kost-/Konsistenzstufen** mit unterschiedlichen Konsistenzen angeboten, z. B. weiche, teilpürierte, pürierte oder passierte/flüssige Kost.

Wenn eine Kost-/Konsistenzstufe als sicher für den Patienten evaluiert wurde, können alle Nahrungsmittel dieser Kost-/Konsistenzstufe angeboten werden. Der Vorteil definierter Kost-/Konsistenzstufen liegt darin, dass alle an der Therapie des Patienten beteiligten Berufsgruppen ein einheitliches Verständnis zur jeweiligen Kostform haben. So können statt einzelner Lebensmittel Konsistenzstufen verordnet werden (▶ 4.57).

4.37 Was ist der Unterschied zwischen Oralisierung und oralem Kostaufbau?

Unter **Oralisierung** versteht man die Umstellung von künstlicher Ernährung (Sondenernährung, parenterale Ernährung) auf orale Ernährung. Diese Umstellung muss schrittweise erfolgen und mit geringen Mengen leicht zu schluckender Nahrung beginnen.

Je nach Dauer der oralen Nahrungskarenz, Verträglichkeit und Schwere der Dysphagie kann die Nahrungsmenge nach und nach gesteigert werden (**Kostaufbau**), sodass bei guter Entwicklung nach 2–3 Tagen eine bedarfsdeckende orale Ernährung möglich sein kann. Je nach Schluckfähigkeit und Entwicklung der Schluckfähigkeit muss die Konsistenz ebenfalls entsprechend angepasst und die Kost-/Konsistenzstufe nach und nach gesteigert werden. Dies sollte ggf. mit instrumenteller Dysphagiediagnostik begleitet werden (▶ 2.70).

4.38 Kann jeder Patient, der in der Lage ist, Püreekonsistenz sicher zu schlucken, auch Flüssigkeiten sicher schlucken?

Nein! Flüssigkeiten sind für die meisten Patienten schwieriger zu schlucken als festere Konsistenzen. Dies hängt jedoch im Einzelfall von der Ursache der Schluckstörung und dem Störungsmuster ab.

Für Patienten mit einem sog. posterioren Leaking sind flüssige Konsistenzen meist eine Herausforderung. Für Patienten, die postdeglutitiv starke Residuen aufweisen, können flüssige Konsistenzen teilweise leichter zu schlucken sein. Bestimmte Patientengruppen benötigen einen erhöhten Intrabolusdruck (▶ 1.5), wie er durch kohäsivere Konsistenzen erzeugt wird, um die Öffnung des pharyngoösophagealen Segments in ausreichender Weite zu erreichen.

In jedem Fall sollte eine instrumentelle Diagnostik zur Feststellung der Pathophysiologie des Schluckes erfolgen, um eine sicher zu schluckende Konsistenz zu definieren.

4.39 Worauf muss ich beim Kostanreichen achten?

Grundsätzlich sollte bei der Nahrungsgabe bei schluckgestörten Patienten eine konzentrierte und ruhige Atmosphäre herrschen:

- Der Anreichende sollte unbedingt so sitzen, dass er auf Augenhöhe des Patienten ist.
- Weiterhin sollte auf ein dem Schluckvermögen des Patienten angemessenes Tempo sowie die Fähigkeiten und Bedürfnisse des Patienten während der Anreichung geachtet werden.
- Beim Anreichen der Kost sollte der Patient so viel wie möglich einbezogen werden. Wenn er also selbst einen Becher oder einen Löffel halten kann, so sollte er dies auch selbst, ggf. mit Hilfe, tun. So gelingt die motorische Bahnung der oralen und pharyngealen Nahrungsverarbeitung i.d.R. deutlich besser.
- Signale zur Beendigung der Mahlzeit müssen respektiert werden.
- Die Essmenge sollte grob eingeschätzt (z.B. mithilfe von Tellerprotokollen: alles, etwa ½, ¼ der Mahlzeit) und dokumentiert werden. Bei geringer Essmenge müssen mögliche Ursachen außer der Schluckstörung abgeklärt und geeignete Gegenmaßnahmen ergriffen werden (z.B. Schmerzbehandlung, Depressionsbehandlung, häufige kleine Mahlzeiten, Anreicherung der Mahlzeiten, Trinknahrung).

4.40 Spielen Farben als Trigger während der Nahrungs- bzw. Flüssigkeitsaufnahme eine Rolle?

Bei eingeschränkter Sehfähigkeit können **farbliche Kontraste** zwischen Geschirr und Speisen bzw. zwischen verschiedenen Speisen hilfreich sein, um die Speisen zu erkennen bzw. zu unterscheiden (▶ 10.67).

4.41 Worauf muss bei konsistenzangepassten Speisen noch geachtet werden? Spielt das Aussehen der Mahlzeiten eine Rolle?

Pürierte und passierte Speisen sehen oft farblos und wenig appetitanregend aus und bieten mit Kartoffel- und Fleischpüree häufig wenig Abwechslung. *Das Auge isst jedoch mit!*

Pürierte Speisen lassen sich (mithilfe spezieller Bindemittel und Silikonformen) leicht wieder in Form bringen und dadurch optisch attraktiver gestalten. Entsprechende Mahlzeiten sind auch vorgefertigt zur Aufbereitung erhältlich (z. B. www.winvitalis.de/besondere_ernaehrungsformen/puerierte_kost, www.unilever-foodsolutions.de/inspiration/seniorenverpflegung/allgemein/puerierte-kost.html).

Um den Appetit möglichst anzuregen, sind neben ansprechendem Aussehen auch ein ansprechender Geruch der Mahlzeiten und eine angemessene Würzung entscheidend.

PRAXISTIPP

Es kann hilfreich sein, die angebotenen Speisen optisch ansprechend anzubieten, z.B. durch Farbkontraste zwischen Geschirr und Speisen oder auch in Form gebrachte pürierte Konsistenzstufen.

Orale Ernährung – Zwischenmahlzeiten

4.42 Können Zwischenmahlzeiten eine sinnvolle Ergänzung sein?

Zwischenmahlzeiten bieten die Möglichkeit, zwischen den drei Hauptmahlzeiten Energie und Nährstoffe aufzunehmen, und sind daher insbesondere sinnvoll, wenn der Energiebedarf hoch ist bzw. bei den Hauptmahlzeiten nur geringe Mengen verzehrt werden. Je nach Bedarf können die Zwischenmahlzeiten mehr oder weniger gehaltvoll gestaltet werden, z. B. mit Obst(-püree), (Sahne-)Quarkspeisen oder (energiedichter) Trinknahrung.

4.43 In welchem Intervall sollten Zwischenmahlzeiten zugeführt werden?

Zwischenmahlzeiten sollen am besten genau **zwischen den Hauptmahlzeiten** aufgenommen werden, mit ausreichendem Abstand zur vorigen Mahlzeit, sodass bereits wieder Appetit besteht und gleichzeitig die Sättigung bis zur nächsten Mahlzeit wieder vergangen ist. Zwischenmahlzeiten sollen nicht zu einer geringeren Essmenge bei den Hauptmahlzeiten führen oder diese womöglich ersetzen.

4.44 Wie groß sollte der zeitliche Abstand zwischen den Mahlzeiten sein, um eine physiologische Verarbeitung der zugeführten Nahrung zu ermöglichen?

Für gesunde Menschen, die sich ebenso gesund ernähren wollen, scheint ein gewisser Mahlzeitenrhythmus mit entsprechenden Nüchternphasen von Vorteil zu sein.

Für Menschen, die Schwierigkeiten mit einer ausreichenden Nahrungs- und/oder Flüssigkeitsaufnahme haben, gibt es hier keine festen Regeln und kein starres Schema. Jede Nahrungsaufnahme ist willkommen und wenn dies Patienten besser mit vielen kleinen Portionen gelingt, so gibt es keinerlei Argumente dagegen.

Man könnten auch sagen: Der überernährte Mensch benötigt regelmäßige „Ess-Pausen" (Verdauungs- und Nüchternheitsphasen), der unterernährte Mensch kann jederzeit essen.

4.45 In welcher Form können Zwischenmahlzeiten zugeführt werden?

Zwischenmahlzeiten sollten sich an den Vorlieben und am Energie- und Nährstoffbedarf der Patienten orientieren. Suppen, Obst(-püree), (Sahne-)Quarkspeisen oder (energiedichte) Trinknahrung bieten sich als Zwischenmahlzeiten an. Auch Smoothies, Säfte und Kuchen sind geeignet.

4.46 Gibt es Evidenz dafür, dass klare Flüssigkeiten zwischen den Mahlzeiten das Entstehen von Aspirationspneumonie nicht erhöhen?

Es gibt kleinere Studien, die zeigen konnten, dass trotz Aspirationsrisiko für flüssige Konsistenzen die Rate der Aspirationspneumonien nicht ansteigt, wenn man klare Flüssigkeiten zwischen den Mahlzeiten unangedickt anbietet. Dieses Vorgehen wird gewöhnlich mit dem Begriff Wasserprotokoll (*Free Water Protocol*, ▶ 3.45) beschrieben. Es setzt auf der Patientenseite jedoch einen intakten protektiven Hustenreflex und einen ausreichenden Hustenstoß voraus. Entscheidend für die Anwendung des Wasserprotokolls ist einerseits die Tatsache, dass viele Patienten eine Andickung von Flüssigkeiten ohnehin nicht konsequent durchführen und man sie so dazu bringt, wenigstens gefahrenträchtige Flüssigkeiten anzudicken. Andererseits geht man davon aus, dass Aspirationspneumonien überwiegend durch die Aspiration von bakteriell kontaminiertem Speichel getriggert werden und nicht durch die Aspiration von Wasser.

Orale Ernährung – Anreicherung

4.47 Kann man den Nährwert pürierter Kost erhöhen?

Pürierte Kost kann angereichert werden, um den Nährwert zu steigern. Dies kann mit üblichen Lebensmitteln erfolgen (z. B. mit Eiern, Sahne, pflanzlichen Ölen, gemahlenen Nüssen) oder mit Nährstoffkonzentraten (z. B. Proteinpulver, Maltodextrin, bilanzierte Nährstoffkonzentrate), die bei der Zubereitung in die einzelnen Speisen eingearbeitet werden.

4.48 Was sind sinnvolle Anreicherungsstrategien?

Pürierte Kost kann mit **üblichen Lebensmitteln** (z. B. mit Eiern, Sahne, pflanzlichen Ölen und/oder gemahlenen Nüssen) oder mit Nährstoffkonzentraten (z. B. Proteinpulver, Maltodextrin und/oder bilanzierten Nährstoffkonzentraten) angereichert werden. Art und Menge der Anreicherung hängen von der jeweiligen Speise ab; sie muss so erfolgen, dass keine negativen geschmacklichen Folgen damit verbunden sind.

Darüber hinaus kann die übliche Ernährung mit **(voll-)bilanzierter Trinknahrung** ergänzt werden. Ihr Vorteil liegt in der verzehrfertigen Form und der Nährstoffzusammensetzung: alle essenziellen Nährstoffe sind enthalten, bei vollbilanzierten Produkten in Mengen, die bei ausschließlicher Ernährung den Tagesbedarf decken. Trinknahrung ist in unterschiedlichen Konsistenzen, auch in fester Form zum Löffeln, erhältlich.

4.49 Wenn mein Patient angibt, sehr lange für die orale Nahrungsaufnahme einer Mahlzeit zu benötigen, ist er dann gefährdet eine Mangelernährung zu entwickeln?

Für die Entstehung einer Mangelernährung ist die aufgenommene Menge an Nahrung bzw. an Energie und Nährstoffen entscheidend und nicht die benötigte Zeit zum Essen. Es muss jedoch dafür gesorgt werden, dass ausreichend Zeit zur Verfügung steht, um die benötigten Mengen aufzunehmen. Teller mit Warmhaltefunktion können sinnvoll sein, um warme Mahlzeiten für langsame Esser länger warm zu halten. Damit langsame Esser nicht den ganzen Tag nur mit Essen beschäftigt sind, sollten die Speisen angereichert werden. So können in kleinerer Menge mehr Energie und Nährstoffe zugeführt werden (▶ 4.17).

4.50 Gibt es für die Mahlzeitendauer eine kritische Zeitangabe?

Eine kritische Zeitangabe ist auf Grundlage der aktuellen Literatur nicht möglich. Jedoch konnte gezeigt werden, dass sich bei Pflegeheimbewohnern mit einer reduzierten Zungen- und Schluckkraft und bei V. a. Dysphagie signifikant sowohl die Dauer der Nahrungsaufnahme erhöht als auch die Aufnahme der pro Minute aufgenommen Kalorien reduziert, sodass hier von einem gesteigerten Malnutritionsrisiko ausgegangen werden kann (Namasivayam et al. 2017).

Orale Ernährung – Trinknahrung

4.51 Was ist der Vorteil von hochkalorischer Ergänzungsnahrung (Trinknahrung)?

Trinknahrung ist verzehrfertig – erfordert also keine Zubereitung – und enthält alle essenziellen Nährstoffe in konzentrierter Form: Eiweiß, Kohlenhydrate und Fett, Vitamine, Mineralstoffe, Spurenelemente und bei ballaststoffhaltigen Varianten auch Ballaststoffe. Vollbilanzierte Produkte decken bei ausschließlicher Ernährung den Tagesbedarf aller Nährstoffe.

4.52 Ist der Einsatz von Trinknahrung bei Mangelernährung sinnvoll?

Der Einsatz von Trinknahrung ist immer dann sinnvoll, wenn übliche Nahrungsmittel und Gerichte – auch angereichert – nicht ausreichen, um den Energie- und Nährstoffbedarf zu decken.

Bei Mangelernährung besteht ein erhöhter Bedarf, um verlorene Körpersubstanz wieder aufzubauen, hier kann Trinknahrung eine wertvolle Unterstützung sein.

4.53 Wie unterscheiden sich verschiedene Trinknahrungsprodukte?

Trinknahrungen gibt es von diversen Firmen in unterschiedlichen Geschmacksrichtungen und unterschiedlicher Zusammensetzung. Der Energiegehalt reicht von 1 kcal/ml bis derzeit 3,2 kcal/ml. Portionsgrößen und Proteingehalt sind ebenfalls unterschiedlich, sodass die Nährwertangaben des jeweiligen Produktes beachtet werden sollten. Außerdem gibt es Trinknahrungen mit und ohne Ballaststoffe. Ballaststoffhaltige Produkte sind sinnvoll, meist werden jedoch die ballaststofffreien Varianten geschmacklich bevorzugt.

Seit einiger Zeit gibt es auch Trinknahrungen in puddingartiger Konsistenz, z. B. auf Basis von Fruchtpürees, die sich für Patienten mit Schluckstörungen eignen.

Sogenannte vollbilanzierte Produkte enthalten alle essenziellen Nährstoffe in Mengen, die bei ausschließlicher Ernährung den Tagesbedarf eines Erwachsenen decken. Diese Produkte sind auch verordnungs- bzw. erstattungsfähig. Teilbilanzierte Produkte sind nur zur ergänzenden Ernährung geeignet und enthalten z. B. größere Mengen an Protein.

4.54 Worauf muss bei der Einnahme von Trinknahrung geachtet werden?

- Die angebotene Trinknahrung soll den **geschmacklichen Vorlieben** der Patienten entsprechen.
- Da sich die Produkte verschiedener Hersteller geschmacklich unterscheiden und jeweils verschiedene Geschmacksrichtungen angeboten werden, sollen Patienten zwischen möglichst vielen verschiedenen Produkten **wählen und variieren** können.
- Da sich die **Temperatur** der Produkte auf den Geschmack auswirkt, sollte Trinknahrung in der jeweils gewünschten Temperatur angeboten werden. Die meisten Patienten bevorzugen gekühlte Produkte, es gibt jedoch auch Varianten, die sich zum Erwärmen eignen (z. B. Schokoladengeschmack).
- Viele Patienten sind nicht in der Lage selbstständig zu trinken und benötigen in unterschiedlichem Ausmaß **Hilfe** beim Öffnen der Packungen und bei der Einnahme. Es ist daher oft nicht ausreichend, die Trinknahrung bereitzustellen.
- Vielfach muss auf den **vollständigen Verzehr** geachtet und müssen die Patienten dabei zumindest verbal durch Ermunterung zum Trinken unterstützt werden.
- Trinknahrung stellt einen idealen **Nährboden für Bakterien** dar und sollte deshalb nach Anbruch nur wenige Stunden ungekühlt aufbewahrt werden. Auch aus diesem Grund muss auf einen zügigen und möglichst vollständigen Verzehr geachtet werden.
- Weiterhin ist darauf zu achten, dass Trinknahrung **nicht anstelle der üblichen Mahlzeiten** und Zwischenmahlzeiten eingenommen wird, sondern zusätzlich.

Trinknahrung sollte deshalb am besten zwischen den üblichen Mahlzeiten oder auch als zusätzliche Spätmahlzeit angeboten werden.

MERKE
Trinknahrung kann bei ungenügender Energie- und Nährstoffaufnahme eine sinnvolle Ergänzung zur Ernährung sein, sollte aber nicht die üblichen Mahlzeiten ersetzen.

4.55 Übernehmen die Kostenträger die Kosten für hochkalorische Nahrungssupplemente?

Die Kosten für Trinknahrung werden von den Krankenkassen übernommen, wenn vollbilanzierte, d. h. zur ausschließlichen Ernährung geeignete Produkte verwendet werden, d. h. nicht alle Produkte sind erstattungsfähig. Zudem müssen andere Maßnahmen zum Erhalt oder zur Verbesserung des Ernährungszustands ausgeschöpft und nicht ausreichend sein.

Rheologische Eigenschaften

4.56 Sind die rheologischen Eigenschaften von hochkalorischer Trinknahrung vergleichbar mit Buttermilch?

Die rheologischen Eigenschaften von Trinknahrung sind nicht für alle Produkte gleich. Je höher der Kaloriengehalt einer Trinknahrung pro ml, desto dickflüssiger ist das Produkt. Standardprodukte enthalten 1 kcal/ml, der maximale Energiegehalt beträgt derzeit 3,2 kcal/ml. In jedem Fall ist Trinknahrung dickflüssiger als Buttermilch und eher mit der Konsistenz eines Milchshakes zu vergleichen.

4.57 Gibt es einen nationalen oder internationalen Standard zur Messung der Fließeigenschaften von Konsistenzen?

Von einer internationalen Expertengruppe (*IDDSI = International Dysphagia Diet Standardisation Initiative*) wurde ein Standard entwickelt, um mithilfe einer 10ml-Spritze die Fließeigenschaften von Flüssigkeiten zu bestimmen. Für Speisen gibt es den Gabel-Tropf-Test und den Löffel-Neigungs-Test. Alle Tests und eine Abbildung sind im Internet unter https://iddsi.org/framework unter https://ftp.iddsi.org/Documents/IDDSI_DetailedDefinitions_V2_German_Final_22Jun2020.pdf beschrieben (▶ 3.49).

Andicken von Flüssigkeiten

4.58 Was ist der Vorteil von angedickten Flüssigkeiten?

Angedickte Flüssigkeiten sind im Mund und Rachenraum leichter kontrollierbar und zu einem Bolus formbar und lassen sich daher leichter schlucken. Mithilfe von Dickungsmitteln kann die im Einzelfall genau benötigte Konsistenz hergestellt werden.

4.59 Was ist der Nachteil von angedickten Flüssigkeiten?

Beim Einsatz angedickter Flüssigkeiten muss beachtet werden, dass meist nur relativ geringe Mengen konsumiert werden und dadurch der **Flüssigkeitsbedarf selten gedeckt** wird. Abhängig vom jeweiligen Aspirationsrisiko sollte daher so viel wie nötig, aber so wenig wie möglich angedickt werden. Bei Andickung von Flüssigkeiten muss somit auf die Deckung des Flüssigkeitsbedarfs, ggf. auf enteralem oder parenteralem/subkutanen Weg geachtet werden.

4.60 Werden angedickte Flüssigkeiten wieder flüssiger, wenn sie länger in der Mundhöhle bleiben und nicht geschluckt werden?

Ob angedickte Flüssigkeiten im Mund wieder flüssig werden, hängt vom Andickungsmittel ab. Bei Verwendung von Amylase-resistenten Dickungsmitteln bleibt die Konsistenz erhalten.

4.61 Was ist bei der Verwendung von Andickungsmitteln bei Diabetikern zu beachten?

Die meisten Andickungsmittel enthalten Maltodextrin und modifizierte Stärke, also resorbierbare Kohlenhydrate. Diese müssen bei der **Bilanzierung der Kohlenhydratzufuhr** mitberücksichtigt werden.

4.62 Verändern Andickungsmittel die Resorption der Flüssigkeiten im Körper?

Die durch Andickungsmittel gebundene Flüssigkeit muss im Darm bei der Verdauung erst wieder freigesetzt werden. Daher wird die Flüssigkeit etwas langsamer resorbiert. Möglicherweise verbleibt eine geringe Menge der Flüssigkeit auch in gebundener Form im Darm. Auf eine ausreichende Flüssigkeitszufuhr muss bei Verwendung von Andickungsmitteln besonders geachtet werden.

MERKE

Beim Einsatz angedickter Getränke muss auf eine ausreichende Gesamtflüssigkeitszufuhr geachtet werden.

4.63 Verhindern angedickte Getränke eine ausreichende Aufnahme von Flüssigkeiten?

Rein theoretisch ist auch mit angedickten Getränken eine ausreichende Flüssigkeitszufuhr möglich. Studien haben jedoch zeigen können, dass Patienten, die ausschließlich angedickte Getränke zu sich nehmen, eine signifikant niedrigere Flüssigkeitszufuhr aufweisen.

Angedickte Getränke werden meist nur in geringerer Menge aufgenommen, da ihre Zufuhr mühsamer ist und die Genusskomponente in den Hintergrund tritt.

Die Verwendung der meisten Andickungsmittel führt zu einer geschmacklichen Beeinträchtigung des angedickten Getränkes, die häufig nicht auf Dauer akzeptiert wird. Der Flüssigkeitsbedarf ist deshalb meist nicht gedeckt und es muss in anderer Form – enteral, parenteral/subkutan – für eine ausreichende Flüssigkeitsaufnahme gesorgt werden (▶ 4.23).

MERKE

Ist das Andicken von Flüssigkeiten erforderlich, sollte eine **Flüssigkeitsbilanzierung** erfolgen, um bei Bedarf für eine ausreichende Flüssigkeitszufuhr in anderer Form als über die orale Zufuhr zu sorgen.

Refeeding-Syndrom

4.64 Was versteht man unter dem Refeeding-Syndrom?

Das Refeeding-Syndrom ist eine **schwerwiegende Komplikation einer Ernährungstherapie** bei Patienten mit Mangelernährung.

Es tritt typischerweise 2–5 Tage nach Beginn einer Ernährungstherapie auf und ist wesentlich durch eine ernährungsinduzierte Elektrolytverschiebung gekennzeichnet. Durch die vorausgegangene Mangelernährung verarmt der Körper auch an Elektrolyten, besonders Phosphat, Magnesium und Kalium, die vorwiegend intrazellulär vorkommen. Trotz des Mangels dieser Elektrolyte hält der Organismus den Serumspiegel der betroffenen Elektrolyte aufrecht, sodass man diesen Mangel durch konventionelle Blutuntersuchungen nicht messen kann. Erst wenn erneut Energie zugeführt wird, benötigen die Zellen z. B. große Mengen an Phosphat für die Bildung des energiereichen Phosphats ATP. Hierdurch kommt es zu einer Verschiebung der Elektrolyte von extra- nach intrazellulär, sodass in dieser Phase der Abfall der betroffenen Elektrolyte auch im Serum messbar ist. Dieser extrazelluläre Abfall hat gleichzeitig erhebliche Auswirkungen im Sinne von Herzrhythmusstörungen, Muskelschwäche, Verwirrtheit und Ödembildung. Auch ein Thiaminmangel, ein Koenzym im Glykolysestoffwechsel, kann eine gewisse Rolle beim Refeeding-Syndrom spielen.

Grundsätzlich kann das Refeeding-Syndrom sehr vielgestaltig sein und keiner typischen Symptomatik zugeordnet werden. Bleibt es unerkannt und unbehandelt, kann es zum Tod führen (Wirth et al. 2018).

4.65 Wie wird das Refeeding-Syndrom diagnostiziert?

Das Refeeding-Syndrom wird durch den Abfall des Serum-Phosphat-, Kalium- oder Magnesiumspiegels in den ersten Tagen nach Beginn einer Ernährungstherapie bei gleichzeitigem Auftreten von korrespondierenden Symptomen diagnostiziert.

4.66 Wie kann man das Refeeding-Syndrom behandeln?

Die wichtigsten Maßnahmen sind:

- ein vorübergehender Stopp der Ernährungstherapie
- der nachhaltige Ausgleich der erniedrigten Elektrolytspiegel
- die hochdosierte Gabe von Thiamin
- ein bewusst langsamer Kostaufbau nach Normalisierung der Elektrolytspiegel

Dies setzt ein engmaschiges Monitoring der o. g. Elektrolyte voraus.

MERKE
Bei mangelernährten Patienten kann zu Beginn der Ernährungstherapie das **Refeeding-Syndrom** auftreten, wenn der Kostaufbau zu schnell erfolgt. Bleibt es unerkannt und unbehandelt, kann es zum Tod führen!

Enterale Ernährung

4.67 Welche Indikation(en) führen zur Sondenernährung bei Patienten mit Dysphagie?

Die Ernährung über eine Ernährungssonde ist bei Patienten mit einer schweren Dysphagie grundsätzlich dann indiziert, wenn eine **orale Nahrungszufuhr nicht oder nur unzureichend möglich** ist (▶ 3.35). Hierdurch sollen Nahrung, Flüssigkeit und ggf. Medikamente vollständig oder partiell unter Umgehung des Schluckaktes in den Magen (gastrale Sonde) oder in den proximalen Dünndarm (jejunale Sonde) gebracht werden.

Die aktuellen Leitlinien der Deutschen Gesellschaft für Ernährungsmedizin (DGEM) und der Europäischen Gesellschaft für klinische Ernährung und Stoffwechsel (ESPEN) empfehlen die enterale Ernährung bei Patienten, die auf dem oralen Weg für länger als eine Woche ihren Nährstoffbedarf zu weniger als 50 % decken oder länger als 3 Tage nicht oral ernährt werden können. Diese Indikation besteht unabhängig von der Ursache für die mangelnde Nährstoffzufuhr und gilt auch für Patienten mit einer Dysphagie (Wirth et al. 2013, Burgos, Bréton und Cereda 2018, Volkert et al. 2019).

4.68 Aus ernährungsphysiologischer Sicht: Wann ist eine Sondenanlage indiziert?

Patienten, die auf dem oralen Weg für länger als eine Woche ihren Nährstoffbedarf zu weniger als 50 % decken können oder länger als 3 Tage nicht oral ernährt werden können, sollten über eine Ernährungssonde ernährt werden. Ist dies nicht möglich oder gibt es Kontraindikationen, so ist eine parenterale Ernährung (▶ 3.36) indiziert. Diese Indikation setzt voraus, dass der Patient eine akzeptable Prognose aufweist.

In einer palliativen Behandlungssituation bedarf es einer Einzelfallabwägung und einer eher zurückhaltenden Indikationsstellung.

4.69 Wann wird eine nasogastrale Sonde (NGS) und wann wird eine perkutan endoskopische Gastralsonde (PEG) gelegt?

Ist Sondenernährung voraussichtlich **kürzer als 4 Wochen** notwendig, so sollte primär über eine nasogastrale Sonde ernährt werden. Ist die Sondenernährung voraussichtlich länger als 4 Wochen notwendig, oder lehnt der Patient eine nasogastrale Sonde ab, so sollte eine perkutane endoskopische Gastrostomie (PEG) bevorzugt werden (Wirth et al. 2013, Burgos, Bréton und Cereda 2018).

4.70 Kann eine NGS negative Auswirkungen auf die Schluckfunktion haben?

Eine nasogastrale Sonde (NGS) kann zur Behinderung der Nasenatmung, zu Irritationen der Schleimhäute, einem damit verbundenen subjektiven Missempfinden und zu einem erhöhten Infektionsrisiko führen. Daher besteht bei längerfristiger Notwendigkeit der enteralen Ernährung die Indikation zur PEG-Anlage.

Dziewas et al. (2008) konnten in einer Studie zeigen, dass die NGS nicht zu einer erhöhten Aspirations- bzw. Penetrationsinzidenz führt, wenn sie korrekt platziert ist. Daher besteht keine Notwendigkeit, eine NGS während der Schlucktherapie zu entfernen (Deutsche Gesellschaft für Neurologie 2012). Wichtig ist hierbei, dass tatsächlich eine reine Ernährungssonde eingebracht wurde. Insbesondere auf Intensivstationen sieht man noch oft großlumige und steife Ablaufsonden, über die dann auch ernährt wird. Hier sollte bereits bei Beginn der Ernährung auf eine Ernährungssonde gewechselt werden.

4.71 Wie lange darf eine nasogastrale Sonde (NGS) einliegen?

Eine nasogastrale Ernährungssonde darf prinzipiell für unbegrenzte Zeit einliegen. Gibt es allerdings Hinweise auf Schleimhautschäden oder eine Sinusitis, so sollte die Sonde gezogen und ggf. eine neue Ernährungssonde auf der Gegenseite (andere Nasenseite) platziert werden. Grundsätzlich führen dünnere Sonden und Silikonsonden zu weniger Schleimhautschäden als dickere bzw. solche aus härteren Materialien.

4.72 Schützt eine PEG-Anlage vor Aspiration?

Weder eine nasogastrale Sonde noch eine PEG-Sonde schützen vor einer Aspiration, da weiterhin bakteriell kontaminierter Speichel aspiriert werden kann. Die Indikation zur Sondenernährung ist daher immer der Aufbau oder Erhalt des Ernährungsstatus, nicht der Schutz vor Aspiration.

MERKE

Weder eine nasogastrale Sonde noch eine PEG-Sonde schützen vor Aspiration und damit dem Entstehen einer Aspirationspneumonie. Sie dienen dem Aufbau oder dem Erhalt des Ernährungsstatus.

4.73 Was ist der Unterschied zwischen einer PEG und einer PEJ (perkutane endoskopische Jejunostomie) und welche Relevanz ergibt sich für die sprachtherapeutische Praxis?

Grundsätzlich sollte das Ende von Ernährungssonden im Magen platziert werden, wie es bei der PEG (perkutane endoskopische Gastrostomie; ▶ 3.36) der Fall ist. In besonderen Situationen, z. B. bei ausgeprägtem gastroösophagealem Reflux (▶ 1.16) oder rezidivierender Regurgitation von Sondennahrung, gibt es die Möglichkeit, sowohl nasale wie auch perkutane Sonden tiefer in den Verdauungstrakt – bis ins Jejunum – einzuführen, um einen Reflux zu reduzieren. Dann wird i.d.R. eine jejunale Sondenplatzierung gewählt.

Für die perkutanen Sonden gibt es hier zwei Varianten:

- Bei der sog. JET-PEG wird durch eine liegende PEG-Sonde eine dünnere Sonde endoskopisch bis in das Jejunum vorgeschoben. Diese Sonden verstopfen häufiger, da sie sehr dünnlumig sind. Das wesentliche Problem sind aber Dislokationen der Innnensonde in den Magen, die durch eine falsche Handhabung (z. B. Drehung der Sonde) oder gelegentlich auch durch eine Retroperistaltik des Dünndarms bedingt sind. Besonders problematisch hierbei ist die Tatsache, dass die Dislokation von außen nicht bemerkt werden kann.
- Bei der zu bevorzugenden Variante wird direkt das Jejunum punktiert und die Sonde dort platziert. Dies kann bei einem Teil der Patienten endoskopisch erfolgen. Gelegentlich ist auch ein kleinerer laparoskopischer Eingriff notwendig, wenn nicht die Sonde ohnehin während eines abdominellen Eingriffs gelegt wurde.

Relevanz hat dies für die sprachtherapeutische Praxis nicht. Die Relevanz für die ernährungstherapeutische Praxis besteht darin, dass solche Sonden etwas anders gepflegt werden und die Sondenkost hier unbedingt langsam und gleichmäßig über eine Pumpe appliziert werden sollte. Da die Verdauungsfunktion des Magens entfällt, sollte eine spezielle (niedermolekulare, „vorverdaute") Sondennahrung gegeben werden.

Enterale Ernährung – Nahrung

4.74 Welche Sondenkostformen gibt es?

Sondenkost ist **generell vollbilanziert**, d. h. sie enthält alle essenziellen Nährstoffe in bedarfsgerechter Menge und ist daher zur alleinigen, ausschließlichen Ernährung geeignet.

Es gibt Sondenkost mit unterschiedlichem Energie- und Proteingehalt sowie mit und ohne Ballaststoffe. Außerdem gibt es Sondenkost ohne Milcheiweiß für Personen mit Milcheiweißunverträglichkeit sowie weitere Spezialnahrungen (z. B. für Patienten mit eingeschränkter Verdauungsleistung oder Nierenversagen). Die jeweilige Variante wird je nach Energiebedarf, vorliegenden Erkrankungen und Unverträglichkeiten ärztlich angeordnet.

4.75 Welchen Vorteil hat Sojasondenkost gegenüber anderen?

Sondenkost mit Sojaprotein enthält kein Milchprotein und ist daher für Personen mit Allergien oder Unverträglichkeiten gegenüber Milchprotein geeignet.

4.76 Was bedeutet Multifibre?

Die Bezeichnung Multifibre steht für **ballaststoffhaltige Nahrungen**, die eine Mischung verschiedener löslicher und unlöslicher Ballaststoffe enthalten. Da verschiedene Ballaststoffe im Darm unterschiedliche Funktionen haben, ist es sinnvoll, mit der Sondennahrung – wie auch mit üblicher Ernährung – die verschiedenen Ballaststoffe zuzuführen.

4

INFO

Verschiedene Sondenkostformen sind erhältlich:
- unterschiedliche Protein- und Energiegehalte
- mit und ohne Ballaststoffe
- ohne Milcheiweiß mit Sojaprotein
- modifizierte Sondennahrung bei speziellen Erkrankungen, z.B. chronisch-entzündliche Darmerkrankungen

MERKE

Die Art der Sondennahrung ist nach Diagnosestellung durch den Arzt anzuordnen.

4.77 Benötigt der Gastroentestinaltrakt physiologische Ruhepausen?

Sondennahrung kann je nach benötigter Menge und Verträglichkeit kontinuierlich oder als Bolus (d.h. portionsweise) mit Pausen dazwischen verabreicht werden. Man geht davon aus, dass Ruhepausen ohne Nahrungsgabe physiologisch sinnvoll sind, da diese Art der Gabe unserem üblichen Mahlzeitenrhythmus entspricht. Einen Beweis, dass eine kontinuierliche Applikation ohne Pause schädlich ist, gibt es aber nicht.

4.78 Was ist bei der Applikation von Sondenkost zu beachten?

Bei der Gabe von Sondenkost ist folgendes zu beachten:
- Hochlagerung des Oberkörpers, um ein Rückfließen von Nahrung aus dem Magen über die Speiseröhre in die Lunge zu vermeiden. Die Hochlagerung soll durch leichte Schrägstellung des gesamten Betts erreicht werden und nicht nur durch Hochstellen des Kopf-/Rückenteils.
- Weiterhin müssen regelmäßig die korrekte Gabe der geplanten Menge, Verträglichkeit und Sondengängigkeit geprüft werden. Um ein Verstopfen der Sonde zu vermeiden, muss diese vor und nach jeder Nahrungsgabe gut mit Wasser gespült werden.
- Sondennahrung sollte bei der Gabe zudem Raumtemperatur haben und nicht kalt verabreicht werden, da empfindliche Personen mit Verdauungsbeschwerden und Durchfall reagieren.
- Ob die Sondenkost eher kontinuierlich über längere Zeit oder wie bei Mahlzeiten bolusartig über 1–2 Stunden verabreicht wird, hängt von den individuellen Gegebenheiten des Patienten ab und sollte ärztlich verordnet werden.
- Der ärztlich bzw. vom Ernährungsteam festgelegte Ernährungsplan einschließlich zusätzlicher Gabe von Flüssigkeit (Mengen, Zeiten und Fließgeschwindigkeit) sollte jeweils mit dem Ziel eingehalten werden, eine bedarfsgerechte Ernährung ohne Komplikationen zu ermöglichen.

PRAXISTIPP

Bei der Applikation von Sondenkost ist auf Lagerung und Positionierung des Patienten während des Einfließens der Nahrung zu achten. Menge, Verträglichkeit und Sondengängigkeit müssen regelmäßig geprüft werden.

Enterale Ernährung – Medikamente

4.79 Was muss man bei der Medikamentenapplikationsform (fest, flüssig, zermörsert) beachten?

Pauschale Aussagen zur Medikamentengabe über Ernährungssonde sind kaum möglich. *Hier muss im Einzelfall der Beipackzettel befragt werden, ob die Modifikation möglich und erlaubt ist. Nur dann darf sie durchgeführt werden.*

Grundsätzlich sollte jeweils nachgesehen werden, ob zu dem jeweiligen Medikament eine flüssige Applikationsform verfügbar ist, die dann bevorzugt werden sollte. Auch transdermale Systeme wie z. B. bei Schmerzpflastern können ggf. hilfreich sein. Werden Tabletten unerlaubt gemörsert, so kann es u. U. zu einer raschen und überschießenden Wirkstofffreisetzung kommen. Bei einigen Substanzen kommt es aber auch zur vollständigen Zerstörung der Substanz durch den direkten Kontakt mit der Magensäure. Im Zweifelsfall sollte man einen Apotheker befragen. Eine erste Orientierung bieten auch tabellarische Aufstellungen, die von Herstellern von Magensonden und Sondenkost kostenlos angeboten werden.

In jedem Fall müssen Medikamente separat von der Nahrung mit reichlich Flüssigkeit zum Spülen der Sonde gegeben werden (Adolph, Pirlich und Reimer 2018).

4.80 Was ist bei der Gabe des Protonenpumpenhemmers Esomeprazol zu beachten?

Muss ein sog. Protonenpumpenhemmer über eine Ernährungssonde appliziert werden, so sollte Esomeprazol bevorzugt werden. Dies ist als suspendierbares Granulat verfügbar und kann nach Suspension in Wasser über die Sonde appliziert werden. Keinesfalls dürfen Esomeprazol-haltige Tabletten gemörsert werden, da hierdurch der Säureschutz durch sog. Mikropellets zerstört wird. Diese dürfen je nach Herstellerangaben ggf. nur suspendiert werden. Vergleichbare Substanzen darf man nicht mörsern, da sie hierdurch vollständig ihre Wirkung verlieren, es sei denn der Hersteller erlaubt dies ausdrücklich.

Parenterale Ernährung

4.81 Wie lange darf parenteral ernährt werden?

Parenterale Ernährung ist als Dauerernährung über Monate und Jahre möglich, solange der Patient keine Komplikationen entwickelt. Sofern keine Kontraindikation vorliegt, sollen parenteral ernährte Patienten immer parallel zumindest minimale Nahrungsmengen über den Darm erhalten, um die Darmschleimhaut zu ernähren und eine Atrophie mit den begleitenden Einbußen der Barrierefunktion zu vermeiden. Grundsätzlich sollte eine enterale Ernährung gegenüber der parenteralen bevorzugt werden, wenn dies medizinisch möglich ist. Sollte eine parenterale Ernährung tatsächlich über Monate erfolgen, z. B. bei ausgeprägtem Kurzdarmsyndrom, so sollten bestimmte Laborparameter inklusive der Mikronährstoffe in regelmäßigen Abständen kontrolliert werden.

MERKE

Grundsätzlich sollte eine enterale Ernährung gegenüber der parenteralen bevorzugt werden, wenn dies medizinisch möglich ist. Sollte eine parenterale Ernährung tatsächlich über Monate erfolgen, z. B. bei ausgeprägtem Kurzdarmsyndrom, so sollten bestimmte Laborparameter inklusive der Mikronährstoffe in regelmäßigen Abständen kontrolliert werden. Muss ein Patient länger oder dauerhaft parenteral ernährt werden, sollte – wenn dies medizinisch möglich ist – minimale enterale Ernährung adjuvant erfolgen.

Literatur

Adolph, M., Pirlich, M., & Reimer, T. (2018). *Klinische enterale und parenterale Ernährung (inkl. Technik und Sonden)*. In H. K. Biesalski, S. C. Bischoff, M. Pirlich, & A. Weiman (Eds.), *Ernährungsmedizin* (pp. 477–495). Stuttgart: Thieme.

Burgos, R., Bréton, I., & Cereda, E. (2018). ESPEN guideline clinical nutrition in neurology. *Clin Nutr*, *37*(1), 354–396.

Cederholm, T. et al. (2015). Diagnostic criteria for malnutrition. An ESPEN consensus statement. *Clin Nutr, 34*(3), 335–340.

Cederholm, T. et al. (2017). ESPEN guidelines on definitions and terminology of clinical nutrition. *Clin Nutr, 36*(1), 49–64.

Cederholm, T. et al. (2019). GLIM criteria for the diagnosis of malnutrition. A consensus report from the global clincial nutrition community. *Clin Nutr, 38*(1), 1–9.

Deutsche Gesellschaft für Ernährung (DGE), Österreichische Gesellschaft für Ernährung (ÖGE), Schweizerische Gesellschaft für Ernährung (SGE) (Hrsg) (2019): *D-A-CH-Referenzwerte für die Nährstoffzufuhr*. 2. Auflage, 5. Aktualisierte Ausgabe, Bonn.

Deutsche Gesellschaft für Neurologie (DGN) (2012): *Leitlinien für Diagnostik und Therapie in der Neurologie: Neurogene Dysphagien*. www.dgn.org/images/red_leitlinien/LL_2014/PDFs_Download/030111_DGN_LL_neurogene_dysphagien_final.pdf (letzter Zugriff 17.02.2020).

Dziewas, R. et al. (2008). Do nasogastric tubes worsen dysphagia in patients with acute stroke? *BMC Neurology*, *8*(28).

Kondrup, J. et al. (2003). ESPEN Guidelines for Nutrition Screening 2002. Clinical Nutrition, 22(4), 415–421.

Löser, C. (Hrsg,) (2011). *Unter- und Mangelernährung*. Stuttgart: Thieme.

Muhle, P. et al. (2017). Increase of substance P concentration in saliva after pharyngeal electrical stimulation in severely dysphagic stroke patients - an indicator of decannulation success? *Neurosignals*, *25*, 74–87.

Namasivayam, A.M. et al. (2017). How swallow pressures and dysphagia affect malnutrition and mealtime outcomes in long-term care. *Dysphagia*, *32*(6), 785–796.

Volkert, D. et al. (2019). ESPEN guideline on clinical nutrition and hydration in geriatrics. *Clin Nutr*, *38*(1), 10–47.

Wirth, R. et al. (2018). Refeeding-Syndrom. Pathophysiologie, Risikofaktoren, Prophylaxe und Therapie. *Internist*, *59*(4), 326–333.

Wirth, R. et al. (2013). DGEM-Leitlinie Klinische Ernährung in der Neurologie. *Aktuel Ernaehrungsmed*, *38*, 257–282.

Links

Fragebögen zur Einschätzung des Malnutritionsrisikos: www.dgem.de/screening (letzter Zugriff 05.11.2020)

Richtwerte Energiebedarf: www.dge.de/wissenschaft/referenzwerte/energie/ (letzter Zugriff 05.11.2020)

Richtwerte Proteinbedarf: www.dge.de/wissenschaft/referenzwerte/protein/ (letzter Zugriff 05.11.2020)

Richtwerte Flüssigkeitsbilanz: www.dge.de/wissenschaft/referenzwerte/wasser/ (letzter Zugriff 05.11.2020)

Richtwerte Nährstoffbedarf gesunder Personen unterschiedlichen Alters: www.dge.de/wissenschaft/referenzwerte/ (letzter Zugriff: 05.11.2020)

Informationen zu Mahlzeiten in pürierter Kost:

- www.winvitalis.de/besondere_ernaehrungsformen/puerierte_kost (letzter Zugriff 05.11.2020)
- www.unileverfoodsolutions.de/inspiration/seniorenverpflegung/allgemein/puerierte-kost.html (letzter Zugriff: 05.11.2020)
- International Dysphagia Diet Standardization Initiative (IDDSI): https://iddsi.org/ (letzter Zugriff 05.11.2020)

5 Trachealkanülenmanagement

H. Schwegler, S. Peter, U. Frank

Indikationsstellung und Trachealkanülenversorgung

5.1 Was ist eine Tracheotomie und wie wird sie durchgeführt?

Als **Tracheotomie** wird die **Öffnung der Trachea** bezeichnet, um einen künstlichen (transstomatalen) Atemweg zu schaffen. Die Öffnung erfolgt zwischen der 2./3. oder 3./4. Trachealspange, also unterhalb der Larynxebene.

Die häufigsten Vorgehensweisen bei der Anlage eines Tracheostomas sind:

- **perkutane Dilatationstracheotomie:** Hierbei wird die Trachea zunächst durch eine kleine Punktinzision von außen (perkutan: durch die Haut) geöffnet und ein Führungsdraht vorgeschoben, sodass die korrekte Lage des Tracheostomas endoskopisch kontrolliert werden kann. Über den Führungsdraht wird nachfolgend die Punktinzision geweitet (dilatiert), bis eine Trachealkanüle eingesetzt werden kann.
- **klassische (chirurgische) Tracheotomie:** Die Trachea wird im Rahmen eines chirurgischen Eingriffs eröffnet und häufig wird durch operative Anbindung des Stomas an der Halshaut ein stabiler Stomakanal geschaffen.

5.2 Welche Konsequenzen hat ein Dilatationstracheostoma für das Trachealkanülenmanagement?

Dilatationstracheostoma: Da diese Stomaform durch Dehnung der Halsweichteile entsteht, liegt es i.d.R. sehr eng an der Trachealkanüle (TK) an und verschließt sich nach Entfernung der TK innerhalb sehr kurzer Zeit.

Konsequenzen für das TK-Management:

- Kanülenwechsel sind etwas schwieriger als bei chirurgisch angelegten Tracheostomata
- Probedekanülierung (temporäre Entfernung der Trachealkanüle) bei dieser Tracheostomaform nur dann möglich, wenn das Stoma durch Einsetzen eines Platzhalters während der Probedekanülierungsphase (▶ 5.98, ▶ 5.99) offengehalten wird
- aspirierter Speichel tritt nicht unbedingt sichtbar aus dem Stomarand aus, sodass ein solches „nasses Stoma“ nicht zur Einschätzung der Speichelaspiration genutzt werden kann
- durch den raschen Spontanverschluss nach Dekanülierung ist die physiologische translaryngeale Atmung schnell wiederhergestellt und das Stoma muss nicht unbedingt chirurgisch wieder verschlossen werden

MERKE

Bei längerfristig erforderlicher Trachealkanülenversorgung sollte ggf. ein chirurgisches Stoma angelegt werden, um das pflegerische Management (v. a. Kanülenwechsel) zu erleichtern.

5.3 Welche Konsequenzen hat ein klassisches (chirurgisches) Tracheostoma für das Trachealkanülenmanagement?

Klassisches (chirurgisches) Tracheostoma: Hier schließen Stoma und Kanüle häufig nicht so eng miteinander ab.

Konsequenzen für das TK- Management:

- Kanülenwechsel sind einfacher und häufig weniger belastend für den Patienten
- Probedekanülierung (▶ 5.98, ▶ 5.99) ist möglich (mit Abkleben des Stomas)
- Speichelaspirationen sind häufig gut erkennbar durch sichtbares Herauslaufen des Speichels am Stomarand bei geblockter Kanüle
- Sprechen (Phonation) und Husten bei entblockter und verschlossener Kanüle (Sprechventil, Verschlusskappe) können schwierig sein, wenn Luft durch das Stoma entweicht
- nach der Dekanülierung muss das Stoma gut abgeklebt und nachfolgend chirurgisch verschlossen werden (▶ 5.102)

INFO

Ein „nasses Stoma" bei geblockter Kanüle gibt einen Hinweis auf Speichelaspiration. Dies ersetzt jedoch nicht eine valide klinische und instrumentelle Schluckuntersuchung.

5.4 Tracheotomie vs. Tracheostomie: Was ist der Unterschied?

Der Begriff **Tracheotomie** bezeichnet die (chirurgische) Öffnung der Luftröhre, ein **Tracheostoma** ist strenggenommen nur dann gegeben, wenn durch Fixierung der Öffnung an der Halshaut ein permanenter Atemweg geschaffen wird (sog. *stabiles Tracheostoma* oder *angelegtes Tracheostoma*).

In der klinischen Praxis wird der Begriff Tracheostoma allerdings für alle Anlageformen verwendet, also auch für Dilatationstracheostomata.

5.5 Welche Indikationen gibt es für eine Tracheotomie?

Im Rahmen von Akutereignissen (akute Atemwegsobstruktion oder Beatmungspflichtigkeit, ▶ 8.32) wird der Atemweg i.d.R. zunächst durch eine endotracheale Intubation offengehalten. Bleibt die Indikation voraussichtlich mehr als 21 Tage bestehen, so wird die Anlage eines Tracheostomas und eine Trachealkanülenversorgung empfohlen (Plummer und Gracey 1989, ▶ 8.62).

Grundsätzlich gibt es zwei Indikationsbereiche für die Anlage eines Tracheostomas und die Versorgung mit einer Trachealkanüle:

- **respiratorische Indikation:** Die Tracheotomie wird durchgeführt, um die Atmung zu ermöglichen oder zu erleichtern bzw. um eine Beatmung bzw. ein strukturiertes Beatmungsweaning nach Extubation weiterführen zu können (▶ 8.62). Eine respiratorische Indikation für eine Tracheotomie ist z.B. gegeben, wenn eine Verengung des Atemwegs durch eine Stenose, Verletzungen des Larynx, postoperative oder allergisch bedingte Ödeme und Schwellungen oder eine neurogene Beeinträchtigung der Glottisfunktion (Glottisengstellung) vorliegt. In diesen Fällen wird durch das Tracheostoma ein transstomataler Atemweg geschaffen, die Trachealkanüle hält den künstlichen Atemweg offen. Hierdurch wird ein ausreichender pulmonaler Gasaustausch gesichert, der mit dem beeinträchtigten translaryngealen Atemweg nicht mehr möglich wäre.

- **Aspirationsindikation:** Die Tracheotomie wird durchgeführt, um einen Patienten mit einer geblockten Trachealkanüle versorgen zu können und dadurch die unteren Atemwege vor massiver Speichelaspiration (▶ 1.2ff.) zu schützen. Eine aspirationsbedingte Indikation für eine Trachealkanülenversorgung ist somit bei *erheblicher Speichelaspiration* gegeben, nicht aber bei Aspiration verschiedener Nahrungskonsistenzen oder Flüssigkeiten. Entsprechend sind bei der Entscheidung, ob ein Patient dekanüliert werden kann – neben weiteren Kriterien – bei aspirationsbedingter Primärindikation v.a. die Fähigkeiten in Bezug auf ein effektives Speichelmanagement zu überprüfen.
- **Patienten mit Kopf-Hals-Tumoren:** Es können beide Indikationsbereiche sowohl durch den Tumor selbst als auch durch die notwendigen medizinischen Maßnahmen (Operation, Radiatio etc.) gegeben sein.

MERKE

Eine massive Speichelaspiration ohne ausreichende Schutzfunktionen stellt eine Hauptindikation für eine Trachealkanülenversorgung dar. Aspiration von Nahrung ist dagegen keine Indikation für eine Tracheotomie bzw. Kanülenversorgung.

5.6 Welche Besonderheiten in Bezug auf die Indikationsstellung gibt es bei multimorbiden Patienten?

Bei multimorbiden Patienten sind respiratorische Indikation und Aspirationsindikation häufig nicht einfach zu trennen, v.a. dann, wenn progrediente Erkrankungen vorliegen. Hier können beide Indikationen für eine Trachealkanülenversorgung parallel bestehen und zu einem **schwierigen Entwöhnungsverlauf** führen. Die Therapie ist aufgrund der komplexen Problemstellungen häufig ein langwieriger Prozess, der nicht immer erfolgreich abgeschlossen werden kann.

Bei progredienten Erkrankungen stellt sich zudem die Frage, inwieweit bei fortschreitendem Krankheitsverlauf mit einer erneuten Tracheotomie und Kanülenversorgung gerechnet werden muss. Eine Dekanülierungsentscheidung ist hier sicher immer vom Einzelfall abhängig und muss mit Patienten und Angehörigen individuell abgewogen werden.

MERKE

Eine Tracheotomie kann aufgrund respiratorischer Insuffizienz oder aufgrund massiver Speichelaspiration indiziert sein. Bei multimorbid Erkrankten besteht nicht selten eine komplexe Indikationsstellung, bei der beide Indikationen gegeben sind, was zu einem schwierigen Entwöhnungsprozess führen kann.

5

5.7 Welche Indikationen führen zur Versorgung mit einer blockbaren Trachealkanüle?

Eine blockbare Trachealkanüle kann aus unterschiedlichen Gründen erforderlich sein:

- **respiratorische Indikation:** Die geblockte Trachealkanüle ermöglicht eine effektive Atemtherapie bzw. Beatmung, da die Luft direkt über die TK in die unteren Atemwege gelangen kann. Der geblockte Cuff verhindert eine Leckage (Druck- bzw. Luftvolumenverlust) über die oberen Atemwege (▶ 8.34).
- **Aspirationsindikation**: Der geblockte Cuff bildet eine Barriere für den aspirierten Speichel und verhindert (weitgehend) dessen Eindringen in die tiefen Atemwege (▶ Abb. 5.1). Ein absoluter Schutz besteht dabei allerdings nicht (▶ 5.35); durch Cuffdruckschwankungen (z. B. Kopfbewegungen, Husten etc.) können aspirierte Speichelmengen die Cuffbarriere auch bei korrekter Blockung überwinden. Regelmäßiges Entfernen des aspirierten Speichels (z. B. durch Entblocken und simultanes Absaugen oder – wenn vorhanden – eine Kanüle mit subglottischer Absaugmöglichkeit, ▶ 5.22) ist daher essenziell (▶ 5.38).

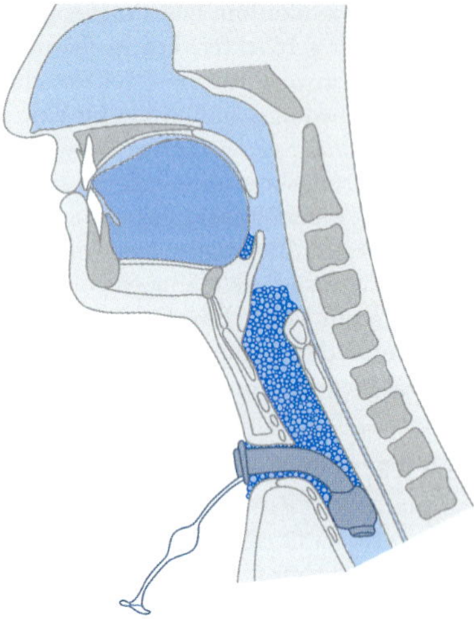

Abb. 5.1 Geblockte Trachealkanüle in situ mit aspiriertem Speichel oberhalb des Cuffs. [L157]

5.8 Gibt es in Deutschland Leitlinien zum TK-Management?

Derzeit gibt es in Deutschland keine spezifischen Leitlinien der medizinischen und therapeutischen Fachgesellschaften für das Vorgehen im Trachealkanülenmanagement. In den aktuellen Leitlinien „Neurogene Dysphagien" (Dziewas et al. 2020) werden jedoch einige Empfehlungen zur Indikationsstellung und zum diagnostischen und therapeutischen Vorgehen gegeben.

5.9 Aus welchen Teilen besteht eine Trachealkanüle?

Eine Trachealkanüle besteht aus den folgenden Hauptkomponenten:

- einem gebogenen **Kanülenrohr** (Kanülenkörper)
- Am oberen Ende ist ein Konnektor angebracht. I.d.R. handelt es sich dabei um einen genormten **15 mm-Konnektor**, damit alle notwendigen Aufsätze wie HME-Filter (*Heat Moisture Exchange Filter*), Sprechventile, Mount-Katheter oder Verschlusskappen unabhängig vom TK-Modell aufgesetzt werden können.

- Ebenfalls am oberen Ende befindet sich das **TK-Schild** (Halteplatte), das einerseits verhindert, dass die TK zu weit in den Hals hineingeschoben werden kann, zum anderen mit der Befestigung des Haltebandes um den Hals auch ein Herausrutschen der TK aus dem Hals verhindern soll. Auf dem TK-Schild befinden sich **Angaben über die Größe**, i.d.R. in Form von Angaben zu **Innen- und Außendurchmesser** (ID, OD bzw. AD, ▶ 5.12), teilweise auch zur **Länge der TK** oder weitere Informationen, die aber je nach Hersteller unterschiedlich sein können (vgl. dazu Angaben auf den jeweiligen Verpackungen oder den Packungsbeilagen).
- Der Kanülenkörper kann aus einem einzelnen oder aus zwei Rohren bestehen, d.h. einer Außen- und einer **Innenkanüle** (Synonym: Seele, ▶ 5.13). Die Innenkanüle lässt sich leicht entfernen und ersetzen (bei Einweg-Innenkanülen) oder reinigen und wiedereinsetzen.
- Am unteren Ende der Kanüle kann ein **Cuff** (Synonyme: Manschette, Ballon, Block, ▶ 5.17) angebracht sein. Dieser ist über einen Verbindungsschlauch mit dem Kontrollballon (Synonyme: Pilotballon, Cuffballon) verbunden, über den sich der Cuff mit Luft füllen und entleeren lässt. Man spricht dann von Blocken bzw. Entblocken der Kanüle.
- Weiter gibt es Kanülenmodelle mit **Phonationsöffnung**, die den Luftfluss für die Phonation besser in Richtung Larynx lenken soll (Synonym: gefensterte Kanülen, Sprechkanülen, ▶ 5.20). Diese Modelle haben häufig *zwei verschiedene Innenkanülen*, die je nach Funktion, die die Kanüle erfüllen soll, eingesetzt werden können. Die eine (gefensterte) um die Phonationsöffnung offen zu halten, die andere (ungefensterte) um diese zu verschließen. Einige Hersteller geben auf dem Kanülenschild an, ob es sich um eine gefensterte Kanüle handelt.

5.10 Aus welchen Materialien werden Trachealkanülen hergestellt?

Trachealkanülen können aus unterschiedlichen Materialien hergestellt sein. Am häufigsten sind:

- **Kunststoff:** Trachealkanülen aus Kunststoff haben ein geringes Gewicht. Sie können *thermoplastisch* sein, d.h. sie werden mit der Anpassung an die Körpertemperatur weicher. Sie können so das Risiko von Druckstellen reduzieren. Kunststoffkanülen werden sowohl mit Innenseelen als auch ohne angeboten. Neigt ein Patient zu starker Sekretbildung mit häufiger Verlegung des Lumens, kann durch die Möglichkeit eines Wechsels der Innenkanüle ein vorzeitiger Kanülenwechsel verhindert werden (▶ 5.13).
- **Silikon:** Trachealkanülen aus Silikon sind besonders weich. Sie bieten damit einen hohen *Tragekomfort*. Wegen ihrer weichen Bauart gibt es Silikonkanülen nur ohne Innenkanülen.
- **Silber**: Bei einer *Langzeitkanülenversorgung* von HNO-Patienten kommen gelegentlich Silberkanülen zum Einsatz. Trachealkanülen aus Sterlingsilber sind aufgrund der Materialfestigkeit sehr dünnwandig. Silber wirkt antibakteriell. Sie können beliebig aufbereitet und wiederverwendet werden. Silberkanülen können in Standardgrößen bezogen oder individuell angefertigt werden. *Es gibt sie nur ohne Cuff.* Aufgrund der Härte besteht bei nicht optimaler Lage die Gefahr von Druckstellen, zudem ist Silber *thermosensibel* und leitet Kälte und Wärme in die Trachea (▶ 5.11).

5.11 Was sind die Vor- und Nachteile von Silberkanülen?

Vorteile:

- Silberkanülen sind aufgrund des stabilen Materials sehr **dünnwandig.** Das heißt, bei einem bestimmten Innendurchmesser ist der Außendurchmesser im Vergleich zu Kunststoffkanülen i.d.R. kleiner (oder umgekehrt ist bei gleichem Außendurchmesser der Innendurchmesser i.d.R. größer). Das Verhältnis von Innen- und Außendurchmesser ist also sehr vorteilhaft. Silberkanülen wirken antibakteriell, was das Infektionsrisiko senken kann.
- Bei Langzeitversorgung sind Silberkanülen **kostengünstiger,** auch wenn der Anschaffungspreis höher ist als bei Kunststoffkanülen. Silberkanülen können prinzipiell unbegrenzt aufbereitet und weiterverwendet werden. Kunststoffkanülen müssen i.d.R. nach einem Monat ersetzt werden (Angaben der Hersteller beachten).
- Es gibt **konische Modelle,** die hinter dem Kanülenschild einen größeren Außendurchmesser aufweisen als am distalen Ende. Dies kann hilfreich sein, um bei einem relativ großen Tracheostoma den Luftverlust neben der Trachealkanüle zu vermindern. Durch die Verjüngung des Durchmessers am Kanülenende kann trotzdem genug Platz geschaffen werden, damit die Atemluft bei Verwendung eines Sprechventils oder einer Verschlusskappe über die oberen Atemwege geführt werden kann.

Nachteile:

- Es gibt keine Silberkanülen mit Cuff.
- Sie sind hart, deshalb müssen sie zur Anatomie des einzelnen Patienten passen, sonst besteht die Gefahr von Druckstellen, die schmerzhaft sein können und zu Granulationsbildungen oder Blutungen führen können. Eine Kontrolle der Lage insbesondere des Kanülenendes ist unbedingt notwendig (▶ 5.84).
- Silber ist thermosensibel, nimmt Wärme und Kälte sehr schnell auf und leitet diese damit über die Kanüle ins Tracheostoma und die Trachea. Das kann unangenehm werden, wenn man sich bei sehr kalten Temperaturen im Freien bewegt. Bei einem Saunabesuch droht Verbrennungsgefahr.

5.12 Innendurchmesser ist nicht gleich Innendurchmesser: Warum diese Verwirrung?

Grundsätzlich wird die *Kanülengröße durch den Innendurchmesser (ID) definiert.* Eine 7er-TK hat demnach einen Innendurchmesser von 7 mm, eine 9er-TK von 9 mm. Leider wird diese Größenbezeichnung bei TK mit Innenkanüle unterschiedlich gehandhabt. Die angegebene Kanülengröße bezieht sich teilweise auf den Innendurchmesser der Außenkanüle, teilweise auf den Innendurchmesser der Innenkanüle. Deshalb kann es sein, dass bei einer 8er-TK mit Innenkanüle je nach Modell bei eingesetzter Innenkanüle nur noch ca. 6,5 mm Innenlumen für die Atmung über die TK zur Verfügung stehen.

Je kleiner die TK gewählt wird, desto entscheidender wird diese Bezeichnung. Wird bei einer 6er-TK noch eine Innenkanüle eingesetzt – und die Größenbezeichnung gibt den Innendurchmesser der Außenkanüle an – gehen von diesen 6 mm nochmal ca. 1,5 mm weg, sodass dann nur noch 4,5 mm Innenlumen zur Verfügung stehen. Wird die TK geblockt, kann die Atmung damit problematisch werden.

MERKE

Bei Trachealkanülen mit Innenkanülen wird als Innendurchmesser (ID) teilweise der ID der Innenkanüle, teilweise der ID der Außenkanüle angegeben. Daher muss genau kontrolliert werden, welches Maß mit der TK-Größe angegeben wird, um das tatsächliche Innenlumen einschätzen zu können.

5.13 Wann sollte eine Innenkanüle verwendet werden?

Eine Innenkanüle ist immer dann indiziert, wenn das **Innenlumen** der Trachealkanüle häufig **durch Sekret verringert** oder im Extremfall ganz **verlegt** wird. Dies ist insbesondere dann wichtig zu beachten, wenn die Patienten bei geblockter TK vollständig auf die Atmung über das Innenlumen der TK angewiesen sind. Wird ein Sprechventil verwendet oder wird die TK mit einer Verschlusskappe verschlossen, verbleibt auch der physiologische Weg für die Atmung. Ist eine Innenkanüle vorhanden, kann diese durch Entfernen leicht gereinigt und wiedereingesetzt werden (oder bei Einweg-Innenkanülen durch eine neue ersetzt werden).

Es ist bei der Wahl einer Innenkanüle zu bedenken, *dass durch das Einsetzen der Innenkanüle der Innendurchmesser abnimmt* (▶ 5.12). Möchte man ein zu kleines Innenlumen vermeiden, muss dagegen eine Kanüle mit größerem Außendurchmesser ausgewählt werden. Das kann je nach den individuellen Platzverhältnissen (dem Verhältnis von TK-Größe zum Trachea-Durchmesser) ein Problem sein.

MERKE

Ist nach dem Klinikaufenthalt weiterhin eine Kanülenversorgung nötig, empfiehlt sich eine Kanüle mit Innenseele. Bei verlegter Kanüle kann dem Patienten durch das Entfernen der Innenseele so schnell geholfen werden, ohne dass gleich ein Kanülenwechsel erfolgen muss.

5.14 Bei Trachealkanülen mit Innenkanüle ist der Konnektor teilweise an der Innen-, teilweise an der Außenkanüle befestigt. Was sind die Vor- und Nachteile?

Ist der Konnektor (▶ 5.9) an der Außenkanüle angebracht, kann sie wahlweise auch ohne Innenkanüle verwendet werden. Alle Aufsätze (HME-Filter, Sprechventil, Verschlusskappe, Mount-Katheter) können trotzdem verwendet werden. Durch Entnehmen der Innenkanüle kann mehr Innendurchmesser geschaffen werden. Dies kann sinnvoll sein beim Absaugen mit eher großen Absaugkathetern oder es kann das Atmen oder Beatmen bei geblockter Kanüle erleichtern (besonders bei kleineren Kanülen). Ist der Konnektor an der Innenkanüle befestigt, kann die Kanüle nur mit eingesetzter Innenkanüle verwendet werden.

5.15 Warum haben Innenkanülen manchmal unterschiedliche Farben?

Ungefensterte Innenkanülen (auch Innenseelen genannt) sind bei den meisten Herstellern weiß, gefensterte häufig farbig markiert. Die damit einhergehende **Signalwirkung** kann im Alltag helfen, Fehler zu vermeiden, z. B. wenn vergessen wurde, nach dem Blocken die gefensterte durch die ungefensterte Innenkanüle zu ersetzen (Speichelaspiration). Leider verdecken die Aufsätze (HME-Filter, Sprechventil, Verschlusskappe) allerdings häufig die Sicht auf die Markierung.

Ein weiteres Problem ist, dass die Farbcodierungen der *unterschiedlichen Hersteller nicht einheitlich* sind. Dadurch kann es zu Verwechslungen kommen.

MERKE

Die Farbmarkierungen müssen auf jeden Fall beim aktuellen Kanülenmodell überprüft werden.

5.16 Es gibt Trachealkanülen, bei denen das Trachealkanülenschild verschiebbar ist. Warum ist dies so und was muss dabei beachtet werden?

Wenn wir davon ausgehen, dass das TK-Schild immer am Hals anliegt, verschieben wir eigentlich das Kanülenrohr in der Trachea und können so das Ende und damit die Länge der TK in der Trachea individuell anpassen. Das Ende sollte so platziert werden, dass der Abstand zur Bifurkation mindestens 2–3 cm beträgt. Liegt das TK-Ende zu nah an der Bifurkation oder im Extremfall sogar in einem Hauptbronchus, werden nicht mehr beide Lungenflügel belüftet.

Allenfalls können durch die Verschiebung des Kanülenrohres Granulationen (▶ 1.50ff.) überbrückt werden, damit sie beim Absaugen nicht weiter irritiert werden.

MERKE

Das Kanülenende sollte zur Vermeidung von Komplikationen bei jedem Kanülenwechsel (mindestens beim Wechsel des Kanülenmodells) endoskopisch überprüft werden.

PRAXISTIPP

Damit sich das Kanülenrohr nicht unbemerkt verschieben kann, empfiehlt es sich, die unterschiedlichen Arretierungen korrekt zu verwenden und die endoskopisch kontrollierte Lage des Kanülenrohrs beim Kanülenschild zu markieren

5.17 Welche Unterschiede gibt es zwischen Trachealkanülen mit und ohne Cuff?

Eine Trachealkanüle ohne Cuff (unblockbare TK) besteht nur aus dem Kanülenkörper und der äußeren Halteplatte (Schild), ggf. hat sie eine Innenkanüle. Eine TK ohne Cuff hat die Funktion, den Atemweg offen zu halten, die Atmung zu erleichtern und das endotracheale Absaugen zu ermöglichen.

Eine Trachealkanüle mit Cuff (blockbare TK) hat zusätzlich am unteren Ende eine mit Luft befüllbare Plastikmanschette (Cuff), mit der der Raum zwischen Kanülenkörper und Trachea abgedichtet werden kann. Wenn der Cuff mit Luft befüllt ist, ist die Kanüle geblockt. Der Cuff verhindert dann (weitgehend), dass Aspirat in die unteren Atemwege gelangen kann.

Bei *invasiver Beatmung* (Beatmung über die TK, ▶ 8.34) kann die Luft nicht über die oberen Atemwege entweichen.

5.18 Woran erkenne ich, dass der Cuff undicht ist?

Zur Sicherstellung einer korrekten Cufffunktion ist vor dem Einsetzen jeder blockbaren Kanüle eine **Dichtigkeitsprüfung** gemäß der Herstellerangaben durchzuführen. Trotz initial unversehrtem Cuff kann es jedoch im Verlauf (z.B. durch freiliegende Knorpelspangen im Rahmen des Kanülenwechsels) zu Beschädigungen des Cuffs kommen.

Bei geblockter Niederdruckkanüle ist eine **regelmäßige Kontrolle des Cuffdrucks** mittels Manometer notwendig (▶ 5.36ff.).

MERKE

Der Füllgrad des Cuffs kann **nicht** anhand der Füllung des Pilotballons abgeschätzt werden - weder durch Sichtprüfung noch durch Fühlen!

Fällt der gemessene Druck nach korrekter Blockung stetig und ein Defekt des Manometers ist ausgeschlossen, ist ein umgehender Kanülenwechsel nötig. Bei der Kontrolle des Cuffdrucks ist zu bedenken, dass bei jedem Konnektieren bzw. Dekonnektieren des Manometers mit dem Kontrollballon das darin eingebaute Einwegventil bewegt wird und ein kleiner Teil des Drucks verloren geht.

Bei Kanülen mit *Druckausgleichssystem* (Lanz-System oder Smart Cuff Manager) wird ein Cuffdefekt durch Luftverlust des Pilotballons sichtbar. Muss ein Patient plötzlich wesentlich häufiger als zuvor abgesaugt werden, sollte an einen möglichen Cuffdefekt gedacht werden.

MERKE

Ein undichter Cuff fällt am ehesten durch kontinuierlichen Druckverlust auf. Dies kann durch regelmäßige Cuffdruckkontrollen leicht entdeckt werden.

5.19 Warum sieht man häufig Flüssigkeit im Kontrollballon (Pilotballon)?

Flüssigkeit im Kontrollballon oder im dünnen Verbindungsschlauch zum Cuff ist häufig. Es handelt sich dabei um Kondenswasser, das sich wegen der Temperaturunterschiede zwischen Cuff und Kontrollballon bildet. *Es ist deshalb nichts Besorgniserregendes und kein Zeichen, dass der Cuff undicht ist.* Das Wasser kann beim Entblocken mindestens teilweise entfernt werden, indem mit der Plastikspritze kurzzeitig ein relativ großes Vakuum erzeugt wird.

MERKE

Flüssigkeit im Pilotballon ist kein Zeichen für einen undichten Cuff. Beim Blocken muss darauf geachtet werden, dass es sich in Richtung Cuff bewegt und nicht den Verbindungsschlauch zwischen Pilotballon und Cuff verlegt. Bei engen Verbindungsschläuchen kann es sonst vorkommen, dass lediglich der Kontrollballon aufgeblasen wird, der Cuff selbst sich aber nicht entfaltet.

5.20 Was ist eine Sprechkanüle?

Diese Kanülenvariante hat unterschiedliche Bezeichnungen: Sprechkanüle, Kanüle mit Phonationsöffnung/Phonationsfenster, gefensterte Kanüle. Gemeint ist in allen Fällen eine Kanüle, deren Kanülenkörper am äußeren Krümmungsbogen eine Öffnung aufweist. Diese kann die Form eines ovalen Lochs (Lochfenster) haben oder aus mehreren kleinen Löchern (Siebfenster) bestehen. Durch diese Lochung soll die Ausatemluft durch den Larynx und die oberen Atemwege geleitet werden, wenn die TK durch ein Sprechventil oder eine Kappe verschlossen wird. *Der so entstehende subglottische Anblasedruck ermöglicht Stimmgebung (Phonation) und effektives Husten*, wenn diese Funktionen nicht durch andere krankheitsbedingte Faktoren erschwert werden.

Bei blockbaren Sprechkanülen kommen **zwei unterschiedliche Innenkanülen** hinzu: eine mit zur Außenkanüle passgenauer Lochung und eine ohne Öffnung. Die ungefensterte Innenkanüle verschließt bei geblockter TK die Phonationsöffnung der Außenkanüle, sodass aspirierter Speichel nicht eindringen kann. Nach dem Entblocken kann (und sollte) auf die gefensterte Innenkanüle gewechselt werden, um das Phonationsfenster freizugeben und so eine möglichst weitgehende translaryngeale Atmung zu ermöglichen.

5.21 Sind Sprechkanülen noch zeitgemäß?

Trachealkanülen mit Phonationsöffnung sind zeitlos und können bei korrekter Verwendung hilfreich sein.

Es muss unbedingt sichergestellt werden, dass die *Phonationsöffnung mit der Trachea korrespondiert*. Liegt sie (ganz oder teilweise) im Stomakanal, kann sie ihre Funktion, den Luftfluss über die oberen Atemwege zu erleichtern, nur eingeschränkt oder gar nicht erfüllen. Zudem kann eine im Gewebe liegende Öffnung Irritationen verursachen oder zu *Granulationsbildungen* führen. Die Granulationen können auch in die Öffnungen hineinwachsen und bei Wechsel der Innenkanüle zu Verletzungen, Schmerzen und Blutungen führen. Es ist deshalb unbedingt empfehlenswert, die Lage der Phonationsöffnung zu kontrollieren, am besten endoskopisch, grob kann sie auch mit einer Lichtquelle von außen überprüft werden. Liegt sie nicht korrekt, sollte diese TK nicht belassen werden.

Ein suffizienter Luftfluss über die oberen Atemwege kann in den meisten Fällen auch mit einer TK ohne Phonationsöffnung durch Entblocken und Verschließen sichergestellt werden. Dies kann bei einer liegenden TK mit Phonationsöffnung leicht evaluiert werden, wenn die geschlossene Innenkanüle versuchsweise belassen und nur durch Entblocken Platz für die Ausatemluft geschaffen wird. Können die Patienten bei Verwendung eines Sprechventils ohne erkennbare Anstrengung und ohne erhöhte Atemgeräusche ausatmen, kann auch eine TK ohne Phonationsöffnung mit einem vergleichbaren Außendurchmesser verwendet werden.

MERKE

Aufgrund des reduzierten Ausatemwiderstandes können Patienten ggf. von einer gutsitzenden gefensterten Kanüle profitieren. Zur Vermeidung von Komplikationen muss die korrekte Lage der Fensterung zwingend überprüft werden, idealerweise endoskopisch.

5.22 Was ist eine Trachealkanüle mit subglottischer Absaugmöglichkeit?

Bei einer Trachealkanüle mit subglottischer Absaugmöglichkeit gibt es neben dem kleinen Schlauch, der Cuff und Kontrollballon verbindet, einen zweiten Schlauch, der von außen entlang des Kanülenrohrs oder darin verarbeitet bis zu einer Öffnung über dem Cuff führt. An diesen Schlauch können eine Plastikspritze oder ein Absaugsystem angeschlossen werden. *Damit kann Sekret über dem Cuff mittels Vakuumerzeugung abgesaugt werden.* Dies kann allerdings misslingen, wenn das Sekret sehr zähflüssig oder der Absaugkanal durch eingetrocknetes Sekret verstopft ist. Der Kanal muss deshalb immer sauber entleert werden.

INFO

Das Absaugen bei geblockter Kanüle kann für den Patienten unangenehm werden, wenn die Stimmlippen (unwillkürlich oder willkürlich) geschlossen sind und das zwischen Stimmlippen und Cuff entstehende Vakuum nicht ausgeglichen werden kann.

5.23 Wann ist eine Trachealkanüle mit subglottischer Absaugmöglichkeit indiziert?

Die Indikation für diese Kanülenart ist insbesondere bei **sehr ausgeprägter Speichelaspiration** gegeben, also i.d.R. bei Patienten, die gar nicht oder kaum schlucken können. Bei diesen wird sich der subglottische Raum über dem Cuff sowie auch der Raum im Larynx und im Pharynx in relativ kurzer Zeit mit Speichel füllen (▶ Abb. 5.1). Damit die Patienten nicht andauernd entblockt und tracheal abgesaugt werden müssen, kann die subglottische Absaugmöglichkeit eine Entlastung bedeuten.

Diese Absaugmöglichkeit sollte aber nicht als Argument missverstanden werden, die notwendige Rachenbelüftung durch regelmäßiges Entblocken zu vermindern oder gar wegzulassen.

MERKE

Auch bei Trachealkanülen mit subglottischer Absaugmöglichkeit muss der Cuff regelmäßig entblockt und der aspirierte Speichel dabei abgesaugt werden.

5.24 Was ist ein Platzhalter?

Platzhalter können nach Entfernung einer Trachealkanüle in den Stomakanal eingeführt werden, um **das Stoma offen zu halten**. Sie enden im Gegensatz zu Trachealkanülen direkt an der Innenseite des Stomas und nehmen in der Trachea selbst keinen oder einen sehr geringen Raum ein. Dadurch bieten sie der Atmung nur wenig Strömungswiderstand und erleichtern diese somit.

Der Einsatz eines Platzhalters kann z.B. im Rahmen einer **Probedekanülierung** (▶ 5.99) sehr sinnvoll sein, um zu klären, ob der Patient auch ohne Trachealkanüle ein ausreichendes Speichelmanagement hat und über die oberen Atemwege atmen kann. Ist dies innerhalb eines definierten Probezeitraums nicht der Fall, so kann nach Entfernung des Platzhalters problemlos eine Kanüle wieder in den Stomakanal eingeführt werden.

Platzhalter gibt es in zwei verschiedenen Varianten:

- **Stoma Stent:** besteht aus einem Kanülenkörper aus Silikon mit Lumen und einem Kanülenschild. Dieser ist normalerweise verschlossen, sodass der Stent das Stoma abdichtet und keine Luft durch den Stent geatmet werden kann. Der Patient atmet vollständig über die oberen Atemwege. Für Absaugvorgänge oder bei Dyspnoe kann der Verschlussdeckel geöffnet werden, sodass eine transstomatale Atmung möglich ist. Eine Halteplatte am distalen Ende des Stents hält diesen an der Tracheainnenseite, sodass er nicht nach außen dislozieren kann. Dennoch sollte er durch ein Halteband zusätzlich fixiert und am Herausrutschen gehindert werden.
- **Stoma Button:** besteht aus einem kurzen Vollguss- oder Hohlkörper sowie einem äußeren Kanülenschild zur Befestigung des Buttons mit einem Halteband. Die Buttongröße sollte so gewählt werden, dass er das Stoma vollständig verschließt und er sollte auch nur so lang sein, dass er im Stomakanal liegt, nicht aber wesentlich im Tracheallumen. Durch die fehlende Befestigung an der Innenseite der Trachea kann er leichter dislozieren wenn der Patient hustet, ist aber häufig leichter einführbar und für den Patienten verträglicher.

5.25 Was ist mit Totraum gemeint und warum ist er im Zusammenhang mit Trachealkanülen wichtig?

Im Zusammenhang mit der Atmung wird **als Totraum die Luftmenge bezeichnet, die in den Atemwegen verbleibt und nicht am Gasaustausch beteiligt ist.** Dieser Totraum beträgt bei erwachsenen Menschen rund 150 ml. Bei einem normalen Einatemvolumen bei ruhiger Atmung von ca. 500 ml nehmen also nur rund 350 ml am Gasaustausch in den Alveolen teil.

Wird bei Trachealkanülenträgern über die Kanüle eingeatmet, verringert sich der Totraum aufgrund des kürzeren Einatemweges um ca. ½ auf ca. 75 ml. Die Einatemarbeit für den Transport der gleichen Luftmenge zu den Alveolen verringert sich damit etwas. Damit die gleichen 350 ml Luft in den Alveolen ankommen, müssen von der Einatemmuskulatur nicht 500 ml, sondern lediglich 425 ml eingeatmet werden.

Umgekehrt nimmt die Einatemarbeit wieder zu, wenn die Kanüle mit einer Verschlusskappe verschlossen und wieder über die physiologischen Atemwege eingeatmet werden muss. Alle Maßnahmen, die den Atemweg verlängern, z. B. das Aufsetzen eines Filters oder Inhalationsgeräts an die Kanüle, führen zu einer Vergrößerung des Totraums, sodass in diesem Fall ebenfalls mehr Atemvolumen generiert werden muss, um eine ausreichende Belüftung sicherzustellen (▶ 8.79).

MERKE

Bei Verwendung von Verschlusskappen muss die Vergrößerung der Atemarbeit – im Vergleich zur Verwendung von HME-Filtern oder dem Sprechventil – unbedingt beachtet werden.

5.26 Wie oft sollte die Trachealkanüle gewechselt werden?

Dies ist in verschiedenen klinischen Settings sehr unterschiedlich und wird sich v. a. zwischen Akutversorgung und Rehabilitationssetting bzw. häuslicher Pflegesituation stark unterscheiden. **Spätestens nach 29 Tagen** sollte nach Empfehlung der meisten Hersteller die Kanüle gewechselt werden, da sie bei längerem Verbleib den Status eines Implantats hätte – aber auch, weil insbesondere die Cuffs zunehmend ihre Weichheit verlieren oder spröde werden können.

Falls möglich sollten zur Vermeidung von Komplikationen folgende Zeitintervalle bzgl. des ersten Kanülenwechsels nach Tracheotomie eingehalten werden:

- Dilatative Tracheotomie: 7–10 Tage
- Chirurgische Tracheotomie: 4 Tage

(Trouillet et al. 2018, Dziewas et al. 2020)

PRAXISTIPP

Nach klinischer Erfahrung haben sich wöchentliche Kanülenwechsel bei TK ohne Innenkanüle als passend erwiesen. Kanülen mit Innenkanüle sollten nach 2–4 Wochen gewechselt werden. Ist die Kanüle vor Ablauf der Wechselintervalle sichtbar verschmutzt bzw. das Sekret aufgrund eines pulmonalen Infektes infiziert und putride, kann ein vorzeitiger Wechsel nötig sein. Ebenso macht ein defekter Cuff (▶ 5.18) bei einer blockbaren Kanüle einen Wechsel unumgänglich.

MERKE

Trachealkanülen-Wechsel sollten grundsätzlich mit endoskopischer Kontrolle durchgeführt werden.

5.27 Kann eine Trachealkanüle nach dem Entfernen wiederverwendet werden?

Trachealkanülen sind stets **Ein-Patienten-Produkte**. Gemäß der Herstellerangaben können sie ggf. fachgerecht aufbereitet, trocken in einem verschlossenen Behälter gelagert und beim selben Patienten im Verlauf wiederverwendet werden. Für die Aufbereitung der Kanüle darf nur explizit vom Hersteller empfohlenes Zubehör verwendet werden. Bezüglich der maximalen Nutzungsdauer der Kanüle sind die Herstellerangaben ebenfalls bindend.

Vor dem Wiedereinsetzen muss sichergestellt werden, dass die *Kanüle voll funktionsfähig* ist (auf Materialermüdung wie Risse/scharfe Kanten prüfen!). Bei Auffälligkeiten muss die Kanüle ggf. früher gegen eine neue ausgetauscht werden. Im Gegensatz zu Kanülen aus anderen Materialien können Silberkanülen unbegrenzt aufbereitet werden und eignen sich so besonders für eine Langzeitversorgung.

5.28 Wann ist bei einem Trachealkanülenwechsel eine endoskopische Kontrolle indiziert?

Grundsätzlich sollte **jeder Trachealkanülenwechsel mit endoskopischer Kontrolle** begleitet werden. Vor der Entfernung der alten TK sollte überprüft werden, ob die Lage noch stimmt und ob sich tracheale Irritationen (z. B. Verletzungen, Entzündungen oder Granulationen, ▶ 1.50) ergeben haben. Auch sollte der Zustand der Trachea allgemein beurteilt werden.

Der Einsatz des Endoskops lohnt sich außerdem *bei entfernter TK zur* **Inspektion des Tracheostomakanals** *und des Trachea-Abschnittes, der bei liegender TK nicht ein-*

sehbar ist (▶ 5.84). Besonderes Augenmerk ist dabei auf das obere, innere Ende des Tracheostomakanals am Übergang in die Trachea zu legen, da sich an dieser Stelle relativ oft Gewebsneubildungen zeigen. Allenfalls kann auch der subglottische Raum von unten eingesehen werden.

Nach der **Neueinlage der TK** sollte unbedingt wieder die Lage besonders auch am TK-Ende kontrolliert werden, und zwar sowohl in geblocktem wie auch in entblocktem Zustand. Es ist nicht selten, dass das TK-Ende geblockt korrekt zentral in der Trachea platziert ist, sich durch das Entblocken aber verschiebt und die Trachea irritieren kann.

Bei Langzeit-Trachealkanülenträgern, bei denen immer die gleiche TK verwendet wird und nie irgendwelche Probleme verursacht hat, können die endoskopischen Kontrollen allenfalls reduziert werden.

5.29 Welche Trachealkanüle ist die beste?

Rückfrage: *Welches ist der beste Schuh? Genau, beide Fragen lassen sich nicht generell beantworten.*

Wenn Sie einen Schuh kaufen, müssen Sie sich erst überlegen, wofür Sie diesen Schuh verwenden wollen. Weiter spielen selbstverständlich Größe und Anatomie Ihrer Füße eine wichtige Rolle. Ebenso können Erfahrungen, die Sie in der Vergangenheit mit gewissen Größen, Marken oder Materialien gemacht haben, eine Rolle spielen. Solche Fragen müssen auch bei der Wahl der TK gestellt werden.

Es gibt deshalb nicht „die beste" TK, sondern immer nur *„die beste TK für den einzelnen Patienten in der momentanen Situation"*. Das hat zur Konsequenz, dass für eine optimale Versorgung unbedingt verschiedene Trachealkanülen zur Verfügung stehen müssen.

Oder würden Sie in ein Schuhgeschäft gehen, das nur ein Modell anbietet?

MERKE
Nicht jede Kanüle passt in jeden Hals!

5.30 Wie finde ich die passende Kanüle für meinen Patienten und was muss ich beim Wechsel auf ein anderes Kanülenmodell beachten?

Die Auswahl eines passenden Kanülenmodells ist von zahlreichen Faktoren abhängig (▶ Abb. 5.2): der aktuelle Status des Sekretmanagements, die Notwendigkeit einer Beatmung/Atmungstherapie sowie ggf. einer Langzeitkanülenversorgung und nicht zuletzt die anatomischen Gegebenheiten entscheiden, welches Kanülenmodell/-material passend ist. *Für eine optimale Versorgung ist es daher unabdingbar, unterschiedliche Modelle vorzuhalten.*

Bei einem Wechsel auf ein neues Modell oder bei Komplikationen (z. B. Schleimhautblutungen, anhaltender Hustenreiz sowie eingeschränkte Toleranz für Sprechventil oder Verschlusskappe) ist eine **endoskopische Lagekontrolle** zur Optimierung der Kanülenversorgung zwingend erforderlich (▶ 5.28, ▶ 5.84).

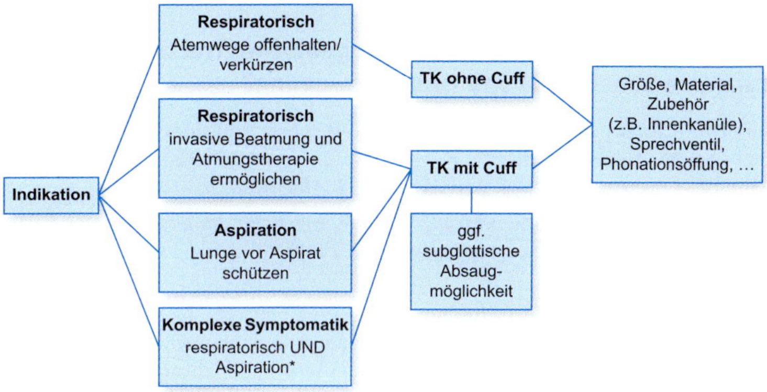

Abb. 5.2 Flow Chart: Kriterien für die Trachealkanülenauswahl. [L23]
* Bei Mikroaspirationen sind auch TK ohne Cuff denkbar, die z.B. noch bis zur Dekanülierung das Absaugen ermöglichen.

Bei schwierigen Kanülenwechseln kann das Endoskop in die Kanüle eingeführt und der Wechsel so komplett unter Sicht durchgeführt werden. Werden gesiebte bzw. gefensterte Kanülen verwendet, sollte unbedingt sichergestellt werden, dass die Phonationsöffnung frei im Lumen der Trachea liegt und es zu keiner Granulation von Gewebe in die Kanülenöffnung kommt (▶ 1.50ff.).

5.31 Was ist bei der Auswahl der passenden Kanüle im Hinblick auf die Atemarbeit zu bedenken?

Bei der Auswahl einer passenden Kanülengröße ist zu beachten, dass bei einer geblockten TK das Innenlumen der Kanüle (Innendurchmesser ID, i.d.R. auf dem Kanülenschild angegeben, ▶ 5.9) entscheidend für den **respiratorischen Widerstand** ist – und damit dafür, wie viel Atemarbeit bei der Atmung über die Kanüle geleistet werden muss (▶ 5.12).

Der respiratorische Widerstand kann bei einer Kanüle mit kleinem Lumen um ein Vielfaches höher sein als bei einer größeren Trachealkanüle. Bei Kanülenmodellen mit Innenkanüle wird das Innenlumen durch diese zusätzlich verkleinert. So ist aus respiratorischer Sicht ein möglichst großer Durchmesser zu bevorzugen. Allerdings kann eine Kanüle mit großem Außendurchmesser weniger verträglich sein und die TK-Entwöhnung erschweren, wenn der Kanülenkörper an der Trachealwand anliegt und wenig (keinen) Platz für den Atemstrom nach dem Entblocken und Verschließen der Trachealkanüle lässt.

MERKE

Die Wahl einer passenden Kanülengröße – besonders wenn sie sowohl geblockt wie entblockt verwendet wird – ist somit i.d.R. ein *Kompromiss zwischen möglichst geringer Atemarbeit in geblocktem Zustand sowie guter Verträglichkeit und ausreichendem Platz* zwischen Kanülenkörper und Trachealwand für die TK-Entwöhnung.

Der tracheotomierte Dysphagiepatient

5.32 Welche Auswirkungen hat eine geblockte Trachealkanüle auf laryngeale Sensibilität und Larynxbewegung?

Wenn eine Kanüle geblockt wird, entsteht dadurch eine **funktionelle Trennung zwischen oberem Atemweg** (Larynx, Rachen, Nasen- bzw. Mundraum) **und unterem Atemweg** (Trachea, Bronchien und Alveolen, ▶ Abb. 5.1).

Das bedeutet, dass *keine translaryngeale Atmung mehr möglich* ist: der Patient atmet nur über das Tracheostoma bzw. die Trachealkanüle (**transstomatale Atmung**).

Somit kann die Ein- und Ausatmung die oberen Atemwege nicht mehr erreichen und es entfallen auch die sensiblen Reize, die durch den Atemstrom im Bereich des Larynx entstehen. Dies umfasst z.B. auch die sensible Wahrnehmung der Temperatur und des Feuchtigkeitsgehalts der Atemluft sowie die Wahrnehmung von Sekretresiduen, Speichel oder Fremdkörpern (z.B. nach Aspiration) im Larynx. Der Patient wird dadurch ggf. auch ein Aspirationsereignis erst spät oder gar nicht selbst wahrnehmen und kann somit auch nicht adäquat darauf reagieren, z.B. durch Husten oder Rachenreinigen.

Einige Studien legen nahe, dass es durch den fehlenden Atemstrom bei dauerhaft geblockten Trachealkanülen in situ auch zu einer nachhaltigen Desensibilisierung des laryngealen Raums und zu einer Atem-Schluck-Dyskoordination kommen kann (Diez Gross, Tedla und Ross 2007).

Eine vermutete eingeschränkte Verlagerung des Hyoid-Larynxkomplexes (und damit der Larynxhebung) durch eine geblockte Trachealkanüle wurde in empirischen Studien nicht bestätigt (Terk, Leder und Burrell 2007). Somit kann ein noch vor einigen Jahren viel zitierter „Ankereffekt" der geblockten TK auf die Larynxhebung als widerlegt gelten.

MERKE

Eine geblockte Trachealkanüle hat *keinen unmittelbaren „Ankereffekt"* im Sinne einer „Verankerung" und damit Verminderung der Larynxhebung.
Eine Beeinträchtigung der Schluckfunktion und erhöhte Aspirationsgefahr kann dennoch vorliegen, z.B. aufgrund *veränderter Sensibilität* und *Druckverhältnisse* im pharyngolaryngealen Raum, die den Atemwegschutz und ein effektives Husten nach Aspiration einschränken können.

5.33 Sind alle Patienten mit Trachealkanüle aspirationsgefährdet?

Tracheotomierte Patienten weisen je nach Studie **Aspirationsraten von bis zu 80 %** auf, **häufig sind dies stille Aspirationen.**

Die Gründe für die hohe Aspirationsgefahr sind sicher multifaktoriell, v.a. ist unklar, ob die Präsenz der geblockten Trachealkanüle allein eine Beeinträchtigung der Schluckfunktion und damit verbunden erhöhte Aspirationsraten bedingen kann. Ein früher vermuteter „Ankereffekt" durch eine geblockte Trachealkanüle konnte nicht bestätigt werden (Terk, Leder und Burrell 2007, ▶ 5.32).

Durch die *funktionelle Trennung von oberen und unteren Atemwegen* bei geblockter TK fehlt jedoch der translaryngeale Luftstrom. Hierdurch werden einige

Funktionen beeinträchtigt, wodurch Aspirationen begünstigt und eine effektive Reaktion auf diese erschwert werden können, z. B.:

- laryngeale Sensibilität
- subglottischer Druck
- Glottisschluss
- Husteneffektivität

Daher ist das Entblocken und Umlenken des Ausatemstromes mittels Sprechventil oder allenfalls auch Verschlusskappe auf jeden Fall sinnvoll, um durch die Wiederherstellung des translaryngealen Atemstroms möglichst physiologische Voraussetzungen für die Schlucksequenz zu schaffen. Damit können auch positive Effekte auf die Aspirationsrate erreicht werden.

MERKE
Das Entblocken und die Umlenkung der Ausatemluft über die physiologischen Atemwege ist bei Trachealkanülen mit Cuff sowohl für die mündliche Kommunikation wie für das Schlucken von großer Bedeutung.

5.34 Schützt eine geblockte Trachealkanüle vor Aspiration?

Nein! Der Patient aspiriert nach wie vor – die Trachealkanüle bietet durch das Anliegen des Cuffs an der Trachealwand einen rein mechanischen Schutz der unteren Atemwege vor aspiriertem Speichel und Sekreten – so z. B. auch vor regurgitiertem Mageninhalt.

Da das Tracheostoma bzw. die geblockte Trachealkanüle unterhalb des Larynx und damit auch unterhalb der Glottisebene ist, wird eine Aspiration nicht verhindert.

Das Aspirat (Speichel, Nahrung), das die Glottisebene passiert (▶ 1.22) sammelt sich auf dem geblockten Cuff und wird daran gehindert, weiter in die unteren Atemwege vorzudringen. Eine geblockte TK bietet somit einen gewissen Schutz der unteren Atemwege vor dem Aspirat, nicht aber vor der Aspiration selbst (▶ Abb. 5.1).

5.35 Bietet eine geblockte Trachealkanüle denn einen *sicheren* Schutz der unteren Atemwege vor dem aspirierten Speichel?

Nein! *Mikroleckagen auch bei korrekter Blockung* sind bei verschiedenen TK-Modellen und Größen durch Studien belegt.

So testeten z. B. Winklmaier, Wüst und Wallner (2005) das Dichtigkeitsverhalten von drei TK-Modellen (jeweils 10 Kanülen in Größe 7 und 8), die in präparierte Schweineluftröhren eingesetzt wurden, mit jeweils 6 ml Wasser und künstlichem Speichel. Es zeigte sich bei allen Modellen eine Leckage der Testflüssigkeiten. Im Verlauf des 15-minütigen Beobachtungszeitraums reduzierte sich allerdings die Leckage. Es scheint also auch bei korrekter Blockung unmittelbar nach dem Blocken einen Luftverlust zu geben, sodass eine Cuffdruckkontrolle und ggf. Nachblocken einige Minuten nach dem Blocken sinnvoll ist.

5.36 Sollte der Cuffdruck erhöht werden, um die Dichtigkeit zu erhöhen?

Nein! Der Druck eines **korrekt geblockten Cuffs liegt bei max. 25 mmHg** (entspricht ca. 34 cmH_2O) und ist damit geringer als der Kapillardruck der Trachealschleimhaut, an der er in geblocktem Zustand relativ großflächig aufliegt. Der Cuff kann die empfindlichen Schleimhautkapillaren so nicht komprimieren und dadurch schädigen.

Es ist bekannt, dass Cuffs mit einem (zu) hohen Druck zu teils irreversiblen Schleimhaut- und Trachealknorpelschäden führen können.

Übrigens zeigte eine Studie, dass auch bei Cuffs mit überhöhtem Druck (bis 50 mmHg) Aspiratleckagen auftreten (Oikkonen und Aromaa 1997).

MERKE

Ein Überblocken des Cuffs als Aspirationsschutz ist nicht sinnvoll und potenziell schädlich.

5.37 Wie können die unteren Atemwege überhaupt optimal vor dem Aspirat geschützt werden?

Auch wenn eine geblockte Trachealkanüle keinen 100%igen Schutz der unteren Atemwege leisten kann, ist sie dennoch die wichtigste Maßnahme hierfür.

Der auf dem Cuff befindliche aspirierte Speichel kann aber selbstverständlich nicht dort verbleiben, da er neben der Leckagegefahr auch zu *Schädigungen der Trachealschleimhaut* (z. B. Entzündungen) und einer *erhöhten bakteriellen Kontamination* führen kann.

Der Cuff muss bei aspirierenden Patienten daher regelmäßig (je nach Aspirationsgrad ca. alle 4–8 Stunden) entblockt werden, wobei der aspirierte Speichel dann simultan durch die Kanüle abgesaugt wird (▶ 5.55, ▶ 5.57).

Es ist offensichtlich, dass das Entblocken der TK und das Absaugen des aspirierten Speichels daher nicht allein in der Therapie erfolgen können. Jedes Mitglied des interprofessionellen TK-Teams sollte das Entblocken der Kanüle mit simultanem Absaugen des aspirierten Speichels sachgerecht durchführen können. So kann die Leckage des aspirierten Speichels in die unteren Atemwege und damit verbundene pulmonale Komplikationen am effektivsten reduziert werden (▶ 5.55).

MERKE

- Eine geblockte Trachealkanüle ist **kein** Aspirationsschutz!
- Der Cuff hindert das Aspirat lediglich daran, in die tiefen Atemwege vorzudringen. Das Aspirat verbleibt auf dem Cuff, es kann zu Mikroleckagen kommen.
- Ein Überblocken des Cuffs verhindert dies nicht und kann zur Schädigung der Trachealschleimhaut führen.
- Der Cuff muss bei aspirierenden Patienten regelmäßig entblockt, das Aspirat muss dabei simultan abgesaugt werden (▶ 5.57).

5.38 Was geschieht, wenn der aspirierte Speichel über dem Cuff lange Zeit nicht entfernt wird?

Der Raum über dem Cuff ist warm und feucht, was beste Voraussetzungen für Bakterienwachstum bedeutet. Speichelansammlungen, die über dem Cuff liegen bleiben, werden damit mit zunehmender Dauer stärker mit Bakterien besiedelt und die so kontaminierten Speichelmengen können durch Mikroleckagen (▶ 5.35) in die tiefen Atemwege eindringen. Wird erst nach vielen Stunden oder gar Tagen entblockt und abgesaugt, steigt das pulmonale Infektionsrisiko, da schon kleine Mengen des infizierten Sekretes die Lunge übermäßig belasten können. Die Speichelmengen können außerdem im tracheolaryngealen Raum zu erheblichen Entzündungen und Schleimhautschädigungen führen.

BEISPIEL

Wenn Sie schon einmal Patienten entblockt haben, bei denen das Sekret über dem Cuff tagelang nicht entfernt wurde, können Sie am teilweise äußerst übel riechenden Sekret die Gefährdung leicht erkennen.

Um bei Patienten mit massiver Speichelaspiration das möglicherweise belastende permanente Entblocken und Absaugen zu vermeiden, ist die Verwendung von Trachealkanülen mit subglottischer Absaugmöglichkeit sinnvoll (▶ 5.22), ersetzt jedoch keineswegs eine regelmäßige Cuffentlastung.

MERKE

Der Cuff muss regelmäßig (je nach Aspirationsgrad ca. alle 4–8 Stunden) entblockt werden, simultan wird der aspirierte Speichel durch die Kanüle abgesaugt.

5.39 Muss eine Trachealkanüle mit Phonationsfenster beim Einsatz von Sprechventil oder Verschlusskappe auch entblockt werden oder genügt es, wenn die Ausatemluft über die Phonationsöffnung geführt wird?

Trachealkanülen müssen **grundsätzlich immer entblockt werden, wenn ein Sprechventil oder eine Verschlusskappe verwendet werden soll** – auch wenn eine Phonationsöffnung vorhanden ist. Phonationsöffnungen sind lediglich eine zusätzliche Möglichkeit den Ausatemwiderstand zu reduzieren, sie reichen selbst bei idealer Lage keineswegs für eine anstrengungsfreie Atmung. Die Öffnung kann zudem durch Sekret verlegt sein, sie kann ganz oder teilweise im Tracheostomakanal liegen oder die Phonationsöffnung kann durch Herausrutschen der Kanüle in den Stomakanal verschoben werden (▶ 5.20ff., ▶ 5.84).

In all diesen Fällen könnte der Luftfluss über die Öffnung reduziert oder ganz verhindert werden, was bei geblockter Kanüle zu Atemnot führen würde. Durch das Entblocken wird diese Gefahr verhindert. Zudem ist der Schutz des aufgeblasenen Cuffs aufgrund der Phonationsöffnung aufgehoben, also nützt der Cuff in diesem Fall nichts und sollte deshalb zugunsten der Verbesserung des Luftflusses unbedingt entleert werden.

MERKE

Sprechventile und Verschlusskappen dürfen nur bei entblockter Trachealkanüle verwendet werden.

5.40 Es gibt unterschiedliche Sprechventile: Für welches entscheide ich mich wann?

Die verschiedenen auf dem Markt verfügbaren Sprechventile unterscheiden sich v.a. im Hinblick auf folgende Parameter:

- Wie leicht öffnet sich das Ventil bei Inspiration?
- Wieviel Anblasedruck ist zum Verschluss nötig?
- Wie wird Sauerstoff zugeführt – oberhalb des Ventilkläppchens/der Membran oder unterhalb (▶ 5.68)?

Dementsprechend sollten zur optimalen Versorgung unterschiedliche Ventile zur Verfügung stehen.

INFO

Neuerdings gibt es auch Ventile auf dem Markt, deren Widerstand verstellt werden kann. Bei geöffneter Einstellung kann trotz eines Ventilverschlusses bei Exspiration noch etwas Luft über die Kanüle entweichen. Diese Ventile können in Einzelfällen die Gewöhnung an das Sprechventil erleichtern.

Bevor ein solches Ventil in der Therapie zum Einsatz kommt, sollte jedoch sichergestellt werden, dass die Toleranz eines normalen Ventils nicht auch durch eine Optimierung der Kanülenversorgung erzielt werden kann.

Von einer Versorgung mit *einem verstellbaren Ventil außerhalb der Therapie wird dringend abgeraten*, da die Schutzfunktionen durch den Luftverlust nur eingeschränkt effektiv sind und die Ventile sich bereits durch eine leichte Manipulation verstellen.

PRAXISTIPP

Sprechventile mit **eingearbeiteten Filtern** bieten im Hinblick auf die Luftbefeuchtung nach klinischer Erfahrung der Autoren keinen zusätzlichen Benefit. Da die Luft bei der Ausatmung über Mund und Nase entweicht, wird das Filtermedium nicht relevant befeuchtet. Zum besseren Schutz der unteren Atemwege vor Fremdkörpern kann das System hilfreich sein. *Kommt ein solches Ventil zum Einsatz ist es wichtig sicherzustellen, dass das Filtermedium regelmäßig ausgetauscht wird.*

5.41 Wie kann sichergestellt werden, dass die Patienten bei Verwendung eines Sprechventils gut ausatmen können?

Zunächst einmal muss die **Luft** mit einer Plastikspritze aktiv **vollständig aus dem Cuff herausgezogen** werden. Es sollte dabei ein leichtes Vakuum erzeugt werden, damit sich der Cuff möglichst dicht an den Kanülenkörper anlegt (▶ 5.57).

Bei *Verwendung des Sprechventils* muss sichergestellt werden, dass die Ausatmung ohne Anstrengung und ohne hörbare Atemgeräusche erfolgen kann. Ist dies der Fall, haben die Patienten auch die Voraussetzungen zur Phonation und zum Sprechen, falls diese Funktionen nicht durch die zugrundeliegende Erkrankung oder Verletzung beeinträchtigt sind. *Sind entweder Ausatem-*

anstrengung oder erhebliche Ausatemgeräusche vorhanden, darf das Sprechventil nicht belassen werden.

Neben dieser subjektiven Einschätzung der Ausatmung gibt es die Möglichkeit, den **Druck zu messen**, den die Patienten aufwenden müssen, um ausatmen zu können. Damit kann auch objektiv festgestellt werden, ob die Ausatmung für die Patienten mit normaler oder erhöhter Ausatemarbeit verbunden ist (▶ 5.42, Johnson, Campbell und Rabkin 2009).

5.42 Wie kann der Ausatemwiderstand objektiv gemessen werden?

Bietet eine entblockte TK mit Sprechventil wenig Platz für den Ausatemluftstrom, muss der Patient den Druck bei der Ausatmung erhöhen, damit er genügend ausatmen kann. Dieser Druck ist auch in der TK hinter dem Sprechventil messbar (das Einwegventil ist bei der Ausatmung verschlossen).

Wird zwischen Konnektor und Sprechventil ein Zwischenstück eingesetzt, mit dem dieser Druck über einen kleinen Schlauch auf ein Manometer abgeleitet wird, kann der für die Ausatmung notwendige Ausatemdruck gemessen und damit objektiviert werden (Johnson, Campbell und Rabkin 2009 für detaillierte Abbildungen und Beschreibungen). Als Manometer kann der *Cuffdruckmesser* verwendet werden. Es braucht zur Messung also lediglich noch ein Zwischenstück und einen kleinen Verbindungsschlauch zum Manometer.

Bei Ausatmung in Ruhe (ohne Phonation, ohne Sprechen, ohne Husten oder Räuspern) sollte der gemessene **Ausatemwiderstand unter 5 cmH_2O** sein.

Werden Werte **zwischen 5 und 10 cmH_2O** gemessen, kann das Sprechventil für begrenzte Zeit verwendet werden, die Ausatemarbeit ist aber schon leicht erhöht.

Messen wir Werte **über 10 cmH_2O** hören wir i.d.R. auch Ausatemgeräusche oder sehen Ausatemanstrengung. Die Ausatemarbeit ist somit deutlich erhöht und kann zu Ermüdung oder bei zu langer Verwendung zu respiratorischer Erschöpfung führen. Ziel sollte dann unbedingt sein, durch entsprechende TK-Wahl mehr Platz für die Ausatmung zu schaffen, damit bei Verwendung des Sprechventils der Ausatemdruck im normalen Bereich (unter 5cmH_2O) ist.

MERKE
In- und Exspirationswiderstände können bei TK-Patienten objektiv gemessen werden (▶ 5.42, ▶ 5.44).

5.43 Liegt ein zu hoher Ausatemwiderstand immer an einer zu großen Kanüle?

Nein. Hören wir Ausatemgeräusche, sehen Ausatemanstrengung oder messen einen zu hohen Ausatemwiderstand wissen wir lediglich, dass die Ausatmung irgendwo im Verlauf des Ausatemweges eingeschränkt ist. Der erhöhte Widerstand kann selbstverständlich durch eine TK mit zu großem Außendurchmesser bedingt sein.

Weitere mögliche Ursachen können auch Stenosen (Verengung der Atemwege) sein sowie Schwellungen (postoperativ oder durch allergische Reaktion), Tumor(en), zu viel zähes, nicht entferntes Sekret, beidseitige Stimmlippenlähmung usw.

5

INFO

Wichtig ist, der Ursache für einen erhöhten Atemwiderstand in jedem Fall genau nachzugehen, um durch adäquate Maßnahmen den Ausatemluftstrom verbessern zu können.

5.44 Ist der Einatemwiderstand bei Verwendung einer Verschlusskappe nicht immer erhöht?

Die Platzverhältnisse für die Einatemluft sind bei entblockter Trachealkanüle mit Verschlusskappe logischerweise enger. Die Einatemluft muss den schmalen Raum zwischen TK und Tracheawand und auch die physiologischen Engstellen von Nase, Pharynx und Larynx überwinden. Auf allen Ebenen können Ursachen für erhöhte Einatemwiderstände – und damit erhöhte Einatemarbeit – liegen.

Ob der Einatemwiderstand in der Norm oder erhöht ist, kann wiederum objektiv gemessen werden, mit derselben Versuchsanordnung (▶ 5.42). Es braucht dazu allerdings **ein digitales Manometer** (da das analoge Cuffmanometer/Cuffdruckmesser keine Negativwerte anzeigt) und eine Verschlusskappe auf der TK.

Der negative inspiratorische Druck (also der Einatemwiderstand) sollte beim ruhigen Atmen über mehrere Atemzüge **zwischen 0 und minus 3 cmH_2O** liegen (Johnson, Campbell und Rabkin 2009). Ist der Widerstand erhöht, sollte die Ursache unbedingt evaluiert werden: Ist der Außendurchmesser der TK zu groß oder liegt auf anderer Ebene eine Stenose vor (Schwellung, Ödem, beidseitige Stimmlippenlähmung, nicht vollständig entblockte TK etc.)?

Liegt der erhöhte Widerstand tatsächlich an einer zu großen TK, sollte ein kleineres Modell gewählt werden, um die Voraussetzungen zur Verwendung der Verschlusskappe zu schaffen.

5.45 Auch mit geblockter Trachealkanüle kann man sprechen: Stimmt das?

Jein. Zum Sprechen benötigt man Ausatemluft als Antrieb für Phonation und Artikulation. Mit geblockter TK wird keine Luft über die oberen Atemwege geführt. Damit entfällt die Möglichkeit zur Stimmgebung, damit fehlt die Stimme bei allen Vokalen und stimmhaften Konsonanten. Ebenso fehlt die Luft für die Artikulation vieler stimmloser Laute (z. B. der Frikative).

- Was bei geblockter TK noch möglich ist, ist das sog. **Pseudoflüstern,** ein Flüstern ohne Ausatemluft. Damit dieses einigermaßen verständlich ist, sind eine perfekte Beweglichkeit der Artikulationsorgane und eine sehr gute Aufmerksamkeit und Kognition Voraussetzung. Ein solches „Sprechen" ist aber ziemlich anstrengend. Wann immer möglich, sollte den Patientinnen und Patienten frühzeitig das stimmhafte Sprechen durch den Einsatz von Sprechventilen ermöglicht werden.
- Eine weitere Möglichkeit bietet die Methode der **Above Cuff Vocalization.** Bei einer Kanüle mit subglottischer Absaugmöglichkeit wird hierbei über den subglottischen Absaugport Luft insuffliert, die einen subglottischen Anblasedruck generiert und vom Patienten für die Phonation genutzt werden kann.

PRAXISTIPP

Phonationsversuche mit der Methode der **Above Cuff Vocalization** *können aus folgenden Gründen schwierig sein:*

- Speichelmengen im Pharynx und in der Mundhöhle können die Phonation erschweren, daher ist eine vorbereitende Bereinigung durch Schluckstimulation/Absaugen häufig sinnvoll.
- Die Koordination der Stimmgebung mit dem „künstlich" erzeugten subglottischen Luftstrom kann schwierig sein, ebenso die Koordination von Stimme, eigenem Respirationszyklus und künstlichem subglottischen Anblasestrom.
- Um dies zu erleichtern, wird häufig ein kontinuierlicher Luftstrom gegeben; dies kann jedoch zur Austrocknung der subglottischen Schleimhaut führen und als unangenehm empfunden werden.
- Die Methode sollte daher kleinschrittig und in enger Abstimmung mit dem Patienten erprobt werden. Hilfreich ist es, wenn der Patient lernt, den Anblasedruck über den Fingertippverschluss des zuführenden Luftschlauchs selbst zu steuern.
- **Lassen Sie Ihren Patienten nicht allein!**

5.46 Welchen Einfluss hat die Kanülenatmung auf den intrapulmonalen Druck?

Der Luftdruck in den Atemwegen wird als **intrapulmonaler Druck** bezeichnet. Dieser stabilisiert die Atemwege und hält sie offen, sodass sie fortwährend belüftet sind.

Der Luftdruck am Ende der Ausatemphase (**PEEP**, *Positive End-Expiratory Pressure*, ▶ 8.41ff., ▶ 1.46) beträgt physiologisch ca. 2mbar (entspricht ca. 2,04 cmH_2O), er wird u. a. durch die Ventilfunktion der Glottis aufrechterhalten.

Bei einer Kanülenatmung fällt diese Ventilfunktion der Glottis weg (bei geblockter Kanüle) oder sie kann nur sehr reduziert wirken (bei Kanüle ohne Cuff), da vollständig oder überwiegend über den „offenen" stomatalen Atemweg geatmet wird. Dadurch *reduziert sich auch der intrapulmonale Druck.*

Dies kann Auswirkungen auf die **pulmonale Ventilation** haben (alveolärer Gasaustausch), sich aber auch in **funktionellen Tätigkeiten** bemerkbar machen, die einen erhöhten intrapulmonalen Druckaufbau erfordern, z. B. Husten, Niesen, Pressen und sogar auf die Rumpfstabilität (▶ 5.71, ▶ 5.72). Durch das Entblocken und Verschließen der Kanüle kann der physiologische intrapulmonale Druck jedoch nahezu wiederhergestellt werden.

5.47 Welche Ursachen gibt es für die große Menge an Bronchialsekret bei tracheotomierten Patienten und wie gehe ich damit um?

Ursachen für große Sekretmengen können sein:

- aktueller oder vorangegangener pulmonaler Infekt
- hochgradige Speichelaspiration
- insuffiziente Blockung der Kanüle
- mechanische Schleimhautirritation durch unsachgemäßes Absaugen
- Cuffdurchmesser im Vergleich zum Tracheadurchmesser zu klein, keine komplette Abdichtung
- eingeschränkte willkürliche und/oder reflektorische Reinigungsfunktionen

- insuffiziente pulmonale Belüftung u. a. durch Mobilisationseinschränkungen

Was können wir tun:

- Informationen zu beobachteten Veränderungen des Sekrets (Konsistenz, Farbe, Geruch) sowie des Atemmusters an die ärztlichen Kollegen weitergeben
- für einen ausreichenden Blockungsschutz sorgen (passende Kanüle, regelmäßige Cuffdruckkontrollen und ggf. Nachblocken)
- regelmäßiges kurzes Entblocken zum Absaugen des Sekrets oberhalb des Cuffs bzw. Aspiratentlastung über subglottische Absaugmöglichkeit (▶ 5.22); damit können Mikroaspirationen von aspirierten Speichelmengen minimiert werden (▶ 5.35, ▶ 5.37)
- intensive Mundpflege zur Pneumonieprophylaxe durchführen (▶ 3.34)
- atemtherapeutische Maßnahmen zur Verbesserung der Belüftung sowie Kräftigung der Reinigungsfunktionen einleiten
- regelmäßige Mobilisation (an die Bettkante, in den Rollstuhl etc.; ▶ 8.2ff.)
- intensive Inhalationstherapie/Luftbefeuchtung
- Prüfung der aktuellen Medikamente auf evtl. anticholinerge Nebenwirkungen (Sekret wird dadurch oft zäher)

5.48 Welche Indikationen bzw. Kontraindikationen gibt es für die Anwendung einer maschinellen Unterstützung des bronchialen Sekretmanagements bei tracheotomierten Patienten?

Geräte zur maschinellen Unterstützung des bronchialen Sekretmanagements (z.B. Cough Assist, Pegaso und vergleichbare Geräte) erzeugen in der **Einatemphase** durch Insufflation einer druckdefinierten Luftmenge eine Hyperinflation. Hierdurch wird das Sekret in den unteren Atemwegen mobilisiert. In der **Ausatemphase** wird mit einem ebenfalls definierten Sog das mobilisierte Sekret aus den tiefen Atemwegen nasalwärts bewegt. Die Geräte unterstützen so den Patienten beim Lösen, Mobilisieren und Beseitigen von pulmonalen Sekreten aus den Atemwegen.

Indikation bzw. Kontraindikationen für den Einsatz eines Cough Assist, Pegaso oder vergleichbaren Geräten sind grundsätzlich unabhängig davon, ob eine TK vorhanden ist oder nicht.

Indiziert ist eine maschinelle Hustenassistenz immer dann, wenn die Patienten aus eigener Kraft die Atemwege nicht suffizient reinigen können, etwa weil eine schwache Ausatemmuskulatur und/oder ein fehlender Glottisschluss keinen ausreichenden Druckaufbau zulassen – sofern keine Kontraindikationen vorliegen.

Folgende Erkrankungen können i.d.R. eine Kontraindikation für die Verwendung eines Cough Assist, Pegaso o.ä. sein:

- kardiale Instabilität
- bullöse Emphyseme
- Pneumothorax oder Pneumomediastinum
- Barotrauma

Bei TK-Patienten ist zu beachten, dass die maschinelle Hustenassistenz mit geblockter TK verwendet werden sollte, damit die Lungen während der Insufflation auch gebläht werden können.

INFO

Durch die unterstützte Sekretelemination aus den unteren Atemwegen entsteht eine bessere pulmonale Ventilation und damit ein verbesserter Gasaustausch. Hierdurch können auch Atemfrequenz und das Atemzugvolumen positiv beeinflusst werden, wodurch sich bessere Voraussetzungen für die Schluckfunktion ergeben, z. B. eine *Regulation der Atem-Schluck-Koordination* und ein *effektiveres Abhusten*.

Trachealkanülenentwöhnung

5.49 Was bedeutet Trachealkanülenentwöhnung?

Trachealkanülenentwöhnung ist ein therapeutischer Prozess, durch den der tracheotomierte Patient von der respiratorischen Hilfestellung bzw. dem Aspiratschutz der (geblockten) Trachealkanüle unabhängig werden soll. Kann also durch eine spezifische Therapie erreicht werden, dass die Primärindikation für die Kanülenversorgung (insuffiziente Atmung und/oder massive Speichelaspiration; ▶ 5.5, ▶ 5.7) nicht mehr besteht, so ist der Patient „entwöhnt" und kann i.d.R. dekanüliert werden.

INFO

Anstelle des Begriffs Trachealkanülenentwöhnung wird seit einiger Zeit auch der Begriff Trachealkanülenweaning in Analogie zum Beatmungsweaning verwendet.

5.50 Welche Ziele hat die Trachealkanülenentwöhnung?

Das übergeordnete Ziel ist in den meisten Fällten die **Dekanülierung.** Diese ist dann möglich, wenn die funktionellen Beeinträchtigungen, die zur Kanülenversorgung geführt haben, durch eine ausreichende Verbesserung der Atem- und Schluckfunktion nicht mehr vorliegen und sich auch keine sekundären Kontraindikationen für eine Dekanülierung entwickelt haben (▶ 5.5, ▶ 5.100).

Folgende **Therapieziele** *sollten in der TK-Entwöhnungsphase im Vordergrund stehen* – weitere sind selbstverständlich je nach individueller Problemstellung möglich. Die Ziele interagieren jeweils untereinander, sodass sich Fortschritte in einem Bereich i.d.R. auch auf die anderen Bereiche positiv auswirken.

- **Verbesserung des Speichelmanagements:** Das Entblocken und Verschließen der Kanüle im Rahmen der Kanülenentwöhnung soll zu einer verbesserten laryngealen Sensibilität führen, die Schlucktriggerung fazilitieren und ein effektives Husten ermöglichen. Dies wird mit „klassischen" schlucktherapeutischen Methoden verbunden, um durch Einbeziehen von Geruchs-, Geschmacks- und Kaureizen (z. B. Verwendung von Kausäckchen oder kleinen Mengen weicher Speisen) die Schluckfunktion in allen Ebenen zu unterstützen und den oralen Kostaufbau optimal vorzubereiten.
- **Verbesserung der Atemmuskulatur des pulmonalen Gasaustauschs:** Der Patient soll im Verlauf der Trachealkanülenentwöhnung seine Atemarbeit wieder an die translaryngeale Atmung anpassen. Grundlage ist ebenfalls die zunehmend längere Atmung bei entblockter und verschlossener Kanüle: hierdurch wird der intrapulmonale Druck stabilisiert (▶ 5.46) und die pulmonale Belüftung und mukoziliäre Clearance (▶ 1.40) verbessert. Durch die angepasste Steigerung der

Atemarbeit kann zudem die Atemmuskulatur aktiviert und gestärkt werden. Erwünschte Effekte sind eine Erhöhung des Atemzugvolumens und eine größere Hustenneffektivität, sodass hierdurch wiederum wesentliche Voraussetzungen für ein effektives Speichel- und Sekretmanagement geschaffen werden.
- **Verbesserung der Kommunikationsfähigkeit:** Während der Entblockungszeiten ist mit einem Sprechventil stimmhaftes Sprechen im Prinzip möglich. Selbstverständlich sollte die Förderung der verbalen Kommunikation daher auch ein primäres Therapieziel sein. Aber auch wenn z. B. aufgrund einer Vigilanzminderung das stimmhafte Sprechen nicht möglich ist, müssen Kommunikationsmöglichkeiten erkannt und gefördert werden. Zu nennen sind hier z.B. Veränderungen der Atmung und Tonussituation während therapeutischer Interventionen (z.B. Entspannung, Stress, replizierbare Reaktionen auf spezifische Reize). Häufig verbessern sich Schluckfunktion und Kommunikationsmöglichkeiten im Verlauf des TK-Weanings und dies kann die Dekanülierungsphase erheblich erleichtern und absichern. Bei Patienten mit guten Kommunikationsfähigkeiten und massiven Schluckstörungen, z. B. bei Wallenberg- oder Locked-in Syndrom (▶ 1.9, ▶ 1.11), besteht jedoch trotz guter Compliance und Kommunikationsmöglichkeiten ein hohes Risiko, dass ein Dekanülierungsversuch scheitert und eine Rekanülierung erfolgen muss.

5

5.51 In welchen Schritten verläuft die Trachealkanülenentwöhnung?

Grundsätzlich dient die Entwöhnung dazu, Atem-, Sprech-, Husten- sowie Schluckfunktion zunehmend an die Normalität heranzuführen, also physiologischer zu gestalten.

Folgende Schritte sind nötig:
- Herstellen eines physiologischen Ausatemluftstromes durch Entblocken der Kanüle und Verwendung eines Sprechventils
- Verwendung des Sprechventils schrittweise verlängern
- Einrichten eines physiologischen Einatemluftstromes durch Verwendung einer Verschlusskappe
- Verwendung der Verschlusskappe bis auf 24h zeitlich ausbauen
- Überwachung der Atemfunktion und Ausschluss eines obstruktiven Schlafapnoe Syndroms (OSAS, ▶ 5.69); alternativ können diese Abklärungen auch durch Einlage eines Platzhalters (▶ 5.24, ▶ 5.99) erfolgen
- sorgfältige Prüfung der Dekanülierungskriterien (▶ 5.87)
- Dekanülierung und anschließende Überwachung (▶ 5.96)

Mit der entsprechenden TK-Wahl müssen jeweils die Voraussetzungen zur Unterstützung dieser Schritte geschaffen werden. Dies kann z. B. heißen, auf eine kleinere Kanüle zu wechseln oder eine TK ohne Cuff oder einen Platzhalter zu wählen. Wird ein Schritt nicht erreicht, muss sorgfältig nach den Ursachen gesucht werden. *Das Auslassen einzelner Schritte ist häufig mit einem erhöhten Komplikationsrisiko verbunden.*

MERKE

Die Trachealkanülenentwöhnung ist ein Prozess, **der in mehreren Schritten zur funktionellen Unabhängigkeit** des Patienten von der Kanüle in Bezug auf Atmung und Speichelmanagement führt. Die Voraussetzungen für den Übergang zum jeweils nächsten Entwöhnungsschritt sollten individuell überprüft und im interdisziplinären Team abgestimmt werden.

5.52 Findet die Trachealkanülenentwöhnung nur in der Dysphagietherapie statt?

Ein wichtiges Kriterium für die Dekanülierungsfähigkeit ist, dass der Patient mit entblockter und verschlossener Kanüle in verschiedenen Alltagssituationen anstrengungsfrei atmen und seinen Speichel ausreichend schlucken kann. Daher ist klar, dass die TK-Entwöhnung auch *auf Therapien und Tagesaktivitäten außerhalb der Dysphagietherapie ausgeweitet werden muss*, denn nur so kann der Patient diese Fähigkeiten in unterschiedlichen alltagsrelevanten Situationen üben und die Situation nach einer potenziellen Dekanülierung eingeschätzt werden.

5.53 Wann ist der Übergang zur Trachealkanülenentwöhnung außerhalb der Dysphagietherapie möglich?

Eine Ausweitung der TK-Verschlusszeiten ist möglich, wenn die folgenden Voraussetzungen vorliegen:

- der Patient hat sich im Verlauf der bisherigen Therapie soweit an den Verschluss der entblockten Kanüle gewöhnt, dass er anstrengungsfrei über 30–45 Minuten translaryngeal atmen und seinen Speichel weitgehend ohne Unterstützung bewältigen kann (z. B. schlucken oder ausspucken)
- eine rückläufige Absaugfrequenz sollte vorliegen
- alle Personen, die während der Entblockungs- und Verschlusszeit mit dem Patienten arbeiten bzw. anwesend sind, sind in das TK-Management eingewiesen, können sachgerecht blocken, entblocken und absaugen und sind über Notfallmaßnahmen informiert
- alle Beteiligten kennen die spezifischen Problemstellungen, Therapieziele und Kompensationsstrategien des Patienten, sodass sie diese in ihre eigenen Aktivitäten miteinbeziehen können
- der Patient sollte möglichst wach sein; bei nicht-wachen Patienten müssen die non-verbalen bzw. vegetativen Kommunikationsmöglichkeiten identifiziert und im TK-Team bekannt sein, um Notfallsituationen einschätzen und bewältigen zu können
- Positionierung und Lageveränderungen (aktiv oder assistiv) sollten möglich sein, um ein effektives Husten bzw. Speichelmanagement zu ermöglichen
- engmaschige Kontrolle und Dokumentation von Speichelmanagement, Absaugfrequenz und Vitalparametern, Monitoring, ggf. Blutgasanalyse (BGA, ▶ 8.46ff.)

PRAXISTIPP

Vor allem bei Patienten, die ihre Bedürfnisse nicht selbst verbal eindeutig kommunizieren können ist es wichtig, dass während der Entblockungszeiten *alle Anwesenden die individuellen Symptome erkennen, die Unwohlsein, Atemnot und Notfallsituationen signalisieren und entsprechend handeln.*

Neben der Beobachtung der vitalen Funktionen (Atemfrequenz, Herzrate, Schwitzen, ggf. SPO_2-Sättigung) sollten hier auch **individuelle Stresszeichen** des Patienten beachtet werden, z. B. Unruheverhalten, Tonuserhöhung, Grimassieren, Phonationsversuche.

Es kann hilfreich sein, Informationen zu diesen „Warnsignalen“ während der Entblockungszeiten **gut sichtbar im Zimmer aufzuhängen**, um diese auch bei Fluktuation von Personal und Besuchern sicher zu kommunizieren.

5.54 Warum sollte das Speichelmanagement und die Atemfunktion vor der Dekanülierung auch über Nacht evaluiert werden?

Vor der Dekanülierung sollten die Fähigkeiten des Patienten auch mit verschlossener Kanüle (entblockt oder nicht blockbar) über Nacht beobachtet werden. Dies ist wichtig, um ein ggf. vorliegendes **obstruktives Schlafapnoe-Syndrom** zu erkennen. Geschieht dies nicht, können nach der Dekanülierung Komplikationen aufgrund einer unzureichenden CO_2-Abatmung auftreten (Hyperkapnie, ▶ 8.48) – erkennbar z. B. an Kopfschmerzen und Müdigkeit/Somnolenz bis hin zur CO_2-Narkose.

Unerlässlich ist die Beobachtung über Nacht (ggf. mehrere Nächte) auch bei Patienten, die tagsüber ihren Speichel noch nicht ausreichend spontan schlucken können, sondern diesen z. B. willkürlich schlucken oder ausspucken, z. B. bei Patienten mit Wallenberg-Syndrom (▶ 1.9). Da diese Kompensationsmöglichkeiten ja im Schlaf nicht genutzt werden können, ist die Indikationsstellung für die Dekanülierungsfähigkeit in diesen Fällen häufig sehr schwierig und die Gefahr einer notwendigen Rekanülierung hoch. Übrigens ist auch bei Gesunden die Schluckfrequenz im Schlaf deutlich geringer als im Wachzustand.

Verläuft die Phase mit verschlossener TK nachts sowohl für die Schluck- wie auch Atemfunktion positiv, ist die Wahrscheinlichkeit einer erfolgreichen Dekanülierung wesentlich größer (Enrichi et al. 2017).

MERKE

Das Verschließen der TK mit Kontrolle der Atmung nachts ist ein wichtiger Schritt im TK-Management, der nicht ausgelassen werden sollte.

5.55 Was ist der Unterschied zwischen therapeutischem und pflegerischem Entblocken?

Im Rahmen des **therapeutischen Entblockens** wird der Patient schrittweise an die Toleranz des Entblockens und die Verwendung eines Sprechventils herangeführt. Unter Verwendung eines Sprechventils ist ggf. Husten, Räuspern und Sprechen möglich. Es muss jedoch sichergestellt werden, dass der Patient anstrengungsfrei (ggf. auch unter Belastung testen!) für einige Minuten über die oberen Atemwege ausatmen kann (▶ 5.41ff.).

Mit **pflegerischem Entblocken** ist gemeint, dass die Kanüle kurzzeitig entblockt wird, um das auf dem Cuff stehende Sekret abzusaugen. Eine solche Bereinigung des subglottischen Raums wird mehrmals pro Tag empfohlen (▶ 5.37).

5.56 Was ist bei den ersten Entblockungsversuchen zu beachten?

Zur Vermeidung von Sekundärkomplikationen (▶ 5.32, ▶ 5.38) durch die andauernde Blockung sollte mit *therapeutischen Entblockungsversuchen grundsätzlich so früh wie möglich begonnen* werden. Eine enge interdisziplinäre Abstimmung bezüglich des geplanten Vorgehens ist wichtig, um die Entblockung für den Patienten so angenehm und risikoarm wie möglich zu gestalten. Das Vorliegen von Kontraindikationen für das Entblocken muss überprüft werden (▶ 5.58).

Eine **Erläuterung der Abläufe** vor Beginn ist ebenso wichtig wie eine **verbale Begleitung** der einzelnen Handlungsschritte. Ängstlichen Patienten hilft es, ein nonverbales *Stopp-Zeichen* zu vereinbaren. Dieses gibt dem Patienten die Möglichkeit, aktiv Einfluss zu nehmen und dient dazu, eine Überforderungssituation zu kommunizieren. Bei nicht-responsiven Patienten bzw. schweren Störungen der Kommunikationsfähigkeit sollte der Therapeut auf *vitale Stresszeichen*, z.B. Tonuserhöhung, Anstieg von Atem- und Pulsfrequenz, Schwitzen, Unruheverhalten achten, um ggf. eine Überforderung zu erkennen.

Vereinzelt neigen Patienten aufgrund eines starken Hustenreizes dazu, zu erbrechen. Die enterale Ernährung via Magensonde (▶ 4.67, ▶ 3.35ff.) sollte daher – falls möglich – vor dem Versuch pausieren. Bei ausgeprägter, bekannter Refluxsymptomatik (▶ 1.16) kann es sinnvoll sein, 30 Minuten vor Beginn einen Ablaufbeutel am gastralen Schenkel anzubringen.

INFO

Vor dem ersten Entblocken ist zu beachten:
- Entblocken so früh wie möglich
- Kontraindikationen abklären (▶ 5.58)
- Abstimmung im interdisziplinären Team
- Information des Patienten über das Vorgehen *vor* und *während* der Intervention
- Abklären von Obstruktionen im Atemweg (ggf. endoskopisch)
- Nahrungskarenz (auch Sondennahrung) 30 Minuten vor dem Entblockungsintervall, ggf. Ablaufbeutel am gastralen Schenkel der PEG anbringen

5.57 Wie wird die Trachealkanüle entblockt?

Das Entblocken sollte unabhängig vom TK-Typ **mithilfe einer Spritze** (mind. 20 ml) erfolgen, die an den Pilotballon angebracht wird.

Zwei Personen – i.d.R. Therapeuten und/oder Pflegende – sind erforderlich: **Person A** *zum Entblocken,* **Person B** *für das simultane Absaugen:*
1. **Person A**: nach Reinigung der Mundhöhle wird der Absaugkatheter in die Kanüle eingeführt, sodass sich das Katheterende knapp unterhalb des Kanülenendes befindet. Unnötige Reizsetzung ist hierbei zu vermeiden.
2. **Person B**: zieht mithilfe der Spritze die Luft aus dem Cuff. Das Entblocken kann zu Faltenbildungen des leeren Cuffs führen, die je nach Bauart des Cuffs mehr oder weniger groß sein können. Wird das Vakuum zu stark gebildet, können diese Falten scharfkantig werden. Nach klinischer Erfahrung genügt es, die Luft mit der Spritze soweit aus dem Cuff abzuziehen, bis ein leichter Widerstand entsteht.
3. **Person A:** saugt simultan das nun vom Cuff in die tieferen Atemwege unterhalb der TK rinnende Sekret ab. Der Absaugvorgang sollte hierbei 20 Sekunden nicht überschreiten.
4. **Person B:** unterstützt aktive Hust- und Rachenreinigungsversuche des Patienten.

5.58 Welche Kontraindikationen gibt es für das Entblocken?

Die wichtigsten **Kontraindikationen** *für das Entblocken sind:*
- **akuter bronchopulmonaler Infekt bzw. Pneumonie:** Besteht bereits ein akuter bronchopulmonaler Infekt bzw. eine Pneumonie, muss eine weitere pulmonale Gefährdung durch längeres Entblocken vermieden werden. Wenn der akute

Infekt überstanden ist, kann das Entblocken begonnen bzw. weitergeführt werden. Ein kurzzeitiges Entblocken zur Bereinigung des Aspirats ist jedoch sinnvoll (▶ 5.38).

- **rezidivierendes Erbrechen oder/und schwerer gastroösophagealer Reflux:** Bei rezidivierenden (wiederkehrenden) Erbrechen oder starkem Reflux (▶ 1.16) ist die Indikationsstellung für das therapeutische Entblocken abzuwägen. Grundsätzlich besteht ein hohes Pneumonierisiko, wenn erbrochener oder regurgitierter Mageninhalt aspiriert wird. Liegt das Problem längerfristig vor, so muss im Einzelfall entschieden werden, ob diese Gefährdung z. B. durch Entblocken in aufrechter Position (z. B. Sitzbett, Rollstuhl oder Stuhl) und durch eine gute zeitliche Koordination von Nahrungsgaben und Entblockungsintervallen ausreichend reduziert werden kann.
- **bei beatmeten Patienten: erforderlicher PEEP > 8 mbar:** Bei beatmeten Patienten wird häufig ein erhöhter **PEEP** (*Positive End-Expiratory Pressure*, ▶ 8.41ff., ▶ 1.46) eingestellt, um die Atemwege zu stabilisieren und deren Belüftung und den Gasaustausch zu erleichtern. Durch das Entblocken kommt es zu einem PEEP-Verlust (▶ 5.46), sodass ggf. eine effektive Beatmung nicht möglich ist (▶ 8.65ff.).
- **Obstruktionen im Atemweg:** Vor dem ersten Entblocken sollte v.a. bei langzeittracheotomierten Patienten überprüft werden, ob die Atemwege durchgängig frei und stabil sind. Die Überprüfung des intakten Atemwegs erfolgt im Rahmen der endoskopischen Diagnostik (▶ 5.83ff.).

5.59 Hilfe, ich bin alleine: Wie kann ich trotzdem entblocken?

Grundsätzlich gilt: **der erste therapeutische Entblockungsversuch sollte immer zu zweit erfolgen**, um auf unerwartete Ereignisse (z. B. Erbrechen, Sauerstoffabfälle, motorische Unruhe) schneller reagieren zu können.

Ist bei einem der nächsten Entblockungsversuche eines bis dahin gut entblockbaren Patienten keine zweite Person verfügbar, sind zwei Dinge besonders wichtig: **gute Vorbereitung und Schnelligkeit.**

Der Patient sollte am Überwachungsmonitor angeschlossen, das Equipment geprüft und alle notwendigen Materialien (Absaugkatheter, 20 ml-Spritze, Cuffdruckmesser, Papiertücher zum Ausspucken des Sekrets, Sprechventil, ggf. Innenseelen) sollten greifbar sein. Nach dem Entblocken muss schnellstmöglich abgesaugt werden. Ein steriler Handschuh sollte daher ebenfalls bereitliegen. Manchen Kollegen hilft es, am Überwachungsmonitor das akustische Signal für die Sauerstoffsättigung zu aktivieren. Sauerstoffabfälle werden so zusätzlich durch kontinuierliche akustische Signale wahrnehmbar, nicht erst wenn kritische Werte unterschritten werden. Im klinischen Setting empfiehlt es sich, die pflegerischen Kollegen über den anstehenden Versuch zu informieren sowie das Anwesenheitslicht des Patientenzimmers zu aktivieren. So kann im Notfall durch Klingeln schnell Hilfe gerufen werden.

PRAXISTIPP

Vor dem Entblocken müssen (immer!) alle notwendigen Materialien bereitgelegt werden. Die Patienten sollten am Monitor überwacht werden. Das Absaugen des aspirierten Speichels erfolgt simultan (wenn zwei Therapeuten/Pflegekräfte beteiligt sind) bzw. möglichst schnell nach dem Entblocken (wenn man allein ist).

5.60 Ist es von Vorteil, in aufgerichteter Position zu entblocken?

Beim Entblocken mit gleichzeitigem Absaugen soll möglichst verhindert werden, dass Sekret in die Lungen fließt. In **aufgerichteter Position** wird insbesondere flüssiges Sekret der Schwerkraft folgend schnell abfließen; damit erhöht sich die Gefahr, dass Sekret in die Lungen gelangen kann. In **liegender Position** wird das Sekret beim Entblocken langsamer in Richtung Lungen abfließen. Es bleibt damit mehr Zeit zum Absaugen, es besteht aber auch die Gefahr, dass Sekret oberhalb der Kanüle liegenbleibt, obwohl über die Kanüle abgesaugt wird.

Bei **teilweiser Aufrichtung**, am besten abhängig von der Sekretkonsistenz **zwischen 30 und 60 Grad**, besteht somit die größte Sicherheit, das ganze Sekret absaugen zu können.

PRAXISTIPP

Die nur teilweise aufgerichtete Position kann auch hilfreich sein, wenn es die Umstände im Alltag nicht erlauben, beim Entblocken und Absaugen zu zweit zu arbeiten. Wenn wir zuerst entblocken und unmittelbar nachher den Absaugkatheter in die Kanüle einführen, können wir bei nur teilweise aufgerichtetem Patienten davon ausgehen, das meiste Sekret absaugen zu können, da es durch die Lagerung nicht so schnell in die Lunge abfließt.

5.61 Wie wird die Trachealkanüle geblockt?

Die meisten Trachealkanülen müssen **mit einem Manometer (Cuffdruckmesser)** geblockt werden. Dabei darf ein **Druck von 20–25 mmHg** nicht überschritten werden (entspricht ungefähr 27–34 cmH_2O, 1 Millimeter Quecksilbersäule = 1.3595 Zentimeter Wassersäule). Dieser Bereich ist auf den meisten Cuffdruckmessern **farblich (meist grün) markiert.**

Wenn ein Cuff mit höherem Druck geblockt wird, wird die komprimierte Trachealschleimhaut nicht mehr durchblutet, weil der Cuffdruck den Kapillardruck überschreitet. Dies kann zu gravierenden Komplikationen (Nekrosen) führen. Es ist anzumerken, dass kurzzeitige Drucküberschreitungen kein Problem darstellen. Beim Blocken empfiehlt es sich sogar, den Cuffdruck kurzzeitig zu überschreiten, damit sich der Cuff optimal entfaltet. Gleich anschließend muss der Cuffdruck aber in den Normbereich reduziert werden.

Kanülen mit einem **speziellen Cuffdruckausgleichssystem** (Lanz-System, Smart Cuff Manager, erkennbar an einem äußeren Pilotballon, der aus einem kleinen Innenballon und einem größeren Außenballon besteht) **können nicht mit dem Cuffdruckmesser geblockt werden.** Sie werden **mithilfe einer Spritze mit 40 ml Luft** befüllt. Das Druckausgleichssystem sorgt dann dafür, dass der Kapillardruck der Trachealschleimhaut nicht überschritten wird.

5.62 Kann oberhalb des Cuffs auch abgesaugt werden, indem man den Absaugkatheter neben der Kanüle durch das Tracheostoma einführt?

MERKE

Das sollte **dringend unterlassen** werden, da ganz besonders bei engen, dilatativ angelegten Tracheostoma **Verletzungsgefahr** besteht.

5.63 Was ist beim Absaugen zu beachten?

Absaugen **darf grundsätzlich nur von geschultem Personal durchgeführt** werden (▶ 11.39). Die Schulung (bestehend aus Theorie und Praxis am Modell und unter Supervision) sollte u. a. Informationen zur richtigen Technik unter Einhaltung hygienischer Vorgaben sowie zur Funktionsweise des vor Ort verwendeten Absaugsystems enthalten. Für ein sicheres Absaugen ist es außerdem wichtig, die Länge der unterschiedlichen Kanülen zu kennen. Therapeuten dürfen nur nach Delegation durch einen Arzt absaugen.

Im ersten Schritt wird der Katheter so weit vorgeschoben, dass das **Katheterende knapp unterhalb des Kanülenendes** zum Liegen kommt. Befindet sich darüber hinaus Sekret tiefer in der Trachea, sollte dies ebenfalls vorsichtig abgesaugt werden. Ein unkontrolliertes, tieferes Einführen des Katheters kann schwerwiegende, stark blutende (aufgrund der guten Durchblutung der Trachealschleimhaut) Verletzungen der Tracheawand zur Folge haben. *Unbedingt zu vermeiden sind großamplitudige, rotierende Bewegungen. Drehbewegungen haben keinen zusätzlichen Benefit.*

Bei der **Auswahl der Katheter** sollte auf ein weiches Material sowie ein atraumatisches Katheterende geachtet werden. Für zäheres Sekret kann ein Katheter mit größerem Durchmesser nötig sein, grundsätzlich sollte jedoch der kleinstmögliche Durchmesser verwendet werden, um dem Patienten während des Absaugvorgangs ein möglichst großes Restlumen zur Atmung zur Verfügung zu stellen.

Steriles Absaugen wird empfohlen, um das Einbringen von Keimen in die unteren Atemwege zu vermeiden. Nach jedem Absaugvorgang muss der Schlauch der Absaugeinheit gründlich gespült werden.

MERKE

- Endotracheales Absaugen sollte stets vorsichtig und steril erfolgen.
- Eine umfassende theoretische und praktische Schulung ist Voraussetzung für ein sicheres Vorgehen.
- Auch mit atraumatischen Kathetern können bei unvorsichtigem Vorgehen Verletzungen gesetzt werden.
- *Bezüglich der* **Absaugfrequenz** *gilt: so häufig wie nötig, jedoch so wenig wie möglich.*

5.64 Warum sollte ein Absaugvorgang beim Entblocken möglichst nicht länger als 20 Sekunden dauern?

Das **Atemlumen** wird durch die Trachealkanülen verkleinert, eine weitere Reduktion des Lumens ergibt sich, wenn der Absaugkatheter in die Trachealkanüle eingeführt wird.

Beginnt der Absaugvorgang, so kommt zu dieser erheblichen Lumenverminderung noch ein unvermeidliches **Absaugen der Atemluft** hinzu. Daher sollte ein Absaugvorgang ca. 20 Sekunden nicht überschreiten, um beim Patienten kein Gefühl der **Luftnot** entstehen zu lassen.

Ggf. sollte der Absaugvorgang unterbrochen, der Katheder aus der Kanüle entfernt und nach einer kurzen Pause weitergeführt werden – sofern noch absaugpflichtige Mengen in den unteren Atemwegen hörbar sind, die nicht aktiv ggf. mit Unterstützung mobilisiert und abgehustet werden können.

5.65 Welche Vorteile hat die Verwendung eines Sprechventils gegenüber einer Verschlusskappe?

Bei Verwendung eines **Sprechventils** wird je nach TK-Innendurchmesser und Anatomie der oberen Atemwege der wesentliche Teil der **Einatmung über die TK** fließen – sie nimmt den Weg des geringeren Widerstands. Der Vorteil von Sprechventilen gegenüber Verschlusskappen ist also i.d.R. *eine Inspiration mit weniger Widerstand und damit weniger Einatemarbeit*.

Ein weiterer Aspekt, den es in der Abwägung Sprechventil oder Verschlusskappe zu bedenken gilt, sind **pharyngeale Speichelresiduen** (oder bei begonnenem oralen Kost- und Flüssigkeitsaufbau auch die Residuenbildung von Nahrung/Flüssigkeit). Verbleiben Residuen im Pharynx, muss bei Verwendung von **Verschlusskappen** infolge des inspiratorischen Luftflusses damit gerechnet werden, dass diese mit der Einatemluft in die tiefen Atemwege gezogen werden könnten. Bei Verwendung eines Sprechventils ist diese Gefahr geringer, da die Inspiration größtenteils über die TK fließt.

5

Solange nachts ein Sprechventil (oder eine künstliche Nase) verwendet wird, kann kein obstruktives Schlafapnoe-Syndrom (OSAS, ▶ 5.69) auftreten, da die Einatmung über die TK die potenziellen Engstellen, die eine Obstruktion bilden können, umgeht. Patienten, die bei verschlossener TK an einem OSAS leiden (und mit einer NIV-Maske (▶ 8.33ff.) nicht zurechtkommen), können mit der Verwendung eines Sprechventils ein OSAS vermeiden.

MERKE

Ob Sprechventil oder Verschlusskappe: jeglicher Verschluss der Trachealkanüle darf nur erfolgen, wenn diese **vollständig entblockt** und ein **ausreichend durchgängiger Atemweg** sichergestellt ist.

5.66 Gibt es auch Vorteile der Verschlusskappe gegenüber dem Sprechventil?

Mit einer **Verschlusskappe** wird *auch die Einatmung über den physiologischen Weg geführt*. Das heißt, die Nase kann ihre natürlichen Funktionen wie Reinigung, Erwärmung und Befeuchtung der Einatemluft wieder übernehmen.

Als **letzter Entwöhnungsschritt** vor einer geplanten Dekanülierung ist das Verschließen der Kanüle wichtig. Dies gibt Aufschluss darüber, ob ein Patient mühelos über den natürlichen Atemweg ein- und ausatmen kann. Es bietet sich an unter körperlicher Belastung zu erproben, ob der Patient bei forcierter Atmung ebenfalls zurechtkommt.

Da der Einatemwiderstand mit Verschlusskappe i.d.R. höher ist als mit dem Sprechventil, müssen die Patienten mehr Einatemarbeit leisten (▶ 5.44). Die Patienten können daher bei verschlossener Kanüle ihre **Einatemmuskulatur trainieren** und bei Bedarf wieder auf das Sprechventil wechseln, wenn sie durch die erhöhte Einatemarbeit ermüden. Selbstverständlich muss sichergestellt werden, dass der Einatemwiderstand nicht wesentlich über der Norm liegt, dies kann mit einer Druckmessung objektiv evaluiert werden (▶ 5.42ff., Johnson, Campbell und Rabkin 2009).

Mit einer Verschlusskappe kann bei entsprechender Messung der Atmung beim Schlafen ein **obstruktives Schlafapnoe-Syndrom** (OSAS, ▶ 5.69) bereits vor der

Dekanülierung diagnostiziert oder ausgeschlossen werden. Damit können Komplikationen bei einer Dekanülierung, die aufgrund eines OSAS entstehen können, vermieden werden.

Ein neuerer Artikel (Enrichi et al. 2017) eruiert die *erfolgreiche Verwendung von Verschlusskappen als bester Prädiktor für eine anschließend erfolgreiche Dekanülierung*. Dies unterstreicht die Wichtigkeit dieses Schrittes im Trachealkanülen-Management vor der Dekanülierung (▶ 5.51).

5.67 Darf man auch blockbare Kanülen mit einer Verschlusskappe verschließen?

Grundsätzlich können auch blockbare Kanülen mit einer Verschlusskappe versorgt werden, wenn dies vom Patienten gut toleriert wird. Gelegentlich bietet der entleerte Cuff jedoch einen zusätzlichen Atemwiderstand oder erschwert das Abhusten (z.B. infolge einer Faltenbildung). Dies kann durch die Verwendung einer nicht-blockbaren Kanüle vermieden werden.

MERKE

Toleriert ein Patient den Verschluss einer blockbaren Kanüle nicht, sollte in jedem Fall eine Optimierung der Versorgung (nicht-blockbare Kanüle, Platzhalter etc.) angestrebt werden.

5.68 Spielt es eine Rolle, ob der Sauerstoff über oder unter der Membran des Sprechventils zugeführt wird?

Wird der Sauerstoff (O_2) **über der Membran** geführt, atmet der Patient immer nur den Sauerstoff ein, der bei der Einatmung gerade über der Membran liegt. *Ein großer Teil des O_2 wird in die Raumluft abgegeben und gelangt nicht in die Lungen.*

Wird der O_2 **unter der Membran** zugeführt, kann er nicht in die Raumluft entweichen. Er häuft sich während der Exspirationsphase in der TK an und wird bei der nächsten Inspiration vollständig eingeatmet. *Der Patient bekommt also den ganzen O_2*, der vom Wandanschluss oder vom portablen O_2-Gerät abgegeben wird.

BEISPIEL

Ganz besonders bei Patienten mit hohem Sauerstoffbedarf kann dieser Unterschied wesentlich sein. Wird bei einem Sprechventil mit Zufuhr über die Membran z.B. 8 l O_2 eingestellt, bekommt der Patient effektiv nur einen Bruchteil davon. Es kann durchaus sein, dass er mit einem Sprechventil mit Zufuhr unter der Membran mit 2 l O_2 eine gute Sättigung aufweist (was bei Langzeitverwendung auch ökonomisch relevant wird).

5.69 Wie kann ein obstruktives Schlafapnoe-Syndrom (OSAS) vor der Dekanülierung diagnostiziert oder ausgeschlossen werden?

Wird die Trachealkanüle nachts mit einer Verschlusskappe verwendet, kann grundsätzlich die gleiche Diagnostik gemacht werden wie bei Patienten ohne TK mit Verdacht auf ein obstruktives Schlafapnoe-Syndrom (OSAS, ▶ 1.15). Hauptbestandteil ist dabei die Messung und **Beurteilung der Blutgase** (O_2 und CO_2, ▶ 8.46ff.) während des Schlafens. Sinkt die Sauerstoffsättigung im Blut, sind primär Gehirn und weitere Körperorgane gefährdet. Steigt das CO_2, kann dies zu Kopfschmerzen, Müdigkeit bis hin zu Somnolenz (Hyperkapnie, CO_2-Narkose) führen.

Mögliche **Probleme bei der Diagnostik des OSAS** können bei liegender TK auftreten, wenn das Tracheostoma im Verhältnis zur TK zu groß ist und Luft über das Stoma neben der TK ein- und/oder ausgeatmet werden kann. Das verfälscht selbstverständlich die Messresultate.

Der Vollständigkeit halber ist noch zu bemerken, dass ein zentrales SAS unabhängig von der Präsenz einer TK auftreten und diagnostiziert werden kann.

INFO

Das **obstruktive Schlafapnoe-Syndrom (OSAS)** ist ein Krankheitsbild, bei dem typischerweise CPAP angewendet wird. Hierbei kommt es beim „schnarchenden Menschen" zu einer Erschlaffung der Schlundmuskulatur während des Schlafes, die Zunge fällt nach hinten, und der Atemweg wird so verschlossen. Als Folge kommt es zu massiven Atemaussetzern und starken nächtlichen SPO_2-Abfällen. Die Atemaussetzer können minutenlang sein, sodass der SPO_2 bis 30 % abfallen kann. Diese Menschen fühlen sich morgens meist unausgeschlafen, morgendliche Kopfschmerzen können ein Hinweis auf nächtliche Hyperkapnie (erhöhter CO_2-Wert im Blut, ▶ 8.48) sein. Eine mögliche Therapie: Schlafapnoe-Gerät + CPAP-Modus (▶ 8.39).

MERKE

Wird die TK während der Entwöhnungsphase nur mit einem Sprechventil, nicht aber mit einer Verschlusskappe verschlossen, so kann ein OSAS unentdeckt bleiben, da bei der Sprechventilatmung die Einatmung ja transstomatal erfolgt, nur die Ausatemphase erfolgt translaryngeal und über die oberen Atemwege. Der oropharyngeale Raum, in dem das OSAS zu Problemen führt, wird somit bei der Einatmung umgangen. Daher sollte vor einer Dekanülierungsentscheidung die Atmung auch bei entblockter Trachealkanüle mit Verschlusskappe beurteilt werden.

5.70 Ein Patient kann nach dem Entblocken und Aufsetzen eines Sprechventils nicht über die oberen Atemwege atmen: Was tun?

Bei Verwendung eines Sprechventils ist die Inspiration über die TK gewährleistet, es ändert sich gegenüber der Atmung über die geblockte TK lediglich die Exspiration.

Die Ausatmung kann aus folgenden Gründen erschwert oder gar unmöglich sein:

- es wurde unvollständig entblockt
- neben dem leeren Cuff ist trotz vollständigem Entblocken zu wenig Raum für die Exspirationsluft
- es hat sich viel (zähes) Sekret gebildet, das weder abgesaugt noch abgehustet werden konnte
- es hat sich eine Stenose im Bereich der TK oder oberhalb der TK gebildet, die die Ausatmung behindert (beidseitige Stimmlippenlähmung, Schwellung, Ödem, Tumor)

- die Phonationsöffnung der Kanüle ist verlegt
- der Patient verkrampft sich, sodass er sich die Ausatmung selbst teilweise oder ganz blockiert

Ist die Ausatmung erschwert oder blockiert, darf selbstverständlich das Sprechventil nicht belassen werden. Es muss entfernt werden, damit die Exspiration wieder gelingt. Der Ursache muss aber unbedingt nachgegangen werden, damit ein unbehinderter Luftfluss über die physiologischen Atemwege möglichst schnell hergestellt werden kann.

MERKE

Bei erhöhtem Ausatemwiderstand (hörbarer Stridor, Pressen, Luftnot, O_2-Abfall, Messwerte außerhalb der Norm) muss das Sprechventil sofort entfernt werden.

5

5.71 Welchen Effekt hat der Einsatz eines Sprechventils auf die Rumpfstabilität?

Bei der Kanülenatmung besteht ein „offener" Atemweg und dem Atemstrom wird weniger Widerstand entgegengesetzt als bei der Atmung über Larynx und Pharynx. Das hat u. a. auch Konsequenzen für den intrapulmonalen Druck (▶ 5.46). Dieser ist bei Kanülenatmung geringer ($< 2\ cmH_2O$).

Wird auf eine entblockte Trachealkanüle ein Sprechventil oder eine Verschlusskappe aufgesetzt, so erhöht sich der intrapulmonale Druck dagegen wieder und nähert sich dem „Normalbereich" an.

Eine Studie von Massery et al. (2013) zeigte zudem einen Zusammenhang zwischen Rumpfstabilität (posturaler Stabilität) und der laryngealen Ventilfunktion durch den Glottisschluss. Diese kann bei TK-Patienten nur durch den Einsatz eines Sprechventils (oder einer Verschlusskappe) hergestellt werden, was folglich neben der Husteneffektivität auch die Rumpfstabilität und Mobilität der Patienten positiv beeinflusst.

5.72 Das Sprechventil kann bei der Darmentleerung helfen? Soll das ein Witz sein?

Nein! Wie oben beschrieben kann beim Einsatz eines Sprechventils mithilfe des laryngealen Verschlusses wieder ein intrathorakaler Druckaufbau erzeugt werden, der bei geblockter TK mit künstlicher Nase nicht möglich ist (▶ 5.46).

Den intrathorakalen Druckaufbau verwendet man intuitiv, wenn der Stuhlgang forciert werden muss, insbesondere bei Obstipation. Damit kann TK-Patienten die Darmentleerung erleichtert werden, wenn sie nicht über den offenen Atemweg mit künstlicher Nase atmen, sondern ihnen die Verwendung eines Sprechventils ermöglicht wird.

MERKE

Ein Sprechventil ist weit mehr als ein Sprechventil. Es hat auch einen positiven Einfluss auf weitere wichtige alltägliche Funktionen wie Räuspern, Husten, Schlucken, Körperstabilität, Darmentleerung, Nase putzen etc.

5.73 Was ist passiert, wenn Speichel oder Nahrung sichtbar aus der Kanüle läuft?

Es kam offensichtlich zu einer **Aspiration**.

Nach Entfernen (Absaugen) des Sekrets/der Speisereste ist es wichtig zu analysieren, was passiert ist:
- Besteht Grund zur Annahme einer kontinuierlichen (ggf. stillen) Aspiration?
- War es ein einmaliges Ereignis und wenn ja, worauf ist es zurückzuführen: z.B. hastiges Essen, unzureichendes Kauen, zu großer Bolus, Müdigkeit, Ablenkung, Verschlechterung des Allgemeinzustandes?

Lassen sich die Zusammenhänge auf Basis der vorhandenen Informationen nicht hinreichend erklären, ist eine *instrumentelle Diagnostik* erforderlich (VFS, FEES, Tracheoskopie nach längerer Entblockung). Die Ergebnisse ermöglichen dann eine individuelle Anpassung des weiteren Managements (▶ 5.83ff.).

5.74 Darf ein Schluckversuch mit geblockter Trachealkanüle durchgeführt werden?

Von Schluckversuchen zu diagnostischen Zwecken oder zur **Schluckstimulation bei geblockter Kanüle** *wird aus mehreren Gründen* **dringend abgeraten.**

Das Wichtigste: Nur im entblocken Zustand kann der Patient im Falle einer Aspiration seine willkürlichen und reflektorischen Schutz- und Reinigungsfunktionen (Räuspern, Husten, Rachenreinigen, Stimmprobe) nutzen. *Welchen Nutzen hat also ein Schluckversuch, wenn diese für die Nahrungsaufnahme zentralen Schutzfunktionen nicht genutzt werden können?*

Da der **Geruch** der verabreichten Speisen und Flüssigkeiten zur Wahrnehmung des **Geschmacks** beiträgt, ist bei Umgehung der Nasenatmung davon auszugehen, dass bezüglich des Genusses deutliche Einbußen zu erwarten sind. Der Geruch dient zudem als wichtige Stimulation, die maßgeblichen Einfluss auf die Qualität der Schlucke sowie die Schluckfrequenz hat.

Last but not least bietet keine blockbare Kanüle einen 100%igen Schutz (▶ 5.35). Aspirierte Nahrungsbestandteile bleiben auf dem Cuff liegen, rinnen durch Druckverlust und Faltenbildung am Cuff vorbei in die tieferen Atemwege und bieten dort einen Nährboden für Keime und Entzündungsreaktionen.

MERKE

Schluckversuche sind nur bei entblockter und verschlossener Trachealkanüle (Sprechventil, Verschlusskappe) sinnvoll.

5.75 Darf ein Patient mit geblockter Trachealkanüle oral ernährt werden?

Es gibt verschiedene Gründe, die gegen eine orale Ernährung bei geblockter Trachealkanüle sprechen:
- Die Patienten können weder ihre reflektorischen noch ihre willkürlichen Schutzfunktionen (Räuspern, Husten) einsetzen, um pharyngeale Residuen, Penetrationen oder Aspirationen zu verhindern oder zu reinigen (▶ 5.74).

- Mindestens für flüssige Konsistenzen bietet der Cuff keinen Schutz, diese können auch bei korrekter Cuffung entlang der Faltenbildungen des Cuffs in die tiefen Atemwege eindringen (▶ 5.35).
- Der fehlende translaryngeale Luftfluss sowie die Gewöhnung an Material oberhalb des Cuffs führen zu Desensibilisierung und zur Förderung von stillen Aspirationen (▶ 5.32).
- Der subglottische Druckaufbau, der ein Puzzleteil für erfolgreiches Schlucken darstellt, kann nicht aufgebaut werden. Damit steigt das Risiko für Aspirationen (▶ 5.33).

Insgesamt ist das Schlucken bei geblockter TK also weniger physiologisch als das Schlucken mit translaryngealem Ausatemluftstrom. Solange die Schlucktherapie rehabilitativ sein soll, empfiehlt sich unbedingt ein Schlucken mit physiologischeren Voraussetzungen. Ein Kostaufbau bei geblockter TK verschlechtert tendenziell den Schluckakt, das darf nicht die Intention einer Schluckrehabilitation sein.

5

MERKE

In einer palliativen Situation kann die Entscheidung für eine orale Ernährung mit geblockter Kanüle selbstverständlich anders ausfallen und der Komfortgedanke im Vordergrund stehen.

5.76 Kann ein Patient mit einer geblockten TK effektiv husten?

Nein! Mit geblockter Trachealkanüle kann man nur forciert ausatmen und so versuchen, Sekretmengen zu mobilisieren. Dies wird **„huffen"** genannt. Huffen entsteht, wenn nach einer tiefen Einatmung das Luftvolumen ohne Kompression durch die Glottis rasch und expulsiv sofort wieder herausgeatmet wird (▶ 5.77).

Was ist der Unterschied?

Für ein **effektives Husten** wird nach der Einatemphase das intrathorakale Luftvolumen durch Glottisschluss und Anspannung der exspiratorischen Atemhilfsmuskulatur kurz komprimiert und dann expulsiv mit hoher Strömungsgeschwindigkeit (Flow) aus den Atemwegen herausbefördert. Hierdurch werden Fremdkörper bzw. Sekretmengen aus den Atemwegen nasalwärts mobilisiert (▶ 1.41).

Beim Huffen ist dies aus folgenden Gründen nicht möglich:

- Eine Kompression des Luftvolumens durch den Glottisschluss ist nicht möglich, da der Ausatemstrom die Glottisebene nicht erreicht. Im offenen stomatalen Atemweg gibt es keine Struktur, die diese „Ventilfunktion" der Glottis ersetzen kann – somit ist keine Kompressionsphase möglich.
- Durch den offenen Atemweg ist es viel schwieriger, einen hohen, expulsiven Exspirationsdruck herzustellen und damit aus dem Atemvolumen einen effektiven Flow zu generieren – somit ist auch häufig keine effektive Extrusionsphase möglich (es sei denn, durch Aktivität der Rumpfmuskulatur kann kompensatorisch ein hoher Exspirationsdruck erzeugt werden, ▶ 5.77).

Im Fall einer **Aspiration** kommt hinzu, dass sich der aspirierte Bolus in einem Bereich oberhalb der Kanüle befindet, je nach Sensibilität im laryngealen oder sublaryngealen Raum. Die Barriere, die der Cuff zwischen den unteren und den oberen Atemwegen bildet, macht es unmöglich, den Bolus herauszubefördern.

MERKE
Bei geblockter Trachealkanüle ist ein Abhusten von Aspirat (z.B. Speichel, Nahrung) aus dem laryngealen Raum nicht möglich.

5.77 Wie kann trotzdem Sekret aus der geblockten Trachealkanüle (weit) herausgehustet werden, obwohl der Glottisschluss ja nicht genutzt werden kann?

Mit geblockter Trachealkanüle kann nicht gehustet werden, trotzdem können einige Patienten ihr Bronchialsekret effektiv (und teils recht weit) mit einem kräftigen Ausatemflow aus der Kanüle herausbefördern. Dies wird allerdings nicht als Husten, sondern als Huffen bezeichnet (▶ 5.76).

Die Kraft (der Extrusionsflow) für das Huffen wird kompensatorisch von der Rumpfmuskulatur erzeugt, v.a. von den großen Rückenmuskeln (M. latissimus dorsi). Sehr häufig sind es dann auch Patienten mit hohem Muskeltonus und im Verlauf hypertropher Rumpfmuskulatur, denen ein effektives Huffen möglich ist. Wie kraftvoll das Huffen ist, hängt somit wesentlich von Zustand und Funktionalität der Atem- bzw. Rumpfmuskulatur ab.

5.78 Wann kann auf eine Trachealkanüle ohne Cuff gewechselt werden?

Die Versorgung mit einer blockbaren Kanüle kann aus mehreren Gründen indiziert sein

- Sicherstellung eines ausreichenden pulmonalen Druckaufbaus im Rahmen einer Beatmung/Atmungstherapie (▶ 8.34, ▶ 8.62)
- Schutz vor hochgradiger Speichelaspiration bei insuffizienten Schutzfunktionen
- Schutz vor Aspiration bei rezidivierendem Erbrechen und/oder massivem Reflux ohne suffiziente Schutzreaktionen (▶ 5.58)

Dementsprechend kann auf eine nicht-blockbare Kanüle gewechselt werden, wenn der Patient nicht mehr auf die Beatmung angewiesen ist, er keine Atemtherapie mehr benötigt die mit Cuff effektiver ist (z.B. CPAP-Therapie, EZPap-System) oder er mittels anderer atemtherapeutischer Hilfsmittel selbstständig üben kann. Er sollte außerdem seinen Speichel aktiv bereinigen können (mittels Schlucken und/oder Rachenreinigen und Ausspucken) und Erbrechen/Reflux sollten im Griff sein.

5.79 Notfall! Mein Patient erbricht im entblockten Zustand: Was muss ich tun?

Das Wichtigste zuerst: Nicht jeder erbrechende Kanülenpatient ist gefährdet zu aspirieren. Das Risiko für ernsthafte Komplikationen ist abhängig von der Schluckfunktion, den Schutzfunktionen (Ausspucken/Husten), der Position bzw. Mobilität (selbstständiges Aufsetzen/Vorbeugen möglich?) sowie dem Allgemeinzustand.

Folgendes Vorgehen ist indiziert:

- den Patienten **vor Verletzungen schützen** (z. B. erneutem Erbrechen und ggf. Aspirieren); dazu gehören Akutmaßnahmen wie ggf. das Stoppen der enteralen Ernährung, das Blocken der Kanüle sowie ein gründliches Absaugen

- **Hilfe holen** (z. B. Pflegekräfte, Arzt)
- **Maßnahmen im weiteren Verlauf:** Anbringen eines Ablaufbeutels an die Sonde zur Ableitung des evtl. noch im Magen verbliebenen Speisebreis/der Magensäure, Verabreichen von Medikamenten gegen Übelkeit, O_2-Gabe, ggf. Antibiose bzw. atemtherapeutische Maßnahmen zur Pneumonieprophylaxe
- das **Ereignis dokumentieren,** damit im Falle weiterer Vorkommnisse oder einer Verschlechterung des Allgemeinzustandes korrekt reagiert werden kann

INFO

Jede Notfallsituation in der Trachealkanülenentwöhnung erfordert mindestens die folgenden drei Schritte:
- Maßnahmen zum Schutz des Patienten (Kanüle blocken, absaugen, stabilisieren)
- Hilfe holen
- Dokumentation

5

5.80 Was ist ein Blauschluck-Test?

Der sog. **Evans blue dye test** (EBDT) wurde entwickelt, um eine stille Speichelaspiration bei tracheotomierten Patienten nachzuweisen.

Blaue Lebensmittelfarbe wird zum Anfärben des Speichels auf die Zunge appliziert. Mithilfe von regelmäßigem trachealem Absaugen wird geprüft, ob bläuliche Speichelspuren in die Trachea gelangt sind. Dies gilt als Nachweis einer Speichelaspiration. Der Test wurde seit seiner Entwicklung modifiziert und um das Verabreichen gefärbter Speisen und Getränke erweitert (*Modifizierter Evans Blue Dye Test, MEBDT*).

Mehrere Studien beschäftigten sich mit seiner Aussagekraft, indem sie die Testergebnisse mit Ergebnissen der instrumentellen Diagnostik (FEES bzw. Videofluoroskopie) verglichen. Aufgrund der wiederholt hohen Rate an falsch-negativen Testergebnissen (keine blauen Spuren abzusaugen, jedoch nachgewiesene Aspiration in der Bildgebung) muss die *Aussagekraft der Tests als sehr eingeschränkt* gewertet werden.

MERKE

Kurz gesagt: Wird bläuliches Sekret abgesaugt, ist eine Aspiration nachgewiesen; lässt sich keine Farbe finden, kann der Patient dennoch aspiriert haben (Fiorelli et al. 2017, Belafsky et al. 2003).

5.81 Wie verläuft die klinische Schluckfunktionsuntersuchung bei tracheotomierten Patienten?

Die **klinische Schluckfunktionsuntersuchung** (KSU) bei TK-Patienten weist Gemeinsamkeiten, aber auch einige Unterschiede zur „klassischen" klinischen Schluckfunktionsuntersuchung auf (▶ 2.21ff.). In der KSU sollen Defizite und Ressourcen identifiziert werden, aus denen sich spezifische Therapieziele für die TK-Entwöhnung ableiten lassen.

Die Befunde werden somit v.a. in Bezug auf das **primäre Therapieziel im TK-Weaning** interpretiert: zunehmend längere Entblockungs- und Verschlusszeiten zu erreichen und die Voraussetzungen für eine sichere Dekanülierung zu schaffen.

MERKE

Ziel der klinischen Schluckfunktionsuntersuchung bei tracheotomierten Patienten ist, strukturierte Informationen zu erhalten um eine möglichst komplikationsfreie und effektive Trachealkanülenversorgung zu gewährleisten und eine spezifische Therapieplanung zu ermöglichen, die zur möglichst raschen und erfolgreichen Dekanülierung führt.

5.82 Welche Aspekte umfasst die klinische Schluckfunktionsuntersuchung bei tracheotomierten Dysphagiepatienten?

Die klinische Schluckfunktionsuntersuchung bei tracheotomierten Dysphagiepatienten sollte folgende Hauptkomponenten umfassen:

1. **Anamnese:** steckt die medizinischen und persönlichen Rahmenbedingungen für die Therapieplanung ab und identifiziert Ressourcen und Prognosen für den weiteren Behandlungsverlauf
2. **kognitiver und kommunikativer Status:** verbale, non-verbale und vegetative Kommunikationswege und Reaktionsmöglichkeiten werden identifiziert, um sie in die Therapie einzubinden
3. **Trachealkanülenversorgung:** Beurteilung von Funktionalität der Trachealkanüle in situ in Bezug auf die Trachealkanülenentwöhnung; ggf. Wechsel auf anderes Modell
4. **sensomotorische Funktionen und Hirnnervenstatus:** Identifikation von motorischen und sensiblen Einschränkungen, Optionen für Mobilisation und Positionierung
5. **Atmung, Husten und Sekretmanagement**: Beurteilung respiratorischer Parameter, die eine Einschätzung der bronchialen Clearance, der Atem-Schluck-Koordination und der Husteneffektivität ermöglichen
6. **Speichelmanagement:** v.a. bei aspirationsbedingter Indikation für die Trachealkanülenversorgung zentraler Indikator für die Planung der Entwöhnungstherapie und Prognosestellung; sollte im Behandlungsverlauf engmaschig dokumentiert und wiederholt evaluiert werden

INFO

Es kann der klinische Eindruck entstehen, dass Speichelaspirationen bei tracheotomierten Patienten durch eine klinische Schluckfuntionsuntersuchung zuverlässiger identifizierbar sind als bei nicht-tracheotomierten Patienten. Dies *kann* der Fall sein, z. B. bei einem „nassen" Stoma (Austritt von Speichel am Stomarand) bzw. im Rahmen eines Blauschlucktest (▸ 5.80).

Von einer zuverlässigen Aspirationsdiagnostik anhand einer klinischen Schluckfunktionsuntersuchung kann aber auch bei tracheotomierten Patienten nicht ausgegangen werden. Eine instrumentelle Diagnostik kann dies zuverlässiger klären.

5.83 Welche instrumentelle Schluckuntersuchung ist bei tracheotomierten Patienten am sinnvollsten?

Grundsätzlich sind sowohl die Videofluoroskopie als auch die endoskopische Schluckuntersuchung (FEES) bei TK-Patienten einsetzbar. Im Hinblick auf die oben formulierten diagnostischen Fragestellungen ist die **Endoskopie (FEES) jedoch die Methode der Wahl**, *dies hat v.a. folgende Gründe*:

- Für das therapeutische Vorgehen im TK-Weaning steht die Evaluation der schluckrelevanten pharyngealen und laryngealen Strukturen im Vordergrund: beurteilt werden v.a. Morphologie, Schleimhautstatus und Entzündungen.
- Die aktuelle Position der Kanüle, des Phonationsfensters und ggf. Effektivität der subglottischen Absaugung kann endoskopisch einfacher geklärt werden.
- Die transstomatale Untersuchung ermöglicht einen Blick in die Trachea zur Beurteilung des Schleimhautstatus (Entzündungen, Granulationsgewebe, Verletzungen), der Lage der Kanüle (zentrierte Lage oder liegt das Kanülenende an der Tracheawand an oder drückt sogar dagegen) und von aspirierten Speichelmengen in der Trachea bis hin zur Bifurkation – außerdem ist ggf. Menge und Qualität von hochgehustetem Bronchialsekret beurteilbar.
- Die endoskopische Untersuchung ist eine einfache und zuverlässige Möglichkeit, die Speichelsituation im Pharynx, Hypopharynx und Larynx zu beurteilen. Zudem ist die Dauer der Untersuchung nicht limitiert, sodass Status und Veränderungen bei geblockter vs. entblockter Kanüle beurteilt werden können.

Stellen sich bei TK-Patienten spezielle Fragen im Zusammenhang mit der Dysphagie, die in einer Videofluoroskopie besser beurteilt werden können (z.B. Wird überhaupt etwas in den Ösophagus abtransportiert? Besteht eine Sphinkteröffnungsstörung?), ist selbstverständlich auch diese Untersuchung indiziert.

5.84 Welche Ziele hat die endoskopische Diagnostik bei tracheotomierten Patienten?

Die instrumentelle Schluckdiagnostik kann u.a. zur Klärung der folgenden diagnostischen Fragestellungen beitragen:
- Lage und Positionierung der Trachealkanüle in situ
- Abklärung von Verengungen und Verletzungen der oberen Atemwege und des laryngealen Raumes (ggf. durch die Kanüle verursacht)
- Speichelmanagement, Aspirationsgefahr und Effektivität von Reinigungsstrategien (z.B. Husten, Nachschlucken), ggf. Schluckversuche mit Bolus
- Überprüfung der Wirksamkeit von Kompensationsmanövern

PRAXISTIPP

Bei liegender Trachealkanüle ist es endoskopisch kaum möglich zu beurteilen, ob im Bereich der Kanüle eine Druckstelle oder Verletzung vorliegt. Daher sollte beim Kanülenwechsel eine endoskopische Inspektion der Trachea ohne Kanüle erfolgen (Schwegler 2020).

5.85 Wie unterscheidet sich die Dysphagietherapie bei Patienten mit Trachealkanüle?

Sobald das Kanülenmanagement die Umlenkung des Ausatemstromes über die oberen Atemwege zulässt, unterscheidet sich die Therapie im Wesentlichen nicht mehr von der „klassischen" Dysphagietherapie bei nicht-tracheotomierten Patienten (▶ Kap. 3).

Für beide Patientengruppen gelten dieselben Grundprinzipien:
- die Therapie sollte so früh wie möglich beginnen
- eine fundierte Diagnostik ist das A und O

- die Therapiemethoden sollten vom Pathomechanismus abgeleitet sein und es ist ein klares Ziel zu verfolgen
- ist ein funktionelles Üben möglich, sollte eine maximale Wiederholungsrate angestrebt werden
- so bald wie möglich sollten Schluckversuche erfolgen

Bei Patienten mit Kanüle gilt es zusätzlich zu bedenken:

- werden Schluckversuche bei entblockter Kanüle mit Sprechventil durchgeführt, ist aufgrund der Umgehung der Nase bei Inspiration von einer eingeschränkten Geschmackswahrnehmung auszugehen
- pharyngeale Retentionen werden aufgrund des fehlenden inspiratorischen Luftflusses durch den Pharynx evtl. nicht/nicht gut gespürt
- beim Husten muss der Widerstand der Kanüle überwunden werden

5

INFO

Entscheidender Vorteil in der Therapie mit Kanülenpatienten ist die Tatsache, dass aspiriertes Material abgesaugt werden kann. Ein kurzer Blick durch die Kanüle (Tracheoskopie, ▶ 1.49) verschafft zusätzliche Sicherheit im Hinblick auf die Effektivität des Speichelmanagements sowie des Abschluckens von Nahrung und Flüssigkeiten. **Cave:** *Mikroaspirationen sind evtl. nicht sichtbar!*

Dekanülierung

5.86 Wann ist der richtige Zeitpunkt, um eine Dekanülierung im interdisziplinären Team zu diskutieren?

Kriterien, die vor einer Dekanülierung erfüllt sein sollten:

- Sowohl Inspiration wie Exspiration sollten i.d.R. **24–48 Stunden (bei komplexeren Störungsbildern bis zu 72 Stunden)** problemlos über die verschlossene TK (oder über einen Platzhalter, Stoma Button) sichergestellt sein, mit stabilen O_2- und CO_2-Werten. Eine allenfalls notwendige nicht-invasive Beatmung (NIV, ▶ 8.33ff.) ist vorbereitet und wird vom Patienten gut toleriert.
- Die **Sekretmobilisation** funktioniert entweder mit eigener Hustenkraft oder mithilfe von unterstützenden Maßnahmen (Cough Assist (▶ 5.48), assistiertes Abhusten, Atemtherapien) suffizient. Bei einem Peak-Cough-Flow von unter 270l/min (▶ 1.47) sind i.d.R. unterstützende Maßnahmen indiziert, um das Risiko für pulmonale Komplikationen längerfristig minimieren zu können.
- Der **Speichel** muss entweder geschluckt oder suffizient ausgespuckt werden können. Anders ausgedrückt könnte man sagen, er muss erfolgreich von der Lunge ferngehalten werden können.

Weitere Aspekte, die den Zeitpunkt der Dekanülierung beeinflussen können:

- Steht in absehbarer Zeit ein operativer Eingriff an, für den eine Trachealkanüle vorteilhaft wäre, ist es sinnvoll, diese noch zu belassen.
- Bei einer progredienten Erkrankung muss sorgfältig zwischen dem (kurzfristigen) Benefit ohne TK und einer allenfalls drohenden Rekanülierung abgewogen werden.
- Möchte der Patient die TK so schnell wie möglich loswerden (und ist bereit, gewisse Risiken in Kauf zu nehmen) oder ist er eher ängstlich und froh um die TK, die ihm allenfalls noch Sicherheit vermittelt?

5.87 Nach welchen Kriterien wird entschieden, ob ein Patient dekanüliert werden kann?

Dies hängt vom klinischen Setting und der Grunderkrankung des Patienten ab, sodass es keinen allgemeingültigen Kriterienkatalog gibt, der für alle Dekanülierungsentscheidungen angewendet werden kann. Dennoch gibt es einige Kernkriterien, die zur Orientierung dienen können. Diese müssen im interdisziplinären Team im Hinblick auf Nutzen und Risiken der geplanten Dekanülierung diskutiert und im individuellen Fall häufig gegeneinander abgewogen werden.

INFO

In den Leitlinien „Neurogene Dysphagien" der Deutschen Gesellschaft für Neurologie findet sich die folgende Empfehlung für die Dekanülierungsentscheidung:„Eine endgültige Dekanülierung kann in der Regel vorgenommen werden, wenn eine kontinuierliche Entblockungszeit von 24-48 h mit Verschlusskappe ohne Komplikationen toleriert wird." (Dziewas et al. 2020, S. 17)

5

In der Literatur finden sich weitere Kriterien, die bei der Dekanülierungsentscheidung eine gute Orientierung bieten können:

- Vorliegen eines intakten, obstruktionsfreien Atemwegs
- guter Allgemeinzustand, Ausschluss akuter, v. a. pulmonaler Infekte
- keine Beatmung notwendig oder die Beatmung kann non-invasiv fortgeführt werden
- spontanes, aspirationsfreies Schlucken ist möglich; dies auch nachts bzw. in Ruhephasen
- spontanes und effektives Husten: dabei muss ein Flow (PCF: Peak-Cough-Flow, ▶ 1.47, ▶ 5.89) von **mind. 160 l/min** erreicht werden, klinisch sollte ein höherer Richtwert von mind. 270 l/min für ein effektives Husten zugrunde gelegt werden (Bianchi et al. 2012, ▶ 5.88)

(Santus et al. 2014)

Bei Vorliegen eines akuten Infektes, schlechtem Allgemeinzustand, fortbestehender Beatmungspflichtigkeit oder geplanten Operationen wird die Dekanülierungsentscheidung i.d.R. verschoben, bis sich der Zustand des Patienten stabilisiert oder verbessert hat.

5.88 Welche Rolle spielt das effektive Husten für die Dekanülierungsentscheidung?

Alle Menschen sind darauf angewiesen, abhusten zu können, sei dies im Falle einer Aspiration, während einer Erkältung mit vermehrter Sekretproduktion oder selbst um das ganz normale Sekret oder eingeatmete Partikel abhusten zu können. Je schwächer die Hustenkraft (Peak-Cough-Flow ▶ 1.41, ▶ 1.47, ▶ 5.89) ist, desto weniger effektiv ist das Abhusten. Unterschreitet der Peak-Cough-Flow einen Wert von ungefähr 270 l/min, muss damit gerechnet werden, dass nicht suffizient abgehustet werden kann. Das Risiko für pulmonale Komplikationen nimmt damit zu.

Will man nach einer Dekanülierung, wenn zur Unterstützung nicht mehr tracheal abgesaugt werden kann, dieses Risiko möglichst klein halten, muss die fehlende Hustenkraft kompensiert werden, etwa durch Atemtherapien, Inhalationen, manuell unterstütztes Abhusten oder den Einsatz eines Cough Assist (▶ 5.48).

Wird der Peak-Cough-Flow von 270 l/min schon vor der Dekanülierung erreicht, ist dies für den Verlauf nach der Dekanülierung prognostisch ein positives Zeichen. Erreicht der Patient den geforderten Wert nicht, muss sorgfältig überlegt werden, welche Maßnahmen zur Kompensation der fehlenden Hustenkraft eingeleitet werden können (▶ 5.48).

Es ist aber wichtig zu bemerken, dass bei grenzwertiger Hustenkraft eine Kontrolle des Peak-Cough-Flows nach der Dekanülierung durchgeführt wird. Solang eine TK in der Trachea liegt, wird der Luftflow immer gebremst, was die Messung des Peak-Cough-Flows beeinflusst. Dies wird auch in der Literatur bestätigt. In einem 2018 erschienen Artikel (Park und Lee 2018) wurde der Peak-Cough-Flow vor und nach Dekanülierung verglichen. Es zeigte sich eine signifikante Steigerung des Messwertes im Mittel von ca. 50–60 l/min nach der Dekanülierung. Im Einzelfall kann dieser Unterschied aber variieren und muss unbedingt mit einer konkreten Messung verifiziert werden.

5.89 Wie kann der Peak-Cough-Flow gemessen werden?

Der Peak-Cough-Flow-Wert kann einfach mit einem **Peak-Flow-Meter** gemessen werden. Diese Geräte sind auf dem Markt relativ günstig erhältlich.

- Die Patienten müssen nach maximaler Einatmung möglichst kräftig in das Gerät husten.
- Es empfiehlt sich, das Prozedere einige Male zu wiederholen und den höchsten Wert zu dokumentieren. Verfolgt man diesen Wert über längere Zeit, kann damit auch die Entwicklung der Hustenkraft dargestellt werden.
- Können die Patienten wegen fehlender Lippenmotorik das Gerät mit den Lippen nicht dicht umschließen, kann auch eine Maske, die Mund und Nase abdeckt, verwendet werden.
- Bei Patienten mit einer Gaumensegelparese bzw. velopharyngealen Insuffizienz kann die Verwendung einer Nasenklammer sinnvoll sein.

5.90 Mit dem Peak-Flow-Meter misst man das willkürliche Husten. Kann man daraus auch auf die Stärke des reflektorischen Hustens schließen?

Nein, das ist nicht direkt möglich. Erstens unterliegen willkürliches und reflektorisches Husten teils unterschiedlichen neuronalen Steuerungsmechanismen. So sind beim willkürlichen Husten z.B. auch kortikale Strukturen beteiligt. Zudem wurde empirisch gezeigt, dass das reflektorische Husten bei Gesunden unter identischen Messbedingungen durchaus schwächer sein kann als das willkürlich initiierte Husten (Mills, Jones und Huckabee 2017).

Stellt man daher fest, dass durch das willkürliche Husten ein ausreichender Flow generiert werden kann, so lässt dies nicht sicher darauf schließen, dass auch das reflektorische Husten effektiv sein wird.

INFO

Ein schwacher Hustenstoß sollte zur Reduktion der Gefahr von pneumologischen Komplikationen durch geeignete Maßnahmen wie unterstütztes Abhusten, Atemtherapien, Inhalationstherapien oder maschinelle Hustenassistenz kompensiert werden.

5.91 Wie kann man feststellen, ob der Hustenreflex überhaupt auslösbar ist?

Hierzu lässt man den Patienten ein sog. *„Tussigen" inhalieren*, dies kann z. B. eine Zitronensäurelösung oder ein Capsaicinpräparat sein (▶ 2.31ff.). Für die Zitronensäureinhalationsmethode (Cough-Reflex-Testing) gibt es inzwischen eine sehr gute Studienlage, aus der z. B. hervorgeht, welche Konzentration der Inhalationslösung bei Gesunden eine reflektorische Hustenreaktion auslöst (Monroe et al. 2014) und die Validität des Verfahrens bei Patienten mit Dysphagie zeigt (Miles et al. 2013).

Zur Anwendung speziell bei tracheotomierten Patienten gibt es derzeit noch keine zuverlässigen Studiendaten.

5.92 Kann die endoskopische Schluckuntersuchung bei Dekanülierungsentscheidungen helfen?

Ja, es wurde in einigen Untersuchungen gezeigt, dass eine endoskopische Schluckuntersuchung (FEES, ▶ 2.70) dazu beitragen kann, Patienten zu dekanülieren und Rekanülierungsraten zu verringern (Dziewas et al. 2019, Cohen et al. 2016).

Wichtig ist, dass die Speichelschluckeffektivität bei entblockter und verschlossener Trachealkanüle untersucht wird.

Außerdem kann eine endoskopische Abklärung vor der Dekanülierung klären, ob der Atemweg nach der Dekanülierung frei durchgängig ist (z. B. Ausschluss von Stenosen, ▶ 5.84).

MERKE

Die endoskopische Untersuchung sollte bei allen Patientengruppen ein essenzieller Bestandteil jedes Kriterienkatalogs für Dekanülierungsentscheidungen sein, um effektives Speichelmanagement und Intaktheit der Atemwege vor der Kanülenentfernung sicherzustellen.

5.93 Gibt es Kriterien für eine endoskopische Schluckuntersuchung zur Dekanülierungsentscheidung?

Ja, *Warnecke et al. (2013) publizierten ein FEES-Protokoll für die Dekanülierungsentscheidung* (▶ Tab. 5.1).

Nach neueren Angaben der Autoren ist eine Dekanülierung vertretbar, wenn die ersten drei Schritte mit **nein** beantwortet werden können. Die Testung mit verschiedenen Konsistenzen kann optional durchgeführt werden.

Die Validität des FEES-Protokolls ist für Patienten mit akuten Schlaganfällen gut untersucht. Bei vielen tracheotomierten Patienten werden jedoch auch respiratorische Parameter und/oder Effektivität der bronchialen Sekretmobilisation und die Prognose entscheidend für die Dekanülierungsfähigkeit sein.

Tab. 5.1 Kriterien für die endoskopische Schluckuntersuchung zur Dekanülierungsentscheidung (nach Warnecke et al. 2013)

Untersuchungsschritt	Beobachtung	Interpretation
1	massiver Speichelaufstau, stille Penetration/ Aspiration	**ja** = keine Dekanülierung **nein** = weiter mit Schritt 2
2	weniger als ein Spontanschluck/min fehlender „Whiteout" bei Spontanschlucken	**ja** = keine Dekanülierung **nein** = weiter mit Schritt 3
3	fehlende laryngeale Sensibilität, fehlender Hustenstoß	**ja** = keine Dekanülierung **nein** = weiter mit Schritt 4
4	vollständige stille Aspiration bei halbfester Nahrung	**ja** = keine Dekanülierung **nein** = weiter mit Schritt 5
5	vollständige stille Aspiration bei Flüssigkeit, ohne Schlucktriggerung	**ja** = keine Dekanülierung **nein** = weiter mit Schritt 6
6	transstomatale Untersuchung: massive Ansammlung zähflüssigen Sekrets, vollständige stille Aspiration	**ja** = keine Dekanülierung
Kein Nachweis der oben aufgeführten Hauptbefunde: **Dekanülierung**		

5.94 Warum ist eine Tracheoskopie vor einer geplanten Dekanülierung zwingend erforderlich?

Eine Tracheoskopie (▶ 1.49, endoskopische Inspektion des Stomakanals und der Trachea von subglottisch bis zur Bifurkation, d. h. zur Gabelung der Trachea in die beiden Hauptbronchien) ermöglicht in den meisten Fällen den Ausschluss eines Atemwegshindernisses.

In Einzelfällen kann ergänzend eine Computertomografie notwendig sein. Häufig bilden sich bei langer Kanülenversorgung Granulationsgewebe (▶ 1.50) oder Polypen, die im ungünstigsten Fall bei Entfernung der Kanüle zu einer Verlegung der Atemwege führen können. Auch freiliegende Knorpelspangen oder eine Tracheomalazie können Probleme bereiten.

MERKE

Bei strukturellen Auffälligkeiten ist eine Abklärung durch andere Fachdisziplinen (z. B. HNO, Pulmonologie) vor Entfernung der Kanüle unbedingt notwendig.

5.95 Wann ist eine Dekanülierung erfolgreich?

Der Erfolg zeigt sich daran, dass die Patienten nach der Dekanülierung:

- problemlos über die normalen Atemwege atmen können (allenfalls mit Unterstützung durch eine nicht-invasive Beatmung (NIV, ▶ 8.33)
- die Sekretmobilisation auch ohne künstlichen Zugang in die Atemwege längerfristig funktioniert (allenfalls mit unterstützenden Maßnahmen wie assistiertes Abhusten, Cough Assist, Atemtherapien, ▶ 5.48)
- die Patienten ihren Speichel von der Lunge fernhalten können (indem sie ihn schlucken oder suffizient ausspucken)

Diese Bedingungen sollten längerfristig sichergestellt sein. Wenn ein Patient mit einem sehr schwachen Hustenstoß zwei Wochen nach Dekanülierung wegen Sekretverhalt eine Pneumonie bekommt, kann die Dekanülierung kaum als erfolgreich bewertet werden. In der Literatur gibt es leider über diesen Zeitraum, der überblickt werden soll, bis eine Dekanülierung als erfolgreich bewertet wird, keinen Konsens.

5.96 Wozu dient die Nachbeobachtungszeit unmittelbar nach der Dekanülierung?

Manche Komplikationen treten nicht sofort ein. Aspiriert ein Patient kontinuierlich geringe Speichelmengen, kann eine pulmonale Verschlechterung erst nach mehreren Tagen einsetzen. Zeigen sich in den ersten Stunden bis wenigen Tagen nach Dekanülierung Symptome wie vermehrte Tagesmüdigkeit, Kopfschmerzen oder gar Somnolenz, muss an die Möglichkeit eines CO_2-Anstieges im Zusammenhang mit einer respiratorischen Dekompensation oder einem obstruktiven Schlafapnoe-Syndrom (▶ 5.69) gedacht werden. Falls bei Blutgasmessungen vor der Dekanülierung noch ein Luftverlust neben der TK durch das Stoma vorhanden war (was die Messresultate verfälscht), könnten sich die Symptome erst nach der Dekanülierung zeigen.

Bei **grenzwertigem Hustenstoß** (▶ 5.88) ist nach der Dekanülierung auch langfristig auf konsequente Sekretmobilisation zu achten, damit die Gefahr der pulmonalen Verschlechterung aufgrund von Sekretansammlungen möglichst vermieden werden kann.

5.97 Was ist nach der Dekanülierung zu beachten?

- Nach einer Dekanülierung wird das Tracheostoma abgeklebt.
- Ein Vollmonitoring für 48–72h, insbesondere nachts, wird empfohlen (▶ 5.96).
- Zur effektiven Sekretbereinigung sowie zur stimmhaften Phonation ist es in der Folge nötig, durch Andrücken des Verbandes einen Luftverlust am Stoma zu verhindern. Dies kann von motorisch und kognitiv eingeschränkten Patienten oft nicht adäquat umgesetzt werden. Eine Verschlechterung der pulmonalen Situation kann die Folge sein.
- HNO-Ärzte empfehlen i.d.R. vor dem chirurgischen Verschluss eines Tracheostomas 10–14 Tage abzuwarten, um die maximale spontane Verkleinerung des Stomas auszunutzen. Bei den beschriebenen Patienten kann es notwendig sein, einen vorzeitigen Verschluss zu diskutieren.
- Nach einem chirurgischen Stomaverschluss ist Stimmruhe angesagt, Husten sollte vermieden bzw. nur bei Druck gegen den Stomaverband durchgeführt werden. So können Nahtdehiszenzen (Nahtrupturen, Wiederaufklaffen der Wundränder) und Emphyseme verhindert werden.

INFO

Bei spontanem Verschluss dilatativer Stomata kommt es durch das Zusammenziehen des Gewebes selten zu einer Entwicklung von Stenosen auf Stomahöhe, die sich durch eine erhöhte Atemanstrengung/einen Stridor bemerkbar machen. Hierbei handelt es sich um eine Notfallsituation, die umgehend eine HNO-ärztliche Vorstellung erfordert.

5.98 In welchen Fällen kann der Einsatz eines Platzhalters in der Dekanülierungsphase sinnvoll sein?

Es kommt vor, dass die Entscheidung für einen Dekanülierungsversuch getroffen wird, obwohl nicht sicher ist, ob das Speichelmanagement oder/und die respiratorische Situation schon ausreichend stabil sind. Vor allem bei Patienten mit Dilatationstracheostoma kann die Kanüle jedoch nicht einfach zeitweise für einen solchen Versuch entfernt werden, da sich das Stoma schnell verschließt und so eine rasche Rekanülierung nicht möglich ist.

In diesen Fällen ist es sinnvoll, während des Dekanülierungsversuchs über mehrere Tage einen Platzhalter (▶ 5.24) einzusetzen, der das Stoma offenhält.

5.99 Wie verläuft eine Dekanülierung mit Platzhalterphase?

Zunächst sollte vor der Dekanülierung festgelegt werden, wie lange die Probedekanülierungsphase dauern soll und welche **Kriterien über Erfolg oder Misserfolg der Probedekanülierung** entscheiden. Bei der Festlegung der Evaluationskriterien ist es sicher sinnvoll, sich an den Dekanülierungskriterien zu orientieren, die auch für die Entscheidung für eine Probedekanülierung relevant waren.

Außerdem sollten **individuelle Aspekte** berücksichtigt werden, z. B. welche vegetativen und kommunikativen Möglichkeiten der Patient hat, um Unwohlsein und respiratorischen Stress mitzuteilen.

Nach Entfernung der Kanüle wird der Platzhalter sofort in das Tracheostoma eingelegt. Bewährt hat sich eine **Platzhalterphase von 3–5 Tagen** (und Nächten), in der die festgelegten Kriterien engmaschig dokumentiert werden, da v.a. respiratorische Probleme ggf. erst im Verlauf dieser Zeit erkennbar werden können.

Verläuft die Platzhalterphase **komplikationsfrei** und stehen keine weiteren Kontraindikationen entgegen, so kann der Platzhalter nach Ende der Probedekanülierung entfernt und das Stoma verschlossen werden.

PRAXISTIPP

Folgende Kriterien können als Orientierung im engmaschigen Monitoring während einer Probedekanülierung/Platzhalterphase zugrundegelegt werden:

- Atemfunktion: Blutgasanalyse (BGA, ▶ 8.46), Atemfrequenz
- Schluckfunktion: Frequenz, Effektivität
- Speichel-/Sekretexpektoration: Husten, ausspucken
- Absaugfrequenz (bei Verwendung eines Tracheostent-Platzhalters, ▶ 5.24)
- Stresssymptome: Puls-/Atemfrequenz, Vigilanz/Wachheit, individuelle Stresszeichen

(Frank et al. 2013)

5.100 Gibt es Kontraindikationen für eine Dekanülierung?

Ja. Zunächst muss geklärt werden, ob der Grund, der ursprünglich zur Tracheotomie geführt hat, nun nicht mehr vorliegt. Auch wenn dies der Fall ist, kann es Gründe geben, die dennoch gegen eine Dekanülierung sprechen.

Weitere Kontraindikationen können folgende Problembereiche betreffen:

- Ist das selbstständige Sekretmanagement noch nicht suffizient und der Patient auf ein endotracheales Absaugen angewiesen, darf die Kanüle nicht entfernt werden.
- Wird die Kanüle zur Atemunterstützung benötigt (Beatmung, Atemtherapie, Offenhalten des Luftweges bei Stenosen) ist eine Dekanülierung absolut kontraindiziert.
- Steht in absehbarer Zeit ein Eingriff an, der mit einer intraoperativen Beatmung einhergeht, sollte die Kanüle bis nach der Operation belassen werden.

MERKE

Eine Dekanülierung ist immer eine interdisziplinäre Einzelfallentscheidung unter Abwägung von Nutzen und Risiken und unter Einbezug des Patientenwillens.

5.101 Woran erkenne ich, dass der Patient doch wieder rekanüliert werden muss?

Eine Rekanülierung wird von vielen Patienten als Rückschlag empfunden und stellt eine **emotionale Belastung** dar. Jede geplante Dekanülierung sollte daher im multiprofessionellen Team ausführlich diskutiert werden, um das Risiko für eine Rekanülierung bestmöglich zu minimieren.

Verschlechtert sich ein Patient dennoch nach der Dekanülierung respiratorisch und Maßnahmen wie orales/transnasales Absaugen und atmungstherapeutische Maßnahmen/eine Beatmung über eine Gesichtsmaske reichen zur Stabilisierung nicht aus, muss schnellstmöglich eine **Rekanülierung** erfolgen.

Zu bedenken ist hierbei: Ist das Stoma bereits verschlossen (spontan oder chirurgisch) geht eine Re-Tracheotomie aufgrund der Narbenbildung mit einem erhöhten Komplikationsrisiko für die Patienten einher.

Eine respiratorische Dekompensation ist akut an Atemnot bzw. einem hörbar verlegten Atemweg (Stridor) zu erkennen, ein unzureichendes Abatmen von CO_2 (**Hyperkapnie**, ▶ 8.48) kann dagegen in einigen Fällen erst Tage nach der Dekanülierung zu klinisch sichtbaren Symptomen führen: zunehmende Somnolenz bis hin zur sog. CO_2-Narkose. Daher sollte das Monitoring bei respiratorisch instabilen Patienten nach der Dekanülierung auch regelmäßige Blutgasanalysen (▶ 8.46) beinhalten, um eine unzureichende CO_2-Eliminination frühzeitig zu erkennen.

5.102 Wann ist ein chirurgischer Tracheostomaverschluss nötig?

Ein **chirurgisch** *angelegtes Stoma muss nach Dekanülierung operativ verschlossen werden.*

Dilatative *Tracheostomata verschließen sich meist von selbst.* Gelegentlich, insbesondere wenn die Tracheotomie lange bestand, verbleibt jedoch eine kleine Restöffnung, die dann ebenfalls einen Eingriff erfordert. Der Verschluss sollte i.d.R. erst mehrere Wochen nach der Dekanülierung erfolgen, da die meisten Stomata spontan schrumpfen und der Eingriff so mit weniger Zug auf das Gewebe einhergeht. In dieser Zeit ist ein *manuelles Abdichten des Stomas* bzw. des Stomapflasters für ein *suffizientes Husten oder stimmhaftes Sprechen* nötig. Sind Patienten aufgrund motorischer oder kognitiver Einschränkungen dazu nicht in der Lage, kann dies problematisch sein. Ggf. sollte unter Abwägung der jeweiligen Risiken ein früherer Verschluss zur Vermeidung pulmonaler Komplikationen mit den Operateuren diskutiert werden.

5.103 Was ist nach einem chirurgischen Tracheostomaverschluss zu beachten?

Ein Tracheostomaverschluss ist i.d.R. ein komplikationsarmer, ambulanter Eingriff. Zur Vermeidung von Emphysemen, Nahtdehiszenzen (Nahtrupturen, Wiederaufklaffen der Wundränder) und Blutungen sollten Patienten dazu angehalten werden möglichst wenig zu sprechen und die frische Naht beim Husten/Pressen durch einen leichten manuellen Gegendruck auf den Verband vor zu viel Druck zu schützen (▶ 5.102).

Sind Patienten für eine sichere orale Nahrungsaufnahme auf die Anwendung von kompensatorischen Techniken wie supraglottisches Schlucken, Räuspern, Husten, Rachenreinigen etc. angewiesen, sollte diskutiert werden, ob bis zur Abheilung der Wunde auf eine andere Kostform gewechselt werden sollte, die ohne Kompensation bewältigt werden kann. In Ausnahmefällen kann orale Karenz indiziert sein.

Auch atmungstherapeutische Maßnahmen, die mit Druckaufbau arbeiten, sind in der Heilungsphase tabu. In seltenen Fällen kann es durch ungünstige Narbenbildung zu Stenosenbildung kommen. Diese äußert sich u. a. durch eine subjektive Atemanstrengung, Sauerstoffabfälle oder einen hörbaren Stridor. Hierbei handelt es sich um eine gefährliche Komplikation, die zwingend eine umgehende Vorstellung bei den Operateuren erforderlich macht.

Literatur

Belafsky, P. C. et al. (2003). The accuracy of the Modified Evan's Blue Dye Test in predicting aspiration. *The Laryngoscope*, *113*, 1969–1972.

Bianchi, C. et al. (2012). Cough peak flow as a predictor of pulmonary morbidity in patients with dysphagia. *Am J Phys Med Rehabil*, *91*, 1.

Cohen, O. et al. (2016). Feasibility of a single-stage tracheostomy decannulation protocol with endoscopy in adult patients. *Laryngoscope*, *126*, 2057–2062.

Diez Gross, R. et al. (2007). Breathing swallowing pattern in tracheostomy vs. controls. *Otolaryngology Head and Neck Surgery*, *137(2S)*, 170.

Dziewas, R, et al. (2020). Neurogene Dysphagie. In: Deutsche Gesellschaft für Neurologie DGN (Hrsg) *Leitlinien für Diagnostik und Therapie in der Neurologie. 2020*; www.dgn.org/leitlinien (zuletzt abgerufen am 11.07.2020).

Dziewas, R. et al. (2019). Safety and clinical impact of FEES – results of the FEES registry. *Neurological Research and Practice*, *1*(16), 1–8.

Enrichi, C. et al. (2017). Clinical criteria for tracheostomy decannulation in subjects with acquired brain injury. *Respir Care*, *62*(10), 1255–1263.

Fiorelli, A. et al. (2017). A new Modified Evans Blue Dye Test as screening test for aspiration in tracheostomized patients. *J Cardiothorac Vasc Anesth*. *31(2)*, 441–445.

Frank, U. et al. (2013). Modifiziertes Trachealkanülenmanagement: Platzhaltereinsatz als Option bei erschwerten Dekanülierungen (Pilotprojekt REHAB Basel). *Rehabilitation*, *52*, 20–26.

Johnson, D. C., et al. (2009). Tracheostomy tube management: evaluation of speaking valves, capping and need for downsizing. *Clin Respir J*, *3*(1), 8–14.

Massery, M. et al. (2013). Effect of airway control by glottal structures on postural stability. *J Appl Physiol*, *115*, 483–490.

Miles, A. et al. (2013). Comparison of cough reflex test against instrumental assessment of aspiration. *Physiology & Behaviour, 118*, 25–31.
Mills, C. A. et al. (2017). Measuring voluntary and reflexive cough strength in healthy individuals. *Respiratory Medicine, 132*, 95–101.
Monroe, M. D. et al. (2014). Citric acid cough reflex test: establishing normative data. *Speech, Language and Hearing, 17(4)*, 216–224.
Oikkonen, M., & Aromaa, U. (1997). Leakage of fluid around low-pressure tracheal tube cuffs. *Anaesthesia, 52*, 567–569.
Park, M. K., & Lee, S. J. (2018). Changes in swallowing and cough functions among stroke patients before and after tracheostomy decannulation. *Dysphagia, 33*, 857–865.
Plummer, A. L., & Gracey, D. R. (1989). Consensus Conference on Artificial Airways in Patients receiving Mechanical Ventilation. *Chest, 96*, 178–180.
Santus, P. et al. (2014). A systematic review on tracheostomy decanulation: a proposal of a quantitative semiquantitative clinical score. *BMC Pulmonary Medicine, 14*(201), 1–8.
Schwegler, H. (2020). *Trachealkanülenmanagement. In sicheren Schritten Richtung Dekanülierung*. 3. Auflage. Idstein: Schulz-Kirchner.
Terk, A. R. et al. (2007). Hyoid bone and laryngeal movement dependent upon presence of a tracheotomy tube. *Dysphagia, 22*, 89–93.
Trouillet, J.L. et al. (2018). Tracheotomy in the intensive care unit: guidelines from a French expert panel. *Annals of Intensive Care, 8*: 37.
Warnecke, T. et al. (2013). Standardized endoscopic swallowing evaluation for tracheostomy decannulation in critically ill neurologic patients. *Crit Care Med, 41*, 1728–1732.
Winklmaier, U. et al. (2005). Evaluation des Aspirationsschutzes blockbarer Trachealkanülen. *HNO, 53*, 1057–1062.

5

6 Dysphagie bei Schlaganfall

S. Lapa, J. Wilmskötter, S. Duchac, A. Hofmayer

Grundlagen zum Schlaganfall

6.1 Was ist ein Schlaganfall?

Der Terminus **Schlaganfall** bezeichnet ein Syndrom, das durch eine plötzlich einsetzende neurologische Symptomatik (z. B. Lähmung, Sprach-, Seh- oder Gefühlsstörung) gekennzeichnet ist und durch eine Durchblutungsstörung des Gehirns verursacht wird. Der Begriff der *Durchblutungsstörung* kann dabei sowohl einen ischämischen Infarkt als auch eine Blutung umfassen. Synonym verwendete Begriffe sind u.a. der *Hirninsult* (*engl. stroke*) sowie die veralteten Begriffe *Hirnschlag* oder *Apoplex*.

Die dem Schlaganfall zugrundeliegenden akuten Krankheitsbilder können wie folgt *unterteilt* werden:

- **ischämischer Hirninfarkt:** Durch einen akuten Verschluss einer hirnversorgenden Arterie erhält das von ihr versorgte Hirnareal kein oder nicht mehr genügend Blut und wird nekrotisch.
- **transitorisch ischämische Attacke (TIA):** Bildet sich ein akut aufgetretenes fokal neurologisches Defizit rasch zurück (< 24h) und in der bildgebenden Diagnostik wird kein Infarktareal gefunden, spricht man von einer transitorisch ischämischen Attacke (TIA).
- **nicht traumatische intracerebrale Blutung (ICB):** Hierbei kommt es durch eine Ruptur einer Hirnarterie zu einer Einblutung in das Hirnparenchym (Lokalisation: Stammganglien (45 %), lobär (40 %), Kleinhirn (10 %), Hirnstamm (5 %)).
- **nicht traumatische Subarachnoidalblutung (SAB):** Diese entsteht durch das Platzen eines präformierten intrakraniellen Aneurymas oder einer anderen im Subarachnoidalraum liegenden Gefäßfehlbildung.

6.2 Wie häufig kommt es zu einem Schlaganfall?

Der Schlaganfall zählt zu den häufigsten Erkrankungen in Deutschland mit einer **Inzidenz von ca. 290/100 000 Einwohner pro Jahr** und einer **Prävalenz von etwa 2400/100 000 Einwohner pro Jahr.**

Hirninfarkte bilden die Mehrzahl der Schlaganfälle mit 80 %. Die restlichen 15 % fallen auf Hirnblutungen und 5 % auf Subarachnoidalblutungen.

Dem Schlaganfall kommt eine hohe sozialmedizinische Bedeutung zu, weil er in den Industrieländern die häufigste Ursache einer anhaltenden Behinderung im Erwachsenenalter ist. Angesichts des demografischen Wandels muss mit einem Anstieg der Schlaganfallhäufigkeit in den kommenden Jahrzehnten gerechnet werden.

6.3 Zu welchen Symptomen kommt es bei einem Schlaganfall?

Schlaganfälle haben **kein einheitliches Leitsymptom**. Vielmehr hängt die Symptomatik von Lokalisation, Ausmaß und Dauer der Durchblutungsstörung ab. So können Symptome nur wenige Minuten, einige Stunden bis hin zu Tagen andauern oder dauerhaft bestehen. Dabei kann auch das Ausmaß der neurologischen Ausfälle von leicht bis schwergradig ausgeprägt sein. Trotz dieser Variabilität ist festzuhalten, dass die Symptomatik i.d.R. akut auftritt, phänomenologisch dem zentralen Nervensystem zugeordnet werden muss und Symptome ein Defizit im Sinne eines Funktionsverlustes darstellen. Für die schnellstmögliche Einleitung therapeutischer Verfahren ist es wichtig zu wissen, wo die Durchblutungsstörung lokalisiert ist, wie sie entstanden ist und wie lange sie schon besteht. In Kenntnis der funktionellen Organisation des Gehirns und der typischen Schlaganfallsyndrome lässt sich der Schädigungsort i.d.R. gut diagnostizieren.

MERKE

Es gibt kein einheitliches Leitsymptom des Schlaganfalls. Eine Vielzahl an Faktoren (Lokalisation, Ausmaß und Dauer der Durchblutungsstörung) beeinflusst die Symptomatik.

6.4 Wie wird ein Schlaganfall diagnostiziert?

Jeder Patient mit einem Verdacht auf einen Schlaganfall ist ein **medizinischer Notfall**. Dies liegt zum einen daran, dass die ursachenspezifische Therapie schnell greifen muss, um wirksam zu sein (**„time is brain"**) und zum anderen benötigt der Patient eine Überwachung, da der Verlauf nicht vorhersehbar ist.

Im ersten Schritt erfolgt die standardisierte Beurteilung des vorliegenden neurologischen Defizits. Hierbei wird die Schlaganfallsymptomatik mit einer Skala erfasst. Eine solche international gebräuchliche Skala ist die **National Institutes of Health Stroke Scale** (NIHSS), welche auch im deutschsprachigen Raum weit verbreitet ist. Dabei wird z.B. Orientierung, Vigilanz, Vorliegen von Paresen oder Vorhandensein eines Neglects oder Sprach- und Sprechstörung überprüft. Je höher der NIHSS-Wert ist, umso ausgeprägter ist das neurologische Defizit. Allein anhand der klinisch-neurologischen Untersuchung kann nicht immer zuverlässig ein Schlaganfall diagnostiziert und noch schwieriger zwischen einem Hirninfarkt und einer Hirnblutung unterschieden werden, hierfür bedarf es der radiologischen Diagnostik (▶ 6.6).

6.5 Was versteht man unter der NIHSS?

Der Schweregrad eines Schlaganfalls wird i.d.R. anhand von Funktionsbeeinträchtigungen gemessen. Beispielsweise ist die NIHSS (**National Institute of Health Stroke Scale**) eine weitverbreitete klinische Skala, die eine quantitative Messung von schlaganfallbedingten neurologischen Defiziten ermöglicht (von 0–42).

Die Befundung erfolgt durch die Untersuchung verschiedener Bereiche, z.B. Vigilanz, Orientierung, Arm- und Beinmotorik, Sprache und Sprechen.

Bei einem NIHSS von 3 ≤ spricht man von einem leichten Schlaganfall (**minor stroke**), während ein NIHSS 3 > als schwerer Schlaganfall (**major stroke**) bezeichnet wird.

6.6 Welche radiologischen Verfahren werden bei der Schlaganfalldiagnostik eingesetzt?

In der Differenzierung des Schlaganfalls (*Infarkt oder Blutung*) gilt die zerebrale Bildgebung mittels **Computertomographie** (**CT**) oder **Magnetresonanztomographie** (**MRT**) als Schlüsseldiagnostik (▶ Abb. 6.1).

In der frühen Phase des Schlaganfalls ist der Hirninfarkt in der CT nicht immer eindeutig zu erkennen. Erst im Verlauf kommt es zur Demarkation einer zunehmenden Hypodensität (einer verminderten Dichte des Gewebes infolge der Durchblutungsstörung). Eine ICB lässt sich im CT hingegen leicht als hyperdense Struktur identifizieren. Sehr eindrucksvoll ist meist auch eine SAB in der CT als Dichteerhöhung in den arachnoidalen Liquorräumen zu erkennen.

Die craniale MRT (c-MRT) liefert genauere Informationen über Größe, Lokalisation und metabolischen Zustand des ischämischen Hirngewebes in der Akutphase des Hirninfarktes. Der unmittelbare Vorteil der MRT ist die gleichzeitige Darstellung sog. diffusionsgewichteter Sequenzen (DWI) und perfusionsgewichteter Parameterbilder (PWI). Die DWI-Sequenzen stellen annähernd den zum Untersuchungszeitpunkt vorhandenen Infarktkern dar, während die PWI-Bilder das minderperfundierte Hirnareal, das größer als die DWI-Läsion sein kann, abbilden. Zieht man bildtechnisch die DWI-Läsion von der PWI-Läsion ab, ist eine Abschät-

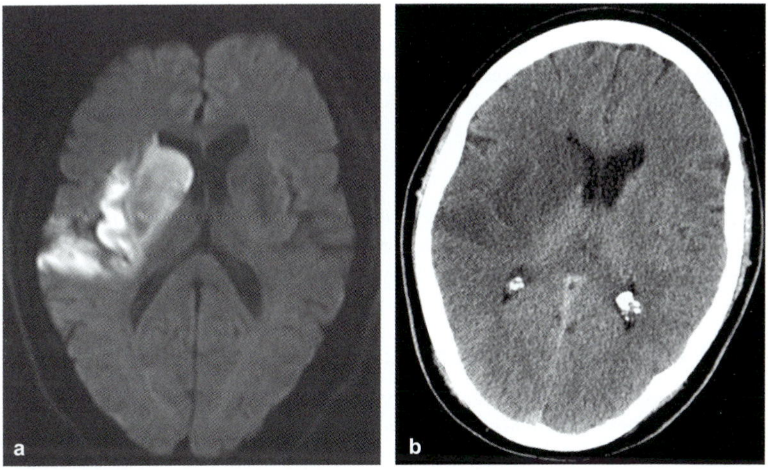

Abb. 6.1 Arteria Cerebri Mediainfarkt rechts. Links: MRT diffusionsgewichtete Sequenz (DWI) Rechts: Kontroll-CT im Tagesverlauf mit Infarktdemarkation im Sinne einer Zunahme der Hypodensität. [T687]

zung des Areals, welches ischämisch, aber noch nicht infarziert ist, möglich (DWI/PWI-Mismatch, sog. **tissue at risk**). Mit gewissen Einschränkungen entspricht dieses Areal der **Penumbra**.

Die Entscheidung, ob eine CT oder MRT durchgeführt wird, hängt nicht nur von der unterschiedlichen diagnostischen Aussage der beiden Verfahren und ihrer Verfügbarkeit, sondern auch vom Zustand des Patienten ab. Ist der Patient klinisch stark beeinträchtigt, agitiert und evtl. kreislaufinstabil, ist die CT das Verfahren der Wahl, da sie oft leichter verfügbar und schneller durchführbar als die MRT ist. Zudem ist eine Überwachung des Patienten während der Untersuchung leichter möglich.

MERKE

In der frühen Phase des Schlaganfalls ist der Hirninfarkt in der CT nicht immer eindeutig zu erkennen. Eine ICB lässt sich im CT hingegen leicht als hyperdense Struktur identifizieren.

6.7 Was versteht man unter der Penumbra und welche Relevanz hat sie?

Der Begriff der **Penumbra** (ischämischer Halbschatten) wurde von Astrup et al. (1981) eingeführt. Er beschreibt die Randzone zwischen nekrotischem Kerngebiet und normal perfundiertem umliegenden Gewebe. Im Gegensatz zum Infarktkern wird der Bereich der Penumbra zwar noch über Kollaterale durchblutet, jedoch erhalten die Neurone keine ausreichende Nährstoffversorgung mehr und drohen abzusterben (**tissue at risk**).

Die Größe der Penumbra hängt davon ab, wie gut die Versorgung durch Kollateralen ist und wie viel Zeit bereits seit Beginn der Ischämie vergangen ist. Findet jedoch eine Rekanalisation des Gefäßes (spontan oder durch therapeutische Maßnahmen) statt, kann das Gewebe der Penumbra zumindest zum Teil vor der Infarzierung bewahrt werden. Dies erklärt u. a. den klinischen Erfolg einer früheren rekanalisierenden Therapie z. B. mittels Thrombolyse und/oder Thrombektomie. Im Fall eines persistierenden Gefäßverschlusses weitet sich der Infarktkern innerhalb von Stunden in die Penumbra aus, sodass der Hirninfarkt meist nach Stunden seine endgültige Größe erreicht.

INFO

Rekanalisierende therapeutische Interventionen (z. B. mittels Thrombolyse und/oder Thrombektomie) können die Penumbra zum Teil vor der Infarzierung bewahren und reduzieren somit die Ausweitung des Infarktareals.

6.8 Was ist ein lakunärer Infarkt?

Lakunäre Infarkte entstehen bei einem Verschluss einer (einzelnen) tiefen (unterhalb des Kortex befindlichen) Perforationsarterie. Hierbei entstehen runde, bis 15 mm große Infarkte (sog. Lakunen) im tiefen Marklager, Thalamus, Basalganglien oder Pons. Durch die isolierte Schädigung tiefer Faserbündel kommt es typischerweise zu durchgängigen Halbseitenausfällen ohne kortikale Zeichen und Bewusstseinsstörungen.

6.9 Was ist ein territorialer Infarkt?

Territoriale Ischämie betrifft das Versorgungsgebiet großer Hirnarterien oder ihrer Äste. Abhängig vom Gefäßverschluss resultieren kortikale bis nach subkortikal reichende Infarkte von variabler Größe. Territorial-ischämische Syndrome sind oft von „kortikalen Zeichen" (z. B. Aphasie, Neglect, Blickparese) geprägt. Je nach Größe des Infarktes kann es auch zu einer Bewusstseinsstörung kommen.

6.10 Was ist ein Grenzzoneninfarkt?

Grenzzoneninfarkte betreffen das Endstromgebiet von Arterien (z. B. A. cerebri media/A. cerebri anterior oder A. cerebri media/A. Cerebri posterior, innere Grenzzone der A. cerebri media). In der Regel ist Gewebe betroffen, das im Übergang zwischen Versorgungsgebieten verschiedener Arterien liegt und am weitesten von der arteriellen Versorgung entfernt ist. Daher ist Gewebe in Grenzzonengebieten bei reduzierter Perfusion einem besonders hohen Risiko ausgesetzt.

6.11 Wie ist die Stadieneinteilung nach Schlaganfall?

Die akute, subakute und chronische Phase nach Schlaganfall werden in der Akutneurologie und in der neurologischen Rehabilitation unterschiedlich definiert.

- **Akutneurologie:** Die ersten Stunden nach einem Schlaganfall werden häufig als „hyperakut" bezeichnet, während die ersten 24 Stunden als akut definiert sind. In den darauffolgenden Tagen spricht man von der subakuten und spätestens nach einer Woche von der chronischen Phase.
- **Rehabilitationsneurologie:** Für die ersten Wochen (bis zu 3 Wochen) wird der Begriff akut verwendet, während subakut für die ersten drei bis sechs Monate und chronisch für die Zeit danach verwendet wird (Dohle et al. 2015).

MERKE

Die Definition der Begriffe akut, subakut und chronisch sind je nach Setting (Akutneurologie/neurologische Rehabilitation) unterschiedlich!

6.12 Wie sieht die Akuttherapie des ischämischen Schlaganfalls aus?

Bei der Ischämie ist das Hauptziel der Akuttherapie die Wiedereröffnung der verschlossenen Arterie (rekanalisierende Therapie): Dies kann durch eine systemisch wirkende Thrombolyse (**Lyse**) und durch endovaskuläre, katheterbasierte, mechanische Intervention erreicht werden.

Die Thrombolyse alleine ist bereits sehr effektiv insbesondere dann, wenn sie so früh wie möglich begonnen wird. Durch die Lyse kann die Anzahl der Patienten, die nach dem Schlaganfall selbstständig und ohne relevante Behinderung leben können, um absolute 13 % erhöht werden. Ein positiver Effekt ist innerhalb der ersten 4,5 Stunden gesichert. Ab 4,5 liegt das Risiko für jegliche Art einer Hirnblutung bei 5–7 % bei Verwendung von rt-PA (**recommbinant tissue plaminogen activator,** Bluhmki et al. 2009). Zusätzlich besteht die Gefahr von Einblutungen in andere Organsysteme (z. B. das gastrointestinale System). Die Thrombolyse erfolgt nur bei Vorliegen eines relevanten neurologischen Defizits (u.a. NIHSS ≥ 4, ▶ 6.5). Besonders effektiv stellt sie sich v.a. bei distalen, kleineren Gefäßverschlüssen dar.

Die Effektivität der Behandlung kann durch eine zusätzliche mechanische Rekanalisierung (Thrombektomie) gesteigert werden. Hierdurch erhöht sich der Anteil der selbstständig und ohne relevante Behinderung lebensfähigen Patienten um weitere 14 %. Das Risiko einer ICB ist durch dieses Verfahren nicht erhöht. Die Thrombektomie sollte innerhalb der ersten 6 (bis 8) Stunden nach Beginn der neurologischen Symptomatik begonnen werden. Im Gegensatz zur systemischen Thrombolyse erfordert die „mechanische Rekanalisierung" den Bildnachweis (CT-/MR-Angiographie) eines zugänglichen Gefäßverschlusses. Die mechanische Thrombektomie kann auch ohne begleitende Lyse durchgeführt werden, z.B. bei Vorliegen von Kontraindikation gegen die Thrombolyse.

Bei gut organsierten Abläufen können ca. 20 % aller Hirninfarkt-Patienten mit einer Lyse behandelt und 5–10 % bei allzeitiger Interventionsbereitschaft einer Thrombektomie zugeführt werden.

MERKE

Die Lysetherapie sollte so früh wie möglich erfolgen – **„time is brain"**.

6.13 Wie sieht die Akuttherapie der intracerebralen Blutung (ICB) aus?

Primäres Ziel in der Akutbehandlung der ICB ist die Minimierung ihrer Größenzunahme. Des Weiteren ist neben der Sicherung der Vitalfunktionen die Einstellung des oft erhöhten Blutdrucks von klinischer Relevanz. Die Entscheidung ob ein Hämatom neurochirurgisch entlastet werden sollte, hängt vom Zustand und Alter des Patienten sowie von der Größe und Lokalisation der Blutung ab.

6.14 Welche Komplikationen können bei Schlaganfallpatienten auftreten?

Es gibt eine Reihe von potenziellen Komplikationen bei Schlaganfallpatienten. Zwei der kritischsten Komplikationen, die direkt mit dem Schlaganfall in Verbindung stehen, sind **Hirnschwellung** und **epileptische Anfälle**.

Hirnschwellung:

Die Entwicklung eines Hirnödems beginnt 24–48h nach einem Schlaganfall, in Einzelfällen auch bereits früher. Zunächst kommt es durch die umschriebene Hirnvolumenzunahme zu einer Verlagerung der Hirnstrukturen mit Kompression der von der Ischämie zunächst noch nicht betroffenen Hirnareale. Somit bildet die maligne Hirnschwellung mit der Gefahr einer transtemporalen Herniation (maligner Infarkt) eine der relevantesten Komplikationen bei ausgedehnten Hirninfarkten im Territorium der A. cerebri media. Die Mortalität würde bei fehlender Behandlung bei ca. 80 % liegen. Durch eine weitgehende Entfernung der ipsilateralen Schädelkalotte gelingt es die Letalität auf ca. 20–40 % zu senken, ohne den Anteil schwer behinderter Überlebender zu erhöhen. Der explantierte Knochendeckel kann nach dem Abschwellen des Infarktes reimplantiert werden. Eine maligne Herniation wird auch bei ausgedehnten Kleinhirninfarkten beobachtet. Auch hier kann durch eine subokzipitale Dekompression eine schwellungsbedingte sekundäre Hirnschädigung verhindert werden.

Epileptische Anfälle:

Schlaganfallpatienten können Immediatanfälle (innerhalb der ersten 24h), Frühanfälle (innerhalb der ersten 7–14 Tage) und Spätanfälle erleiden. Zwischen 1,1 und 10 % der Patienten leiden unter einem akut symptomatischen Anfall, während 2–25 % im Verlauf eine strukturelle Epilepsie entwickeln. Prädiktoren für Früh- und Spätanfälle sind der Schwergrad des Schlaganfalls, eine kortikale Lokalisation sowie hämorrhagische Transformation. Hierdurch kann es u.a. zu einer Verschlechterung des klinisch-neurologischen Zustandes sowie der Vigilanz kommen. In wieweit sich ein epileptischer Anfall auf die Schluckfähigkeit auswirkt ist bislang nicht untersucht worden.

6.15 Welche Komplikationen können spezifisch bei intrazerebraler Blutung auftreten?

Die wesentliche Komplikation der ICB ist die **Nachblutung**, welche bei fast 40 % der Patienten mit spontaner primärer ICB innerhalb von 24h auftritt. Diese ist signifikant mit einer klinischen Verschlechterung assoziiert. Eine Einblutung in das Ventrikelsystem erleiden zusätzlich 40–50 % der Patienten mit spontaner ICB. Die 30-Tages-Mortalität dieser Patienten wird mit 43 % im Vergleich zu 9 % bei Patienten ohne intraventrikuläre Blutung angegeben. Als weitere Komplikation kann es zudem sowohl in der akuten als auch subakuten Phase zur Entwicklung eines Hirnödems kommen (5–14 Tage).

6.16 Wie ist die Behandlung von Schlaganfallpatienten organisiert?

Der Schlaganfall gilt ähnlich wie der Herzinfarkt oder die Lungenembolie als medizinischer Notfall. Daher sollten Schlaganfallpatienten in Kliniken aufgenommen werden, die über eine Schlaganfallstation (**Stroke Unit**) verfügen, um eine entsprechend standardisierte diagnostische, überwachende, pflegerische, therapeutische und sozialmedizinische Betreuung zu ermöglichen. Gewährleistet wird dies über ein speziell geschultes Team, bestehend aus Neurologen, Pflegekräften, Physio- und Ergotherapeuten, Sprachtherapeuten sowie Sozialarbeitern.

Neben den genannten Disziplinen ist für die weitere Ursachenabklärung und Behandlung die interdisziplinäre Zusammenarbeit mit den Fächern der Neuroradiologie, Neurochirurgie, Inneren Medizin (insbesondere der Kardiologie) und Gefäßchirurgie von immenser Wichtigkeit. Ein erheblicher Teil des Behandlungserfolges lässt sich hierauf zurückführen.

6.17 Welchen Vorteil hat die Behandlung eines Schlaganfallpatienten auf einer Stroke Unit?

Die Effektivität von Stroke Units gegenüber Allgemeinstationen konnte in vergleichenden Untersuchungen nachgewiesen werden. So zeigte sich eine Reduktion der Mortalität relativ um 18–46 % (absolut 3 %), das Risiko einer Abhängigkeit um

29 % und die Notwendigkeit einer Versorgung im Pflegeheim oder vollständigen häuslichen Pflege um ca. 25 %. Dieser Effekt wurde unabhängig vom Geschlecht, Alter sowie Art des Schlaganfalls beobachtet (Diener et al. 2004).

6.18 Welche Vitalparameter werden auf der Stroke Unit überwacht?

Monitoring der Vitalparameter (je nach Indikation 24–72 Stunden):

- Blutdruck, EKG
- Atem- und Herzfrequenz
- Sauerstoffsättigung
- Temperatur
- NIHSS

Das Monitoring ermöglicht es, Ursachen des Schlaganfalls zu entdecken (z. B. Vorhofflimmern). Des Weiteren können Störungen der Herz-Kreislauf-Funktion, des Gasaustauschs oder der Temperatur, die die Versorgung der Penumbra gefährden, erkannt und korrigiert werden.

Neuroanatomie und Dysphagie

6.19 Welche Schlaganfall-Lokalisationen im Gehirn stehen in Verbindung mit Dysphagien?

Die zentrale Kontrolle des Schluckaktes umfasst ein komplexes, bilaterales Netzwerk, das Hirnstamm, subkortikale und kortikale Hirnareale umfasst. Areale, die bei einer Läsion zu einer Dysphagie führen können (sog. **schluck-kritische** Areale). Die Datenlage hierzu stellt sich kontrovers dar. Zu den am häufigsten identifizierten schluck-kritischen Arealen gehören u. a. Medulla oblongata, Pons, Kleinhirn, Basalganglien, sensomotorischer Kortex, Insel und weiße Substanz, die diese Areale miteinander verbindet (z. B. der kortiko-bulbäre Trakt).

6.20 Können Dysphagien nur nach bilateralen oder auch unilateralen kortikalen Schlaganfällen auftreten?

Lange Zeit wurde postuliert, dass Dysphagien nur nach einer beidseitigen kortikalen Läsion oder durch eine Hirnstammschädigung hervorgerufen werden können. Diese Annahme geriet jedoch ins Wanken als in den 80er Jahren anhand von Läsionsstudien Fälle publiziert wurden, in denen Patienten auch mit unilateralen Läsionen eine Dysphagie aufwiesen. Mittlerweile ist ausreichend bekannt, dass einseitige Schlaganfälle, die schluckrelevante Areale betreffen, unabhängig von der Infarktseite sehr häufig zu Dysphagien führen können. Diese sind häufig temporär und haben gute Prognosen, sich im Verlauf zurückzubilden.

Dahingegen kann eine beidseitige Läsion des **„Schluckkortex"** und/oder der absteigenden (kortikobulbären) Fasern zur Ausbildung schwergradiger und langfristiger neurogener Dysphagie führen. Als ein typisches Beispiel lässt sich das vordere Operkulumsyndrom (**Foix-Chavany-Marie-Syndrom**) nennen, welches infolge beidseitiger Läsionen des frontoparietalen Operkulums (meist Hirninfarkte im Stromgebiet der ACM, seltener Blutungen oder Enzephalitiden) hervorgerufen wird. Neben einer schwergradigen Dysphagie liegt zusätzlich eine Anarthrie sowie eine Parese der Kaumuskulatur (**anarthria and bilateral central facio-linguo-velo-pharyngeo-mastricatory paralysis**) vor. Hierbei stellt sich v.a. die orale Phase des Schluckaktes auffällig dar, während die unwillkürliche pharyngeale Phase intakt ist (automatisch-willkürliche Dissoziation).

MERKE

Dysphagien können infolge unilateraler kortikaler Schlaganfälle auftreten und haben i.d.R. eine bessere Rückbildungsprognose im Vergleich zu bilateralen kortikalen Schlaganfällen.

6.21 Spielt die Seite der Infarktlokalisation eine Rolle?

Der Schluckakt wird durch ein differenziertes und komplexes, supramedulläres Netzwerk gesteuert, welches **bilateral angelegt** ist. In welchem Ausmaß Schluckfunktionen lateralisiert sind, bleibt umstritten. Einige Studien postulieren, dass bestimmte Komponenten des Schluckens unterschiedlich lateralisiert sind.

So konnte anhand von Läsionsstudien gezeigt werden, dass eine Schädigung der linken Hemisphäre vorwiegend zu Störungen der oralen Phase führt, was sich z.B. in einem verlängerten oralen Bolustransfer zeigt.

Im Unterschied hierzu wiesen Patienten mit einem rechthemisphärischen Infarkt vorwiegend Störungen der pharyngealen Phase und als Folge eine erhöhte Inzidenz von Penetration/Aspiration auf. Darüber hinaus konnte gezeigt werden, dass rechtshemisphärisch gelegene Läsionen allgemein mit einer höheren Dysphagie- und Pneumonierate assoziiert sind.

Diese Beobachtungen ließen sich jedoch nicht in allen Studien nachvollziehen. So fanden wiederum andere Studien keinen Zusammenhang zwischen dem Auftreten/dem Schwergrad der Dysphagie und der Seite des Infarktes.

6.22 Ist die Beeinträchtigung der Schluckphysiologie abhängig vom Läsionsort?

Ja. Je nachdem welche Gehirnareale von dem Schlaganfall betroffen sind, können unterschiedliche Beeinträchtigungen der Schluckphysiologie auftreten. Hierbei unterscheiden sich nicht nur allgemein kortikale, subkortikale und bulbäre Schlaganfälle voneinander, sondern selbst Schlaganfälle die verschiedene kortikale, subkortikale oder bulbäre Areale betreffen, können unterschiedliche Beeinträchtigungen der Schluckphysiologie zufolge haben (Wilmskoetter et al. 2019).

6.23 Welche *kortikalen* Schlaganfall-Lokalisationen stehen in Verbindung mit Dysphagien?

In verschiedenen Studien wurde eine Reihe von kortikalen Strukturen mit dem Auftreten von Dysphagien nach Schlaganfall in Verbindung gebracht. Es gibt bis dato keinen Konsens darüber, welche kortikalen Strukturen an der Schluckkontrolle beteiligt sind und wiederum welche Strukturen zwar beteiligt sind, aber nach Schädigung nicht zwingend zu einer Dysphagie führen.

Am häufigsten werden die folgenden *Strukturen im Kortex* als kritisch für ein Auftreten von Dysphagien nach Schlaganfällen genannt (▶ Abb. 6.2a):

- primär motorischer (Gyrus präcentralis) und sensorischer Kortex (Gyrus postcentralis)
- supplementär motorisches Areal
- Insula
- orbitofrontaler Kortex
- Operculum
- Gyrus angularis
- Gyrus supramarginalis
- Gyrus temporalis superior

6.24 Was ist das typische Erscheinungsbild einer Dysphagie nach Schlaganfall im motorischen Kortex?

Ein Schlaganfall im **motorischen Kortex** kann z. T. eine sichtbare kontralaterale, halbseitige Lähmung der Zunge und unteren Gesichtshälfte zufolge haben, allerdings ist normalerweise keine sichtbare halbseitige Lähmung der pharyngealen Schluckmuskulatur zu beobachten. Das liegt daran, dass die pharyngeale Schluckmuskulatur vergleichsweise mehr bilateral – von beiden Gehirnhälften – versorgt wird. Anstelle einer Asymmetrie ist vermutlich von einer beidseitig reduzierten Kontrolle und Kraft der pharyngealen Schluckmuskultur nach Schlaganfall im Kortex auszugehen.

Sowohl für die orale als auch pharyngeale Schluckmuskulatur ist eine **Störung willkürlicher Bewegungen** (insbesondere ihrer Initiierung) nach kortikalen Schädigungen zu erwarten. Dies kann sich in einer Beeinträchtigung der Koordination und des Timings von Schluckabläufen widerspiegeln, z. B. in Form von einer Beeinträchtigung der Schluckinitiierung. Aufgrund von Defiziten in der Willkürmotorik nach Schlaganfällen im motorischen Kortex kann womöglich das Erlernen von therapeutischen Schluckmanövern oder -strategien erschwert sein.

MERKE

Da die pharyngeale Muskulatur generell bilateral versorgt ist, wird nach einer unilateralen Schädigung des motorischen Kortex weniger von einer einseitigen Lähmung der pharyngealen Muskulatur ausgegangen, sondern vielmehr von einer Beeinträchtigung der Kontrolle, Bewegungsinitiierung und allgemeinen Kraftminderung.

6.25 Welche *subkortikal* gelegenen Schlaganfall-Lokalisationen stehen in Verbindung mit Dysphagien?

Wie für kortikale Gehirnregionen, besteht ebenfalls kein Konsens darüber, welche subkortikalen Regionen bei Schädigung zu einer Dysphagie nach Schlaganfall führen und welche nicht. Die folgenden subkortikalen Strukturen der grauen und weißen Substanz wurden häufig in Studien als kritisch für das Auftreten von Dysphagien identifiziert:

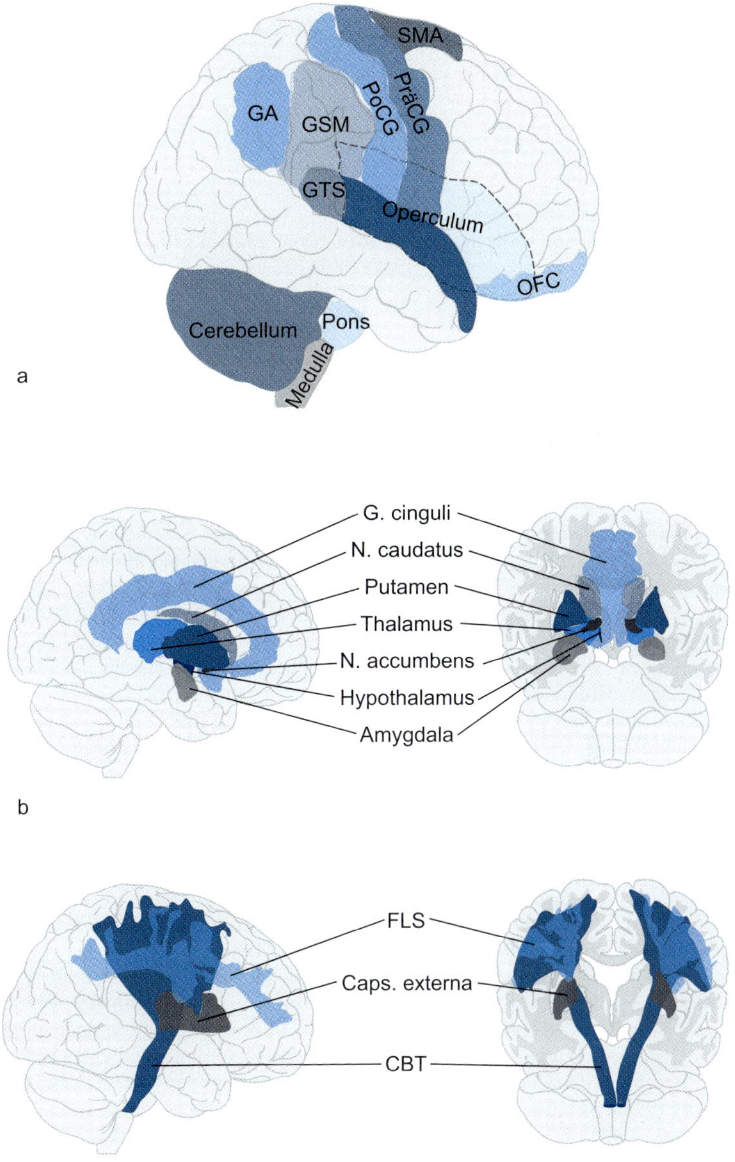

Abb. 6.2 Gehirnregionen, die mit Dysphagien nach Schlaganfällen in Verbindung stehen. a) kortikale Strukturen (Insula ist nicht sichtbar, liegt unterhalb des Operculums), Hirnstamm (Pons, Medulla) und Cerebellum (Kleinhirn); b) subkortikale Strukturen; c) Strukturen der weissen Substanz (periventrikulaere Substanz ist nicht sichtbar, befindet sich um die Ventrikel herum). AG=Gyrus angularis, FLS=Fasciculus longitudinalis superior, G=Gyrus, N=Nucleus, OFC=Orbitofrontaler Cortex, PoCG=Gyrus postcentralis (primär sensorischer Kortex), PraeCG= Gyrus präcentralis (primär motorischer Kortex), SMA=Supplementär motorisches Areal, SMG=-Gyrus supramarginalis, STG=Gyrus temporalis superior. [L231]

Graue Substanz (▶ Abb. 6.2b):
- Gyrus cinguli
- Basalganglien mit Putamen und Nucleus caudates
- Thalamus
- Hypothalamus
- Amygdala
- Nucleus accumbens

Weiße Substanz (▶ Abb. 6.2c):
- Corona radiata und Capsula interna (die Corona radiata geht in die Capsula interna über; der kortikobulbäre Trakt ist Teil der Corona radiata und Capsula interna)
- Capsula externa
- Fasciculus longitudinalis superior
- periventrikuläre weiße Substanz

6.26 Was ist das typische Erscheinungsbild einer Dysphagie nach Schlaganfall in den Basalganglien?

Aufgrund der anatomischen Gegebenheiten vaskulärer Stromgebiete im Gehirn sind fokale Schlaganfälle in den Basalganglien und damit Evidenz zu Dysphagien rar. Häufig betreffen Schlaganfälle gleichzeitig die Basalganglien und die benachbarte weiße Substanz (z. B. Capsula interna). Studien zu striatokapsulären Schlaganfällen weisen eine hohe akute Inzidenzrate (bis zu 75 %) für Dysphagien nach. Die wenigen bisher veröffentlichten Studien lassen spekulieren, dass striatokapsuläre Schlaganfälle anfänglich schwergradige Beeinträchtigungen der oralen und auch pharyngealen Schluckkomponenten auslösen. Die Prognose zur Rückbildung der Dysphagie scheint durchaus positiv, sodass nach Wochen oder Monaten häufig nur noch leicht- oder mittelgradige Beeinträchtigungen des Schluckaktes verbleiben.

6.27 Was ist eine Schluckapraxie?

Aus dem Bereich der Sprechstörungen ist die Sprechapraxie als Beeinträchtigung der **willkürlichen** Sprechplanung bei intakter Muskelfunktion, ohne kognitive oder sprachsystematische Einschränkungen, bekannt. Sie wird hervorgerufen durch kortikale Läsionen der sprachdominanten Hemisphäre. Der Begriff der Schluckapraxie ist weitaus weniger geläufig. Daniels (2000) beschreibt die Schluckapraxie als eine Beeinträchtigung der präoralen und oralen Phase aufgrund einer Störung der Koordination von Bewegungen der Zunge, Lippen und des Kiefers bei intakter Motorik und Sensibilität.

INFO

Die Schluckapraxie lässt sich nur durch die Verabreichung eines Bolus untersuchen. Es lassen sich z.B. folgende Beeinträchtigungen beobachten:
- willkürliche Bolusaufnahme erschwert/nicht möglich: z. B. reduzierte/keine Lippenprotusion, beeinträchtigte willkürliche Abnahme vom Löffel oder aus dem Becher, fehlendes „Abbeißen"

- Bolusmanipulation und -transport nach dorsal erschwert/nicht möglich: z. B. reduzierte/keine Zungenbewegungen und/oder Suchbewegungen der Zunge, Bolus verbleibt im Sulcus anterior, Kauen bei nicht-festen Konsistenzen
- teilweise zeigen die Patienten auch Ersatzbewegungen (Gurgeln/Pusten oder Nullreaktionen); ist die Symptomatik schwergradig ausgeprägt, kann selbst bei intraoral platziertem Bolus auf der Zunge kein Schluck initiiert werden

Der Begriff Apraxie wird i.d.R. auf orale Komponenten des Schluckens angewendet, da diese einer willkürlichen Kontrolle unterliegen. Die pharyngeale Phase hingegen ist hochautomatisiert und weniger willkürlich modulierbar als die orale Phase. Nichtsdestotrotz unterliegen auch Komponenten der pharyngealen Phase (z. B. die Initiierung des pharyngealen Schlucks) einer gewissen willkürlichen Kontrolle, was sich auch in der teilweisen kortikalen neuronalen Kontrolle widerspiegelt. So ist es durchaus denkbar, dass sich eine Schluckapraxie auch in pharyngealen Schluckkomponenten darstellen kann (Huckabee und Kelly 2006). Bevor eine klare Definition der Schluckapraxie möglich ist, bedarf es noch weiterer systematischer Untersuchungen.

PRAXISTIPP

Die Therapie der Schluckapraxie gestaltet sich oft schwierig, da der Patient Bewegungsmuster (Bolusaufnahme, Bolusmanipulation, Bolustransport) koordinieren muss, die nicht direkt anleitbar sind. Zur effektiven Behandlung der Schluckapraxie ist es notwendig, dem Patienten einen Bolus (z. B. püreeartig, honigartig) zu verabreichen und unter visuellem, verbalem und taktilem Feedback (▶ 3.23) Bewegungsmuster zu fazilitieren. Bei Verwendung eines Löffels oder Spritze (durch Saugen) kann die Bolusaufnahme ggf. erleichtert werden. Ziel der Therapie ist es die „Unterbrechung" der oralen von der pharyngealen Phase zu beheben, um einen kompletten Schluckakt zu generieren. Gelingt dies in der Therapie, lässt sich häufig schon im Verlauf einer Therapiesitzung eine Verbesserung der apraktischen Symptomatik beobachten.

6.28 Wie häufig haben Patienten mit Ponsinfarkten Dysphagien?

Über die Häufigkeit und klinischen Merkmale neurogener Dysphagien bei isolierten pontinen Infarkten ist wenig bekannt. Soweit aus der aktuellen Literatur ersichtlich, ist bei ca. 25 % der betroffenen Patienten klinisch eine Dysphagie detektierbar (Lapa et al. 2017).

6.29 Welche klinischen und neuroanatomischen Prädiktoren gehen bei Ponsinfarkten mit Dysphagien einher?

Als unabhängige Prädiktoren für eine Dysphagie bei Ponsinfarkten gelten das Alter, das Infarktvolumen und der NIHSS (≥ 5, ▶ 6.5). Des Weiteren existieren klinische Items, die häufig mit einer Dysphagie assoziiert sind. Hierzu zählen die Dysarthrie, die Dysphonie sowie die faziale Parese. Darüber hinaus konnte gezeigt werden, dass Dysphagien besonders häufig auftreten, wenn der obere Pons oder das anterolaterale Stromgebiet im Pons infarziert ist.

Es wird angenommen, dass die Dysphagie bei Ponsinfarkten durch Schädigung der kortikobulbären Bahnen hervorgerufen wird. Daher sollten Patienten mit Ponsinfarkten sehr gründlich hinsichtlich des Vorliegens einer Dysphagie untersucht werden, insbesondere Patienten mit großen Ponsinfarkten, hohem NIHSS sowie bei Vorliegen einer Dysarthrie, Dysphonie und fazialen Parese (Lapa et al. 2017).

PRAXISTIPP

Patienten mit Ponsinfarkten sollten besonders gründlich hinsichtlich des Vorhandenseins einer Schluckstörung untersucht werden.

6.30 Was ist das typische Erscheinungsbild einer Dysphagie nach Ponsinfarkt?

Die Datenlage hierzu stellt sich ungenügend dar, sodass kaum eine Studie das Dysphagiemuster bei pontinen Infarkten gezielt und insbesondere unter Anwendung apparativer Verfahren untersucht hat. Da jedoch angenommen wird, dass die Dysphagie durch eine Affektion kortikobulbärer Bahnen hervorgerufen wird, unterscheidet sich das Störungsmuster nicht wesentlich von Dysphagien nach einseitigen kortikalen oder subkortikalen Infarkten.

So kann es zu Schwierigkeiten in der oralen Phase kommen, wodurch der Bolus nur unzureichend nach dorsal transportiert werden kann und somit die Patienten anfänglich keine festen Konsistenzen zu sich nehmen können. In der apparativen Diagnostik können zudem prädeglutitives Pooling mit der Gefahr einer prä- und intradeglutitiven Penetration/Aspiration sowie Residuen in den Valleculae und/oder Sinus piriformes mit z. T. postdeglutitiver Penetration/Aspiration beobachtet werden.

6.31 Wie häufig haben Patienten nach einem Schlaganfall in der Medulla oblongata eine Dysphagie?

Verglichen mit anderen Gehirnlokalisationen ist das Risiko des Auftretens einer Dysphagie nach Schlaganfall in der Medulla oblongata besonders hoch. **Bis zu 90 %** aller Patienten mit einem Schlaganfall in der Medulla weisen in der Akut-/Postakutphase eine Dysphagie auf.

Es konnte gezeigt werden, dass rostral gelegene Läsionen signifikant häufiger mit Dysphagien assoziiert sind als kaudale. Insbesondere bei Vorliegen eines **Wallenberg-Syndroms** kommt es infolge einer Affektion beider Central Pattern Generators (CPGs) einer Hirnstammseite (▶ 6.33, ▶ 6.37) zur Ausbildung von schwerwiegenden Dysphagien.

MERKE

Bis zu 90 % der Patienten nach einem Schlaganfall in der Medulla oblongata weisen eine Schluckstörung auf!

6.32 Was ist das Wallenberg-Syndrom?

Das Wallenberg-Syndrom, auch als dorsolaterales Medulla-oblongata-Syndrom bezeichnet, trägt seinen Namen nach dem deutschen Neurologen Adolf Wallenberg, der 1895 eine detaillierte Beschreibung des Syndromkomplexes verfasste. Es ist Folge von Infarkten der dorsolateralen Medulla oblongata im Versorgungsgebiet der meist aus der A. vertebralis abgehenden Arteria cerebelli inferior posterior (PICA).

Klinisch manifestiert sich das Wallenberg-Syndrom durch einen akuten Schwindel mit Übelkeit, Erbrechen, Nystagmus sowie einer Dysphagie und Dysphonie. Weitere Symptome sind **ipsilateral** Hemiataxie, Horner-Syndrom, Ausfälle der Hirnnerven V, XI und X sowie **kontralateral** auftretende dissoziierte Sensibilitätsstörung für Schmerz und Temperatur an Rumpf und Extremitäten (▶ 1.9).

Die Häufigkeitsangaben von Dysphagien beim Wallenberg-Syndrom variieren in der Literatur zwischen 51 und 100 %. Bei ca. 90–100 % der betroffenen Patienten ist der im Hirnstamm gelegene Nucleus ambiguus (u. a. involviert in der Öffnung des pharyngoösophagealen Segments, Verschluss des Larynxeinganges) und der Nucleus motorius nervi trigemini sowie der Nucleus nervi hypoglossi (u. a. involviert in der Initiierung des pharyngealen Schluckes und Larynxelevation) ausgefallen. Hierdurch kommt es zur Ausbildung einer schwergradigen Dysphagie, die v.a. die pharyngeale Phase betrifft. Als charakteristisches Störungsmuster der neurogenen Dysphagie lässt sich eine Öffnungsstörung des pharyngoösophagealen Segments mit (meist) prominenten Speichel- und Bolusresiduen in den Sinus piriformes objektivieren.

INFO

Patienten mit Wallenberg-Syndrom weisen häufig eine Öffnungsstörung des pharyngoösophagealen Segments auf. Dies führt oft zu prominenten Speichel- und Bolusresiduen in den Sinus piriformes.

6.33 Was ist das typische Erscheinungsbild einer Dysphagie nach Schlaganfall in der Medulla oblongata?

Die hohe Inzidenzrate von Dysphagien nach Schlaganfall In der Medulla oblongata basiert auf den hier lokalisierten Central Pattern Generators (CPG) des Schluckens und den Hirnnervenkernen des N. facialis, N. glossopharyngeus, N. hypoglossus und N. vagus (Nukleus ambiguus und Nukleus tractus solitarius).

Sind die Hirnnerven**kerne** betroffen, ist bei Dysphagien nach Schlaganfall i.d.R. eine **„periphere Symptomatik“** zu beobachten, d. h. dass der Schluckakt „schwach/schlaff“ erscheint. Primär liegen Beeinträchtigungen in pharyngealen Schluckkomponenten vor, z. B. eine (unilaterale) periphere Pharynxparese und eine Öffnungsstörung des pharyngoösophagealen Segments.

Sind die **CPGs** (▶ 6.37) geschädigt, so können auch komplexere Schluckmechanismen gestört sein, da die CPGs bei der Schluckakt**planung** eine Rolle spielen.

Häufig sind schwergradige Dysphagien nach Schlaganfällen in der Medulla zu beobachten. Atemwegsgefährdungen durch Aspirationen/Penetrationen und Residuen sind ein typisches Erscheinungsbild. Hinzu kommt eine häufig reduzierte Hustenreaktion.

6.34 Wie häufig kommt es zu Dysphagien nach Kleinhirninfarkt?

Die Häufigkeit von Dysphagien nach Kleinhirninfarkten ist weitgehend unbekannt. Zum einen liegt das daran, dass Infarkte im Kleinhirn sehr selten sind (nur ca. 2 % aller Schlaganfälle betreffen das Kleinhirn). Zum anderen liegt das daran, dass Infarkte nur selten auf das Kleinhirn beschränkt sind. Das Kleinhirn wird von drei Arterien versorgt (Arteria inferior posterior cerebelli (PICA), Arteria inferior anterior cerebelli (AICA), und Arteria superior cerebelli (SCA)). Jede dieser Arterien versorgt Teile des Hirnstamms, bevor sie zum Kleinhirn ziehen. Daher betreffen Schlaganfälle häufig sowohl das Kleinhirn als auch den Hirnstamm, was eine Inzidenzschätzung für Dysphagien ausschließlich nach Kleinhirninfarkten erschwert. Eine Übersichtsarbeit von Flowers et al. (2011), die MRT-basierte neuroanatomische Prädiktoren für Dysphagie nach akutem Schlaganfall untersucht hat, konnte zeigen, dass zerebelläre Läsionen im Vergleich zu medullären mit dem geringsten Dysphagierisiko assoziiert waren.

6

6.35 Was ist das typische Erscheinungsbild einer Dysphagie nach Schlaganfall im Kleinhirn?

Die genaue Rolle des Kleinhirns in der Kontrolle des Schluckaktes und damit dem Erscheinungsbild einer Dysphagie nach Schlaganfall ist unklar. Im Allgemeinen wird dem Kleinhirn eine leitende Funktion in der **Feinabstimmung** und dem **Erlernen motorischer Abläufe** zugeschrieben. Bezüglich des Schluckaktes wird angenommen, dass das Kleinhirn an Koordination, Timing und Sequenzierung von oropharyngealen Prozessen beteiligt ist. So *koordiniert es vermutlich die Adaptation des Schluckapparates* an unterschiedliche Bedingungen, z. B. beim Wechseln zwischen:

- Bolusarten (flüssig/feste Konsistenzen, kleine/große Schluckmengen etc.)
- Bolusaufnahmearten (Löffel, Strohhalm, Glas etc.)
- Funktionen (Schlucken, Atmen, Sprechen)

Ein fokaler Schlaganfall im Kleinhirn kann eine Beeinträchtigung der Feinabstimmungen im Schluckakt zufolge haben. Jedoch existieren kaum Daten über zerebelläre Läsionen, die kritisch für das Auftreten von Dysphagien sind. Darüber hinaus ist auch kaum etwas über das dysphagische Störungsmuster infolge isolierter zerebellärer Infarkte bekannt.

Da das Kleinhirn beim Erlernen neuer motorischer Abläufe beteiligt ist, kann das Erlernen von schlucktherapeutischen Strategien oder Manövern (Mendelsohn-Manövern, supraglottisches Schlucken etc.) für Patienten nach einem Schlaganfall im Kleinhirn erschwert sein. Diese potenziellen Defizite beim Erlernen von Schluckbewegungen werden jedoch häufig durch gute kognitive Funktionen kompensiert. Das liegt daran, dass Kleinhirninfarkte (wie auch Hirnstamminfarkte) i.d.R. nicht mit zusätzlichen weiträumigen Großhirninfarkten einhergehen (es sei denn mehrere Arterien/Stromgebiete sind betroffen). Daher beobachten wir, dass Patienten mit Kleinhirninfarkten durchaus von rehabilitativer Dysphagietherapie profitieren.

Allgemeines zu Dysphagie in der Schlaganfall-Akutphase

6.36 Wie viele Schlaganfallpatienten haben in der Akutphase eine Dysphagie?

Der akute Schlaganfall bildet die häufigste Ursache für neurogene Dysphagien. Die Inzidenz von neurogenen Dysphagien beträgt in klinisch untersuchten Patientenkollektiven etwa 50 %. Diese erhöht sich auf 80 % bei Anwendung apparativer Verfahren wie der fiberendoskopischen Evaluation des Schluckaktes oder der Videofluoroskopie des Schluckaktes. Zurückführen lässt sich dies auf die höhere diagnostische Präzision der apparativen Verfahren (Martino et al. 2005).

6.37 Warum kann es nach einem Schlaganfall zu einer Dysphagie kommen?

Der Schluckakt wird durch ein komplexes Zusammenspiel verschiedener Hirnareale koordiniert, die sowohl die Ebene des Hirnstamms als auch des Großhirns umfassen. Das bihemisphärisch angelegte supramedulläre Schlucknetzwerk umfasst eine Vielzahl von subkortikalen und kortikalen Strukturen. Zu den wichtigen Arealen gehören die Insel, die Stammganglien, Gyrus cinguli, prämotorische Areale sowie der primäre und sekundäre sensomotorische Kortex. Im Hirnstamm, in der Medulla oblongata, befinden sich die bulbären Schluckzentren, die sog. **Central Pattern Generators** (CPG). Diese sind paarig angelegt und bestehen jeweils aus einer ventral lokalisierten Einheit (ventral swallowing group) oberhalb des **Nucleus ambiguus** und einer dorsal lokalisierten Einheit (dorsal swallowing group) im **Nucleus tractus solitari**. Dementsprechend können eine Vielzahl von Schlaganfalllokalisationen eine Schluckstörung hervorrufen.

6.38 Wie hängen Schlaganfall und Pneumonie zusammen?

Pneumonien bilden eine der häufigsten Komplikationen beim akuten Schlaganfall.

Dabei ist die Inzidenz am höchsten:

- während der Akutphase nach Schlaganfall
- bei schweren Schlaganfällen
- bei einem Verschluss im Stromgebiet der Arteria cerebri media

Pneumonien sind mit längerem Krankenhausaufenthalt, höheren Kosten sowie einer höheren Morbidität und 3-fach erhöhter Letalität assoziiert.

6.39 Welche Faktoren begünstigen das Auftreten einer Pneumonie nach Schlaganfall?

Als besonders gefährdet gelten Patienten mit einer Vigilanzstörung und/oder Dysphagie. So haben Patienten mit einem akuten Schlaganfall, die an einer Dysphagie leiden, ein etwa 3-fach erhöhtes Pneumonierisiko. Lässt sich darüber hinaus eine Aspiration nachweisen, ist das Pneumonierisiko sogar um den Faktor 11,5 erhöht.

Eine entsprechende Aspirationsneigung kann bei bis zu 50 % der Patienten während der ersten Krankheitstage nachgewiesen werden.

Weitere *Risikofaktoren für die Entwicklung einer Pneumonie* sind:

- der Schweregrad des Schlaganfalls
- das Alter des Patienten
- Sekretverhalt
- reduzierter Hustenstoß
- Immobilität des Patienten

Neben den genannten Faktoren konnte zudem gezeigt werden, dass die durch den Schlaganfall verursachten akuten ZNS-Schädigungen zu einer raschen, aber temporären Immundepression führen, wodurch die Anfälligkeit für bakterielle Infektionen signifikant erhöht ist.

6.40 Durch welche Maßnahmen kann die Pneumonierate gesenkt werden?

In den letzten Jahren konnte durch verschiedene Studien nachgewiesen werden, dass die Implementierung eines **Aspirationsscreenings** zu einem Rückgang der Pneumonierate führt und mit einer Reduktion infektiöser Komplikation verknüpft ist. Einrichtungen, die über ein formales Aspirationsscreening verfügen, haben gegenüber solchen ohne ein derart formalisiertes Diagnostikum eine signifikant niedrige Pneumonie- und Mortalitätsrate.

Darüber hinaus konnte in einer großen, retrospektiven Registerstudie mit 63.650 Patienten (Bray et al. 2017) gezeigt werden, dass die Durchführung eines entsprechenden Screenings zeitkritisch ist. Das Risiko eine Pneumonie zu entwickeln verlief linear mit der Latenz der Durchführung des Aspirationsscreenings und stieg von 3 % bei zeitnaher klinischer Untersuchung auf 4,5 % bei Testung nach 24 Stunden an.

6.41 Welchen weiteren Risiken sind Schlaganfallpatienten mit Dysphagien ausgesetzt?

Das Vorhandensein einer Dysphagie bei akuten Schlaganfallpatienten ist ein *unabhängiger Prädiktor für:*

- Dehydratation
- Malnutrition
- erhöhte Mortalität
- schlechtes Langzeit-Outcome
- verlängerte Krankenhausaufenthalte

Im Allgemeinen kann das Vorhandensein einer Dysphagie erhebliche **soziale und psychologische Folgen** haben mit Auswirkungen auf Selbstwertgefühl, Sozialisierung und Lebensqualität der Patienten.

6.42 Welche prämorbiden Faktoren begünstigen das Auftreten einer Dysphagie nach Schlaganfall?

Nicht jeder Patient mit einem Schlaganfall entwickelt eine Dysphagie, d. h., dass bestimmte Faktoren das Auftreten einer Dysphagie begünstigen. Hierzu zählen sowohl prämorbide als auch schlaganfallbedingte Faktoren.

Zahlreiche *prämorbide Faktoren* stehen mit einem höheren Risiko für das Auftreten von Dysphagien nach Schlaganfällen in Verbindung.

Zu diesen Faktoren zählen u. a.:

- vorbestehende neurologische Erkrankungen (z. B. Demenz, Parkinson)
- vorbestehende Gehirnveränderungen (z. B. Leukoaraiose, Leukoenzephalopathien, subkortikale arterio-sklerotische Angiopathie)
- Bluthochdruck
- Diabetes
- höheres Alter (vermutlich als Proxy für die bereits genannten i.d.R. altersbedingten Komorbiditäten)

Diese und andere Faktoren reduzieren die prämorbide *Resilienz* und begünstigen eine Dekompensation des Schlucksystems bei einem akut hinzukommenden Schlaganfall.

6.43 Welche Faktoren eines Schlaganfalls begünstigen das Auftreten einer Dysphagie?

Neben prämorbiden Faktoren gibt es zahlreiche *schlaganfallbedingte Faktoren*, die das Auftreten und/oder den Schweregrad einer Dysphagie nach Schlaganfall begünstigen.

Hierzu zählen u.a.:

- Lokalisation (Hirnstamm oder einschlägige supratentoriale sensomotorische Areale involviert?)
- Art (Blutung?)
- Evolution (z. B. Einblutung in den ischämischen Infarkt? Zunahme der Infarktgröße?)
- andere durch den Schlaganfall ausgelöste Begleiterscheinung (z. B. reduzierte Vigilanz, reduzierte Kognition)

6.44 Ist der Schweregrad des Schlaganfalls mit dem Auftreten einer Dysphagie assoziiert?

Ein Zusammenhang zwischen dem Vorliegen einer Dysphagie und dem Schweregrad des Schlaganfalls (gemessen mit dem NIHSS) konnte in vielen Studien nachgewiesen werden. Häufig wird ein **NIHSS von ≥ 12** mit einem erhöhten Dysphagierisiko in Verbindung gebracht. Die Beziehung zwischen Schweregrad des Schlaganfalls und Auftretenswahrscheinlichkeit von Dysphagien ist jedoch nicht zwingend generalisierbar (▶ 6.48). So kann eine schwere Dysphagie eines der Leitsymptome nach Schlaganfall bei ansonsten wenigen anderen neurologischen Defiziten und entsprechend niedrigem NIHSS sein (z. B. beim Wallenberg-Syndrom, ▶ 6.32; Infarkte im Bereich des Inselkortex und frontoparietalem Operculum, ▶ 6.23).

6.45 Welche Auswirkungen können multiple Schlaganfälle auf Dysphagien haben?

Multiple Schlaganfälle stellen ein erhöhtes Risiko für das Auftreten oder die Verschlechterung von (vorbestehenden) Dysphagien dar. Grund hierfür ist die zunehmende Wahrscheinlichkeit, dass bei mehreren Schlaganfällen ein schluckkritisches

Hirnareal beschädigt wird oder Begleiterscheinungen auftreten, die eine Dysphagie begünstigen. Zudem könnten durch vorhergehende Schädigungen Kompensationsleistungen wegbrechen und zu einer deutlichen Zunahme der Schwere der Funktionseinschränkung führen.

6.46 Wie häufig kommt es bei ICB zu Dysphagien?

Die meisten Studien zu akuten Dysphagien haben sich vorwiegend auf ischämische Schlaganfälle konzentriert, was vermutlich der höheren Inzidenz ischämischer im Vergleich zu hämorrhagischen Infarkten geschuldet ist. Andere Studien enthielten eine kleine Anzahl intrazerebraler Blutungen, analysierten diese aber nicht als separate Gruppe. Daher ist nur wenig über die Häufigkeit sowie das Störungsmuster von neurogenen Dysphagien infolge ICB bekannt.

Valide Daten zur Häufigkeit und Pathophysiologie unter Anwendung apparativer Schluckdiagnostik existieren lediglich für striatokapsuläre hämorrhagische Schlaganfälle. Hierbei konnte eine Dysphagie bei 76 % der Patienten nachgewiesen werden. Eine solch hohe Inzidenz für eine spezifische Läsion ist bisher nur für Patienten mit Hirnstamminfarkten beschrieben. Primär litten die Patienten an einer Störung der oralen Phase, endoskopisch konnte ein vorzeitiges Abgleiten des Bolus als Hauptbefund abgegrenzt werden. Für Patienten mit akuten Thalamusblutungen konnte gezeigt werden, dass ca. 55 % Auffälligkeiten in der klinischen Schluckfunktionsuntersuchung aufwiesen. Faktoren wie Alter, Blutungsvolumen, Schwere des neurologischen Defizits, Ausmaß der kognitiven Ausfälle sowie das Vorliegen einer Aphasie und eines Neglects korrelierten signifikant häufiger mit dem Vorliegen einer Dysphagie.

6.47 Ist das Auftreten von Dysphagien bei Blutungen anders als bei Infarkten?

Prinzipiell ist zu erwarten, dass das Störungsmuster sowie der Schwergrad der Dysphagie primär von Faktoren wie **Lokalisation**, **Läsionsausmaß** sowie **Alter** und **Vorzustand** des Patienten abhängen, während die **Art** des Schlaganfalls (Ischämie vs. Blutung) nur eine sekundäre Rolle spielen sollte. Bekannt ist jedoch, dass es Unterschiede zwischen ischämischen und hämorrhagischen Schlaganfällen in Bezug auf Komplikationen, Verlauf und Restitution gibt, die wiederum einen Einfluss auf Auftreten, Schweregrad und Rückbildung der Dysphagie haben könnten. Es existieren jedoch keine vergleichenden Studien, die Inzidenz, den Schweregrad sowie den Verlauf von akuten Dysphagien nach Hirnblutungen im Vergleich zu Hirninfarkten untersucht haben, sodass hierzu keine verlässliche Aussage möglich ist. Ein Unterschied, der jedoch aufgezeigt werden konnte ist, dass Patienten mit ICBs seltener ein standardisiertes Aspirationsscreening erhalten. Dies ist der Tatsache geschuldet, dass Patienten mit Hirnblutungen aufgrund von Vigilanzstörungen und/oder notwendiger operativer Eingriffe häufiger auf der Intensivstation oder auf neurochirurgischen Stationen versorgt werden. Im Gegensatz zu den etablierten *Stroke Units* verfügen diese seltener über Strukturen, die eine zeitnahe sprachtherapeutische Diagnostik und Therapie ermöglichen. All diese Faktoren führen letztendlich dazu, dass ca. ⅓ der Patienten mit Hirnblutungen **kein Aspirationsscreening** innerhalb von 72 Stunden nach Aufnahme erhielten (Joundi et al. 2017). Die Patienten, die jedoch einem standardisierten Screening zugeführt werden konnten, hatten gegenüber denen mit Hirninfarkten ein **doppelt so hohes Risiko** darin auffällig zu sein.

Prinzipiell gilt, dass jeder Schlaganfallpatient vor jeglicher oralen Aufnahme eine Evaluation der Schluckfähigkeit erhalten sollte. Dieses Zeitfenster kann bei ICB-Patienten auch die ersten 72h überschreiten, da manche Patienten erst im Verlauf über eine ausreichende Vigilanz verfügen.

INFO

Da Patienten mit Hirnblutungen häufiger auf Intensivstationen oder neurochirurgischen Stationen liegen anstatt auf Stroke Units, laufen sie Gefahr kein Aspirationsscreening vor der Oralisierung zu erhalten, wenngleich das Risiko doppelt so groß ist, dass sie darin auffällig sind.

6.48 Können nur Patienten mit einem schweren Schlaganfall an einer Dysphagie leiden?

Nein. Infarkte, die strategisch wichtige schluckrelevante Hirnareale affektieren, können auch ohne weitere schwerwiegende fokal-neurologische Defizite zu Dysphagien führen. Dies ist v.a. für Infarkte im Bereich des Inselkortex sowie frontoparietalen Operculums beschrieben. In einzelnen Fallberichten lagen bis auf eine Dysphagie, leichte Dysarthrie sowie eine latente Armparese keine weiteren fokal-neurologischen Beeinträchtigungen vor. Es werden auch Fälle beschrieben, in denen die Dysphagie das einzige abgrenzbare Symptom war.

Für Patienten mit Hirnstamminfarkten (im besonderen Medulla oblongata) gilt die Dysphagie häufig sogar als Leitsymptom der Akutpathologie. Diese Patienten haben häufig einen sehr niedrigen oder unauffälligen NIHSS, da sie typische Symptome – resultierend aus Hirnstammläsionen – nur unzureichend abbilden. Häufig lassen sich in der dezidierten sprachtherapeutischen Untersuchung Auffälligkeiten im Bereich der Hirnnerven abgrenzen. Ein weiteres Symptom ist die Dysphonie infolge einer Stimmbandlähmung (Parese N. vagus), die sich klinisch in einem ineffizienten Hustenstoß und einer Diplophonie manifestiert.

Dysphagiediagnostik in der Akutphase

6.49 Worauf muss bei der klinischen Schluckfunktionsuntersuchung in den ersten Tagen nach Schlaganfall geachtet werden?

In den ersten Tagen nach einem Schlaganfall unterliegt der neurologische Status des Patienten einem dynamischen Prozess. So kann es neben einer Verbesserung des neurologischen Defizits mit Wiedererlangung des Funktionsverlustes auch zu einer klinisch-neurologischen Verschlechterung kommen. Daher wird in den ersten 72 Stunden nach Ereignis die neurologische Symptomatik des Patienten engmaschig überwacht. Hierzu wird alle sechs Stunden der NIHSS (▶ 6.5) erhoben. Anhand des NIHSS ist es für den behandelnden Sprachtherapeuten gut ersichtlich, ob der Patient sich seit der letzten Untersuchung oder auch Therapie vom neurologischen Zustand her verschlechtert hat. Bei nachweislicher Verschlechterung, sprich Erhöhung des NIHSS, muss eine unmittelbare Reevaluation des Schluckstatus erfolgen. So kann es sein, dass initial als nicht-dysphagisch beurteilte Patienten eine Dysphagie aufweisen und/oder dysphagische Patienten die freigegebene Kostform nicht mehr sicher schlucken können und eine weitere Anpassung benötigen. Grundsätzlich sollte vor jeglicher Intervention am Patienten abgeklärt werden, auf was ggf. zu achten ist. Dies betrifft insbesondere die Mobilisation, wie sie für klinische Schluckversuche notwendig ist.

MERKE

Insbesondere die **ersten 72 Stunden** nach Schlaganfall Onset können durch Fluktuationen des neurologischen Zustandes gekennzeichnet sein, sodass eine engmaschige Beobachtung des Patienten und eine entsprechende Anpassung der Empfehlungen erfolgen muss. Es kann hierbei sowohl zu einer erheblichen Verbesserung wie auch zu einer erheblichen Verschlechterung des Zustands kommen.

6.50 Welche Komplikationen der intrazerebralen Blutung müssen bei der klinischen Schluckfunktionsuntersuchung bedacht werden?

Bei der intrazerebralen Blutung kann es je nach Ort und Ausmaß der Blutung zu unterschiedlichen Komplikationen kommen. Hierzu gehören die **Nachblutung** (ca. 40 % der Patienten), **Einbruch in das Ventrikelsystem** oder die **Ausbildung eines Perifokalödems**. All diese Faktoren können zu einer Verschlechterung der Vigilanz und der neurologischen Ausfälle führen. Daher sollte insbesondere in den ersten 72h eine mögliche rasche klinische Verschlechterung des Patienten in das Dysphagiemanagement mit einbezogen werden. Dies kann dazu führen, dass als nicht-dysphagisch eingeschätzte Patienten im kurzfristigen Verlauf eine neurogene Dysphagie entwickeln oder durch eine Vigilanzstörung nicht mehr in der Lage sind, adäquat zu schlucken. Ebenso können dysphagische Patienten sich soweit verschlechtern, dass die freigegebene Kostform nun nicht mehr sicher geschluckt werden kann. Daher sollten Patienten mit großen Blutungen (ca. 20–30 ml Volumen) oder bereits vorliegendem Ventrikeleinbruch, Ödem oder Mittellinienverlagerung erst nach klinischer Stabilisierung einer oralen Ernährung zugeführt werden.

MERKE

Patienten mit Ventrikeleinbruch, Ödem oder Mittellinienverlagerung sollten erst nach klinisch-neurologischer Stabilisierung oralisiert werden.

6.51 Muss ich nach der Lyse bei der klinischen Schluckfunktionsuntersuchung etwas beachten?

Prinzipiell werden Patienten, die eine Lyse erhalten haben, dem gleichen diagnostischen Algorithmus zugeführt wie nicht-lysierte Patienten. Als Komplikationen der Lysetherapie kann es zu Hirnblutungen (Häufigkeit von 5–7 %) und seltener auch zu Angioödemen im Bereich der Lippen, Zunge, Velum, Mundboden und Larynx kommen. Daher sollte man etwaige klinische Verschlechterungen (z. B. Neuauftreten oder Verschlechterung Dysarthrie, Aphasie, Dysphagie) sowie Auffälligkeiten im oro-fazio-lingualen Bereich (Schwellung, Hämatom) unmittelbar an den behandelnden Arzt weiterleiten.

Prinzipiell gilt nach der Thrombolyse Therapiefreiheit. Ob Patienten nach der erfolgten **Lysetherapie** für den Fall einer Einblutung mit notwendiger neurochirurgischer Entlastung bis zur Durchführung der Kontrollbildgebung nüchtern gelassen werden sollten, obliegt jeder Einrichtung. Es gibt keine Empfehlungen seitens der DSG, diese Patienten 24h nüchtern zu lassen.

6.52 Gibt es ein einheitliches diagnostisches Vorgehen bei Dysphagien für den akuten Schlaganfall?

Hinsichtlich des Dysphagiemanagements in der Akutphase des Schlaganfalls gibt es kein einheitlich vorgegebenes Vorgehen. Vielmehr existieren verschiedene Algorithmen, die sowohl klinische **Screeningverfahren** (durchgeführt von Pflegepersonal oder Ärzten) als auch **klinische Untersuchungen** von entsprechend qualifizierten Sprachtherapeuten umfassen.

Internationale Leitlinien empfehlen *drei Säulen der Dysphagiediagnostik* bei Schlaganfall:

1. Screenings
2. klinische Schluckfunktionsuntersuchung
3. bildgebende/instrumentelle Schluckuntersuchung

Im ersten Schritt ist es zunächst wichtig, zügig das **Risiko** einer Schluckstörung bzw. Aspiration einzuschätzen (i.d.R. mit einem Screening, ▶ 2.7ff.). Ziel ist hierbei eine schnelle und möglichst zuverlässige Identifikation aspirationsgefährdeter Patienten, um prophylaktische Maßnahmen sowie eine weiterführende Diagnostik einzuleiten.

Erst in einem nächsten Schritt ist es Ziel den Schluckakt eines Patienten detailliert zu untersuchen (i.d.R. mit einer klinischen (▶ 2.21ff.) und ggf. bildgebenden (▶ 2.70ff.) Schluckfunktionsuntersuchung), um patientenspezifische Therapieindikationen und -empfehlungen zu erstellen.

6.53 Gibt es Screenings speziell für Patienten nach Schlaganfall?

Ja. Die meisten publizierten Screeninginstrumente wurden speziell für die Anwendung bei Patienten mit akutem Schlaganfall konzipiert. Grundsätzlich ist zu beachten, dass sie meist das Vorhandensein eines Aspirationsrisikos prüfen und nicht etwa das Vorliegen einer Dysphagie. Screenings unterscheiden sich von der klinischen Untersuchung der Schluckfunktion dadurch, dass sie auch von geschultem Personal verschiedener Berufsgruppen (Pflegekräfte, Ärzte etc.) durchgeführt werden können, und zu einer binären Entscheidung kommen: auffällig/nicht auffällig. Zur Verfügung stehen verschiedene Screeningverfahren (▶ 2.13). Welches im klinischen Setting implementiert werden soll, hängt von vielen individuellen Faktoren ab. Der Einsatz eines Screenings in der Akutphase des Schlaganfalls ist zwingend erforderlich.

6.54 Ist der NIHSS ein hilfreicher Prädiktor zur Identifikation dysphagischer Patienten?

Es existieren einige Studien, die der Frage nachgegangen sind, inwieweit der NIHSS als Prädiktor zur Identifikation von akuten Dysphagien herangezogen werden kann. Die Datenlage hierzu stellt sich jedoch sehr heterogen dar. In einigen Studien wird ein NIHSS ≥ 12 als sinnvoller **cut-off Wert** zur Diskrimination zwischen dysphagischen und nicht-dysphagischen Patienten herangezogen. Darüber hinaus existieren Daten, dass ein NIHSS von ≥ 12 mit einer persistierenden Dysphagie (über 2 Wochen) einhergeht und dass Patienten, die im Krankheitsverlauf mit einer PEG-Sonde versorgt wurden, häufig auch einen initialen NIHSS von ≥ 12 (range 12–20) aufwiesen.

Es existieren jedoch auch Studien, die zur Prädiktion von Dysphagien anhand des NIHSS einen deutlich niedrigeren Wert postulieren. Henke et al. (2017) untersuchten eine Kohorte von über 1500 Patienten mit ausschließlich ischämischen Infarkten und fanden, dass bereits ein NIHSS ≥ 5 mit einer Sensitivität und Spezifität von 77 % mit dem Vorliegen einer Dysphagie korreliert. In einer weiteren Studie konnte gezeigt werden, dass der Cut-off NIHSS sich unterschiedlich darstellte für Schlaganfälle, die supratentoriell lokalisiert waren im Vergleich zu infratentoriell gelegenen Schlaganfällen. Für supratentorielle Schlaganfälle lag der ideale NIHSS Cut-off bei > 9 (Sensitivität 68 %, Spezifität 62 %) und für infratentorielle Strokes > 5 (Sensitivität 67 %, Spezifität 85 %, Labeit et al. 2018). Aufgrund der Heterogenität der Daten kann der NIHSS nicht als einziger Screeningparameter zur Identifikation von Dysphagien herangezogen werden. Jedoch stellt er als zusätzlicher ggf. unterstützender Parameter im klinischen Dysphagieassessment ein hilfreiches Item dar.

6.55 Gibt es ein spezielles Protokoll für die klinische Schluckfunktionsuntersuchungen für Patienten mit Dysphagie nach Schlaganfall?

Es gibt derzeit kein einheitliches Standardprotokoll zur klinischen Schluckfunktionsuntersuchung bei Schlaganfallpatienten. Eine klinische *Schluckfunktionsuntersuchung* sollte i.d.R. mindestens die *folgenden Bereiche abdecken:*

- Anamnese
- Kognitions-/Kommunikationsüberprüfung
- Hirnnervenuntersuchung
- klinische Schluckversuche

Der genaue Aufbau und Inhalt der klinischen Schluckfunktionsuntersuchung können auf Basis der zugrundeliegenden Erkrankung, Zustand und Fragestellung zwischen Patienten variieren (▶ 2.21).

6.56 Welche Informationen über den Patienten nach Schlaganfall benötigt die Sprachtherapeutin vor ihrer klinischen Untersuchung?

Zur Einschätzung des **Dysphagierisikos** sowie des Verlaufes ist es notwendig, weitere *Befunde aus der neurologischen und neuroradiologischen* Untersuchung zu kennen.

Hierzu gehören:

- Zeitpunkt des Schlaganfalls (akut vs. subakut)
- Art des Schlaganfalls (ischämisch vs. hämorrhagisch)

- Verlauf (rückläufig, stabil, progredient)
- Lokalisation (schluckrelevante Areale affektiert Ja/Nein)
- Schwere (NIHSS)
- Informationen zum Allgemeinzustand (kognitiv, erhöhte Infektparameter Ja/Nein, Vorzustand)
- Kontraindikationen zur Durchführung einer Schluckuntersuchung

6.57 Was sind potenzielle Kontraindikationen für die Durchführung der klinischen Untersuchung des Schluckens bei einem Patienten mit frischem Schlaganfall?

Generell gilt, dass vor Durchführung einer klinischen Schluckfunktionsuntersuchung eine Rücksprache mit den behandelnden Pflegekräften/Ärzten erfolgen sollte, um relevante Informationen (z. B. Lagerung, Vigilanzstatus, Patient muss nüchtern bleiben) einzuholen. Darüber hinaus sollten die Vitalparameter geprüft werden (▶ 6.18).

Prinzipiell können alle Patienten folgenden Bereichen der klinischen Schluckfunktionsuntersuchung unterzogen werden: Anamneseerhebung, Überprüfung der Hirnnerven, Beurteilung Sprach-, Sprech- und Stimmfähigkeit (in Abhängigkeit vom Vigilanzstatus).

Es existieren jedoch *Kontraindikationen* für den Teilbereich der klinischen Untersuchung, bei dem ein Bolus verabreicht wird, sprich für die „klinischen Schluckversuche".

Hierzu zählen:

- reduzierter Vigilanzstatus (< 15min wach)
- Unfähigkeit Patienten aufzurichten (z. B. bei Z. n. Thrombektomie)

Zudem sollte bei Patienten, die sich in einem **neurologisch instabilen Zustand** befinden (z. B. raumfordernder Infarkt, beginnende Herniation, ICB mit Ventrikeleinbruch, V. a. progressiven Stroke) die Oralisierung kritisch geprüft werden, da diese Patienten sich häufig im kurzfristigen Verlauf verschlechtern können. Hierdurch kann es sowohl zum Neuauftreten als auch zur Verschlechterung einer vorbestehenden Dysphagie kommen. Daher ist ein enger Austausch mit dem behandelnden Neurologen hinsichtlich des zu erwartenden Verlaufs notwendig. Ist das Risiko einer klinischen Verschlechterung erhöht, sollte bis zur Stabilisierung der Symptomatik keine Oralisierung (per os) erfolgen.

6.58 Was sind die einzelnen diagnostischen Schritte der klinischen Schluckfunktionsuntersuchung?

Der erste Schritt beinhaltet das Einholen relevanter Vorinformationen, um ausreichend Hintergrundwissen zum Patienten zu haben. Anschließend erfolgt die Überprüfung der Vigilanz (wach, somnolent, soporös, komatös) sowie der Orientierung (zur Person, Zeit, Ort). Nur Patienten, die über eine ausreichende Vigilanz verfügen (> 15min wach) können einer differenzierten klinischen Schluckfunktionsdiagnostik zugeführt werden.

Prinzipiell sollte die sprachtherapeutische Untersuchung eines akuten Schlaganfallpatienten folgende Schritte beinhalten:

- Überprüfung der schluckrelevanten Hirnnerven (V, VII, IX, X, XII) inklusive Würg- und Hustenreflex
- Beurteilung hinsichtlich des Vorliegens einer Dysarthrie, Dysphonie, Aphasie und bukkofazialen Apraxie
- Falls der Patient für eine orale Bolusgabe geeignet erscheint, sollte eine direkte Überprüfung der Schluckfunktionen erfolgen. Hierzu existiert eine Vielzahl von Protokollen, die sich v.a. hinsichtlich der gewählten Boluskonsistenz und -menge unterscheiden. Es gibt z.B. Protokolle, die mit kleinen Flüssigkeitsmengen (z. B. Teelöffel Wasser) beginnen und dann sukzessive Konsistenz und Menge bis hin zu fester Kost steigern, insofern die direkte Schlucküberprüfung nicht vorzeitiger abgebrochen werden muss. Andere Protokolle empfehlen anstelle von dünnflüssigen Boli mit dickflüssigen/puddingartigen Boli zu beginnen. Es gibt derzeit keine Evidenz, ob Vorteile einer Vorgehensweise überwiegen (▶ 2.41, ▶ 2.42).

6.59 Muss die Sicherheit des Schluckens bei allen Schlaganfallpatienten überprüft werden?

Ja. Alle Schlaganfallpatienten müssen auf das Vorliegen eines Aspirationsrisikos gescreent werden. Für eine differenzierte Beurteilung des Schluckstatus werden entsprechend qualifizierte Sprachtherapeuten herangezogen. Die limitierte Verfügbarkeit (zu jeder Tages- und Nachtzeit) eben dieser Fachleute insbesondere in kleinen Krankenhäusern erschwert eine ausführliche und frühzeitige Untersuchung aller Betroffenen. Daher bietet sich als erster diagnostischer Schritt ein einfaches Aspirationsscreening an, welches in der Lage ist, Hochrisikopatienten schon früh zu identifizieren. Bei auffälligem Screening erfolgt im weiteren Verlauf eine differenzierte Dysphagiediagnostik durch Sprachtherapeuten.

6.60 Wann muss bei akuten Schlaganfallpatienten ein Schluckversuch/eine klinische Schluckfunktionsuntersuchung (KSU) durchgeführt werden?

In der Akutphase leiden eine Vielzahl von Patienten an einer neurogenen Dysphagie. Zur Prävention von Sekundärsymptomen wie Pneumonien, Malnutrition und Dehydratation ist eine frühe Identifikation gefährdeter Patienten notwendig. Daher sollte die systematische Erfassung von Patienten mit einer Schluckstörung und einer möglichen Aspirationsgefahr bereits in den ersten Stunden nach **Verdacht auf eingetretenen Schlaganfall** erfolgen und in jedem Fall vor jeglicher oralen Aufnahme von Medikamenten, Essen und Trinken.

MERKE

Alle Patienten mit V.a. Schlaganfall müssen vor jeglicher oralen Einnahme von Nahrung, Flüssigkeit oder Medikamenten ein Aspirationsscreening/eine KSU durchlaufen.

6.61 Sollten bildgebende Schluckuntersuchungen im akuten Schlaganfallstadium eingesetzt werden?

Ja. Bildgebende Schluckuntersuchungen, wie z. B. die Videofluoroskopie des Schluckaktes (VFSS, ▶ 2.96ff.) oder fiberendoskopische Evaluation des Schluckaktes (FEES, ▶ 2.78ff.), sollten nach Indikationsstellung in jedem (auch dem akuten) Schlaganfallstadium zum Einsatz kommen. *Indikationen für den Einsatz einer bildgebenden Schluckuntersuchungen* können z. B. sein:

- Verifikation/Ausschluss einer Dysphagie
- Prognose
- Therapieplanung
- Verlaufskontrolle

Die FEES kann direkt und unkompliziert am Krankenbett der Schlaganfallpatientin durchgeführt werden. Ein Vorteil der FEES im Hinblick auf Schlaganfallpatientinnen ist die Möglichkeit einer zeitlich längeren Evaluation verschiedener Flüssigkeiten und Speisen sowie die Darstellung von Speichel und Sekret. Bei der VFSS kann der Patient mitunter auch im Bett untersucht werden, die Untersuchung ist jedoch i.d.R. aufwändiger als die FEES. Der Vorteil der VFSS liegt in der Beurteilung der oralen, pharyngealen und ösophagealen Biomechanik, die die FEES nicht leisten kann. Im Hinblick auf Schlaganfallpatienten sollte die VFSS besonders zur Planung störungsspezifischer Therapien zum Einsatz kommen.

6

6.62 Welche FEES-Befunde lassen sich in der Akutphase des Schlaganfalls abgrenzen?

Patienten mit einem akuten Schlaganfall und einem NIHSS von ≥ 3 Punkten weisen zu 80 % eine Penetration/Aspiration mindestens einer Nahrungskonsistenz auf, wenn sie innerhalb von 72h nach Symptombeginn einer FEES-Untersuchung zugeführt werden. Zudem lässt sich in dem beschriebenen Kollektiv bei 7 % eine Penetration/Aspiration von Speichel abgrenzen. Zu den typischen endoskopischen Symptomen gehören das prädeglutitive Pooling von Flüssigkeiten in die Sinus piriformes mit dem erhöhten Risiko einer prä- und intradeglutitiven Penetration/Aspiration sowie Residuen bei festen Konsistenzen.

6.63 Dürfen akute Schlaganfallpatienten mobilisiert oder aufgerichtet werden, um einen klinischen Schluckversuch durchzuführen?

Patienten mit einem akuten Schlaganfall dürfen prinzipiell für die Schluckuntersuchung aufgerichtet werden. Ausgenommen davon sind Patienten, die einer Thrombektomie zugeführt worden. Neben einer Bettruhe von 24 h ist das Aufrichten dieser Patienten erst 6h nach Thrombektomie erlaubt. Grundsätzlich sollte jedoch vor jeder Mobilisierung Rücksprache mit der Bereichspflege gehalten werden.

MERKE

Patienten nach Thrombektomie dürfen erst 6h nach dem Eingriff aufgerichtet werden.

6.64 Welche Patienten sollten NPO bleiben?

Leitlinien zur Behandlung des akuten Schlaganfalls empfehlen, Patienten mit Schlaganfall solange Nil Per Os (NPO) zu belassen, bis eine entsprechende Schluckfunktionsuntersuchung (oder Screening) erfolgt ist. Nach Durchführung einer solchen klinischen Untersuchung sollten Patienten mindestens dann weiterhin NPO belassen werden, wenn ein Verdacht auf Aspiration vorliegt. Ist dies der Fall, so sollte dringend eine bildgebende/instrumentelle Schluckuntersuchung durchgeführt werden, um herauszufinden unter welchen Umständen (z. B. Konsistenzen, Volumen, Aufnahmeart, Kopfposition) der Patient aspiriert oder ein signifikant erhöhtes Risiko einer Aspiration vorliegt. In der bildgebenden/instrumentellen Schluckuntersuchung muss versucht werden einen Ansatz zu identifizieren, unter dem der Patient ohne erhöhtes Aspirationsrisiko schlucken kann. Kann jedoch kein Ansatz identifiziert werden, so ist entweder ein non-orales Ernährungsmanagement oder aber, wenn dies nicht gewünscht wird, eine per-orale Ernährung unter individueller Risikoeinschätzung vom behandelnden Team (Ärzte, Therapeuten) mit dem Patienten zu diskutieren.

MERKE

Patienten bleiben NPO bis zum Aspirationsscreening/der klinischen Schluckfunktionsuntersuchung.
Ergibt sich hieraus der V. a. Aspiration, bleiben sie weiterhin NPO bis zur Durchführung einer instrumentellen Schluckdiagnostik (FEES/VFSS).

6.65 Was muss ich beachten, wenn ein Patient intubiert ist?

Bei orotracheal intubierten Patienten sollte aufgrund des einliegenden Tubus **kein** reguläres Screening oder klinische Schluckfunktionsuntersuchung durchgeführt werden, eine sorgfältige Mundhygiene ist jedoch essenziell. Um nach der Extubation zeitnah die Schluckfunktionen überprüfen zu können, ist ein regelmäßiger Austausch im interdisziplinären Team erforderlich (▶ 8.16ff.).

6.66 Welche konkurrierende Ursache einer Dysphagie könnte bei vermeintlichen Schlaganfallpatienten vorliegen?

Prinzipiell kann eine neurogene Dysphagie Leitsymptom eines Schlaganfalls sein (▶ 6.44). In diesem Fall lassen sich in der weiterführenden radiologischen Diagnostik Infarkte in schluckkritischen Arealen nachweisen (zur Beurteilung etwaiger Hirnstammpathologie ist die Durchführung eines c-MRTs unabdingbar). Zeigt sich in der weiterführenden radiologischen Diagnostik kein wegweisender Befund, sollten konkurrierende Ursachen isolierter Dysphagie bedacht werden.

Zur Generierung etwaiger Differenzialdiagnosen sollte der Patient einer differenzierten Untersuchung zugeführt werden. Hierzu zählen:

- genaue Anamneseerhebung (zeitliche Dynamik, subjektiv wahrgenommene Lokalisation der Schluckstörung, also oral, pharyngeal, ösophageal)
- Abhängigkeit der Symptomatik von Belastung, Tageszeit
- klinisch-sprachtherapeutische Untersuchung (Überprüfung Tonus, Trophik, Kraft, Beweglichkeit der bulbären Muskulatur im Rahmen einer detaillierten Untersuchung der Hirnnerven V, VII, IX, X, XII)

- apparative Dysphagiediagnostik

Basierend auf den Untersuchungen sollte die Dysphagie einem neurologischen Syndrom zugeordnet und eine Verdachtsdiagnose gestellt werden können.

BEISPIEL

Patient von der Stroke Unit

Ärztliche Anamnese: Notfallbedingte Vorstellung bei seit ca. 4–5 Tagen bestehenden Gefühlsstörungen der Oberlippe rechts. Am Folgetag merkwürdiges Gefühl der Unterlippe, könne diese nicht gut kontrollieren, sei wie geschwollen. Im Verlauf zunehmende Sprech- und Schluckstörung und heisere Stimme.

Neurologischer Aufnahmebefund: kein fokal neurologisches Defizit

Radiologische Diagnostik: cCT und cMRT o. p. B.

Sprachtherapeutische Anamnese: Seit Vortag Schluckbeschwerden ausschließlich bei Flüssigkeiten. Trinkt nur kleine Schlucke Wasser, verspürt Enge im Hals. Klang der Stimme sei unverändert, Heiserkeit trete nur unter Sprechbelastung auf. Veränderungen des Sprechens werden verneint, keine tageszeitlichen Fluktuationen oder belastungsabhängige Verschlechterung der Schluckbeschwerden.

Sprachtherapeutische Untersuchung: Würgreflex auslösbar, Hustenreflex kräftig, schluckrelevante HN o. p. B., intraoraler Druckaufbau insuffizient (Luft entweicht nasal), keine Dysarthrie, Dysphonie mit behauchter Phonation und Zunahme unter Belastung, Hypernasalität. **Wasserschlucktest:** Adäquate orale Bolusaufnahme bei soweit klinisch beurteilbar prompter Initiierung des pharyngealen Schluckes, Mehrfachschlucke (3-mal), einmalig nasale Penetration zu beobachten, palpatorisch V. a. eingeschränkte hyolaryngeale Exkursion (▶ 2.58), intermittierend Husten und Räuspern nach dem Schluck.

Verdachtsdiagnose: Myasthenia Gravis gemäß FEES-Belastungstest (Warnecke et al. 2008)

FEES-Befund:

Flüssig: Leaking in die Valleculae mit prädeglutitiver Penetration über die Epiglottis und reflektorischem Einschlucken. Es verbleiben leichtgradige Residuen um den Aditus laryngis herum sowie oberhalb der Stimmbänder, die durch reflektorisch einsetzenden Husten und Nachschlucken vollständig entfernt werden können (PAS 2).

Erstes Stück Brot: Residuen in den Valleculae (PAS 1)

Im Verlauf: kontinuierliche Zunahme der hypopharyngealen Residuen

11. Stück Brot: Schwergradige Residuen am Zungengrund sowie in den Valleculae mit postdeglutitivem Überlaufen bis in die Sinus piriformes beidseits. FEES-Fatigue-Test positiv gewertet.

Diagnose: Pharyngeal betonte Myasthenia Gravis bei:

- Ermüdbarkeit der betroffenen Muskulatur
- Nachweis Acetylcholinrezeptor-Antikörper (anti-AChR-Ak) und Titin-Antikörpern
- unter medikamentöser Therapie keine relevante Dysphagie und keine Dysphonie, auch nicht unter Belastung

Die Myasthenia gravis (MG) ist eine Autoimmunerkrankung der neuromuskulären Synapse, die durch Autoantikörper vermittelt wird. Leitsymptom ist eine belastungsabhängige Muskelschwäche, die vorwiegend die Augenmuskeln betrifft. Es können aber auch andere Muskelgruppen betroffen sein. So ist etwa bei 15 % aller MG-Patienten eine Dysphagie das Initialsymptom, wobei im Krankheitsverlauf ca. 50 % aller Patienten eine Schluckstörung entwickeln. Die klinische Diagnostik einer myasthenen Dysphagie gestaltet sich insbesondere dann schwierig, wenn sie das alleinige oder vorherrschende Symptom ist (Llabres et al. 2005). Zur weiterführenden diagnostischen Abklärung bieten sich neben dem FEES-Belastungstest der FEES-Tensilon®-Test an. Letzterer überprüft, ob es nach intravenöser Applikation einer kumulativen Dosis von bis zu 10 mg Edrophoniumchlorid (Tensilon) zu einer Dysphagie kommt (Warnecke et al. 2008).

Dysphagie beim subakuten/chronischen Schlaganfall

6.67 Können sich Dysphagien noch im subakuten/chronischen Schlaganfallstadium zurückbilden?

6

In der **Akutphase** wird die Prävalenz von Dysphagie zwischen 28 und 65 % angegeben, in Abhängigkeit von Untersuchungszeitpunkt, Methode und Diagnosekriterien. Es zeigt sich eine signifikante Verbesserung der Dysphagie innerhalb der ersten Tage und nach etwa 2 Wochen können bis zu **90 % der Patienten wieder sicher schlucken.** Bei einem geringen Teil der Patienten besteht die Dysphagie über diesen Zeitraum hinaus. Generell ist von einer prolongierten Rückbildung auszugehen, wenn sich innerhalb der ersten 10 Tage nach Schlaganfallereignis keine Anzeichen einer Verbesserung feststellen lassen. In diesen Fällen kann sich der Rückbildungszeitraum über 2–3 Monate erstrecken.

Ein **geringer Anteil der Patienten** (ca. 6 %) leidet jedoch auch über einen Zeitraum von 6 Monaten an einer Dysphagie. Studien, die die Rückbildung von Dysphagien in der **chronischen** Phase untersucht haben, sind rar, lassen jedoch vermuten, dass insbesondre durch Dysphagietherapie zumindest eine Verbesserung von chronischen Dysphagien durchaus möglich ist.

Bei Dysphagiepatienten, die nicht über eine ausreichende Vigilanz verfügen (Sopor oder Koma), ist die Wahrscheinlichkeit eines Wiedererlangens der Schluckfähigkeit sichtlich reduziert, da ein sicheres Schlucken eine ausreichende Vigilanz voraussetzt. Bei allen anderen Patienten sollte auch in der chronischen Phase eine apparative Schluckdiagnostik durchgeführt werden, um mit ausreichender Sensitivität den Verlauf der Dysphagie zu bestimmen. Ein gewisser Anteil der Patienten mit chronischen Dysphagien nach Schlaganfall hat im Verlauf der Erkrankung noch nie eine apparative Schluckdiagnostik erhalten oder diese ist zu einem früheren Zeitpunkt erfolgt, sodass Verbesserungen im Verlauf möglicherweise unbemerkt geblieben sind.

In jedem Falle sollte auch bei chronischen Dysphagien eine apparative Schluckdiagnostik zur Beurteilung des Schluckstatus sowie zur Planung störungsspezifischer Therapien durchgeführt und das Ansprechen auf die Therapie kontrolliert werden.

MERKE

Nach ca. 2 Wochen können bis zu 90 % der akuten Schlaganfallpatienten mit anfänglicher Dysphagie wieder sicher schlucken. Im Falle einer chronischen Dysphagie kann Dysphagietherapie Verbesserungen auch zu späteren Zeiten ermöglichen und sollte auf der Grundlage der Ergebnisse der instrumentellen Schluckdiagnostik (FEES/VFSS) stattfinden.

6.68 Ist der Umgang mit chronischen Schlaganfallpatienten anders als bei akuten oder subakuten Schlaganfallpatienten?

Hinsichtlich des Umgangs von akuten/subakuten zu chronischen Dysphagien existieren keine standardisierten Empfehlungen. Zu bedenken ist jedoch, dass Patienten in der Akutphase sich in einem medizinisch instabileren Zustand befinden als im Verlauf der Schlaganfallerkrankung. Die Mobilität, Einsatz von Schutzreflexen sowie der Vigilanzstatus kann sich in Abhängigkeit von der Schlaganfallläsion im Verlauf auch wieder erholen, sodass Patienten in der subakuten und v.a. chronischen Phase stärker belastet werden können. So haben Patienten, die wieder gehfähig sind oder sich selbst lagern können ein geringeres Pneumonierisiko. Daher sollten diätetische Einschränkungen in der Akutphase strikter gestellt werden. Dies bedeutet, dass innerhalb der ersten 72h v.a. eine Oralisierung nur mit Konsistenzen erfolgen sollte bei denen eine tiefe Penetration/Aspiration sowie relevante Residuen ausgeschlossen werden konnten. Aufgrund der typischen raschen Veränderungen des Gesundheitszustandes von Patienten in der Akutphase sind regelmäßige (bestmöglich tägliche) Schluckuntersuchungen durchzuführen, um die diätetischen Einschränkungen zeitnah anpassen zu können. Solche raschen Veränderungen und die damit verbundenen hochfrequenten Untersuchungen sind in der chronischen Phase nicht zu erwarten.

Non-orales Ernährungsmanagement bei Schlaganfall

6.69 Welche Formen der non-oralen Ernährung gibt es und wie unterscheiden sie sich voneinander?

Es gibt viele unterschiedliche Formen der non-oralen Ernährung, die bei Schlaganfallpatienten je nach Indikation zum Einsatz kommen können (▶ 4.67ff., ▶ 4.81).

Hierzu zählen **parenterale** Ernährungsformen (z. B., intravenöse (IV) Ernährung), die den gastrointestinalen (GI) Trakt umgehen, und **enterale** Ernährungsformen (z. B. Magensonden), die den GI Trakt nutzen.

Eine **parenterale** Ernährung kann z. B. dann zum Einsatz kommen, wenn Patienten nicht genügend Nahrung/Flüssigkeit oral aufnehmen können und/oder gastrointestinal absorbieren können. Häufig stellt eine IV-Ernährung eine rasche und kurzfristige Lösung dar.

Enterale Ernährungsformen, z. B. Sonden die nasogastral (NGS) oder durch eine perkutane endoskopische Gastrostomie (PEG) oder perkutane endoskopische Jejunostomie (PEJ) angelegt werden, kommen zum Einsatz, wenn eine längerfristige Einschränkung der oralen Nahrungsaufnahme erwartet wird und keine Kontraindikation besteht, den GI-Trakt zu nutzen. Da NGS leicht wieder entfernt werden können, werden sie i.d.R. in der Akutphase genutzt, um eine temporäre Ernährungshilfe zu stellen. Ist eine längerfristige (über mehrere Wochen oder länger) Ernährungshilfe notwendig, wird i. d. R. eine PEG oder PEJ bevorzugt. Eine PEJ wird häufig dann diskutiert, wenn der Magen „umgangen" werden soll, z. B. wenn die Patienten starken gastroösophagealen Reflux aufweisen.

6.70 Bei welchen Patienten nach Schlaganfall ist eine PEG indiziert?

Eine PEG-Sonde ist bei Patienten indiziert, wenn der Bedarf einer enteralen Ernährung von **mehr als 28 Tagen** erwartet wird und dies dem **Patientenwillen** entspricht.

6.71 Wann sollte eine PEG gelegt werden?

Eine PEG-Sonde sollte frühestens 2–4 Wochen nach dem Schlaganfall gelegt werden – zuvor sollte die enterale Versorgung mittels NGS erfolgen.

6.72 Welche Sonde (NGS vs. PEG) ist in der akuten Schlaganfallphase zu bevorzugen?

Falls keine speziellen Kontraindikationen zur Anlage einer NGS oder PEG vorliegen, sollte generell in der Akutphase zunächst eine NGS gelegt werden. Es gibt Evidenz, die für die akute Schlaganfallphase die Anlage einer PEG-Sonde im Vergleich zu einer nasogastralen Sonde mit einem schlechteren Patienten-Outcome in Bezug auf Sterberate, Funktionsbeeinträchtigungen und potenzieller Sondenentfernung in Verbindung bringt. Diese Zusammenhänge konnten jedoch z.T. in anderen Studien nicht bestätigt werden.

6.73 Wie viele akute Schlaganfallpatienten erhalten eine Magensonde?

Wie viele Patienten eine NGS oder PEG Sonde erhalten ist äußerst variabel, da es große Unterschiede in der Indikationsstellung gibt. Es gibt nur wenige validierte klinische Entscheidungsalgorithmen für eine NGS/PEG Anlage.

Galovic et al. (2019) haben einen **Entscheidungsalgorithmus** für enterale Ernährung bei Schlaganfall entwickelt, der sich auf folgende *fünf Prädiktoren* konzentriert:

1. Alter des Patienten
2. NIHSS bei Aufnahme im Krankenhaus
3. Schlaganfalllokalisation im Gehirn
4. initiales Aspirationsrisiko
5. initiale Beeinträchtigung in der oralen Nahrungsaufnahme

Neben Unterschieden in der medizinischen Indikationsstellung existieren auch **kulturelle** und **regionsspezifische Unterschiede**. So erhalten in Europa und im angloamerikanischen Raum ca. 5 % aller Schlaganfallpatienten eine PEG. Dagegen stellt eine PEG-Anlage im asiatischen Raum eine Ausnahme dar und Patienten behalten eine NGS über Monate hinweg.

6.74 Welche Probleme können infolge einer NGS entstehen?

Der große Vorteil einer NGS ist, dass sie extrem schnell und nicht-invasiv gelegt werden kann. Einer der Schwierigkeiten ist jedoch die Tatsache, dass das Legen einer NGS i.d.R. ohne Betäubung geschieht und die meisten Patienten dies als unangenehm empfinden. Beim Legen einer NGS kann es zur Irritation oder auch

Trauma der umliegenden Strukturen und Schleimhäute kommen. Dies ist insbesondere bei einem wiederholten, problematischen Legen einer NGS der Fall. Insbesondere bei Patienten mit kognitiven Einschränkungen kann es zu einem wiederholten Entfernen der Sonde kommen. Wird in diesem Moment gerade Nahrung über die Sonde appliziert, kann es beim unkontrollierten Entfernen zu Aspiration von Sondennahrung kommen. Ein weiteres Problem der NGS ist, dass sie den vollständigen Verschluss des PÖS verhindert und sich somit die Gefahr von Reflux in den Hypopharynx erhöht.

6.75 Welche Komplikationen können durch die PEG entstehen?

Trotz eines Nutzens für die Nutritions- und Flüssigkeitsversorgung können PEG-Sonden Kurz- und Langzeitkomplikationen hervorrufen. Hierzu zählen Haut-/Wund- oder Bauchdeckenentzündungen, Magenblutung oder Sondenverstopfung.

6.76 Wann kann eine PEG wieder entfernt werden?

Sofern der Nutritions- und Flüssigkeitsbedarf oral abgedeckt werden kann und keinerlei andere Kontraindikationen bestehen, sollten Magensonden entfernt werden. Ein weiterer Grund für die Entfernung ist, wenn die liegende PEG nicht mehr dem Patientenwunsch entspricht.

6.77 Bei wie vielen Patienten wird die PEG wieder entfernt?

Bei wie vielen Schlaganfallpatienten eine PEG-(PEJ-)Sonde entfernt wird variiert in Studien zwischen 16.3 % und 75 %. Diese große Spannbreite ist u. a. auf die äußerst heterogenen Protokolle zur Indikationsstellung einer Sondenanlage und Sondenentfernung zurückzuführen.

6.78 Schließt eine Ernährung über eine Magensonde eine zusätzliche orale Kostaufnahme aus?

Nein! Sofern keinerlei Kontraindikationen für eine orale Ernährung vorliegen (z. B. mangelnde Vigilanz), schließt die Ernährung über eine Magensonde (PEG, PEJ, NGS etc.) keinesfalls eine zusätzliche orale Ernährung aus. Im Gegenteil, wenn möglich ist eine zusätzliche orale Ernährung schnellstmöglich erwünscht, um die Entwöhnung von der Magensonde zu beschleunigen (▶ 3.39).

Spezifische Therapieverfahren bei schlaganfallbedingten Dysphagien

6.79 Welche Therapieverfahren scheinen bei Dysphagien nach Schlaganfall Erfolg zu haben?

Die Evidenzlage zur Wirksamkeit von Dysphagietherapie nach Schlaganfall ist durchwachsen. Das bedeutet nicht, dass Dysphagietherapie nach Schlaganfall keinen Erfolg hat, sondern dass viele Therapiemethoden bisher noch nicht durch hochwertige Forschungsstudien (z.B. hohe Fallzahlen, randomisiert-kontrollierte, doppel-blinde Studiendesigns) validiert worden sind.

Zu den *Therapiemethoden*, deren Wirksamkeit zur Behandlung von Dysphagien nach Schlaganfall durch vergleichsweise *hochwertigere Evidenz* belegt worden ist, zählen:

- Verhaltensmodulation, z.B. Skill-Training (▶ 3.21, ▶ 3.22)
- Muskeltraining, z.B. Übungen zur Muskelkräftigung (▶ 3.21, ▶ 3.22)
- noninvasive Gehirnstimulation/Neuromodulation, z.B. transkranielle Magnetstimulation (TMS), transkranielle Gleichstromstimulation (tDCS, *transcranial direct current stimulation*, ▶ 3.32, ▶ 6.83, ▶ 6.84)
- pharyngeale Elektrostimulation (▶ 3.33, ▶ 6.85)

Von besonderer Wichtigkeit ist, dass nicht jede dieser Therapiemethoden bei jedem Patienten mit schlaganfallbedingter Dysphagie (gleichermaßen) wirksam ist. Um die optimale Therapiemethode für einen Patienten auszuwählen, ist einerseits eine genaue Diagnostik der zugrundeliegenden beeinträchtigten Biomechanik des Schluckaktes notwendig, und zum anderen eine genaue Kenntnis der Therapiemethode und ihrer Ziel- und Wirkmechanismen.

6

MERKE

Grundlage für die Wahl der passenden Therapiemethode ist die differenzierte Diagnostik mit Herausarbeitung der zugrundliegenden Beeinträchtigungen der Biomechanik sowie der Schluckphysiologie.

6.80 Wie kann Skill-Training helfen?

Skill-Training (aus dem Englischen für Geschicklichkeitstraining) ist ein Therapieverfahren, bei dem das **Timing** und die **Kraftdosierung**, also die Geschicklichkeit innerhalb einer Handlung verbessert werden soll. Im Gegensatz zu Strength-Training, bei dem die Muskelkraft im Vordergrund steht, steht bei dem Skill-Training die **feinabgestimmte Kontrolle von detaillierten Bewegungen und Muskelkontraktionen** im Vordergrund (▶ 3.21, ▶ 3.22).

Skill-Training war in mehreren Studien eine erfolgreiche Methode zur Behandlung von Dysphagien nach Schlaganfall. Gründe dafür liegen in Elementen des Skill-Trainings, die auf Eigenschaften des Schluckaktes und Eigenschaften schlaganfallbedingter Dysphagien gezielt eingehen. Skill-Training fördert die feinabgestimmte Synchronisierung zahlreicher verschiedener Muskeln ohne deren maximale Kontraktion/Kraftgenerierung, welche zentrale Eigenschaften des Schluckaktes sind. Zudem fördert Skill-Training die willentliche Kontrolle des ansonsten hoch automatisierten Schluckaktes und infolge dessen eine **stärkere Einbindung kortikaler Hirnareale** in die Schluckaktkontrolle.

6.81 Wie kann Strength-Training helfen?

Es gibt unterschiedliche Methoden in der Dysphagietherapie, die auf eine Kräftigung oropharyngealer Muskeln (Strength-Training) abzielen und entweder mit oder ohne zeitgleiches Schlucken durchgeführt werden. Methoden, bei denen zeitgleich geschluckt wird, sind z.B. das kraftvolle Schlucken und Masako-Manöver. Methoden, bei denen nicht zeitgleich geschluckt wird, sind z. B. Zungenwiderstandsübungen und das Shaker-Manöver.

Eine Kräftigung schluckrelevanter Muskulatur kann bei Schlaganfallpatienten von Nutzen sein. Allerdings ist eine **reine Kräftigung ohne direkte Einbindung in Schluckbewegungen sorgsam abzuwägen.** Ein Schlaganfall ist ein Ereignis im zentralen Nervensystem und infolge dessen ist ein Muskelkraftverlust als einziges Symptom i.d.R. nicht möglich (im Gegensatz zu rein peripheren Erkrankungen wie Nervenverletzungen). Koordinations- und/oder Planungsdefizite sind zusätzlich zu erwarten. Nichtsdestotrotz kann ein reduzierter Muskelkraftverlust ein prominentes Symptom sein, z. B. bei bulbären Schlaganfalllokalisation, chronischen (nicht behandelten) Dysphagien (als Folge einer Nichtbenutzung der Schluckmuskulatur, ▶ 3.12, ▶ 3.13), oder auch bei Patienten mit bestimmten Vorerkrankungen, die bereits vor dem Schlaganfall einen Muskelverlust verursacht haben.

Ein Krafttraining der Schluckmuskulatur bei Schlaganfallpatienten kann durchaus sinnvoll sein, sollte jedoch – wenn möglich – immer auch mit Übungen kombiniert werden, die direkt den Schluckakt trainieren (z. B. Skill-Training).

MERKE

Ein reines Kräftigungstraining ohne direkte Einbindung von Schluckbewegungen ist beim Schlaganfallpatienten sorgfältig abzuwägen, da ein Kraftverlust als **einziges** Symptom selten ist.

6.82 Wie kann Biofeedback helfen?

Biofeedback ist eine Technik, bei der mithilfe eines Geräts Körperfunktionen eines Patienten in visuelle oder auditive Signale konvertiert werden und der Patient mithilfe dieser Signale aktiv lernt, die Körperfunktionen willentlich zu beeinflussen oder zu steuern (▶ 3.23). In der Dysphagietherapie gibt es verschiedene *Möglichkeiten Biofeedback einzusetzen*, um Komponenten des Schluckaktes für den Patienten „live" zu visualisieren.

Hierzu zählen:

- Oberflächen-Elektromyographie (z. B. zur Visualisierung der Aktivität der Mundbodenmuskulatur, ▶ 3.23)
- Manometrie (z. B. zur Visualisierung der Pharynxkontraktion, ▶ 3.23)
- Videoendoskopie (z. B. zur Visualisierung laryngealer Funktionen, Bolusresiduen, Bolusfluss oder Speichel, ▶ 3.24)

Biofeedback erfordert eine aktive Partizipation und kann daher nicht bei jedem Patienten eingesetzt werden. Sofern Patienten mit Schlaganfall ausreichend wach sind, kann Biofeedback jedoch potenziell für viele Patienten hilfreich sein. Schlucken ist per se ein hochautomatisierter Prozess, dessen willentliche Kontrolle selbst für gesunde Personen i.d.R. Übung erfordert. Patienten mit Schlaganfall weisen sehr häufig sensorische Defizite auf, die eine Wahrnehmung von bestimmten Schluckfunktionen oder Symptomen noch weiter erschweren. Biofeedback kann hier eine gute Hilfe sein, um Patienten eine willkürliche Steuerung des Schluckens zu erleichtern.

MERKE

Schlucken ist ein hochautomatisierter Prozess. Sensorische Defizite, die häufig bei Patienten mit Dysphagien nach Schlaganfall vorliegen, erschweren es den Patienten, zusätzlich am Schlucken zu arbeiten – der Einsatz von Biofeedback-Verfahren kann den Patienten hier eine große Unterstützung bieten.

6.83 Wie kann transkranielle Magnetstimulation (TMS) helfen?

TMS ist ein Verfahren, bei dem ein Elektro**magnet** auf dem Schädel eines Patienten platziert wird. Es entsteht ein elektromagnetisches Feld, das die darunterliegenden Hirnareale relativ fokal stimuliert, sodass **Aktionspotenziale** in den dortigen Nervenzellen ausgelöst werden. Um therapeutische Wirkungen zu erzielen, wird i.d.R. eine **repetitive Stimulation** (**rTMS**) in bestimmten Frequenzen (> 1Hz bis hin zu > 5Hz) vorgenommen. Es wird angenommen, dass die Effekte der rTMS darauf beruhen, dass Membranpotenziale der Nervenzellen längerfristig moduliert werden.

Die Mehrzahl der Studien zur Untersuchung von TMS bei Schlaganfallpatienten mit Dysphagie schlagen die Anwendung von **rTMS unilateral über dem Motorkortex der gesunden Großhirnhälfte** (kontralateral zum Schlaganfall) oder über der korrespondieren **Kleinhirnhälfte** vor. Andere Studien fanden noch größere Effekte, wenn eine **bilaterale Stimulation** vorgenommen wird.

Obwohl es vergleichsweise höherwertige Studien zum Einsatz von TMS in der Dysphagietherapie gibt, liegt aktuell **kein Konsens** über das optimale Stimulationsprotokoll (Stimulationsart, Stimulationsdauer, Stimulationsort etc.) vor. Dies liegt womöglich daran, dass nicht ein und dasselbe Stimulationsprotokoll bei jedem Patienten gleichermaßen wirksam sein kann. Zukünftige Studien sind erforderlich, die individuelle Stimulationsprotokolle für Patienten entwickeln und Patienteneigenschaften (z.B. Lokalisation des Schlaganfalls, Art der beeinträchtigten Schluckbiomechanik) in Betracht ziehen, um zu entscheiden, wo, wie und wann stimuliert wird.

6.84 Wie kann transkranielle Gleichstromstimulation (tDCS) helfen?

tDCS ist ein Verfahren, bei dem **Elektroden** (i.d.R. eine Anode und eine Kathode) über dem Gehirn eines Patienten angelegt werden und **Gleichstrom** zwischen den Elektroden erzeugt wird. Im Gegensatz zur TMS, bei der Aktionspotenziale in den stimulierten Nervenzellen ausgelöst werden, wird bei der tDCS die **Schwelle zur Auslösung eines Aktionspotenzials** verändert. Je nach Verwendung hat die tDCS eine erregende oder hemmende Wirkung auf die neuronale Informationsweiterleitung. Typischerweise wird tDCS nur simultan mit anderen (Bewegungs-/Verhaltens-)Therapien durchgeführt. Dies geschieht unter der Prämisse, dass tDCS allein keine Aktionspotenziale auslöst und nur die Schwelle zur Auslösung senkt.

Im Vergleich zur TMS erfolgt bei der tDCS eine relativ ungenaue, weite Stimulation von Gehirnarealen. Ähnlich wie bei der TMS gibt es aktuell **keinen Konsens** über das optimale Durchführungsprotokoll der tDCS bei Dysphagien nach Schlaganfall. Parameter wie Stimulationsstärke, Positionierung und Größe der Anode und Kathode, Stimulationsdauer sowie die Art der zeitgleichen Schluckbewegungen/-übungen werden weiterhin erforscht.

MERKE

tDCS muss immer in Kombination mit Bewegungs-/Verhaltenstherapien durchgeführt werden, da es selbst keine Aktionspotenziale auslöst, sondern nur die Schwelle senkt.

6.85 Wie kann pharyngeale Elektrostimulation helfen?

Bei der pharyngealen Elektrostimulation (**PES**) wird ein Katheter i.d.R. transnasal in den Pharynx eingeführt und die Pharynxwände durch im Katheter befindliche Ring-Elektroden stimuliert. Während der Patient PES erhält, muss er keine andere (Schluck-)Aktivität durchführen (wie es z.B. bei der transkraniellen Gleichstromtherapie der Fall ist, ▸ 6.84). PES kann damit potenziell auch bei schwer betroffenen Schlaganfallpatienten zum Einsatz kommen.

Die **Evidenz** zur Wirksamkeit von PES zur Therapie von Dysphagien bei Schlaganfallpatienten ist heterogen. Während einige Studien keinen eindeutigen Benefit von PES nachweisen konnten, waren andere Studien deutlich erfolgreicher. Insbesondere solche Studien, die recht spezifische Patientenkollektive, Outcomemessungen und PES-Dosierungen anwendeten, zeigten vielversprechende Ergebnisse zum Einsatz von PES. Dziewas und Kollegen (2018) konnten z.B. in einer randomisiert kontrollierten Studie zeigen, dass Patienten mit Tracheotomie nach Schlaganfall signifikant häufiger dekanüliert werden konnten, wenn sie an drei aufeinanderfolgenden Tagen für je 10 Minuten PES erhielten im Vergleich zu keiner PES (Dziewas et al. 2018).

Es wird vermutet, dass die Wirksamkeit von PES darin besteht, dass PES die **kortikobulbäre Erregbarkeit steigert** und so die **kortikale Reorganisation des Motorkortex fazilitiert**. Die sensorischen, afferenten Fasern des N. glossopharyngeus und N. vagus liegen in Schleimhäuten des Nasen- und Pharynxbereiches, welche vermutlich durch PES stimuliert werden. Die sensorischen Signale werden vermutlich zu anderen bulbären sowie subkortikalen und kortikalen Gehirngebieten weitergeleitet, wodurch eine gesteigerte kortikobulbäre Erregbarkeit entsteht.

6.86 Ist eine Kombination von Therapien sinnvoll?

Die *Entscheidung*, ob und welche *Therapiemethoden kombiniert* werden sollten (zeitgleich oder nacheinander), hängt wie auch bei der Wahl einer einzelnen Therapiemethode ab von:

- etwaigen Kontraindikationen
- der zugrundeliegenden Pathophysiologie und beeinträchtigten Biomechanik des Schluckaktes
- vorliegender Evidenz zur Wirksamkeit von Therapiekombinationen

Grundsätzlich erscheint die Kombination von Therapiemethoden durchaus ratsam, da mit hoher Wahrscheinlichkeit eine einzelne Therapiemethoden nicht sämtliche Beeinträchtigungen der Schluckaktkontrolle und Schluckaktdurchführung behandeln wird.

BEISPIEL

Beispiel 1

Beispielsweise können Kraft- und Skill-Training nacheinander durchgeführt werden, um einerseits Muskelaufbau und -kraft und andererseits die Feinabstimmungen von Muskelbewegungen bezüglich Timing und Dosierung innerhalb des Schluckaktes zu trainieren.

Beispiel 2

Ein weiteres Beispiel einer Kombination von Therapiemethoden zur Behandlung von Dysphagien nach Schlaganfall ist die Kombination von rTMS und neuromuskulärer Elektrostimulation (z. B. Mundboden oder Pharynx). Hier gibt es Studien, deren Ergebnisse vermuten lassen, dass eine Kombination dieser Methoden bessere Erfolge hinsichtlich der Behandlung von Dysphagien nach Schlaganfall erzielt, als eine alleinige Anwendung der ein oder anderen Methode. Ergebnisse anderer Studien legen nahe, dass eine Kombination von zentralen und peripheren Stimulationen (z. B. mit rTMS und PES) zwar bessere Resultate erzielt als eine alleinige zentrale Stimulation, jedoch genauso gute Resultate wie eine alleinige periphere Stimulation.

Es sind weitere hochwertige Studien notwendig, bevor eine klare Empfehlung ausgesprochen werden kann, welche Therapiemethoden unter Kombination bei welchen Patienten bessere Ergebnisse hervorrufen als die Durchführung einzelner Therapiemethoden.

6.87 Hilft Andicken bei allen Schlaganfallpatienten mit Dysphagie?

Nein. Das Andicken von Speisen und Getränken muss wie bei allen anderen Ätiologien auch sorgfältig abgewogen werden (▶ 3.44, ▶ 4.58ff.). Während einige Patienten vom Andicken profitieren können, kann es für andere gar ein **erhöhtes Risiko** für Atemwegsgefährdungen, Pneumonien und Malnutrition/Dehydratation darstellen. Patienten, die z.B. Beeinträchtigungen in der Öffnung des pharyngoösophagealen Segments haben, können u.U. **vermehrte post-deglutitive Residuen** bei angedickten im Vergleich zu unangedickten Flüssigkeiten aufweisen, welche folglich eine Gefährdung für die Atemwege darstellen. Außerdem ist bekannt, dass Patienten angedickte Getränke aufgrund des Geschmackes/der Textur häufig ablehnen, wodurch es zu Malnutrition/Dehydratation kommen kann. Ist das Risiko von Atemwegsgefährdungen und/oder Malnutrition/Dehydratation erhöht, können Pneumonien eine Folge sein. Es ist daher **dringend notwendig** zunächst den Einsatz von angedickten Speisen und Getränken in einer instrumentellen/bildgebenden Schluckdiagnostik zu überprüfen und die Flüssigkeit- und Nahrungszufuhr zu überwachen. Allem vorweg muss der Patient in die Diskussion der Vor- und Nachteile einbezogen und ihre Präferenzen priorisiert werden.

MERKE

Die Empfehlung Flüssigkeiten anzudicken kann weitreichende negative Konsequenzen mit sich bringen. Die vorherige Überprüfung im Rahmen einer bildgebenden Untersuchung (FEES/VFSS) sowie die Zustimmung des Patienten zur Sicherung der Compliance sind unabdingbar.

Remission der Dysphagie

6.88 Wie viele Schlaganfallpatienten erholen sich von einer Dysphagie?

Smithard und Kollegen (1997) untersuchten die Prävalenz von Dysphagien nach Schlaganfall und fanden, dass bis zu 50 % aller Patienten mit schlaganfallbedingten Dysphagien sich spontan von ihrer Dysphagie innerhalb der ersten 7 Tage nach Schlaganfall erholen, 65 % nach ca. 4 Wochen und 85 % nach ca. 6 Monaten (Smithard et al. 1997). In einer anderen Untersuchung erholten sich 58 % aller Patienten mit unilateralen Schlaganfällen innerhalb der ersten Woche und 80 % innerhalb des ersten Monats. Als **ungünstige prognostische Marker** konnten das Vorliegen eines **bilateralen** Infarktes sowie der initiale **Schlaganfallschweregrad** gemessen am NIHSS identifiziert werden.

6.89 Welche Patienten erholen sich am ehesten nach einem Schlaganfall?

Ein wichtiger Faktor, der generell zur Erholung bei Patienten nach Schlaganfall beiträgt, ist **die Plastizität des Gehirns.**

Die Plastizität des Gehirns nach Schlaganfall hängt von vielen anderen Faktoren ab, z. B.:

- Alter
- Genetik
- Komplikationen nach Schlaganfall (z. B. intrazerebrale Blutungen nach Infarkt)
- Gesundheitszustand des Patienten
- Rehabilitationstherapie

Der Erfolg von Rehabilitationstherapie hängt ebenfalls von einer Reihe von Faktoren ab, z. B.:

- Spezifität (▶ 3.11)
- Intensität und Repetition der Therapie (▶ 3.11)
- Lebensstil des Patienten
- Zeit seit Schlaganfall

Darüber hinaus haben gehirnbedingte Faktoren wie die

- Erhaltung von strukturellen Gehirnnetzwerken und die
- Lokalisation des Schlaganfalls

einen Einfluss auf die Erholung nach Schlaganfall und den Rehabilitationserfolg.

6.90 Ist die Rückbildung von Dysphagien anders bei Blutungen als bei Infarkten?

Inwieweit die Restitution der Dysphagie bei Hirnblutungen anders verläuft als bei Ischämien, ist bisher nicht hinreichend untersucht worden. Die einzig existenten Daten gehen auf eine Studie von Smithard et al. (1997) zurück, der beschrieb, dass Patienten, deren Schluckfähigkeit als „nicht sicher" klassifiziert wurde, häufiger an einer ICB jeglicher Lokalisation oder SAB litten als an einem ischämischen Infarkt.

6.91 Was passiert im Gehirn (Plastizität des zentralen Nervensystems), wenn sich eine Dysphagie erfolgreich zurückbildet?

Einer Erholung/Rückbildung von Funktionsbeeinträchtigungen nach Schlaganfall liegen folgende *neuronale Mechanismen* zugrunde:

1. Restoration
2. Recruitment
3. Retraining

Diese Mechanismen treten i.d.R. synergistisch und entweder spontan oder als Folge von Training/Rehabilitation auf.

- **Restoration:** Reaktivierung von alten residualen Gehirnarealen, die nach dem Schlaganfall dysfunktional waren
- **Recruitment:** Aktivierung/Einbindung von residualen Gehirnarealen, die vor dem Schlaganfall nur eine untergeordnete Rolle in der Kontrolle der jeweiligen Funktion spielten
- **Retraining:** Trainieren von Gehirnarealen, die zuvor keinerlei Rolle in der Funktionskontrolle gespielt haben

Bezüglich der neuronalen Mechanismen zur Rückbildung von Dysphagien nach Schlaganfall gibt es verschiedene Theorien. Es gibt zahlreiche Studien die nahelegen, dass bei einer Rückbildung von Dysphagien nach einem kortikalen Schlaganfall ein Recruitment der nicht betroffenen (intakten) Gehirnhälfte stattfindet. Basierend auf dieser **Theorie des neuronalen Recruitments der intakten Hemisphäre** schlagen viele Protokolle von Neuromodulationsverfahren vor, den Motorkortex der nicht betroffenen Hemisphäre zu stimulieren.

6.92 Gibt es Methoden in der Dysphagietherapie, die die Plastizität des zentralen Nervensystems unterstützen?

Idealerweise sollte Rehabilitation (gewünschte) Funktionsveränderungen hervorrufen, die nicht nur vorübergehend, sondern von Dauer sind. Hierzu müssen i.d.R. Therapiemethoden Veränderungen des zentralen Nervensystems hervorrufen. Veränderungen im zentralen Nervensystem stellen dann die Grundlage für Funktionsveränderungen dar, z.B. Verbesserungen in der Biomechanik des Schluckaktes (▶ 3.11).

Derzeit gibt es deutlich mehr Evidenz, welche Therapiemethoden Funktionsveränderungen auslösen, als dass es Evidenz gibt, welche Therapiemethoden neben Funktionsveränderungen auch Veränderungen des zentralen Nervensystems hervorrufen.

Für die folgenden Beispiele an Therapiemethoden gibt es beginnende Evidenz, dass sie sowohl *Veränderungen des Schluckaktes als auch des zentralen Nervensystems* hervorrufen:

- Neuromodulation, z.B. rTMS, tDCS (▶ 3.32, ▶ 6.83, ▶ 6.84)
- Verhaltensveränderungen (z.B. Skill-Training, ▶ 3.21, ▶ 3.22, ▶ 6.80)
- Sensorische Stimulation (elektrisch (z.B. PES), thermal (z.B. kalt), geschmacklich (z.B. Capsaicin, ▶ 3.30, ▶ 3.33, ▶ 6.85)
- Krafttraining (▶ 3.21, ▶ 3.22, ▶ 6.81)

Es wird angenommen, dass Neuromodulationen und Verhaltensveränderungen direkt im zentralen Nervensystem ansetzen, während sensorische Stimulationen und

Krafttraining im peripheren Nervensystem ansetzen und indirekt Veränderungen im zentralen Nervensystem auslösen.

Die Evidenzlage für jede der genannten Therapiemethoden ist dürftig um die Fragen zu beantworten, bei welchen Patienten, unter welchen Umständen (z. B. Dosis) und für wie lange Veränderungen des zentralen Nervensystems hervorgerufen werden. Zudem ist bei einem Einsatz einer jeden Therapiemethode immer Vorsicht geboten, da potenziell anstelle von Verbesserungen auch Verschlechterungen im Schluckakt ausgelöst werden können. Für einige Neuromodulationsverfahren konnte z.B. gezeigt werden, dass je nach Einstellungsparameter (z. B. Stimulationsfrequenz und -stärke) gegensätzliche Effekte erzielt werden können.

MERKE

Neben gewünschten Effekten kann es beim Einsatz von Therapiemethoden zur Behandlung von Dysphagien auch zu ungewünschten Effekten und somit Verschlechterungen der Symptomatik kommen. Die Wahl einer Therapiemethode muss auf der Grundlage einer systematischen Diagnostik sowie der differenzierten Kenntnis der aktuellen Literatur basieren.

Literatur

Astrup, J., Siesjö, B. K., & Symon, L. (1981). Thresholds in cerebral ischemia-the ischemic penumbra. *Stroke*, *12*(6), 723–725.

Bluhmki, E. et al. (2009). Stroke treatment with alteplase given 3· 0–4· 5 h after onset of acute ischaemic stroke (ECASS III): additional outcomes and subgroup analysis of a randomised controlled trial. *The Lancet Neurology*, *8*(12), 1095–1102.

Bray, B. D. et al. The association between delays in screening for and assessing dysphagia after acute stroke, and the risk of stroke-associated pneumonia. *Journal of Neurology, Neurosurgery & Psychiatry*, *88*(1), 25–30.

Daniels, S. K. (2000). Swallowing apraxia: a disorder of the Praxis system? *Dysphagia*, *15*(3), 159–166.

Diener, H. C. (2004). *Management des Schlaganfalls*. Georg Thieme Verlag.

Dohle, C. et al. (2015). S2e-Leitlinie Rehabilitation der Mobilität nach Schlaganfall (ReMoS). *Neurol Rehabil, 21*, 355-494.

Dziewas, R. et al. (2018). Pharyngeal electrical stimulation for early decannulation in tracheotomised patients with neurogenic dysphagia after stroke (PHAST-TRAC): a prospective, single-blinded, randomised trial. *Lancet Neurol, 17*(10): 849–59.

Flowers, H. L. et al. (2011). MRI-based neuroanatomical predictors of dysphagia after acute ischemic stroke: a systematic review and meta-analysis. *Cerebrovascular diseases*, *32*(1), 1–10.

Galovic, M. et al. (2019). Development and Validation of a Prognostic Model of Swallowing Recovery and Enteral Tube Feeding After Ischemic Stroke. *JAMA Neurol; 76*(5): 561–70.

Henke, C., Foerch, C., & Lapa, S. (2017). Early screening parameters for dysphagia in acute ischemic stroke. *Cerebrovascular Diseases*, *44*(5–6), 285–290.

Huckabee, ML & Kelly, B (2006) Rehabilitation im Management von Dysphagien: Kasuistiken zur Schluckapraxie und zur Spastischen Dysphagie. In: Stanschus, S. (Hrsg): *Rehabilitation von Dysphagien, Dysphagieforum*. Schulz-Kirchner-Verlag. Idstein.

Joundi, R. A. et al. (2017). Predictors and outcomes of dysphagia screening after acute ischemic stroke. *Stroke*, *48*(4), 900–906.

Labeit, B. et al. (2018). Predicting dysphagia with National Institute of Health Stroke Scale: distinction between infra-and supratentorial region is essential. *Cerebrovascular Diseases*, *46*(3–4), 150–158.

Lapa, S. et al. (2017). Predictors of dysphagia in acute pontine infarction. *Stroke*, *48*(5), 1397–1399.

Llabrés, M., Molina-Martinez, F. J., & Miralles, F. (2005). Dysphagia as the sole manifestation of myasthenia gravis. *Journal of Neurology, Neurosurgery & Psychiatry, 76(*9), 1297-1300.

Martino, R. et al. (2005). Dysphagia after stroke: incidence, diagnosis, and pulmonary complications. *Stroke; 36*(12): 2756–63.

Smithard, D. G. et al. (1997) The natural history of dysphagia following a stroke. *Dysphagia*; 12(4): 188–93.

Warnecke, T. et al. (2008). Fiberoptic endoscopic evaluation of swallowing with simultaneous Tensilon application in diagnosis and therapy of myasthenia gravis. *Journal of neurology*, *255*(2), 224–230.

Wilmskoetter, J. et al. (2019). Mapping acute lesion locations to physiological swallow impairments after stroke. *NeuroImage: Clinical*; 22: 101685.

7 Dysphagie bei Kopf-Hals-Tumor

M. Brockmann-Bauser, S. Hotzenköcherle, P. Pluschinski

Zentrale Begriffe in der Tumorbehandlung

7.1 Wie werden Tumore klassifiziert?

Die **TNM-Klassifikation** (▶ Tab. 7.1) wird zur Einteilung von malignen (bösartigen) Tumoren verwendet. Diese wird seit 1950 von der *Union internationale contre le cancer (UICC)* geführt und an neue Erkenntnisse aus der Tumorforschung fortlaufend angeglichen. Beim Befall der Halslymphknoten werden sechs Regionen oder Level unterschieden.

7.2 Was bedeutet die TNM-Klassifikation?

Die Abkürzungen stehen für **T** = Größe und Ausdehnung des Tumors, **N** = Anzahl und Lage von Lymphknotenmetastasen (Englisch: **N**odules) und **M**= Präsenz von Metastasen (Tochtergeschwülsten) in anderen Organen.

Für Studienzwecke werden die Tumore häufig in große Gruppen eingeteilt: *Stadium 1* bedeutet, dass der Tumor beschränkt und relativ klein ist, während *Stadium 4* ein fortgeschrittenes Wachstum mit Ausbreitung in benachbarte Gewebestrukturen bedeutet.

(www.krebs.de/krebsarten/kopf-hals-tumoren/stadieneinteilung).

MERKE

Detaillierte Informationen über Lage und Ausbreitung von bösartigen Zellen sind Voraussetzung für die Diagnostik, Beratung und Planung der Therapie.

Tab. 7.1 Tumorklassifikation bei Kopf-Hals-Tumoren gemäß aktuellem UICC-Standard *(Union Internationale Contre la Cancer)*

T	**Primärtumor**
TX	Klassifikation des Primärtumors kann nicht genau bestimmt werden
T0	kein Nachweis eines Primärtumors
Tis	Carcinoma in situ: Tumorzellen wachsen nur in der obersten Schicht des Plattenepithels
T1	Primärtumor ≤ 2 cm
T2	> 2 cm bis 4 cm
T3	> 4 cm
T4	Tumor infiltriert Nachbarstrukturen
N	**Regionale Metastasen**
NX	befallene Halslymphknoten konnten bisher nicht bestimmt werden
N0	kein Vorliegen befallener Halslymphknoten
N1	solitäre, ipsilaterale Lymphknoten < 3 cm
N2	solitäre, ipsilaterale Lymphknoten > 3 cm bis 6 cm oder multiple, ipsilaterale oder bilaterale Lymphknoten < 6 cm
N3	Metastasen in Halslymphknoten > 6 cm
M	**Fernmetastasen**
MX	Fernmetastasen konnten bisher nicht bestimmt werden
M0	kein Vorliegen von Fernmetastasen
M1	Vorliegen von Fernmetastasen

7

7.3 Welche Behandlungsmöglichkeiten stehen zur Tumorentfernung zur Verfügung?

Kleine Tumore können mit einem Behandlungsschritt entfernt werden, z. B. chirurgisch oder durch Bestrahlung. Bei fortgeschrittenem Stadium ist meist eine multimodale Behandlung nötig, dabei können Chirurgie, Chemotherapie und Radiotherapie kombiniert werden. Das übliche Vorgehen beinhaltet:

- Operation und danach Radiotherapie/Radiochemotherapie
- Radiotherapie/Radiochemotherapie und danach Operation
- Kombination von Radiotherapie und Chemotherapie

7.4 Was ist eine Neck Dissection?

Bösartige Zellen wandern meist als erstes in die korrespondierenden Halslymphknoten aus. **Neck Dissection** (ND) bezeichnet die chirurgische Entfernung von Halslymphknoten und umliegendem Gewebe zwischen Mandibula (Unterkiefer) und Clavicula (Schlüsselbein). Der Umfang der Operation wird durch die Nennung der entfernten Level ausgedrückt (▶ Abb. 7.1).

7.5 Was ist eine FEES?

FEES ist im englischen Original die Abkürzung für Fiberoptic Endoscopic Evaluation of Swallowing, eine funktionelle Schluckuntersuchung mittels flexiblen

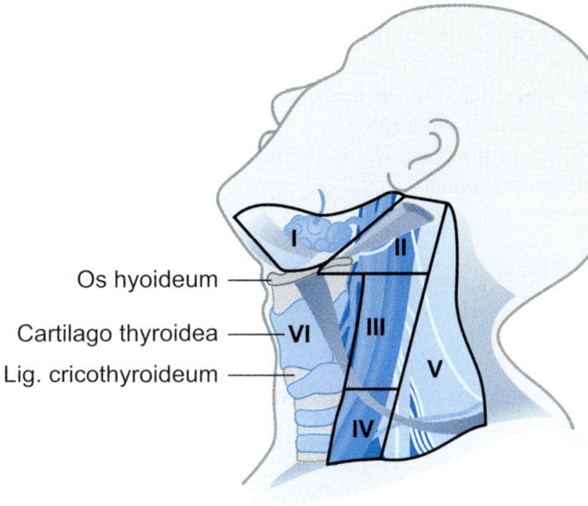

Abb. 7.1 Einteilung der Neck Dissection Level I–VI. [L231]

Endoskops. Im Deutschen steht dies übersetzt für Fiberoptisch Endoskopische Evaluation des Schluckens (▶ 2.78ff.).

Bei Tumorerkrankungen ist diese Methode der Schluckuntersuchung ideal, da sie zugleich auch Informationen über den Heilungsverlauf nach chirurgischer oder radiotherapeutischer Therapie, die Beschaffenheit der Strukturen nach Behandlung oder auch Hinweise auf erneutes Tumorwachstum gibt.

MERKE

Eine Fiberopitsche Endoskopische Evaluation des Schluckens (**FEES**) ist bei Tumorerkrankungen ideal zur Untersuchung der Beschaffenheit der schluckrelevanten Strukturen nach Behandlung und zur Evaluation des Schluckaktes. Sie sollte aber bei entsprechenden Indikationen komplementär zur Videofluoroskopie eingesetzt werden.

PRAXISTIPP

Eine FEES-Untersuchung kann neben der Funktionsbeurteilung vom Untersuchertandem gleichzeitig genutzt werden, um Rachen und Kehlkopf auf Rezidive und erneutes Tumorwachstum zu kontrollieren.

Ursachen tumorbedingter Schluckstörungen – Ätiologie und Prävalenz

7.6 Hat die TNM-Klassifikation einen Einfluss auf den Schweregrad einer Schluckstörung?

Bei fortgeschrittenem Tumorwachstum, also bei den Tumorgrößen T3 oder T4, ist eine umfassendere Therapie zur Entfernung des bösartigen Zellhaufens nötiger als bei einem kleineren Tumor. So kann ein Tumor der Größe T1 häufig chirurgisch sehr umschrieben entfernt werden, ohne dass schluckrelevante Strukturen beschädigt werden müssen. Bei der Entfernung von großen Tumoren werden sehr häufig für das Schlucken relevante Strukturen entfernt, verändert oder beeinträchtigt, womit nach der Tumortherapie eine Schluckstörung zu erwarten ist (▶ 7.60). Bei multimodalen Therapien in fortgeschrittenem Tumorstadium wirken zudem chirurgische, radio- und chemotherapeutische Behandlungen additiv auf schluckrelevante Strukturen ein.

MERKE

Es gilt die Faustregel: Je größer der Tumor, desto aggressiver die kurative Therapie. Je größer der Tumor, desto ausgeprägter die Schluckstörung.

7.7 Sind alle Patienten mit einem Kopf-Hals-Tumor Raucher oder Alkoholabhängige?

Nein, es gibt **mehrere bekannte Risikofaktoren** für Kopf-Hals-Tumore.

Die häufigsten sind:

- Rauchen
- regelmäßiger Alkoholkonsum
- Infektionen mit dem humanen Papillomavirus (HPV) oder dem Epstein-Barr-Virus (EBV)
- gastroösophagealer Reflux
- auch Strahlung kann Tumorbildung auslösen

Rauchen allein erhöht das Risiko, an einem Tumor in Kopf-Halsbereich zu erkranken, signifikant um rund 18 %, regelmäßiger Alkoholkonsum allein um rund 23 %, und beide kombiniert um rund 47 %.

Von Neuerkrankungen mit einem Kopf-Hals-Tumor werden rund 84 % in Europa und 51 % in den USA auf das Rauchen in Kombination mit regelmäßigem Alkoholkonsum zurückgeführt. Somit ist der Anteil an Alkoholabhängigen und Rauchern sehr hoch in dieser Patientengruppe.

7.8 In welchem Alter erkranken Menschen typischerweise an einem Kopf-Hals-Tumor?

Tabak- und Alkoholkonsum führen mit steigendem Risiko ab dem 40. Lebensjahr mit einer Spitze um das 60. Altersjahr zu Tumorbildung. Infektionen mit humanen Papillomaviren (HPV, ▶ Abb. 7.2) sind häufig für Erkrankungen zwischen dem 40. und 50. Lebensjahr verantwortlich (Young et al. 2015).

7.9 Beeinflusst das Alter die Überlebenschance und die Lebensqualität nach Tumorbehandlung?

Ja, Patienten im Alter von über 60 Jahren haben eine geringere 5-Jahres-Überlebensrate. Kopf-Hals-Tumor-Patienten gelten als geheilt, wenn sie 5 Jahre nach der Behandlung kein erneutes Tumorwachstum aufweisen. Jüngere Patienten tolerieren invasive Behandlungen besser, und ältere Patienten haben häufig weitere Erkrankungen, welche die Behandlungsmöglichkeiten oder deren Erfolg einschränken.

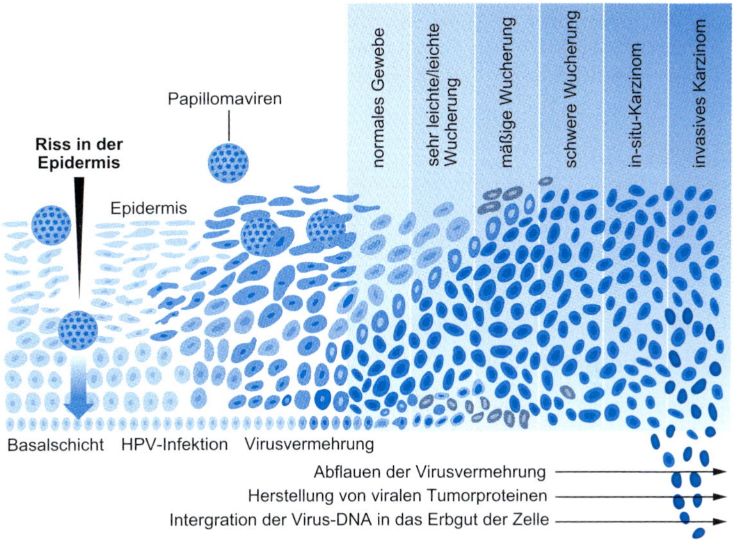

Abb. 7.2 Humanes Papillomavirus. [L231] nach Lowy DR, Schiller JT. The Journal of Clinical Investigation. 2006, May, 116(5): 1167-73.

Die funktionale Reserve (▶ 10.12) ist bei jüngeren Patienten größer, so entwickeln z.B. Menschen über 70 Jahren durch eine postoperative Dysphagie eher pulmonale Komplikationen als jüngere Patienten. Die funktionale Reserve ermöglicht es jüngeren Patienten öfter als Patienten im fortgeschrittenen Alter, wieder zu oraler Ernährung und einer annähernd normalen Lebensqualität zurückzukehren.

7.10 Erkranken ebenso viele Frauen wie Männer an einem Kopf-Hals-Tumor?

Es erkranken **deutlich mehr Männer als Frauen** an Kopf-Hals-Tumoren. So liegt die Inzidenz für ein Larynxkarzinom bei Männern in Deutschland bei 7.3, bei Frauen hingegen bei 1.7. Die Rohwert-Inzidenz für einen Tumor des Oropharynx liegt bei Männern bei 5.8 und bei Frauen bei 2.6 (WHO *Global Cancer Observatory*). Männer stellen bis zu 88 % aller Patienten mit einem Kopf-Hals-Tumor. Dies wird wesentlich auf den höheren Tabak- und Alkoholkonsum der Männer zurückgeführt. Auch bei den HPV-positiven Karzinomen sind vorwiegend Männer betroffen. Die genauen Gründe sind noch nicht bekannt.

7.11 Was bedeutet HPV-positiv?

HPV-positiv bedeutet, dass sich Erbgut des humanen Papillomavirus (HPV) in Zellen der Haut oder Schleimhaut nachweisen lässt. Diese Infektionen können Entzündungen oder gutartige Veränderungen der Schleimhaut oder Haut hervorrufen, darunter auch sehr verbreitete Formen wie Warzen.

Insbesondere bei den HPV-Typen 16 und seltener bei den Typen 18, 31 und 33 steigt jedoch das Risiko für eine Tumorentwicklung. Heute wird davon ausgegangen, dass über 80 % der Kopf-Hals-Tumore, insbesondere Mesopharynxtumore, durch HPV-Typ 16 verursacht wird. Auch Gebärmutterhalskrebs wird durch diese Viren verursacht.

MERKE

Patienten, deren Tumorerkrankung durch eine HPV-Infektion ausgelöst wurde, sind häufig jünger als Patienten, deren Tumor auf Rauchen und Alkoholkonsum zurückgeführt wird.

7.12 Muss ich als Therapeutin vor der Behandlung von HPV-positiven Patienten eine HPV-Impfung durchführen?

Die Untersuchung der Luft im Operationssaal während der chirurgischen Behandlung von HPV-Patienten zeigte, dass sich das Personal während der Operation keinem Risiko aussetzt, an HPV zu erkranken. Auch die Partner von bereits an HPV-positiven Tumoren erkrankten Menschen haben *kein* höheres Risiko, ebenfalls zu erkranken.

Gegen HP-Viren gibt es einen Impfschutz. Die möglichen Impfungen schützen gegen zwei bis neun karzinogene Papillomaviren-Typen, die am häufigsten Gebärmutterhalskrebs und Kopf-Hals-Tumore auslösen.

Idealerweise wird eine HPV-Impfung vor dem ersten sexuellen Kontakt durchgeführt. Die deutsche Ständige Impfkommission (STIKO) des Robert-Koch-Instituts empfiehlt seit einigen Jahren einen Impfschutz von Jungen und Mädchen vor dem 15. Geburtstag. Viele Erwachsene sind heute Träger von HP-Viren oder haben bereits eine symptomlose Infektion durchgemacht. HPV-Übertragung kann durch direkten Haut- oder Schleimhautkontakt erfolgen. Die Anzahl der Sexualpartner scheint das Risiko einer HPV-Infektion zu erhöhen.

PRAXISTIPP

Eine Impfung gegen HPV schützt sowohl vor Gebärmutterhalskrebs als auch vor HPV-positiven Kopf-Hals-Tumoren.

7.13 Warum nehmen die Fallzahlen von Oropharynxtumoren seit dem Jahr 2000 stetig zu?

Seit der Jahrtausendwende werden mehr und mehr HPV-positive Oropharynxkarzinome diagnostiziert. So sind *Tonsillenkarzinome* in Deutschland im Jahr 2000 von 1249 Neuerkrankungen auf 1818 im Jahr 2013 gestiegen. Bei den *Zungengrundkarzinomen* sind die Neuerkrankungen im gleichen Zeitraum von 823 auf 1075 gestiegen (Dietz, Pirlich und Wiegand 2018).

Bisher ist die Durchimpfrate der Bevölkerung zu gering, um eine Reduktion der Fallzahlen zu erreichen. Durch HPV-Infektionen steigt die Anzahl von Oropharynxkarzinomen an, während Larynxkarzinome, welche überwiegend Raucher betreffen, leicht zurückgehen.

7.14 Worin unterscheiden sich Patienten mit einem HPV-positiven von Patienten mit einem HPV-negativen Tumor?

Forschungsarbeiten zeigen, dass die Anzahl der Oropharynxkarzinome in den letzten 20 Jahren zwar zugenommen hat, gleichzeitig hat sich die durchschnittliche Überlebenszeit deutlich erhöht. Dies bedeutet, dass HPV-positive Tumore eine bessere Prognose als Tumore anderer Genese aufweisen.

Tabakkonsum muss über eine lange Zeit erfolgen, um die Zellveränderungen, die zum bösartigen Tumorwachstum führen, hervorzurufen. Deshalb erkranken Raucher meist erst nach dem 60. Lebensjahr, da mit steigendem Alter auch die Immunabwehr schwächer wird. HPV-Tumore können jedoch deutlich früher ein Karzinom auslösen, weshalb hiervon vermehrt Menschen jüngeren Lebensalters betroffen sind.

HPV-induzierte Tumore lassen sich sowohl chirurgisch wie auch durch Radiotherapie sehr gut behandeln und kontrollieren.

7.15 Führt das Vorliegen von HPV-Stamm 16 und 18 im Mundraum immer zur Tumorbildung?

Zwischen dem Eindringen einzelner HP-Viren über Infektion, Virusvermehrung, lokale Gewebeveränderung bis hin zum bösartigen Tumor liegen verschiedene Stadien (▶ Abb. 7.2). So führt nicht jede Infektion zu einem Karzinom. Die Infektion kann symptomlos ablaufen, es sind in diesem Fall jedoch Antikörper nachweisbar. Manchmal ist die Bildung von gutartigen Warzen sichtbar, und in wenigen Fällen entarten die Zellen zu einem bösartigen Tumor.

PRAXISTIPP

Veränderungen im Mundraum, die **über 3 Wochen persistieren**, sollten dringend durch den Hausarzt oder einen Facharzt kontrolliert werden.

7.16 Sind die Ursachen für das Entstehen eines Kopf-Hals-Tumors weltweit gleich?

In Europa sind die führenden Risikofaktoren regelmässiger Tabak- und Alkoholkonsum sowie Infektionen mit einzelnen HPV-Stämmen.

In anderen Ländern können weitere Faktoren, z.B. kanzerogene Noxen am Arbeitsplatz, Nahrungs- und Genussmittel (gepökelte Speisen, Betelblätter kauen) oder umweltbezogene Faktoren (z.B. das Ozonloch über Australien) die Erkrankungsrate beeinflussen. In Südchina, Südasien, Nordindien, Nordafrika und im Stamm der Inuit in Grönland erkranken Patienten oft aufgrund einer genetischen Veränderung bereits im Teenageralter an einem Nasopharynxkarzinom.

MERKE

In Europa ist der Konsum von Tabakprodukten der größte Risikofaktor für die Entwicklung eines Kopf-Hals-Tumors. Ein weiterer erheblicher Risikofaktor sind Infektionen mit einzelnen HPV-Stämmen.

7.17 Wie kann die Häufigkeit von Kopf-Hals-Tumoren in den deutschsprachigen Ländern reduziert werden?

Da in Deutschland, Österreich und der Schweiz v.a. regelmässiger Tabak- und Alkoholkonsum sowie Infektionen mit einzelnen HPV-Stämmen Ursache von Kopf-Hals-Tumoren sind, können Maßnahmen zur Tabakprävention wie auch die flächendeckende Impfung von Jungen und Mädchen gegen die HPV-Stämme 16 und 18 vor dem ersten Geschlechtsverkehr reduzierend auf die Inzidenz von Kopf-Hals-Tumoren wirken.

7.18 Gibt es international unterschiedliche Fallzahlen für unterschiedliche Tumortypen?

Die WHO publiziert unter Globocan (*Global Cancer Observatory*) regelmäßig länderspezifische Zahlen zum Vorkommen verschiedener Tumortypen. 2018 liegt z.B. die Inzidenz für Tumore der Lippen und des Mundraumes in Australien bei 7.1, in der Schweiz bei 4.1, in Deutschland bei 4.4 und in Mexiko bei 1.5.

7

7.19 Wie häufig sind Schluckstörungen bei Tumorerkrankungen im Mund- und Rachenraum?

Das Risiko einer Schluckstörung ist sehr hoch. Da bei Kopf-Hals-Tumoren Strukturen betroffen sind, die auch für die Schluckfunktion genutzt werden, hat eine Tumorbehandlung immer Auswirkungen auf die Fähigkeit zu essen und zu trinken.

In erster Linie hat eine Tumorbehandlung das Ziel, den Mensch von der Tumorerkrankung zu heilen. Bei der Behandlungsplanung sollte diskutiert werden, welche Therapie sowohl den Tumor kontrollieren als auch die Schluckfunktion bestmöglich erhalten kann. Bei fortgeschrittenen, also großen Tumoren, ist immer mit einer Veränderung der Schluckfunktion zu rechnen. Bei kleinen Tumoren sind die Art der Behandlung und die nachfolgenden strukturellen, motorischen oder sensiblen Defizite ausschlaggebend für den Ausprägungsgrad der Schluckstörung.

MERKE

Die typischerweise von Kopf-Hals-Tumoren betroffenen Strukturen haben Einfluss auf das Sprechen und Schlucken. Je nach Größe und Lage des Tumors sowie Behandlungstyp können mehr oder weniger stark ausgeprägte Einschränkungen auftreten.

7.20 Wie häufig sind Schluckstörungen bei Tumorerkrankungen im Larynx?

Wenn bei einem früh diagnostizierten Tumor innerhalb des Kehlkopfs eine umschriebene Behandlung möglich ist, kann es vorübergehend zu Schwierigkeiten beim Trinken kommen.

Hingegen sind nach Teilresektionen des Larynx und/oder Radiochemotherapie immer Schluckstörungen zu erwarten. Entwicklungsgeschichtlich hat der Kehlkopf primär die Aufgabe, die Atemwege während des Schluckaktes zu schützen.

Veränderungen der Struktur führen damit zwangsläufig zu einer eingeschränkten Schlucksicherheit und dem Eindringen von Bolusteilen in den Kehlkopfeingang, Trachea oder Lunge.

7.21 Liegen abrechnungsrelevante Vergütungsziffern für Kopf-Hals-Tumor-Patienten innerhalb der Vergütungssysteme im deutschsprachigen Raum vor?

Ja. Es gibt die *OPS-Codes 1–775 Frührehabilitationsassessment* für Patienten mit Kopf-Hals-Tumor und *8–553 Frührehabilitative Komplexbehandlung* für Patienten mit einem Kopf-Hals-Tumor im gDRG-System.

Assessment einer oropharyngealen Dysphagie bei Patienten mit einem Kopf-Hals-Tumor

7.22 Was versteht man unter einem Pretreatment Assessment?

Ein Pretreatment Assessment ist eine Untersuchung des Schluckvermögens nach Diagnose eines Kopf-Hals-Tumors und vor Beginn der tumorspezifischen Behandlung.

7.23 Sollte für jeden Patienten ein Pretreatment Assessment stattfinden?

Ja. Bei vielen Patienten bestehen schon vor einer Tumorbehandlung Schluckprobleme. Studien haben gezeigt, dass eine vorangegangene schlucktherapeutische Behandlung zu einem besseren Schluckvermögen nach der Tumortherapie führen kann. Eine möglicherweise vorliegende Schluckstörung hat Einfluss auf den Ernährungsstatus. Dieser wiederum hat einen direkten Zusammenhang mit einer möglichen Mangelernährung und damit einer schlechteren Verträglichkeit der Tumortherapie. Moderne Tumorteams beziehen zudem die Resultate einer prätherapeutischen Schluckuntersuchung in die Diskussion am Tumorboard zur Planung der Behandlung mit ein.

MERKE

Schon vor einer Krebsdiagnose liegen häufig behandlungsbedürftige Schluckstörungen vor.

7.24 Warum sollte die Dysphagietherapeutin schon vor einer operativen Tumorbehandlung mit den Patienten ein Beratungsgespräch führen?

Aufgeklärten Patienten fällt die Krankheitsverarbeitung wie auch der Start in die Rehabilitation leichter. Viele Patienten nutzen dieses Gespräch auch, um Fragen, die bei der Aufklärung durch den Arzt offengeblieben sind, an die Therapeutin zu stellen.

7.25 Welche Tools sind für ein Pretreatment Assessment geeignet?

Hierüber besteht noch kein verbindlicher Konsens. Grundsätzlich wird eine vollständige klinische Schluckfunktionsuntersuchung (KSU) empfohlen (▶ 2.21).

7.26 Ist es sinnvoll, prätherapeutisch eine Dysphagietherapie anzubieten?

Zur Wirksamkeit und zum Erfolg von präventiven Übungssets für Patienten, die operativ oder mittels Radiotherapie behandelt wurden, liegen eine Vielzahl von Forschungsarbeiten vor. Die Resultate sind vielfältig und teils widersprüchlich.

Eine vorangegangene schlucktherapeutische Behandlung kann zu einem besseren Schluckvermögen nach der Tumortherapie führen. Dies ist auch der Fall, wenn vor der tumorspezifischen Behandlung keine Schluckstörung vorliegt, da präventiv Schluckmanöver eingeübt werden können. Da Essen- und Trinken-Können für die Patienten einen wichtigen Anteil der subjektiv empfundenen Lebensqualität ausmacht, ist es wichtig, bei einer im Pretreatment Assessment erkannten Schluckstörung sofort Maßnahmen einzuleiten.

7.27 Profitieren Patienten von einem präventiven schlucktherapeutischen Übungsset?

Unter präventiven Übungen versteht man **Maßnahmen zum Erhalt der Schluckfähigkeit.**

Bisherige Studien, die sich vorwiegend auf chemoradiotherapeutisch-behandelte Patienten beziehen, zeigen unterschiedliche Ergebnisse. Je nach Methodik wurden keine, wenig oder aber deutliche Erfolge der Übungsgruppe im Vergleich zu einer Kontrollgruppe festgestellt. Verschiedene Leitlinien empfehlen präventive Maßnahmen auf niedrigem Evidenzlevel.

7.28 Welche rein dysphagietherapeutischen Inhalte können vor der notwendigen onkologischen Therapie sinnvoll sein?

Vor der onkologischen Behandlung kann das Einüben von **kompensatorischen Verfahren** sinnvoll sein. Dabei erlernt der Patient unter schmerzfreien Bedingungen z.B. ein Schluckmanöver oder Haltungsänderungen (▶ 3.18). Die Therapeutin wählt die Strategie anhand der Tumorlage und -größe und somit der postoperativ zu erwartenden Einschränkungen im Schluckvermögen aus.

Bei Patienten, die sich für eine Radiochemotherapie entschieden haben, geht es darum, sie bereits vor Beginn der Therapie mit einem Bewegungsprogramm vertraut zu machen. Aktuelle Forschungsarbeiten deuten darauf hin, dass Menschen, die während der Behandlung eine orale Ernährung aufrechterhalten konnten oder konsequent ein Bewegungsprogramm für die orale und pharyngeale Phase durchführten, langfristig bessere Schluckfunktionen aufweisen als Menschen, die weder geschluckt noch trainiert haben.

Die betroffenen Patienten können vorher über Veränderungen, die während der Bestrahlung das Schlucken erschweren oder unmöglich machen können, aufgeklärt werden. Die Nebenwirkungen können u. a. Entzündungen der Mundschleimhaut, Mundtrockenheit oder Geschmacksveränderungen sein. Deswegen sollte die Beratung praktische Tipps zur regelmäßigen Mundhygiene und Mundbefeuchtung tagsüber und nachts beinhalten.

PRAXISTIPP

Die Patienten sollten im Vorgespräch aufgeklärt und motiviert werden, das Schlucken, wenn irgendwie möglich, während der kommenden Behandlung nicht vollständig aufzugeben. *Denn es gilt:* **use it or lose it!**

7.29 Sollte der Zahnstatus prätherapeutisch kontrolliert werden?

Der Zustand von Zähnen und Kiefer sollte vor einer Bestrahlung unbedingt von einem Zahnarzt, der die Folgen einer Bestrahlung auf den Mundraum genau kennt, überprüft werden. So müssen im Rahmen einer Tumorbehandlung teilweise bereits vor der Tumortherapie Zähne extrahiert werden, um Komplikationen während oder nach Bestrahlung zu vermeiden. Zudem kann anlässlich der prätherapeutischen Kontrolle auch eine Beratung zur Pflege des bestrahlten Mundraumes und zur Vermeidung von Strahlenkaries stattfinden (▶ 7.40).

MERKE

Ein Zahnarzt sollte schon vor einer Tumorbehandlung und im Verlauf regelmäßig den Zahnstatus sowie die Zahn- und Schleimhautgesundheit kontrollieren.

7.30 Ist es wichtig, Körpergröße und Gewicht vor der Behandlung aufzuzeichnen und im weiteren Verlauf zu kontrollieren?

Der **Body Mass Index** (BMI) sollte während einer Tumortherapie stabil bleiben, da Patienten in der Behandlungsphase und der anschließenden Rehabilitation auf ein ausreichendes Angebot von Mikro- und Makronährstoffen angewiesen sind. Das Risiko für eine **Mangelernährung,** z.B. eine geringere Einnahme an Eiweiß als der Körper postoperativ benötigt, ist erwiesenermaßen bei Patienten mit Dysphagie erhöht (▶ 4.1, ▶ 4.3). Aufgrund dessen wird eine Basismessung vor Beginn der Behandlung empfohlen.

Eine Mangelernährung verzögert nicht nur die Rekonvaleszenz, sondern kann auch zu einer Abnahme der Muskelmasse führen. Durch Atrophie von Schluckmuskulatur kann eine bereits vorliegende Schluckstörung weiter verstärkt werden.

MERKE

Eine ausreichende Ernährung ist ein wichtiger Faktor bezüglich Verträglichkeit der Tumortherapie, Erholungszeit nach Behandlung, Rezidivprophylaxe und allgemeiner Lebensqualität.

7.31 Besteht ein Zusammenhang zwischen Schluckstörungen und Gewichtsverlust?

Das Risiko einer Mangelernährung *(Malnutrition)* bei Patienten mit einem Kopf-Hals-Tumor liegt bei etwa 30–50 %. In mehreren Arbeiten konnte gezeigt werden, dass eine Malnutrition mit einer Schluckstörung und nicht mit dem Tumorgeschehen per se assoziiert ist (▶ 4.2). Das Bestehen einer Malnutrition vor Einleitung der onkologischen Therapie ist ein Prädiktor für eine frühere Sterblichkeit in dieser Patientengruppe. Besteht eine Malnutrition nach Durchführung der onkologischen Therapie, erhöht sich das Risiko auf ein Tumorrezidiv.

7.32 Wann sollte mit der therapeutischen Intervention postoperativ begonnen werden?

Grundsätzlich gilt: Je früher desto besser.

Einerseits können Kosten eingespart werden, da der Patient häufig früher entlassen werden kann, andererseits ist die Chance auf die Rückkehr der Schluckfähigkeit besser, je früher das Schlucken wieder trainiert wird. Ausschlaggebend für den Beginn ist die Wundheilung. Der Operateur entscheidet, wann restituierende Übungen (▶ Kap. 3) oder Schluckbewegungen erlaubt sind, und wann nach Ausschluss einer Fistel eine orale Ernährung beginnen kann.

MERKE

Der Operateur entscheidet, wann mit der oralen Nahrungsaufnahme und/oder restituierenden Übungen begonnen werden kann!

7.33 Ab welchem Zeitpunkt nach Operation können Schluckversuche mit Speisen unternommen werden?

Nach ausführlichen Resektionen, die z.B. einen transzervikalen Zugang erforderten, müssen Fisteln durch eine radiologische Untersuchung ausgeschlossen werden, bevor Speisen wie Apfelmus oder anderes eingenommen werden dürfen.

Vorher sind einzig Schlucke mit Speichel oder Wasser in Kleinstmengen erlaubt.

7.34 Welche mundpflegerischen Maßnahmen können unmittelbar postoperativ empfohlen werden?

Eine regelmäßige Mundhygiene ist sowohl für den Heilungsverlauf wie auch zur Prävention im Hinblick auf Aspirationspneumonien sehr wichtig. Auch wenn noch keine orale Ernährung stattfindet, sollte 3-mal tägliches Zähneputzen mit milder Zahncreme und desinfizierenden sowie schmerzlindernden Spüllösungen empfohlen werden. Dies gilt auch für Patienten ohne Zähne, die über eine Sonde ernährt werden. Die Patienten sollten dazu genau instruiert und zu regelmäßiger, selbstständiger Mundhygiene angeleitet werden. Bei Patienten mit Aspirationsgefahr senkt eine ausführliche Mundhygiene vor dem Essen das Risiko für eine Aspirationspneumonie.

MERKE

Die Patienten sollten über die Wichtigkeit von sorgfältiger Mundhygiene aufgeklärt werden.

7.35 Sollte die Körpertemperatur regelmäßig gemessen werden?

Ja, eine erhöhte Körpertemperatur kann Indikator für eine Aspiration sein. Deshalb sollte diese bei Risikopatienten täglich gemessen werden. Allerdings sollte das Alter des Patienten kritisch einbezogen werden, da altersphysiologisch häufig keine erhöhte Temperatur auftritt. Eher sollten Entzündungsparameter wie die Anzahl der Leukozyten oder andere Laborwerte hinzugezogen werden.

7.36 Warum sollen auch Patienten, die während der Radiochemotherapie über PEG ernährt werden, motiviert werden, ein Minimum an oralen Schluckbewegungen durchzuführen?

Eine interdisziplinäre Expertengruppe ist zu folgendem Konsens gekommen: Ein längerdauernder Stillstand der Schluckstrukturen sollte unter allen Umständen vermieden werden. *Denn auch hier gilt:* **use it or lose it!** (Hutcheson et al. 2013, Schindler et al. 2015).

MERKE

Zeiten von oraler Nahrungskarenz sollten vermieden werden oder möglichst nur kurz bestehen.

7.37 Wie können Patienten, die wegen einer massiven Mukositis keine Nahrung zu sich nehmen können, ihre Schluckfunktion erhalten?

In diesen Fällen ist eine **ausreichende Schmerzmedikation** sehr wichtig. Meist können Schluckaktivitäten durch Eiswürfel-Lutschen oder Trinken von kaltem Wasser durchgeführt werden. Wenn der Patient trotzdem nicht schlucken will oder kann, sollte dringend ein Minimum an Bewegungen der schluckrelevanten Strukturen außerhalb der Schluckaktivität durchgeführt werden.

7.38 Kann nach Abschluss eines stationären Reha-Aufenthaltes im ambulanten Setting noch Verbesserung erreicht werden?

Sowohl bei operierten wie auch bei bestrahlten Patienten sind weit über ein Jahr nach Abschluss der Rehabilitation noch Verbesserungen zu erreichen. Die Bewegung kann z.B. besser werden, nachdem sich die Sensibilität einer rekonstruierten Zunge wiederaufgebaut hat (Guerin-Lebailly et al. 2012). Die Rückkehr von Temperatur-, Berührungs- oder Schmerzempfinden in einem Lappen oder Flap dauert wie auch die Erholung nach akuter Toxizität (Xerostomie, ▶ 7.71 oder Dysgeusie, ▶ 7.77) häufig weit über ein Jahr. Gemäß Experten kann noch bis zu drei Jahre mit einer Erholung gerechnet werden.

Der Funktionserhalt ist nicht unwesentlich abhängig von der Übungsfrequenz, die der Patient bereit ist, auch mit geringsten Mengen an Wasser oder Brei durchzuführen. Hierzu fehlen jedoch aussagekräftige Therapiestudien.

7.39 Wie hoch sollte die Therapiefrequenz sein, um nach stationärer Rehabilitation noch funktionelle Verbesserungen erzielen zu können?

Studien, die z.B. ein Intensivtraining wie das *MD Anderson Bootcamp* untersuchten, oder Arbeiten zur Abschwächung von fibrotischen Veränderungen nach Radiotherapie (▶ 7.78) zeigen auf, dass nur mit einer regelmäßigen und hochfrequenten Therapie Veränderungen erreicht werden können. Das MD Anderson Bootcamp z.B. dauert 2 Wochen, bietet tägliche Therapiesitzungen, während denen mindestens 100 Schluckbewegungen pro Sitzung durchgeführt werden. Dabei werden Bolusmenge und Bolusviskosität progressiv gesteigert.

Wie oft jedoch tatsächlich eine Maßnahme wiederholt werden soll, ist erst bei vereinzelten restituierenden Übungen teilweise erforscht.

7.40 Sollten Patienten während und nach einer Tumorbehandlung beim Zahnarzt vorgestellt werden?

Patienten sollten regelmäßig beim Zahnarzt vorgestellt werden. Im Rahmen einer Tumorbehandlung werden u.a. teilweise Zähne extrahiert oder Prothesen passen nicht mehr aufgrund von Zahnextraktion, Operationen, Operationsfolgen oder Folgen der Bestrahlung. Dies kann das Zerkleinern und Sammeln von Nahrung auf der Zunge sowie die orale Kontrolle (orale Schluckphase) beeinträchtigen.

Bestrahlte Zähne sind anfällig für Karies, fehlender Speichel kann zur Beeinträchtigung der Zahngesundheit oder zu Pilzbefall im Mundraum führen. Für die Planung der Dysphagietherapie ist eine Absprache und Koordination der jeweiligen Zwischenziele mit dem federführenden Zahnarzt sinnvoll (▶ 7.29).

7.41 Welche Rolle spielt die Lebensqualität in Bezug auf das Schluckvermögen bei Patienten mit einem Kopf-Hals-Tumor?

Bereits 2004 wurde eine Studie publiziert, die aufzeigte, dass sich Tumorpatienten nach Chirurgie oder Radiotherapie in ihrem Alltag am meisten durch eine verminderte Schluckfähigkeit in ihrer Lebensqualität eingeschränkt fühlen. Die WHO und unterschiedliche Leitlinien empfehlen die Erfassung der schluckbezogenen Lebensqualität (QoL) als fester Bestandteil eines umfassenden Assessments.

MERKE

Patienten mit einer oropharyngealen Dysphagie bei Kopf-Hals-Tumor mit Dysphagie geben häufig an, sich durch die Schluckstörung in ihrer Lebensqualität stark eingeschränkt zu fühlen.

Tab. 7.2 Überblick Fragebögen schluckbezogene Lebensqualität (QoL)

Bogen	Zielgruppe	Items	Skala	Sprache Originalversion	Deutsche Übersetzung
MDADI	Kopf-Hals-Tumor-Patienten	20	5-stufige Likert Skala	Englisch	validiert
SSQ	Dysphagiepatienten allgemein	17	100 mm visuell-analoge Skala	Englisch	Prävalidierung
DHI	Dysphagiepatienten allgemein	25	3-stufige Likert Skala	Englisch	Prävalidierung
EAT-10	Dysphagiepatienten allgemein	10	5-stufige Likert Skala	Englisch	validiert

7.42 Ist die allgemeine Lebensqualität bei Patienten mit Kopf-Hals-Tumor betroffen?

Ja, Patienten mit Kopf-Hals-Tumoren weisen nach der Behandlung gehäuft eine verminderte allgemeine Lebensqualität auf. Unter anderem können Schlafstörungen, eingeschränktes physisches und psychisches Wohlbefinden, Fatigue (▶ 7.80) sowie Depressivität auftreten. Rund 18 % aller Patienten weisen nach einer Tumorbehandlung ein Chronisches Fatigue-Syndrom auf.

7.43 Gibt es deutschsprachige Tools, die die schluckspezifische Lebensqualität bei Patienten mit einem Kopf-Hals-Tumor erfassen?

Lebensqualität wird im Englischen als **Quality of Life** oder abgekürzt als **QoL** bezeichnet. Es gibt in deutscher Sprache mehrere auf schluckspezifische Symptome bezogene Fragebögen (▶ Tab. 7.2). *Diese sind:*

- MD Anderson Dysphagia Inventory (MDADI)
- Sydney Swallow Questionnaire (SSQ)
- Dysphagia Handicap Index (DHI)
- EAT-10

Nicht alle liegen bisher in validierten Versionen vor.

7.44 Welche Informationen liefern dysphagiespezifische Fragebögen?

Dysphagiespezifische Fragebögen erheben standardisiert mit dem Schlucken verbundene mögliche physische, funktionelle und psychische Beschwerden der Patienten und den Schweregrad der subjektiven Einschränkung im Alltag. Somit kann gezielter bestimmt werden, welche Wünsche und Therapieziele der Patient hat, was eine individuelle Beratung und Therapieplanung erleichtert. Des Weiteren können mit Fragebögen Therapieergebnisse standardisiert überprüft werden. Dies ist Grundlage für eine weiterführende Beratung und Berichterstattung.

MERKE

In einer umfassenden Diagnostik sollten auch die subjektiven Beschwerden der Patienten systematisch erfasst werden.

7.45 Ist ein systematisches Ernährungsscreening bei Patienten mit einem Kopf-Hals-Tumor empfehlenswert?

Verschiedene Studien haben aufgezeigt, dass Mangelernährung und Gewichtsverlust auch mit einer präventiv gelegten PEG-Sonde nicht aufgefangen werden können. Beides kann besser durch eine individuell angepasste Ernährungstherapie vermieden werden. Mangelernährte Patienten haben eine deutlich schlechtere Prognose im Hinblick auf die Überlebenszeit (▶ 4.7, ▶ 4.10).

7.46 Ist eine frühzeitige Ernährungsberatung sinnvoll?

Ja, Patienten mit Schluckstörungen haben ein erhöhtes Risiko für eine Mangelernährung (Malnutrition). Dies kann zu einer schlechteren Wundheilung und zu längeren Aufenthaltszeiten im Krankenhaus führen. Deshalb ist die frühe Identifikation von gefährdeten oder bereits mangelernährten Patienten wichtig.

PRAXISTIPP

Kopf-Hals-Tumor-Patienten profitieren von einer engen Zusammenarbeit zwischen Ernährungsberaterin oder Diätassistentin und Dysphagietherapeutin.

7.47 Liegen spezielle Tools zur Erfassung des Ernährungsstatus für Patienten mit einem Kopf-Hals-Tumor vor?

Der **PNI** *(Prognostic Nutritional Index)* ist als Screening für Patienten mit einem Kopf-Hals-Tumor bereits erfolgreich untersucht worden (Bossi 2018). Der PNI verrechnet das Serumalbumin und die Lymphozytenzahl miteinander und kann schnell durchgeführt werden.

Dysphagiescreening bei Patienten mit einem Kopf-Hals-Tumor

7.48 Welche Patienten brauchen ein Screening?

Einzelne Leitlinien empfehlen, dass alle Patienten ein Dysphagiescreening zur Schluckfähigkeit vor und natürlich nach Tumorbehandlung erhalten sollen. Das Screening ist ein kostengünstiges Instrument, um zu entscheiden, ob weitere Maßnahmen wie ausführliche klinische und bildgebende Untersuchungen nötig sind (▶ 2.7ff., ▶ 2.20).

7.49 Gibt es validierte Screenings für Patienten mit einem Kopf-Hals-Tumor?

Sowohl für operierte wie auch bestrahlte Patienten liegen validierte Screenings vor, u.a. der *Wasserschlucktest nach Patterson* (Patterson et al. 2009) oder der *FraMaDySc* (Frankfurt-Marburger Dysphagie Screening, Hey et al. 2013). Erste Arbeiten zum Einsatz des *Hustenreflex-Tests* als Screening für stille Aspiration für Patienten mit einem Kopf-Hals-Tumor sind ebenfalls publiziert worden (Holmes 2016).

7.50 Warum ist es sinnvoll, bei Patienten mit einem Kopf-Hals-Tumor Screenings einzusetzen?

Ein Screening ist ein erster Schritt zur Diagnostik und somit auch im Behandlungspfad von Dysphagiepatienten. Es schätzt die Gefährdung von Dysphagiepatienten hinsichtlich des Risikos für Aspiration, einer eingeschränkten Schluckperformance oder einer therapierelevanten Schluckstörung ein, und kann somit als Triage-Instrument genutzt werden. Mit einem Screening kann ein Diagnostik- und Behandlungspfad ausgelöst werden, um die Krankenhausverweildauer und Mortalitätsrate zu senken, und für die betroffenen Patienten die Lebensqualität zu erhöhen (▶ 2.71).

7

MERKE

Insbesondere bei Patienten, die eine Bestrahlung hinter sich haben, ist ein Screening wichtig. Nach Abklingen der akuten Folgen einer Radiotherapie ist Essen und Trinken meist wieder möglich. Jedoch kann sich Jahre oder gar Jahrzehnte später durch progrediente Veränderungen der Schluckstrukturen eine Verschlechterung des Schluckaktes einstellen.

7.51 Reicht ein dysphagiebezogener Fragebogen zu Schluckbeschwerden als Screening?

Nein, da Patienten mit den Fragebögen subjektive Beschwerden angeben, die sie selbst bemerken. Diese müssen nicht mit objektiv nachweisbaren Schluckproblemen zusammenhängen. Ein Beispiel hierfür ist eine stille Aspiration, welche von den Betroffenen selbst nicht bemerkt und somit auch nicht angegeben wird.

7.52 Warum brauchen bestrahlte Patienten in regelmäßigen Abständen eine Überprüfung der Schluckperformance?

Während operierte Patienten nach Abschluss der Wundheilung einen Zielpunkt erreichen, verändern sich Strukturen und Schluckperformance bei radiologisch behandelten Patienten auch Jahre und Jahrzehnte nach Abschluss der Bestrahlung. Einerseits sind Fibrosen (Umwandlung von beweglichem in unbewegliches Bindegewebe, ▶ 7.78) und andererseits Nekrosen (Absterben von einzelnen oder mehreren Zellen) von Nerven dafür verantwortlich.

MERKE

Auch viele Jahre nach Abschluss einer Radiotherapie oder Radiochemotherapie kann sich eine Dysphagie entwickeln.

7.53 Ist ein Wasserschlucktest als Screening geeignet?

Ja. Wasserschlucktests sollten als Screening durchgeführt werden. Es konnte gezeigt werden, dass nur der Wasserschlucktest Aussagen über das Vorliegen einer therapierelevanten Schluckstörung, gemessen an **FOIS** (*Functional Oral Intake Scale*, Crary et al. 2005) und **PAS** (*Penetration Aspiration Scale*, Rosenbek et al. 1996) liefert, nicht hingegen die klinischen Prädiktoren. Allerdings sollte berücksichtigt werden, dass sowohl nach Operation wie auch nach Bestrahlung Probleme mit der Effizienz des Bolustransports vorliegen können. Diese kann ein Wasserschlucktest nicht sicher beurteilen.

MERKE

Kopf-Hals-Tumor-Patienten mit Schluckstörungen weisen häufig gleichzeitig Schwierigkeiten mit dem Schutz der Atemwege (Penetration und Aspiration) und der Effizienz des Bolustransportes (Residuen und Coating) auf.

Klinische Schluckdiagnostik bei Patienten mit einem Kopf-Hals-Tumor

7.54 Kann ich zur klinischen Diagnostik von Kopf-Hals-Tumor-Patienten ein Verfahren für neurologische Patienten verwenden?

Nein, denn bei klinischen Diagnostikverfahren für neurologische Patienten fehlen Symptome, die typischerweise nur bei Patienten mit einem Kopf-Hals-Tumor auftreten, wie neurogene Schmerzen, Übelkeit, Mukositis, Ödeme, Xerostomie oder Fibrose. Vor allem aber sind die Verfahren für neurologische Patienten ausschließlich für diese Patientengruppe validiert und somit in ihrer Aussagekraft nicht für Patienten mit einem Kopf-Hals-Tumor reliabel (▶ 2.11).

Zudem fehlt auf neurologischen Untersuchungsbögen häufig Platz, um die Operationsschritte zusammenzufassen. So ist z.B. die Rekonstruktion des Zungengrundes durch einen freien Lappen eine wichtige Information zur Planung der Therapie.

7.55 Ist der Schluckkontrollgriff eine aussagekräftige Technik, die entscheidet, ob ein Mensch oral ernährt werden kann?

Nein, die Palpation des Kehlkopfes ist kein valides Verfahren zur Einschätzung der Schluckkompetenz oder der Effizienz der Larynxelevation. Nur aufgrund einer klinischen Schluckuntersuchung sollte die Entscheidung zur oralen Ernährung nicht gefällt werden. Idealerweise wird unter Bildgebung entschieden, welches die ideale Konsistenz, Bolusgröße und Applikationsform oder Schlucktechnik ist. Zudem kann der Schluckkontrollgriff bei manchen Tumorpatienten wegen massivem Lymphödem nicht angewandt werden. In der Spätphase nach Bestrahlung ist häufig ein unbeweglicher Kehlkopf, ein *frozen larynx*, zu palpieren. Trotzdem kann mit entsprechender Schlucktechnik und angepasster Konsistenz eine orale (Teil-)Ernährung ermöglicht werden.

MERKE

Die Palpation des Kehlkopfes ist kein valides Verfahren zur Einschätzung der Schluckkompetenz oder der Effizienz der Larynxelevation. Nur aufgrund einer klinischen Schluckuntersuchung sollte die Entscheidung zur oralen Ernährung nicht gefällt werden.

PRAXISTIPP

Mit individuell abgestimmten, kompensatorischen Techniken lässt sich auch bei völlig ausbleibender Kehlkopfelevation *(frozen larynx)* in vielen Fällen eine (Teil-)Oralisierung erreichen.

Bildgebende Schluckdiagnostik bei Patienten mit einem Kopf-Hals-Tumor

7.56 Welche Vorteile hat eine FEES bei tumorbedingter Schluckstörung?

Die FEES bietet folgende Vorteile:

- Sowohl bei chirurgisch wie auch bei radiotherapeutisch behandelten Patienten bietet eine FEES einen aussagekräftigen Überblick über die neue Anatomie.
- Trotz hochgradiger Aspirationsgefahr oder Unvermögen einer Schlucktriggerung können durch die Beobachtung des Speichelschluckens und einzelner Funktionstests Informationen zur Planung der weiteren Therapie gesammelt werden.
- Während der FEES können pharyngeale und laryngeale Sensibilitätstestungen vorgenommen werden.
- Auch können während der Endoskopie ein erneutes Tumorwachstum oder Rezidiv früh erkannt werden.
- Bei Noncompliance kann ein farbiger FEES-Film gerade bei Suchtpatienten die Motivation zur Therapie erhöhen.

Die Wahl der Bildgebung sollte nach vorgängiger klinischer Schluckuntersuchung aufgrund der offenen Fragen gefällt werden. Zu Indikationen, Kontraindikationen und Risiken bzw. Vorteilen der FEES-Diagnostik (▶ 2.70ff.).

7.57 Welche Vorteile hat eine VFSS bei tumorbedingter Schluckstörung?

Die Videofluoroskopie (VFSS) bietet folgende Vorteile:

- Sie liefert als einziges bildgebendes Diagnostikverfahren Informationen über die dem Schluck zugrundeliegende Biomechanik und ist damit unerlässlich zur ursachengerechten Planung einer rehabilitativen Therapie.
- Bei den typischen Verengungen des oberen Speiseröhren-Sphinkters als Spätfolge einer Radiotherapie ist mittels Videofluoroskopie eine Aussage über den Grad der Einengung möglich.
- Aussagen über die Menge des Aspirats oder über das Vorliegen von tiefer Aspiration sind nur mittels Videofluoroskopie möglich.

Die Wahl der Bildgebung sollte nach vorgängiger klinischer Schluckuntersuchung aufgrund der offenen Fragen gefällt werden. Zu Indikationen, Kontraindikationen und Risiken bzw. Vorteilen der VFSS (▶ 2.71ff.).

MERKE
Eine fundierte Beurteilung des Schluckaktes und eine risikoarme Dysphagietherapie sind nur nach einer bildgebenden Untersuchung möglich.

7.58 Gibt es weitere relevante bildgebende Diagnostikinstrumente bei Patienten mit einem Kopf-Hals-Tumor?

Ja!

- Der **Ösophagusbreischluck** wird häufig eingesetzt, um Fibrosen (▶ 7.78) des oberen ösophagealen Segementes oder tracheoösophageale Fisteln festzustellen.
- Auch die **Gastroskopie** kann eine diagnostische Methode zur Feststellung einer Ösophagusstenose sein.
- Empfohlen werden teilweise auch **manometrische Untersuchungen** zur Erfassung intraluminaler Druckverhältnisse.

Folgen einer onkologischen Therapie bei Patienten mit Kopf-Hals-Tumoren

7.59 Welche allgemeinen Beschwerden haben Patienten nach einer Tumortherapie?

Patienten weisen gehäuft direkte und auch nicht unmittelbar mit der Tumorbehandlung im Zusammenhang stehende Beschwerden auf. Häufig werden Kopfschmerzen, Xerostomie (▶ 7.71), Mukositis (▶ 7.70), Fatigue (Erschöpfung, ▶ 7.80) und Schlafstörungen berichtet.

7.60 Warum kann ein Tumor den Schluckakt behindern?

Tumormasse kann die Passage für den Bolus behindern, einschränken oder im Extremfall sogar unmöglich machen (▶ 7.6). Es kann durch fortschreitendes, nicht diagnostiziertes Tumorwachstum auch zu Ausfällen von motorischen oder sensiblen Hirnnerven kommen (▶ 2.27ff.).

7.61 Warum liegt nach einer Tumoroperation im Kopf-Hals-Bereich häufig eine Schluckstörung vor?

Viele häufig von einem Plattenepithelkarzinom betroffene Strukturen spielen eine wichtige Rolle während des normalen Schluckaktes. Eine Veränderung oder Entfernung von schluckrelevanten Strukturen im Mundraum, Rachen und Kehlkopf wie Schleimhaut, Muskulatur, Zähne, Kieferknochen, Knorpel oder Nerven hat immer Einfluss auf den hochkomplexen Schluckakt, welcher saugende und pumpende Kräfte mit Mechanismen zum Schutz der Atemwege koordiniert. Sowohl fehlende Strukturen als auch Schwellungen, Narbenzüge oder veränderte Raumverhältnisse haben einen Einfluss auf die postoperative Schluckfähigkeit.

7.62 Führt die Operation eines oralen Tumors immer zu Störungen der oralen Phase?

Als Faustregel gilt, dass ein kleiner Tumor nur kurzfristige und geringe Störungen der oralen Vorbereitungs- und Transportphase auslöst. Bei größeren Tumoren ist eine Störung der Bolusmanipulation und -kontrolle sowie des oralen Bolustransports zu erwarten. Ausgedehnte Operationen, die auch den Mundboden einbeziehen, können sogar wesentliche Auswirkungen auf die pharyngeale Phase haben.

MERKE
Nach Entfernung eines Mundbodenkarzinoms kann die Vorwärts-/Aufwärtsbewegung von Hyoid und Kehlkopf eingeschränkt sein. Damit sind der Schutz der unteren Atemwege und die Öffnung des oberen ösophagealen Segmentes beeinträchtigt.

7.63 Haben Patienten nach Behandlung eines Tumors vorwiegend Probleme mit dem Schutz der Atemwege oder mit der Effizienz des Schluckaktes?

Je nach Lage, Größe und Behandlungsart eines Primärtumors und möglicher lokaler Metastasen (Halslymphknoten) kann einerseits die Effizienz des Schluckaktes oder der Schutz der Atemwege beeinträchtigt sein. Bei großen Tumoren und multimodaler Behandlung sind häufig der Transport und damit die Schluckeffizienz sowie die Sicherheit der Atemwege beeinträchtigt.

MERKE
Bei Tumorpatienten mit Dysphagie ist häufig neben dem ungenügenden Schutz der Atemwege auch die Effizienz des Schluckaktes eingeschränkt.

7.64 Gibt es stille Aspiration bei Patienten mit einem Kopf-Hals-Tumor?

Diverse Ursachen können bei Patienten mit Kopf-Hals-Tumor zu prä-, intra- oder postdeglutitiver stiller Aspiration führen. Dies kann durch chirurgische Strukturentfernung, Nervenschädigungen oder Rekonstruktion von Gewebedefekten durch eine Lappenplastik der Fall sein. Auch die Bestrahlung von Gewebe führt trotz Erhalt der Strukturen zu Funktionsveränderungen und -ausfällen. Insbesondere bestrahlte Patienten reagieren nicht oder erst sehr spät, also erst bei einer sehr tiefen Aspiration, mit einem Hustenstoß auf das Eindringen von Schluckgut in die Atemwege.

MERKE
Auch wenn bei einer Radiotherapie im Gegensatz zu einer chirurgischen Therapie alle schluckrelevanten Strukturen erhalten bleiben, kann stille Aspiration vorkommen.

7.65 Wie wird eine stille Aspiration bei Patienten mit Kopf-Hals-Tumor diagnostiziert?

Die exakte pathophysiologische Ursache einer stillen Aspiration kann auch bei Patienten mit einem Kopf-Hals-Tumor nur mittels bildgebender Verfahren bestimmt und dann zielgerichtet therapeutisch behandelt werden. Die klinische Schluckfunktionsuntersuchung und Informationen des Patienten erlauben jedoch, die Verdachtsdiagnose einer stillen Aspiration zu stellen (▸ 2.7ff., ▸ 7.64).

7.66 Wie häufig entstehen Aspirationspneumonien bei Patienten mit Kopf-Hals-Tumor?

Diverse Faktoren beeinflussen die Ausprägung einer Dysphagie und das Vorhandensein einer möglichen Aspiration bei Patienten mit einem Kopf-Hals-Tumor. Neben dem **Tumorstadium** ist die **Art der Behandlung** (Chirurgie, Radiotherapie oder multimodale Behandlung) ein wichtiger Hinweis.

So zeigte Mortensen et al. (2013) bei einer Arbeit an 324 Patienten nach Radiochemotherapie, dass 32 % eine schwere Dysphagie aufwiesen. Die Inzidenzrate von 29 pro 1000 Menschen pro Jahr entspricht 18 Menschen aus der untersuchten Gruppe, die eine Aspirationspneumonie entwickelten. Andere Autoren weisen darauf hin, dass fortgeschrittenes Alter, ein reduzierter Immunstatus, aber auch kontinuierliches Rauchen das Risiko für eine Aspirationspneumonie erhöhen.

7.67 Kann ein Patient mit Kopf-Hals-Tumor oral ernährt werden, wenn er chronisch aspiriert?

Verschiedene Forschungsarbeiten zeigen auf, dass unter bestimmten Voraussetzungen trotz konstanter Aspiration keine pulmologischen Komplikationen auftreten müssen. So wurde sowohl in Einzelfallstudien (Bianchi und Cantarella 2011) als auch in größeren Probandengruppen (n = 116) nachgewiesen, dass Patienten mit Kopf-Hals-Tumor trotz chronischer Aspiration essen und trinken konnten, ohne dass eine Aspirationspneumonie auftrat. Bei einem Lebensalter über 70 Jahren, einer chronischen Lungenerkrankung und konstantem Rauchen ist die Situation jedoch kritisch zu betrachten.

MERKE

Häufig können Patienten trotz Aspiration orale Kost zu sich nehmen. Das Vorliegen einer stillen Aspiration ist damit nicht zwingend ein Grund für Nahrungskarenz.

7.68 Welche Gründe führen bei Patienten mit einem Kopf-Hals-Tumor zur Einlage einer Trachealkanüle?

Eine Trachealkanüle wird i.d.R. in folgenden Situationen eingesetzt:

- Bei ausgedehnten Operationen, die postoperativ zu Blutungen und Schwellungen führen können, die die Atemwege verlegen könnten. Hier ist eine rasche Dekanülierung anzustreben.
- Bei massiven inneren Ödemen im Verlauf einer Radiotherapie, die die Atemwege verlegen können. Auch hier sollte durch regelmäßige Kontrollen eine baldige Entfernung der Kanüle angestrebt werden.

- In palliativen Situationen, wenn die Tumormasse die Atmung erschwert oder unmöglich macht.

Eine Trachealkanüle (▶ 5.9ff.) gegen Speichelaspiration ist wenig sinnvoll und sollte wegen Sekundärschäden vermieden werden.

MERKE
Die Einlage einer Trachealkanüle sollte möglichst vermieden werden, oder falls indiziert ist eine rasche Dekanülierung anzustreben.

7.69 Warum stellt bei den meisten Patienten mit einem Kopf-Hals-Tumor die Schluckstörung die größte Beeinträchtigung der Lebensqualität dar?

Bei neurologischen Dysphagiepatienten liegen meist neben der Schluckstörung unterschiedliche weitere Probleme wie Paresen der Extremitäten, Wahrnehmungs- und Sprachstörungen vor. Bei Patienten mit einem Kopf-Hals-Tumor ist abgesehen vom Essen bald schon eine Teilnahme am Alltag möglich. Da normales Schlucken oder ein unauffälliges Speichelmanagement jedoch sowohl bei der Arbeit als auch bei sozialen Interaktionen wichtig sind, ist eine Schluckstörung für Patienten mit Kopf-Hals-Tumor häufig der einschneidendste Faktor im Hinblick auf die Lebensqualität (▶ 7.41).

7.70 Was versteht man unter einer Mukositis?

Eine **Mukositis** ist eine **Entzündung der Schleimhaut**. Neben der Mundtrockenheit (Xerostomie, ▶ 7.71) stellt sie **eine der häufigsten Folgekomplikationen** einer onkologischen Behandlung (Chemotherapie und Strahlentherapie) dar.

Die Strahlentherapie zielt auf sich schnell teilende karzinogene Gewebszellen. Auch die Zellen der Schleimhäute, z.B. im Bereich der Mundhöhle, sind schnell teilende Gewebszellen und werden daher auch von der Strahlentherapie angegriffen. Es kann zu massiven Entzündungen mit Ulzerationen (Substanzdefekt der Schleimhaut) kommen, sodass eine Besiedelung der Schleimhäute mit Bakterien und Pilzen möglich ist.

Die Mukositis ist **schmerzhaft** und führt bei den betroffenen Patienten häufig zu massiven Einbußen der Lebensqualität und einem Verzicht auf orale Flüssigkeits- oder Nahrungsaufnahme (▶ Tab. 7.3). In den S3-Leitlinien zur supportiven Therapie bei onkologischen Patienten finden sich Empfehlungen zur Prophylaxe und Behandlung.

7.71 Was sind die Ursachen und Folgen einer Xerostomie?

Xerostomie ist eine **subjektiv wahrgenommene Mundtrockenheit**. Diese deckt sich nicht immer mit einer messbaren Hyposalivation. Es handelt sich um eine Störung der Speichelsekretion (verändertes Volumen, Konsistenz, ph-Wert). Xerostomie kann nach Bestrahlung oder nach operativer Entfernung von Speicheldrüsen auftreten (▶ 10.26).

Als Folgen sind Schluckschwierigkeiten bei trockenen Speisen, Schwierigkeiten beim Sprechen, Schlafschwierigkeiten, Karies oder ein erhöhtes Risiko von oralen

Tab. 7.3 Schweregrade der Mukositis nach Common Toxicity Criteria (CTC); WHO

Schweregrad	Toxizität	Schleimhaut	Nahrungsaufnahme
WHO I	gering/leichtgradig	gering wund, Erythem, schmerzarme Erosion	nicht gestört
WHO II	mäßig/deutlich	mäßig schmerzhaftes Erythem, Ödem oder Erosionen	kann feste Nahrung zu sich nehmen
WHO III	stark/ausgeprägt	stark schmerzhaftes Erythem, Ödem oder Ulzera	kann nur flüssige Nahrung zu sich nehmen
WHO IV	lebensbedrohlich	tiefe Ulzerationen, Nekrosen, Hämorrhagien	keine orale Nahrungsaufnahme möglich, PEG oder parenterale Ernährung nötig

oder pneumologischen Infekten zu erwarten, denn die im Speichel enthaltenen Antikörper wirken antibakteriell und antiviral (▸ 10.27, ▸ 10.28).

7

7.72 Wie kann eine Xerostomie gemildert werden?

Mundtrockenheit kann durch lokale, befeuchtende Maßnahmen behandelt werden. Dies ist durch regelmäßiges Benetzen der Schleimhaut mit Wasser, regelmäßige Wasserschlucke, Speichelersatz-Sprays, Gels oder Medikamente möglich. Bis jetzt gibt es leider weder durch Studien untermauerte Maßnahmen, noch in der Praxis für jeden Patienten gleich hilfreiche Produkte.

MERKE

Patienten mit Xerostomie brauchen Unterstützung bei der Suche eines für sie hilfreichen Produktes.

7.73 Was versteht man unter Trismus?

Unter **Trismus** versteht man eine **eingeschränkte Kieferöffnung**. Trismus oder eine Kieferklemme hat vielfältige Ursachen, u.a. eine Beeinträchtigung der Kieferöffnungsmuskulatur, ein Hypertonus, eine Verkürzung oder Fibrose (▸ 7.78) der Schließmuskulatur des Kiefers.

Muskelschädigungen können Folge einer Operation sein, wenn Tumorgewebe in den kritischen Muskelarealen entfernt werden musste. Auch Veränderungen im Kiefergelenk durch operative Manipulationen am Kiefer, Nicht-Gebrauch des Kiefers (non-use) oder Bestrahlung des Kiefergelenkes können zu einer eingeschränkten Mundöffnung führen. Trismus ist eine typische Folge nach Radio(chemo)therapie.

Die **LENT-SOMA-Klassifikation** nach Bestrahlung (*Late Effects of Normal Tissue and Subjective, Objective, Management and Analytic Categories*) unterscheidet vier Schweregrade von Trismus (Bamberg 2009, ▸ Tab. 7.4).

Als *Schnelltest* sollten drei eigene Finger zwischen die Schneidezähne passen. In der Literatur sind unterschiedliche Normwerte zu finden. Weniger als 2–3 cm zwischen oberem und unterem Schneidezahn gilt als **Trismus**. Oft wird eine maximale Distanz zwischen den Schneidezähnen von weniger als 35 mm als Cut-off-Wert verwendet.

Tab. 7.4 Kieferöffnungsweite mod. nach Bamberg, 2009

Grad 1	Grad 2	Grad 3	Grad 4
bemerkbare Einschränkung aber nicht messbar	verhindert normales Essen, Umstellung auf weiche Kost nötig	Schwierigkeiten zu essen, Umstellung auf Flüssigkost	inadäquate Nahrungsaufnahme, Ernährung über PEG-Sonde
	1–2 cm Kieferöffnung	0,5–1 cm Kieferöffnung	< 0,5 cm Kieferöffnung

Die eingeschränkte Kieferöffnung behindert nicht nur die Nahrungsaufnahme, sondern auch das Sprechen, Gähnen oder eine adäquate Mundpflege. Unbehandelter Trismus führt zu einem Teufelskreis: Schmerz führt zu non-use und damit zu einer weiteren Bewegungsverkleinerung, was wiederum den Schmerz verstärkt.

PRAXISTIPP

Wenn der Patient eine geringere Mundöffnung als drei eigene Finger zwischen den Schneidezähnen aufweist, ist eine differenzierte Überprüfung der Kieferbewegung nötig.

7

7.74 Warum können manche Patienten zwar schlucken, aber den Kiefer nicht öffnen, um den Löffel in den Mund zu führen?

Nach einer Operation können schmerzbedingte oder entzündliche Prozesse die Kieferöffnung beeinträchtigen. Nach Bestrahlungen können akute wie auch späte Gewebeveränderungen die Öffnungsweite reduzieren. Meist geht Trismus mit anderen Funktionseinschränkungen einher. In Einzelfällen ist ein Trismus das am meisten störende Symptom bei ansonsten gut erhaltener Schluckfähigkeit.

7.75 Gibt es Verfahren zur Verbesserung der Kieferöffnung?

Wenn ein nachgewiesener Hypertonus der Kieferschließer vorliegt, kann eine Behandlung mit **Botox** die Öffnungsweite verbessern. Fibrotische Veränderungen der Muskulatur und Entzündungen oder Fibrose im Kiefergelenk können durch Botulinumtoxin nicht verbessert werden. Hierfür werden konservative, übende Verfahren empfohlen.

Beim Einsatz von **Geräten zur Dehnung** ist auf eine physiologische Bewegungsrichtung des Kiefers zu achten. Zusätzlich sollte auf langfristige Besserung und keinesfalls auf eine schnelle Öffnungsweite abgezielt werden.

7.76 Sollte eher chirurgisch oder funktionell-therapeutisch bei einer Kieferklemme vorgegangen werden?

Eine sorgfältige Prüfung der Ursache ist Grundlage jeder Behandlung. Fibrotische Prozesse (▶ 7.78) oder non-use-Schäden (▶ 10.15, ▶ 3.11ff.) lassen sich nur durch Training/Bewegung und manuelle Techniken verändern. Bei einem Hypertonus der Schließmuskulatur des Kiefers kann eine Behandlung mit Botox die Öffnungsweite verbessern.

MERKE

Die konservative Therapie eines Trismus (weniger als 2–3 cm Mundöffnung) erfordert ein vorsichtiges, hochfrequentes und regelmäßiges Training. Schmerz ist tunlichst zu vermeiden.

7.77 Was ist Dysgeusie/Ageusie?

Dysgeusie bezeichnet die **Beeinträchtigung des Geschmacksempfindens. Ageusie** ist der **vollständige Verlust des Geschmacksempfindens.**

Bei Patienten mit einem Kopf-Hals-Tumor kann eine Dysgeusie nach einer Operation der Zunge und des weichen Gaumens vorliegen, aber auch als Folge einer Radiotherapie. Neben dem Verlust der Geschmacksknospen kann die nervale sensorische Weiterleitung durch Bestrahlung der Hirnnerven VII, IX und X beeinträchtigt werden. Der Verlust des Geschmacksempfindens stellt für die betroffenen Patienten eine erhebliche Einschränkung der Lebensqualität dar.

INFO

Auch die Veränderung der Speichelsekretion und des ph-Wertes des Speichels kann zu einer veränderten Geschmackswahrnehmung führen.

7.78 Was ist eine Fibrose?

Als **Fibrose** bezeichnet man eine krankhafte **Vermehrung von Bindegewebe**, welches in der Folge zu einer **Verhärtung** der betroffenen Strukturen führen kann.

Eine Fibrose ist eine der häufigen Nebenwirkungen einer Strahlentherapie und verursacht Funktionseinschränkungen der schluckrelevanten Strukturen, weil z.B. Muskelfasern in Bindegewebe umgewandelt oder von starrem Bindegewebe eingeschlossen werden. Fibrotische Prozesse gehören zu den späten Folgen nach einer Radiochemotherapie.

INFO

Fibrose nach Radiotherapie ist ein progredienter Prozess und kann nicht mehr rückgängig gemacht werden.

7.79 Warum können Patienten mit einem Kopf-Hals-Tumor nach onkologischer Therapie unter Neuropathien leiden?

Eine Radiotherapie bringt nicht nur wie beabsichtigt Tumorzellen zum Absterben, sondern kann auch gesunde Zellen schädigen. Dies kann einerseits zum Absterben von Zellen wie der Mundschleimhaut führen, andererseits setzt es Prozesse wie eine übermäßige Bindegewebebildung oder aber eine Verminderung der Blutgefäße in Gang. Weiter kann als Spätfolge eine Schädigung der Hirnnerven eintreten, was zu Störungen der Sensibilität, zu Schmerzen oder zu Muskelschwäche bis hin zu Lähmungen führen kann. Auch die Chemotherapie hat neurotoxische Eigenschaften und kann zu Nervenschädigungen führen.

MERKE
Diagnostisch ist zwischen einer neurologischen Erkrankung im Alter und den Spätfolgen einer onkologischen Therapie zu unterscheiden.

7.80 Was bedeutet Fatigue-Syndrom?

Fatigue oder **Fatigue-Syndrom** ist definiert als starke Müdigkeit, erhöhtes Ruhebedürfnis oder frühzeitig erschöpfte Kraftreserven. Diese Symptome entstehen disproportional zu der vorangehenden Anstrengung. Es kann begleitet sein von Motivationslosigkeit und Desinteresse. Eine wesentliche Ursache ist eine *Anämie*. Diese wiederum kann Folge bestimmter radio(chemo)therapeutischer Behandlungen sein. Bei Tumorpatienten ist die Ursache von Fatigue nicht abschließend geklärt. Auch psychische Faktoren können interagieren.

7.81 Können postoperative Schmerzen den Schluckakt beeinflussen?

Schmerz kann zu einer Schonhaltung, Vermeidung oder einer ungünstigen Haltung während des Schluckens führen. Verschiedene Arbeiten haben aufgezeigt, dass eine ausreichende Schmerzmedikation die Wiederherstellung des Schluckaktes beschleunigen kann. Falls der Schluckakt ausschließlich durch Schmerz und nicht durch andere Faktoren verursacht wird, spricht man nicht von Dysphagie, sondern von **Odynophagie.**

MERKE
Odynophagie bedeutet schmerzhaftes und dadurch beeinträchtigtes Schlucken. Ursachen hierfür können entzündliche Prozesse oder Passagehindernisse im Ösophagus sein. *Odynophagie ist nicht gleichbedeutend mit Dysphagie.*

7.82 Warum beschreiben manche Patienten einschießende Schmerzen zu Beginn einer Mahlzeit?

Eine operative Tumorentfernung kann zur Verletzung von Nerven führen. Dadurch können neurogene Schmerzen entstehen, die auf herkömmliche Schmerzmedikation nicht ansprechen. Neurogener Schmerz benötigt häufig eine kombinierte Therapie mit u.a. Antidepressiva, Antiepileptika und Stereoiden, denn der Schmerz entsteht im Nervensystem durch entzündliche, toxische oder traumatische Schädigung peripherer Nerven.

7.83 Können übergewichtige Patienten mit einem Kopf-Hals-Tumor mangelernährt sein?

Ja. Ernährungsspezialisten konnten klar nachweisen, dass Übergewicht nicht vor einer Mangelernährung (Malnutrition) während und nach Tumorbehandlung schützt (▶ 4.1).

Patienten benötigen während oder nach einer Tumortherapie bestimmte Nährstoffe, um die Heilung und Erholung zu unterstützen. Es ist z.B. eine ausreichende

Zufuhr von Eiweiß und Mikrobausteinen nötig (▶ 4.18ff.). Das gespeicherte Bauchfett kann Phasen von Nahrungskarenz nicht ausreichend überbrücken.

MERKE

Übergewicht schließt Mangelernährung nicht aus!

7.84 Wie häufig entsteht Malnutrition bei Patienten mit einem Kopf-Hals-Tumor?

Sowohl chirurgisch wie auch radiotherapeutisch behandelte Patienten haben meist einen hohen Eiweißbedarf. Auch Suchtpatienten bedürfen einer besonderen Zufuhr von Mikrobaustoffen, um die Erholung nach Tumorentfernung nicht zu verlangsamen. In diesem Sinne weisen die meisten Tumorpatienten eine Mangelernährung auf, indem der besondere Bedarf an Makro- und Mikrobausteinen nicht gedeckt werden kann (▶ 4.17). Schmerzen (▶ 7.81), Geschmacksveränderungen (▶ 7.77), Mundtrockenheit (▶ 7.71) und Schluckstörungen führen zu einer verminderten oder gar unmöglichen oralen Nahrungsaufnahme (Crowderet al. 2018).

7.85 Sind Patienten ausreichend ernährt, wenn sie ihr Gewicht halten?

Nein, auch Patienten mit stabilem Gewicht können eine Mangelernährung aufweisen. In der Behandlungsphase haben sie einen erhöhten Bedarf an bestimmten Nährstoffen. Zusätzlich können Patienten bereits vor der Behandlung mangelernährt sein (▶ 4.3ff.).

7.86 Hat der Ernährungsstatus einen Einfluss auf die Prognose?

Interdisziplinär arbeitende Teams benutzen den Ernährungsstatus als wichtigen Faktor bei der Behandlungsplanung und der weiteren Betreuung. Mangelernährte Patienten haben eine deutlich schlechtere Prognose im Hinblick auf die Überlebenszeit (▶ 4.10).

Gängige Operationstechniken und Folgen einer Operation

7.87 Kann aufgrund der Lage des Tumors vor der Operation eine Aussage über die postoperativ zu erwartende Schluckstörung getroffen werden?

Bei guter Kenntnis der normalen Schluckphysiologie können nach dem Staging (Klassifikation von Lage und Größe) des Primärtumors (▶ 7.2) Hypothesen über die Effizienz und Sicherheit des postoperativen Schluckakts aufgestellt werden. Anhand dessen können Patienten bereits präoperativ auf die Art und Ausprägung der postoperativ zu erwartenden Dysphagie vorbereitet werden. Patienten erleben diese detaillierte Vorinformation meist als hilfreich, da sie sich unter der Aussage „Sie werden nach der

Operation eine Schluckstörung haben" wenig vorstellen können. Eine Beratung mithilfe von Bildern, Modellen oder Lehrfilmen entlastet viele Patienten, da sie sich vorbereiten können. Darüber hinaus weist ein aufgeklärter Patient weniger Ängste auf, als wenn er keine Vorstellung davon hat, was ihn erwartet.

7.88 Warum kann eine Neck Dissection den Schluckakt behindern?

Zur Entfernung von Halslymphknoten und Lymphbahnen (Neck Dissection, ▶ 7.4) sind neben der Resektion des Primärtumors weitere Operationsschritte nötig. Im Rahmen einer Neck Dissection werden somit weitere funktionelle Einheiten durchtrennt, entfernt und verändert.

Es konnte nachgewiesen werden, dass eine Neck Dissection z.B. die Auslenkung der Hyoidbewegung reduzieren kann. Bei einer totalen Neck Dissection sind sogar sehr häufig die Schulter- und Kopf-Beweglichkeit eingeschränkt. Durch die Entfernung von Lymphbahnen und Lymphknoten kann es zudem zu postoperativen Lymphödemen kommen, welche die Boluspassage oder die Beweglichkeit der Schluckstrukturen beeinträchtigen können.

7.89 Worin unterscheidet sich eine radikale von einer selektiven Neck Dissection?

Bei der totalen oder radikalen Neck Dissection werden einerseits sämtliche Halslymphknoten und Lymphbahnen entfernt, und andererseits auch Muskulatur wie der M. sternocleidomastoideus und M. omohyoideus sowie Halsfett. Beim selektiven Vorgehen werden hingegen funktionelle Einheiten bestmöglich geschont und nur einzelne Areale des Halslymphnetzes entfernt. Dies ist möglich, weil die Wege des Lymphabflusses aus dem Tumorgebiet bekannt sind oder intraoperativ erforscht werden können. So werden je nach Lage des Primärtumors nur die Level entfernt, die das Gebiet drainieren.

BEISPIEL

Bei einem Oropharynxkarzinom wird typischerweise eine Neck Dissection der Level II, III, IV und V vorgenommen. Bei oralen Tumoren werden meist Level I, II und III entfernt (▶ Abb. 7.1).

MERKE

Moderne Tumorchirurgie zielt nicht allein auf Tumorfreiheit, sondern auch auf bestmöglichen Funktionserhalt. Deshalb sind die heutigen Techniken deutlich schonender als noch vor zwei Jahrzehnten.

7.90 Haben die unterschiedlichen operativen Zugangswege Effekte auf die Schwere der Schluckstörung?

Je nach Größe und Lage des Primärtumors kann der Tumor transoral oder durch ein Auftrennen von außen entfernt werden. So müssen z.B. für eine komplette Entfernung eines Mundbodentumors häufig die Lippe und der Unterkieferknochen durchtrennt werden. Diese Operation verursacht zusätzlich zur Entfernung des eigentlichen Tumors weitere Schäden an den Schluckstrukturen.

Bei einer transoralen Entfernung eines Zungenrandtumors wird durch die weite Öffnung des Mundes operiert, die Sensibilität und Beweglichkeit der Lippe oder des Unterkiefers bleiben meistens erhalten.

Gleiches gilt für eine endolaryngeale Operation: Dabei wird ein Larynxkarzinom durch einen Zugang durch Mund und Rachen und damit geringer Schädigung der Schluckstrukturen entfernt (▶ Abb. 7.5).

Bei einer transzervikalen Operation wird ein Pharynx- oder Larynxkarzinom durch Eröffnung des Halses entfernt und damit werden diverse Strukturen, die schluckrelevant sind, geschädigt.

MERKE

Die Funktion des Schluckens wird durch transorale oder endolaryngeale Operation i.d.R. weniger geschädigt als z.B. bei transzervikalem Zugang.

7.91 Was versteht man unter einer horizontalen Kehlkopfteilresektion?

Eine horizontale Kehlkopfteilresektion wird vorgenommen, um den Kehlkopf und die Stimmgebung zu erhalten. Dazu ist ein transzervikaler Zugang nötig. Der Kehlkopf wird hierbei horizontal durchtrennt und die supraglottischen Strukturen wie Taschenfalten, aryepiglottische Falten und Epiglottis werden entfernt. Häufig wird intraoperativ ein Hochzug, eine sog. Pexie, des Larynxstumpfes nach oben durchgeführt. Dadurch ist die Rehabilitation des Schluckaktes deutlich einfacher. Die horizontale Teilresektion wird häufig auch supraglottische Kehlkopfteilresektion genannt (▶ Abb. 7.3).

7.92 Was versteht man unter einer vertikalen Kehlkopfteilresektion?

Unter einer vertikalen Kehlkopfteilresektion versteht man wie bei der horizontalen Technik eine Möglichkeit, eine totale Laryngektomie zu umgehen, indem nur Anteile des Larynx entfernt werden. Dabei wird der Hals von außen eröffnet und die betroffene Hälfte des Kehlkopfes wird entfernt, z.B. die linke Schildknorpelhälfte, die linke Stimmlippe und die linke Taschenfalte. Bei einer Operation durch einen erfahrenen Chirurgen resultieren nur geringgradige und vorübergehende Schluckstörungen (▶ Abb. 7.4).

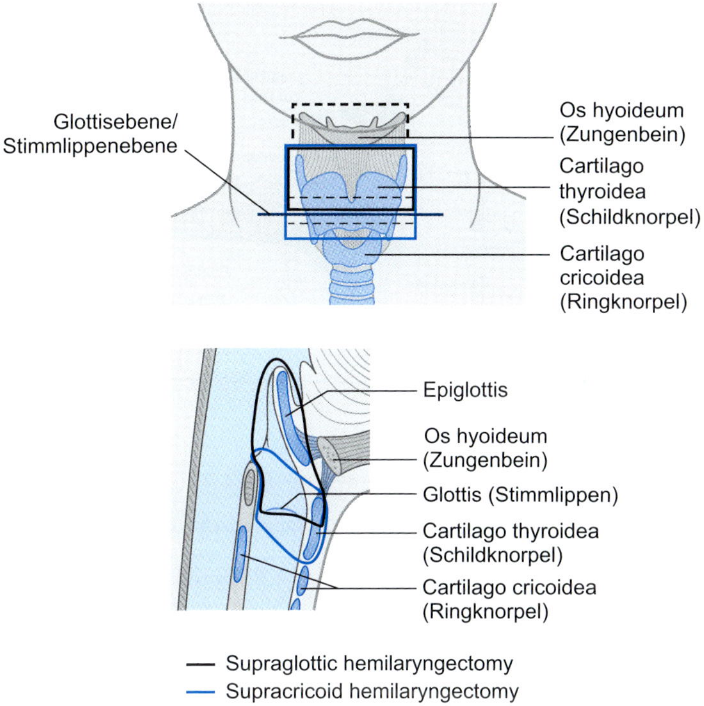

Abb. 7.3 Horizontale Kehlkopfteilresektion . [L231]

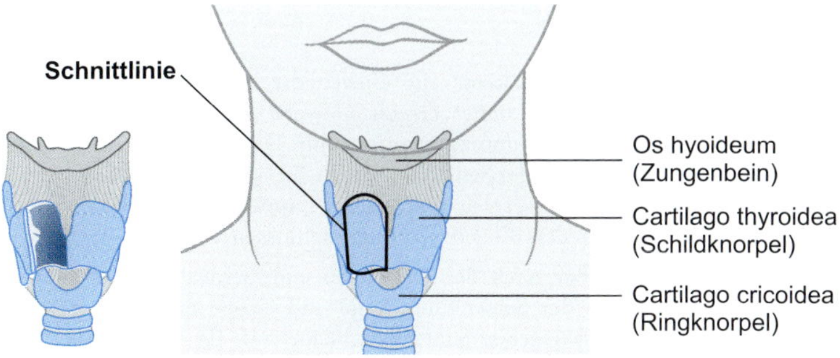

Abb. 7.4 Vertikale Kehlkopfteilresektion. [L231]

7.93 Warum haben Patienten nach endolaryngealer Operation häufig Nackenschmerzen?

Um gesunde Strukturen nicht zu schädigen, wird zur Entfernung von Larynxkarzinomen möglichst ein endolaryngealer Zugang gewählt. Dazu werden die Patienten in einer

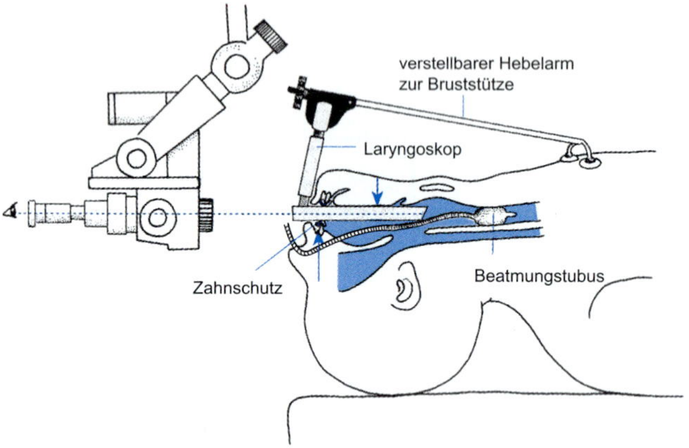

Abb. 7.5 Lagerung des Patienten für Mikrolaryngoskopie. [L157]

stark überstreckten Kopfhaltung auf dem Operationstisch fixiert (▶ Abb. 7.5). Nur so erhält der Operateur die Möglichkeit, laryngeale Tumore zu entfernen, ohne den Hals aufzutrennen. Die ungewohnte Fixation und Überstreckung kann postoperativ Schmerzen der Halswirbelsäule, des Nackens, der Schultern oder des Kiefers auslösen.

PRAXISTIPP

Eine Zusammenarbeit mit einer Physiotherapeutin kann hilfreich sein.

7.94 Warum ist die Schluckfunktion eingeschränkt, wenn nach Entfernung von Zungenteilen die Zunge mit einem Flap wiederaufgebaut wurde?

Nach einer Tumorentfernung kann ein Gewebedefekt mittels Lappenplastik oder Flap abgedeckt werden: dabei ersetzt Gewebe vom Unterarm z.B. das Zungengewebe, das nach der Tumorentfernung fehlt. Das Ersatzgewebe ist jedoch nach der Operation weder von der Sensibilität noch der motorischen Mobilisierung mit den originalen Strukturen vergleichbar, da der Lappen i.d.R. nicht an Nervenstrukturen, sondern nur an den Blutkreislauf angeschlossen wird.

Zusätzlich liegt unmittelbar nach der Operation eine Schwellung des Gewebes vor. Je nach Ausprägung der Schwellung, Lage und Größe des Flaps treten damit leichtere oder schwerwiegende Schluckprobleme auf, da entsprechende Einschränkungen der Sensibilität und Motorik vorliegen.

Lappenrekonstruktionen werden nicht nur im Mundraum, sondern auch im Bereich des Pharynx verwendet. Häufig werden Lappen vom Unterarm, von der Wade oder Anteile des Brustmuskels eingesetzt.

MERKE

Flaps sind hilfreich für den Wiederaufbau der Schluckfunktion, da sie einen entstandenen Gewebedefekt wieder auffüllen. Flaps ersetzen die entfernte Struktur bezüglich der Masse, nicht aber bezüglich Motorik und Sensibilität.

7.95 Warum sind häufig kompensatorische Maßnahmen wie Schlucktechniken, Haltungsänderungen und Reinigungstechniken bei Patienten mit Kopf-Hals-Tumor angezeigt?

Kompensatorische Übungen verändern die normale Schluckphysiologie, um trotz fehlenden oder nicht funktionierenden Strukturen einen effizienten und sicheren Schluckakt zu ermöglichen (▶ 3.18). Durch eine individuelle und ursachengerechte Auswahl von kompensatorischen Maßnahmen kann häufig eine orale Ernährung erreicht werden, die sich jedoch von der früheren Nahrungsaufnahme unterscheidet. Da durch die Tumorentfernung ein bleibender Schaden am Schluckapparat entsteht, reichen i.d.R. restituierende Maßnahmen nicht aus, sondern die physische Veränderung muss durch kompensatorische Techniken behandelt werden.

7.96 Können total laryngektomierte Patienten unter einer Schluckstörung leiden?

Bei Laryngektomierten sind Luft- und Speiseweg getrennt, sodass keine Aspiration auftreten kann. Ausnahme ist eine Fistelbildung zwischen Ösophagus und Neopharynx bzw. Trachea, wodurch Speisen in die Atemwege gelangen können.

Aufgrund dessen erhalten Laryngektomierte häufig keine Schluckabklärung oder Schlucktherapie. Wie Ward et al. jedoch schon 2002 nachgewiesen haben, können dennoch behandlungsbedürftige Schluckstörungen im Sinne von Transportstörungen vorliegen. Zusätzlich können postoperative Schluckstörungen durch Pseudodivertikel oder Strikturen entstehen.

MERKE
Patienten nach totaler Laryngektomie können eine behandlungsbedürftige Dysphagie aufweisen, obwohl primär kein Risiko für eine Aspiration besteht (Ausnahme: Fistelbildung).

7.97 Was ist eine tracheoösophageale Fistel?

Eine **tracheoösophageale Fistel** ist ein nicht natürlicher, röhren- oder röhrennetzartiger **Verbindungsgang zwischen Trachea und Ösophagus**. Nach großangelegten Operationen können gehäuft Fisteln auftreten, welche vor Kostaufbau ausgeschlossen werden müssen. *Beim Vorliegen einer tracheoösophagealen Fistel besteht Aspirationsgefahr.*

MERKE
Nach ausgedehnten Operationen darf erst nach Ausschluss von Fistelbildung der Kostaufbau vorangetrieben werden.

Folgen einer Radiotherapie/Radiochemotherapie

7.98 Was ist ein Port?

Ein **Portsystem**, abgekürzt **Port**, ist ein subkutan **implantiertes Kathetersystem**, welches durch die Haut leicht punktiert werden kann.

7

Ein Port wird angelegt, um einen leicht zugänglichen und dauerhaften Zugang zum arteriellen oder venösen Gefäßsystem zu ermöglichen. Dies wird häufig bei Patienten vor oder während intensiven medizinischen Behandlungen wie einer Chemotherapie vorgenommen.

7.99 Ist bezüglich der Tumorkontrolle Radiochemotherapie oder Chirurgie überlegen?

Leitlinien empfehlen je nach Ausbreitungsgrad und Lokalisation des Tumorgewebes die eine oder andere Therapiemaßnahme. In manchen Fällen kann dem Patienten eine gleich große Sicherheit sowohl durch eine Radiotherapie als auch eine chirurgische Therapie angeboten werden. Manche Tumore sind jedoch z.B. aufgrund der Lage nicht operabel. In diesem Fall ist eine Radiochemotherapie überlegen.

Die Entscheidung für eine Therapieform wird jedoch nicht ausschließlich auf Basis der Tumorkontrolle, sondern auch unter Diskussion der Nebenwirkungen und weiteren Patientenfaktoren (Alter, Komorbidität, Wunsch des Patienten) in einem multiprofessionellen Tumorboard gefällt.

7.100 Warum werden bei manchen Patienten mehrere onkologische Therapiemodalitäten eingesetzt?

Die Therapieform wird anhand der Tumorgröße, Lokalisation und Verbreitung von Metastasen bestimmt. Aufgrund dessen ist eine alleinige Therapieform nicht bei allen Patienten ausreichend. Bei Patienten, welche mehrere Therapiemodalitäten – also zur Operation auch Radio- oder Chemotherapie erhalten – können kombinierte Beschwerden auftreten. Es ist also mit mehr funktionellen Einschränkungen zu rechnen, wenn nicht nur eine Operation oder Bestrahlung, sondern eine kombinierte, multimodale Therapie vorgenommen wird.

MERKE

Bei fortgeschrittenem Tumorstadium und damit großen Tumoren ist meistens eine multimodale Therapie notwendig. Dadurch sind auch vermehrt Einschränkungen der Schluckfunktion zu erwarten.

7.101 Welche Folgen auf den Schluckakt sind damit zu erwarten?

Durch eine multimodale (kombinierte) Therapie, also z.B. erst eine chirurgische und anschließend eine radiochemotherapeutische Behandlung, sind kombinierte Folgen der Behandlungstypen zu erwarten. Die schluckrelevanten Strukturen können durch jede Behandlungsart beeinträchtigt werden, wobei sich die Auswirkungen gegenseitig verstärken können. Dadurch wird auch die funktionelle Reserve, die zur Rehabilitation des Schluckens nötig ist, deutlich geschmälert, und das Risiko für bleibende Einschränkungen des Schluckvermögens steigt. Wenn die funktionelle Reserve bereits durch ein fortgeschrittenes Alter erheblich reduziert ist, ist ein Wiederaufbau der Schluckfunktion teilweise nur noch eingeschränkt oder auch gar nicht mehr möglich (▶ 10.1).

7.102 Ist nach einer organerhaltenden Radio(chemo)therapie auch immer mit Funktionserhalt des Schluckaktes zu rechnen?

Keinesfalls! Die Radiotherapie löst akute, teilweise reversible Störungen wie auch langfristige, chronische Schäden an schluckrelevanten Strukturen aus. Damit ist sowohl während, unmittelbar nach und v.a. auch langfristig mit einer Funktionsschädigung zu rechnen.

MERKE
Organerhalt während einer Radiotherapie ist nicht gleichzusetzen mit Funktionserhalt.

7.103 Wie beeinflusst die Strahlendosis den Schluckakt?

Radiologen kennen die Dosis, die gesunde Strukturen aushalten können, sehr genau. Im Rahmen der Behandlung wird versucht, das Tumorgewebe auszumerzen, ohne dabei die Grenzwerte zu überschreiten. Je nach Lage und Größe des Tumors ist es jedoch nicht immer möglich, z.B. die strahlenempfindliche Parotis auszusparen, was zu Xerostomie (▶ 7.71) führt. Auch ein Überschreiten der Grenzwerte im Bereich der Schlundschnürer, dem Mundboden, dem supraglottischen Raum oder der Glottisebene kann zu Schluckstörungen führen.

MERKE
Eine Radiotherapie (Bestrahlung) kann kurativ wirken, hat jedoch auch negative akute und langfristige chronische Auswirkungen auf das gesunde Gewebe in unmittelbarer Nachbarschaft des Tumors.

7.104 Welche akuten Folgen einer Radiotherapie können das Schlucken erschweren oder unmöglich machen?

Akute Folgen können Mukositis (Mundschleimhautenzündung, ▶ 7.70), Xerostomie (Mundtrockenheit, ▶ 7.71), Dysgeusie (Geschmacksveränderungen), Ageusie (Geschmacksverlust, ▶ 7.77) oder Trismus (Kieferklemme, ▶ 7.73) sein. Diese können je nach Ausprägungsgrad den Schluckakt oder die Nahrungsaufnahme erheblich einschränken oder vorübergehend unmöglich machen.

7.105 Warum kann eine Radiotherapie Monate oder Jahre nach Abschluss der Bestrahlung eine chronische Dysphagie auslösen?

Zu den späten Nebenwirkungen einer Radiotherapie zählen u.a. Fibrosierung des Gewebes (Umbau von beweglichem oder kontraktilem Gewebe in starres Bindegewebe, ▶ 7.78), Strikturen (Einengungen) im Pharynx oder auch Neuropathien (Erkrankungen des peripheren Nervensystems). Dies kann zu einer eingeschränkten Schluckeffizienz und Schlucksicherheit führen.

Tab. 7.5 Schluckrelevante Folgen einer Radiotherapie

Akute Folgen	• Mukositis • Xerostomie • gel. Hypersalivation • Hautirritationen • Geschmacksveränderung • Geruchsveränderung • Heiserkeit • Ödeme • Trismus	• teilweise reversibel • Symptome verbessern sich 3–12 Monate nach Abschluss der Bestrahlung • vollständige Regeneration ist nicht immer gegeben
Chronische Folgen	• Fibrosierung • Trismus • Strahlenkaries • Osteoradionekrose • Strikturen • Neuropathien	• nicht reversibel • führen zu einer chronischen Dysphagie • Auftreten Jahre nach Abschluss der Bestrahlung möglich

7.106 In welche Gruppen können die bestrahlungs-assoziierten Dysphagien eingeteilt werden?

Es kann grob eingeteilt werden in:

1. akute Schluckstörungen, bei denen eine gute Chance auf Rückkehr der Funktion besteht
2. chronische Schluckstörungen, die langsam progredient sind, und häufig nicht mehr erfolgreich restituiert werden können

(▶ Tab. 7.5)

7.107 Verstärkt eine gleichzeitige Chemotherapie die Folgen einer Radiotherapie auf den Schluckakt?

Die Chemotherapie verstärkt die Wirksamkeit der Radiotherapie hinsichtlich der Tumorkontrolle. Gleichzeit verstärkt sie auch die Toxizität, d. h. die Schädigung von gesunden Zellen. Deshalb muss nach Radiochemotherapie mit schwerwiegenderen Funktionsstörungen gerechnet werden als nach alleiniger Radiotherapie.

7.108 Beeinflusst ein Lymphödem den Schluckakt?

Während das *äußere Lymphödem* v.a. das Aussehen und das Wohlbefinden verändert, hat das *innere Lymphödem* meist einen negativen Einfluss auf die Boluspassage und den Atemweg. Das innere Lymphödem kann die Hyoid- und Larynxbeweglichkeit behindern, eine Vorverlagerung der Pharynxrückwand und eine Verdickung der Epiglottis verursachen, die dadurch unbeweglich werden kann.

MERKE

Das innere Lymphödem kann unabhängig von einem äußerlich sichtbaren Lymphödem bestehen. Es beeinträchtigt die Schluckperformance je nach Ausprägung der Schwellung.

Dysphagietherapie bei Patienten mit einem Kopf-Hals-Tumor

7.109 Können Tumorpatienten nach den gleichen Prinzipien wie neurologische Patienten behandelt werden?

Genauso wie neurologische Patienten sollten auch Patienten mit einem Kopf-Hals-Tumor eine ursachengerechte Therapie erhalten. Allerdings haben die onkologischen Patienten häufig konkrete Wünsche und Vorstellungen, was den Schluckakt angeht. Diese sind unbedingt in die Zielsetzung einer Therapie einzubeziehen. Da diese Patienten meist mobil sind, fühlen sie sich durch die Einschränkungen beim Essen und Trinken massiv beeinträchtigt und deshalb hat die Verbesserung des Schluckaktes für sie Priorität.

7.110 Ist die Rückkehr zu einer normalen Ernährung garantiert?

Nein, je nach Art und Ausmaß der onkologischen Behandlung – ob operativ oder mittels Radio(chemo)therapie – kann es zu dauerhaften, irreversiblen Einschränkungen kommen.

7

7.111 Unterscheidet sich die Dauer der Dysphagietherapie nach Operation oder nach Radio(chemo)therapie?

Unterschiede werden durch Art und Umfang einer Operation, aber auch durch Typ und Intensität der Radio(chemo)therapie bestimmt, sodass keine pauschalen Angaben gemacht werden können. Wieder erreichte Fähigkeiten nach chirurgischer Behandlung sind dauerhaft, sodass die Dysphagietherapie abgeschlossen werden kann. Nach Radiotherapie sind jedoch immer Spätfolgen möglich, die den Schluckakt Jahre oder gar Jahrzehnte nach Bestrahlung unsicher und ineffizient werden lassen können.

7.112 Kann eine kompetente Dysphagietherapeutin den Schluckakt ohne interdisziplinäres Team wiederherstellen?

Nein, schon für eine umfassende und qualitativ gute Dysphagiediagnostik ist ein interdisziplinäres Team nötig. Da bei einer strukturellen Dysphagie Schulter- und Nackenschmerzen sehr häufig sind (▶ 7.93) sowie Zähne, Unterkiefer und Kiefergelenk verändert sein können, ist in der Behandlung eine Zusammenarbeit mit Physiotherapie und Kieferorthopäden/Zahnärzten wichtig. Für Suchtpatienten sind häufig bezüglich der Ernährung und der Krankheitsverarbeitung die Hilfe einer Ernährungsberatung und eines Onkopsychologen notwendig. Kliniken, die in engen interdisziplinären Netzwerken arbeiten, wiesen nach, dass dies zu einer größeren Patientenzufriedenheit und geringeren Komplikationsraten führt.

MERKE

Durch eine intensive, interdisziplinäre Zusammenarbeit kann die Behandlung optimal an den Patienten mit Kopf-Hals-Tumoren angepasst und seine Lebensqualität erheblich verbessert werden.

PRAXISTIPP

Interdisziplinäre Zusammenarbeit in der Betreuung von Kopf-Hals-Tumorpatienten vermindert das Auftreten von Komplikationen und erhöht die Lebensqualität von Patienten.

Literatur

Bamberg, M. (2009). *Radioonkologie* (2. Auflage). München: Zuckschwerdt.

Bianchi, C., & Cantarella, G. (2011). Chronic aspiration without pulmonary complications after partial laryngectomy: long-term follow-up of two cases. *Dysphagia, 26*(3), 332–336.

Bossi, P. (2018). Prognostic Nutritional Index: an easy nutritional screening for patients with head and neck cancer? *ESMO open*, *3*(6), e000449.

Crowder, S. L. et al. (2018). Nutrition impact symptoms and associated outcomes in post-chemoradiotherapy head and neck cancer survivors: a systematic review. *Journal of Cancer Survivorship*, *12*(4), 479–494.

Chow, L.Q. M. (2020). Head and Neck Cancer. *N Engl J Med, 382*(1), 60-72.

Dietz, A., Pirlich, M., & Wiegand, S. (2018). Aktueller Status der Therapie und Prophylaxe des Oropharynxkarzinoms. *Laryngorhinootologie, 97*(2), 123–137.

Guerin-Lebailly et al. (2012). Functional and sensitive outcomes after tongue reconstruction: About a series of 30 patients. *Oral oncology, 48*(3), 272-277.

Hey, C. et al. (2013). Water swallow screening test for patients after surgery for head and neck cancer: early identification of dysphagia, aspiration and limitations of oral intake. *Anticancer research*, *33*(9), 4017–4021.

Holmes, S. (2016). A service evaluation of cough reflex testing to guide dysphagia management in the postsurgical adult head and neck patient population. *Current opinion in otolaryngology & head and neck surgery*, *24*(3), 191–196.

Hutcheson, K. A. et al. (2013). Eat and exercise during radiotherapy or chemoradiotherapy for pharyngeal cancers: use it or lose it. *JAMA otolaryngology-- head & neck surgery, 139*(11), 1127–1134.

Mortensen, H. R. et al. (2013). Late dysphagia after IMRT for head and neck cancer and correlation with dose-volume parameters. *Radiotherapy and Oncology*, *107*(3), 288–294.

Patterson, J.M. et al. (2009). Swallowing performance in patients with head and neck cancer: a simple clinical test. *Oral oncology*, *45*(10), 904-907.

Rosenbek, J. C. et al. (1996). A Penetration-Aspiration Scale. *Dysphagia*, *11*, 93–98.

Schindler, A. et al. (2015). Dysphagia in head and neck cancer patients treated with radiotherapy and systemic therapies: Literature review and consensus. *Crit Rev Oncol Hematol*, *96*(2), 372–384.

Singh Badwal, J (2017) Partial laryngectomy: A discussion of surgical techniques. World *Journal of pharmaceutical and medical research*, *3*(9), 376-383l.

Ward, E. C. et al. (2002). Swallowing outcomes following laryngectomy and pharyngolaryngectomy. *Archives of Otolaryngology–Head & Neck Surgery*, *128*(2), 181–186.

Ward, E. C., & van As Books, C. S. (2014). *Head and Neck Cancer: Treatment, Rehabilitation, and Outcomes* (2nd edition). Plural Publishing.

Wittekind, C. (2017). *TNM Klassifikation maligner Tumoren*. VCH: Wiley.

Young, D. et al. (2015). Increase in head and neck cancer in younger patients due to human papillomavirus (HPV). *Oral Oncol, 51*(8), 727–730.

Links

WHO – Global Cancer Observatory: https://gco.iarc.fr/(letzter Zugriff: 05.11.2020)

AWMF Leitlinie 2012, Leitlinienprogramm Onkologie. Mundhöhlenkarzinom. Diagnostik und Therapie des Mundhöhlenkarzinoms: www.awmf.org/leitlinien/detail/ll/007-100OL.html (letzter Zugriff am 05.11.2020)

AWMF Leitlinie 2020, Leitlinienprogramm Onkologie. Diagnostik, Therapie und Nachsorge des Larynxkarzinoms: https://www.awmf.org/uploads/tx_szleitlinien/017-076OLl_S3_Larynxkarzinom_2019-11.pdf (letzter Zugriff: 05.11.2020)

https://www.krebs.de/krebsarten/kopf-hals-tumoren/stadieneinteilung (letzter Zugriff: 05.11.2020)

American Speech-Language-Hearing Association (ASHA). Evidence Maps Landing page: https://www.asha.org/Evidence-Maps/(letzter Zugriff: 05.11.2020)

8 Dysphagiemanagement auf der Intensivstation (ITS)

K. Frank, H. Schwegler, U. Frank

Der Dysphagiepatient auf der ITS

8.1 Wann ist ein Patient intensivpflichtig?

Wird ein Mensch in lebensbedrohlichem Zustand in einer Klinik aufgenommen oder ist für einen bestimmten Zeitraum eine besondere Überwachung z. B. der Vitalparamater notwendig, so rechtfertigt dies die Aufnahme auf eine **Intensivstation** (**ITS**, auch **als ICU – Intensive Care Unit** bezeichnet) oder eine **entsprechende Überwachungsstation** (**IMCU – Intermediate Care Unit**). Hier wird zwischen der *geplanten (elektiven) Aufnahme* auf der Intensivstation (z. B. nach Operationen) und der *ungeplanten (akuten) Aufnahme* (z. B. Polytrauma, Sepsis, Multiorganversagen) unterschieden.

Die Überwachung der Vitalparameter, die Unterstützung der Organfunktionen und Sicherstellung der Atmung bilden die Hauptsäulen der Intensivstation.

8.2 Wie häufig sind Dysphagien auf der Intensivstation?

Sehr häufig! Michels et al. (2015) geben an, dass mit einer Dysphagierate von 70 % bei Patienten auf Intensivstationen zu rechnen ist. Dies wird bestätigt durch Studien in den USA, die zeigen, dass 50–90 % der kritisch kranken ITS-Patienten mit einer neurologischen Erkrankung bzw. traumatischen Verletzung zumindest eine vorübergehende (transiente) Dysphagie mit erheblicher Aspirationsgefahr (häufig stille Aspirationen) aufweisen (Macht et al. 2013, Leder, Cohn und Moller 1998, ▸ 8.16).

8.3 Warum sind Dysphagien auf der ITS so häufig?

Viele neurologische Erkrankungen gehen mit Dysphagien einher, z. B. neurologische Erkrankungen wie Schlaganfall (▸ Kap. 6), Schädel-Hirn-Trauma, Giullain-Barré-Syndrom (▸ 1.12), Locked-in-Syndrom (▸ 1.11), neuromuskuläre Erkrankungen und progrediente neurologische Krankheitsbilder wie Multiple Sklerose (▸ 10.72), Morbus Parkinson (▸ 10.31), Amyotrophe Lateralsklerose (▸ 10.75) sowie tumorbedingte Erkrankungen (▸ Kap. 7). Aber auch bei einigen respiratorischen Erkrankungen sind Dysphagiesymptome beschrieben, z. B. bei Chronisch obstruktiven respiratorischen Erkrankungen (COPD, Emphysem, ▸ 10.83). Nicht selten besteht v. a. bei rasch progredienten Erkrankungen im Verlauf die Notwendigkeit einer intensivmedizinischen Versorgung, allenfalls sogar eine Beatmungspflichtigkeit.

8

Dadurch können sich die Risiken für Dysphagien häufen, da neben der Grunderkrankung auch Dysphagierisiken durch Intubation, Sepsis, Multiorganversagen, ARDS (Acute Respiratory Distress Syndrome – akutes Lungenversagen, ▶ 1.14) und Beatmung bestehen können.

8.4 Warum gibt es auf Intensivstationen oft noch keine Dysphagietherapeuten?

Das ist eine mehr als berechtigte Frage. In einem eindrücklichen Artikel von Dziewas et al. (2017) schreiben die Autoren von einem **kollektiven Neglect** bezüglich der Dysphagie, obwohl die teilweise „desaströsen" Folgen bei Nichtbeachtung auf verschiedenen Ebenen (physisch, psychisch, sozial, finanziell) mittlerweile gut belegt sind.

MERKE

Nichtbeachtung der Dysphagie auf der Intensivstation hat vielschichtige negative Konsequenzen.

8.5 Gibt es Leitlinien für das Dysphagiemanagement auf der Intensivstation?

Es gibt zurzeit keine spezifischen Leitlinien und bisher auch nur wenige publizierte empirische Daten für ein systematisches Dysphagiemanagement im intensivmedizinischen Setting. In der S2k-Leitlinie „Prolongiertes Weaning in der neurologisch-neurochirurgischen Frührehabilitation" (Rollnik et al. 2017) wird explizit auf die hohe Dysphagieprävalenz bei Beatmeten hingewiesen. In zwei multizentrischen Studien hatten um die 90 % der zum Weaning zugewiesenen Patienten „beaufsichtigungspflichtige Schluckstörungen" (▶ 8.2).

Im Widerspruch zu dieser hohen Frequenz an Dysphagiepatienten auf den Intensivstationen steht die Tatsache, dass noch immer auf vielen Intensivstationen kein systematisches Dysphagiemanagement betrieben wird. Das ist erstaunlich angesichts der Tatsache, dass Folgen und Komplikationen von Dysphagien in der Literatur mittlerweile gut belegt sind. *Stichworte dazu:* Aspirationsrisiko, Pneumonien, Verzögerungen der oralen Ernährung, schlechtere Lebensqualität, längere Spitalaufenthaltsdauer, erhöhte Morbidität und Mortalität. Viele dieser Komplikationen haben auch höhere Kosten für das Gesundheitssystem zur Folge (Zuercher et al. 2019).

Grundsätzlich muss deshalb auch für Intensivstationen die konsequente Beachtung der Dysphagie, deren Diagnostik und Therapie gefordert werden.

MERKE

Dysphagien sind auf der Intensivstation sehr häufig und erfordern wie auch in anderen klinischen Bereichen ein strukturiertes und im interdisziplinären Team gut abgestimmtes Vorgehen. Dysphagietherapeuten sollten auf allen Intensivstationen Teil dieses Team sein.

8.6 Was ist eine Critical-Illness-Polyneuropathie (CIP) und was ist eine Critical-Illness-Myopathie (CIM)?

Critical-Illness-Polyneuropathie (CIP) und **Critical-Illness-Myopathie** (CIM) sind Erkrankungen, die sehr häufig bei schweren intensivmedizinisch behandlungspflichtigen Krankheitsverläufen zu beobachten sind und zu generalisierten Muskelschwächen u.a. auch der Atemmuskulatur führen. Allein durch die Inaktivität können diese Muskelschwächen nicht ausreichend erklärt werden.

Als **primäre Schädigungsursache** werden Entzündungsprozesse im Zusammenhang mit Sepsis, Multiorganversagen oder ARDS (Acute Respiratory Distress Syndrome, ▶ 1.14) angenommen. Es können sowohl die *Axone der Nerven des peripheren Nervensystems (CIP)* wie auch die *Muskeln selbst (CIM)* betroffen sein. Oft gibt es Mischformen, die Differenzialdiagnose ist nicht einfach. Für die beiden Krankheiten wird oft auch der Begriff **Intensive Care Unit-Acquired Weakness** (**ICUAW**) als Oberbegriff verwendet. Mit der Dauer und Schwere der intensivmedizinischen Behandlungspflichtigkeit steigt die **Prävalenz** von CIP und CIM, sie wird über alle Intensivpatienten hinweg mit **ca. 50 %** angegeben (Senger und Erbguth 2017).

Die Therapie umfasst die Behandlung der zugrunde liegenden Erkrankungen sowie eine möglichst frühe Mobilisation und Aktivierung der Muskulatur, auch der Atemmuskulatur. Die Prognose scheint recht gut zu sein, ungefähr die Hälfte der betroffenen Patienten behält keine neurologischen Defizite. Bei etwa 10 % der Betroffenen persistieren Ausfälle noch ein Jahr nach der Intensivbehandlung.

Bei schweren Verläufen muss neben der Beteiligung der Atemmuskulatur auch mit geschwächter Schluckmuskulatur und damit mit einer zusätzlichen Gefährdung der Patienten gerechnet werden. Sorgfältige Diagnostik und allenfalls Therapie der Dysphagie ist damit unbedingt notwendig.

8.7 Welche Ursachen gibt es für eine Atempumpeninsuffizienz?

Hauptgründe für eine unzureichende Spontanatmung sind:

- **Schwäche der Atempumpe:** Sie kann z. B. durch Nervenschädigung bzw. eine Neuritis entstehen, wie bei der CIP (Critical-Illness-Polyneuropathie, ▶ 8.6), ALS (Amyotrophe Lateralsklerose) oder GBS (Guillain-Barré-Syndrom, ▶ 1.12). Weitere Ursachen können CIM (Critical-Illness-Myopathie, ▶ 8.6), eine beatmungsinduzierte Zwerchfelldysfunktion (VIDD, Ventilator Induced Diaphragmatic Dysfunction) oder Myasthenie sein.
- **Überlastung der Atempumpe:** Diese entsteht durch Störungen im Lungenparenchym, z. B. beim Lungenödem, der Fibrose, der Pneumonie oder dem Emphysem. Weitere Ursachen sind Pathologien im Bereich der Atemwege, z. B. durch Obstruktion (COPD, ▶ 10.83) oder auch mangelnde Lungen-Compliance, z. B. hervorgerufen durch Pleuraergüsse, post-TBC-Syndrom oder skoliotische Veränderungen.

8.8 Delir: Was ist das?

Das Delir ist ein akutes neuropsychiatrisches Syndrom, das mit Beeinträchtigungen im Schlaf-Wachrhythmus, im Denken, in der Merkfähigkeit, der Orientierung, der Emotionalität, der Wahrnehmung, der Aufmerksamkeit und im Bewusstsein einhergehen kann. Unterschieden werden **zwei motorisch geprägte Typen:**

- das **hyperaktive Delir** ist gekennzeichnet durch starke Bewegungsunruhe, nächtliche Verschlechterung, akuten Beginn, Unruhe und Angstzustände
- dem steht ein verzögertes Erwachen, reduzierte Mobilität, erhöhter Schlafbedarf am Tag, neu aufgetretene Inkontinenz beim **hypoaktiven Delir** gegenüber

Bei beiden Delirformen kommt es häufig zu massiven kognitiven Einschränkungen, Konzentrationsstörungen, Halluzinationen, Labilität und Veränderungen im Sprachverhalten sowie im Sinnverständnis. Das hypoaktive Delir wird oft nicht erkannt, damit ist die vermutete Dunkelziffer sehr hoch.

8.9 Welche Relevanz hat das Delir auf der ITS für das Dysphagiemanagement?

Delirzustände kommen sehr häufig auf der Intensivstation vor. Bei etwa 80 % der beatmeten und 40 % der nicht beatmeten Intensivpatienten ist zu erwarten, dass sie ein Delir entwickeln (Martin et al. 2010).

Allein durch das häufige Vorkommen des Delirs auf der Intensivstation mit den dadurch verbundenen Symptomen (Bewegungsunruhe, Desorientiertheit beim *hyperaktiven Delir* bzw. reduzierte Mobilität und Somnolenz in der *hypoaktiven Form*, ▶ 8.8) und dem schlechteren Outcome für die Patienten, stellt das Auftreten von Delirzuständen eine zusätzliche große Herausforderung in der Dysphagietherapie dar.

8

BEISPIEL

- Patienten in einem Delir verstehen z. B. gestellte Aufgaben nicht oder deutlich schlechter als nicht-delirante Patienten.
- Durch die Störungen im Schlaf-Wachrhythmus, die mangelnde Führbarkeit, die emotionalen Ausbrüche, das Unverständnis des Patienten für die Situation, die Handlungen oder Aufforderungen durch Pflegende, Ärzte und Therapeuten, die ggf. notwendigen Fixierungsmaßnahmen werden Therapien und Alltagsabläufe erheblich erschwert. Das Schaffen einer sinnvollen Umgebungs- und Arbeitsatmosphäre (z. B. Ess-Situation am Tisch, Vorbereitung eines Kausäckchens) bei diesen Patienten ist zwar besonders wichtig, wird aber nicht zwingend von den Patienten anerkannt bzw. erkannt.
- Bei agitierten Patienten wird allzu oft die sedierende Medikation erhöht, um Patienten zu „beruhigen", Eigen- und Fremdschädigungen zu vermeiden, die Führbarkeit im klinischen Setting zu erleichtern und nicht zuletzt, um „Ruhe zu schaffen". Auch um Mitpatienten die notwendigen Ruhepausen zu verschaffen und deren Genesungsprozesse nicht auszubremsen. Dies wird eine ausreichende Wachheit und Aufmerksamkeit für therapeutische Inhalte oft beeinträchtigen.

MERKE

Die bei ITS-Patienten häufigen Delirzustände haben einen großen Einfluss auf die Möglichkeiten des Dysphagietherapeuten und erfordern einmal mehr ein interdisziplinäres Timing, effektive Absprachen und ein gut koordiniertes Teammanagement auf der Intensivstation.

Nicht immer werden Delirzustände als solche erkannt, v. a. bei hypoaktiven Formen.

8.10 Welche Rolle spielen Schmerz- und Erschöpfungszustände beim (deliranten) Patienten auf der ITS?

Trotz ausreichend medikamentöser Analgosedierung leiden über 50 % der deliranten Patienten an Schmerzen. Dies stellt eine besondere Herausforderung im Dysphagiemanagement dar, denn nicht alle Patienten können Schmerzempfindungen verbal äußern. Vor allem bei Vigilanzminderung (z. B. hypoaktives Delir, ▶ 8.8) können aber Veränderungen der Vitalzeichen beim Monitoring Rückschlüsse geben. So kommt es oft zu Tachykardien, Tachypnoen, vermehrtem Schwitzen, Erschöpfungszuständen usw.

MERKE
Schmerzzustände müssen erkannt und deren individuelle Indikatoren (bestimmte Vitalzeichen oder Verhaltensweisen) im interdisziplinären Team kommuniziert werden, damit sie im Umgang mit dem Delirpatienten berücksichtigt werden können.

In der Dysphagietherapie spielen auch eine große Rolle:

- **Tachypnoe:** Wer keine Zeit zum Atmen hat wird auch nicht Schlucken! Bei Tachypnoe kann es zu Einschränkungen der Atem-Schluck-Koordination kommen und das ohnehin schon kurze Zeitfenster für den eigentlichen Schluck verringert sich ebenfalls, sodass das Risiko einer Aspiration steigt.
- **Erschöpfungszustände:** Nicht allein die Müdigkeit bei Erschöpfung steigt, auch die Energiebereitstellung insgesamt verringert sich stark. Dies hat einen negativen Einfluss auf die Konzentrationsfähigkeit, die Körperhaltung, den Muskeltonus und den Zellstoffwechsel, sodass die Voraussetzungen für die erfolgreiche Dysphagietherapie sich maximal verschlechtern.

8

MERKE
Sowohl Delir als auch Schmerz- und Erschöpfungszustände sind sehr häufig bei Patienten in der Intensivmedizin. Sie können eine ausreichende und sichere Nahrungsaufnahme ganz allgemein, aber auch spezifische therapeutische Maßnahmen bei Dysphagiepatienten erheblich beeinträchtigen.

8.11 Welchen Auftrag haben Sprachtherapeuten auf der Intensivstation? Gibt es typische Arbeitsfelder?

Sobald ein Patient extubiert ist, kann die Arbeit der Sprachtherapeuten auf der ITS beginnen. Dies gilt selbstverständlich auch dann, wenn der Patient aufgrund einer weiterhin notwendigen invasiven Beatmung tracheotomiert wird. Das Aufgabenfeld des Sprachtherapeuten unterscheidet sich dann nicht mehr wesentlich von demjenigen auf den peripheren Stationen. Sowohl das **Dysphagiemanagement** als auch die **Abklärung von Kommunikationsmöglichkeiten** stehen im Fokus.

Einen besonders hohen Stellenwert hat die Überprüfung der oralen Ernährungsfähigkeit des Intensivpatienten, um Komplikationen aufgrund von (Speichel-)Aspirationen möglichst zu verhindern und eine möglichst frühe aber trotzdem sichere Oralisierung nicht zu verzögern.

Andererseits müssen eine zu frühe Oralisierung und die damit verbundenen Komplikationsrisiken vermieden werden. Auch die Möglichkeiten zur oralen Medikamentengabe sind abzuklären, da einige Medikamente nur schlecht über die nasogastrale Sonde (NGS) oder Magensonde (PEG) gegeben werden können (z.B. Verstopfungsgefahr). Daher ist die Möglichkeit zur Oralisierung eines ITS-Patienten, abgesichert durch eine aussagefähige und valide Diagnostik, auch hier immer eine gute Nachricht.

8.12 Inwiefern unterscheidet sich das diagnostische Vorgehen zwischen dem intensivmedizinischen Bereich und der Neurorehabilitation?

Der intensivpflichtige Patient ist nicht oder nur sehr eingeschränkt mobil. Diverse intravenöse Zugänge, invasive Geräte und das Monitoring schränken die physische, aber auch die örtliche Bewegungsfähigkeit der Patienten ein. Somit ist häufig nur ein *bettseitiges diagnostisches Vorgehen auf der ITS* möglich. Dieses muss sich in der Durchführung aber nicht grundsätzlich von den Diagnostikverfahren bei mobilisierbaren Patienten unterscheiden.

8.13 Was unterscheidet die Therapie auf der Intensivstation vom Rehabilitationssetting?

Ein wesentlicher Unterschied besteht im **Stellenwert der Therapie.** Solange sich der Patient auf der ITS befindet, ist er vermutlich in einem kritischen Zustand. Die Stabilisierung des Gesundheitszustandes, der Vitalparameter und die Überwachung bestimmter Körperfunktionen stehen im ITS-Setting im Vordergrund. Alles andere, natürlich auch therapeutische Interventionen, wird hintenangestellt. Dadurch sind *Tagesablauf und Therapieinhalte häufig wenig planbar* und es ist notwendig, die therapeutischen Interventionen sensibel sowohl dem jeweiligen Zustand des Patienten als auch den äußeren Bedingungen und Ressourcen anzupassen.

8.14 Welche besonderen Herausforderungen gibt es für das Dysphagieteam auf der ITS?

Dysphagien können nur im multidisziplinären Team effektiv behandelt werden. Dies ist auf der ITS nicht anders als in anderen Bereichen. Im ITS-Setting liegen jedoch häufig **komplexe Problemstellungen** vor, z.B. schwere Erkrankungen oder Verletzungen, Multimorbidität und eine hohe Gefahr von sich rasch entwickelnden Sekundärkomplikationen (z.B. Delirzustände, vegetative Veränderungen, Schwäche aufgrund von Immobilität).

Auch die **räumlichen Gegebenheiten** und das **Zeitmanagement** sind auf der ITS anders als auf peripheren Stationen: enge räumliche Verhältnisse mit schwierigen akustischen (Monitoralarm, Absauggeräusche) und Lichtbedingungen (Tag-/Nachtdifferenzierung), wenig Privatsphäre für den Patienten und wenig Planungssicherheit für das therapeutische Management aufgrund von unvorhersehbaren Ereignissen tragen ihren Teil dazu bei, dass Tages- und Behandlungsstrukturen für alle Beteiligten schwer zu erkennen und aufrechtzuerhalten sind.

Daher sind neben der fachlichen Expertise auch effektive Kommunikationsstrukturen innerhalb des Teams gefragt und es ist wichtig, die zentralen Anliegen und Beiträge der einzelnen Beteiligten zu kennen und zu respektieren.

INFO

Anliegen und Beiträge des interdisziplinären ITS-Teams (Beispiele):
- **Ärzte und Pflege:** tragen zur Zustands-Stabilisierung des Patienten bei, regeln Überwachung und Medikation und leiten das Beatmungsweaning. Dazu kommt das Management einer ausreichenden Ernährung (early re-feeding) und Sicherstellung von ausreichenden Ruhephasen und Patientenkomfort.
- **Physio- und Ergotherapeuten:** im Vordergrund steht die Frühmobilisation und die Förderung der Selbstständigkeit in Alltagsaktivitäten (ADL) zur Rehabilitation aber auch Prävention von ITS-spezifischen Sekundärkomplikationen, z. B. Delir, muskuläre Schwäche und Pneumoniegefahr durch Immobilität.
- **Sprachtherapeuten:** zentrale Anliegen sind die Abklärung von (Post-Extubations-) Dysphagien und den Möglichkeiten für orale Ernährung und verbale/unterstützte Kommunikation. Nach der Extubation kann zudem (bei tracheotomierten Patienten) mit der Trachealkanülenentwöhnung begonnen werden, auch wenn noch eine Beatmungspflichtigkeit besteht.
- **Angehörige:** sind nicht selten durch das komplexe medizinische Setting überfordert, können jedoch wertvolle Informationen zur Person, zu Vorlieben und Abneigungen des Patienten geben, die in die Behandlungsplanung soweit wie möglich integriert werden sollten.

MERKE

Die zentralen Herausforderungen für das Dysphagieteam auf der ITS können mit den folgenden Begriffen zusammengefasst werden: *Fachwissen, Koordinationsfähigkeit und Flexibilität.*

Besonderheiten des Dysphagiemanagements auf der ITS

8.15 Welche Gründe gibt es für Dysphagien auf der ITS?

Es gibt multifaktorielle Gründe für Dysphagien auf der ITS, die sich in drei große Bereiche einteilen lassen:

1. **Primär bedingte Dysphagien** im Zusammenhang mit der Erkrankung, die zur ITS Versorgung geführt hat, z. B.:
   - Hirnschädigungen aufgrund Schädel-Hirn-Trauma, Schlaganfall etc.
   - traumatische Verletzungen im orofazialen, oropharyngealen und ösophagealen Bereich
2. **Iatrogene Dysphagien** die im Zusammenhang mit (notwendigen) Interventionen auf der ITS entstehen, z.B.:
   - Medikation (v.a. sedierende Medikamente)
   - Verletzungen durch den Tubus (Intubation/Extubation), v.a. im Bereich Larynx/Glottis, die zu neuromotorischen und sensorischen Beeinträchtigungen führen
   - intensivmedizinisch-psychomotorische Probleme, z.B. Delirzustände

   - Critical-Illness-Polyneuropathien und -Mypopathien (CIP, CIM, ▶ 8.6) und muskuläre Schwäche mit Verlust der funktionellen Reserve
3. **Dysphagien aufgrund einer Vorerkrankung**, die ggf. zuvor noch nicht diagnostiziert wurden, z.B.:
   - respiratorische Primärerkrankungen (COPD, ▶ 10.83) mit Atem-Schluck-Dyskoordination und erhöhter Aspirationsgefahr in akuten Exazerbationsphasen, neurodegenerative Erkrankungen (▶ Kap. 10), HNO-Tumorerkrankungen (▶ Kap. 7)

(Brodsky et al. 2020)

INFO

Dysphagien sind bei ITS-Patienten sehr häufig, sie können vorübergehend (transient) sein und innerhalb von wenigen Stunden bis Tagen remittieren, jedoch auch längerfristig bestehen. *Dysphagien aufgrund von Intubationsläsionen sind häufig transient.* Dennoch ist eine frühe Abklärung der Schluckfunktion wichtig, um die Gefahr einer Aspirationspneumonie oder Malnutrition bei den ohnehin sehr vulnerablen Patienten zu minimieren.

8.16 Was ist eine Post-Extubations-Dysphagie (PED)?

8

Post-Extubations-Dysphagie (PED) ist definiert als Beeinträchtigung oder Unfähigkeit, nach einer Extubation Speichel oder Nahrung sicher über den oropharyngealen Trakt abzuschlucken. Sie ist bei Patienten auf der ITS sehr häufig, je nach Grunderkrankung tritt sie bei 20–90 % der extubierten Patienten auf. Vor allem bei kritisch kranken Patienten (CIP-, CIM-Patienten, ▶ 8.6) ist von einer hohen PED-Rate auszugehen, verbunden mit stillen Aspirationen und häufig auch Odynophagie (Schmerzen beim Schlucken).

Hauptrisikofaktoren sind eine Beatmungsdauer von mehr als 7 Tagen und eine bestehende Tracheotomie (Macht et al. 2013, Zuercher 2019).

PED können transient oder persistierend sein, in vielen Fällen ist die Symptomatik innerhalb der ersten 48 Stunden reversibel, was in der Diagnosestellung aber auch im Ernährungsmanagement berücksichtigt werden muss.

Je nach *Remissionsverlauf* ist die PED assoziiert mit einem schlechteren funktionellen Rehabilitationsverlauf, längerer Sondenernährung, erhöhten Raten in Bezug auf Re-Intubationen, Pneumonien und Mortalität, ebenso längeren Spitalaufenthaltsdauern mit entsprechend höheren Kosten.

MERKE

Die Post-Extubations-Dysphagie ist sehr häufig und damit ein relevanter Aspekt in der Behandlung intensivpflichtiger Patienten.

8.17 Welche Fragen stehen bei der Dysphagiediagnostik nach Extubation im Vordergrund?

Bei Patienten, die nach der Extubation nicht mehr beatmungspflichtig sind, steht die **Abklärung einer Post-Extubations-Dysphagie** bzw. der Möglichkeiten für eine orale Ernährung im Vordergrund. Ziel ist die *rasche Wiederaufnahme einer möglichst um-*

fassenden bzw. ausreichenden oralen Ernährung (early re-feeding), um Malnutritionszustände und die damit verbundenen Komplikationen zu verhindern (▶ 4.10).

Kann ein Patient nach der Extubation noch nicht ausreichend spontan atmen, so wird häufig eine Tracheotomie durchgeführt, sodass der Patient weiter invasiv beatmet werden kann (▶ 5.5). In diesem Fall stehen die Fragen nach möglichst raschem Beginn der mündlichen Kommunikation sowie der Dysphagietherapie oder ggf. Oralisierung mit TK und invasiver Beatmung im Vordergrund, damit der Patient nach Abschluss des Beatmungsweanings komplikationsfrei dekanüliert und wieder oral ernährt werden kann.

8.18 Wann soll ein Dysphagiescreening nach Extubation durchgeführt werden?

Eine Dysphagieuntersuchung ist erst nach der Extubation sinnvoll, sollte dann aber sehr schnell erfolgen, damit die orale Ernährung möglichst rasch wieder aufgenommen werden kann. Empfehlenswert ist die Durchführung eines ersten Screenings (▶ 2.7ff.) innerhalb weniger Stunden nach der Extubation. Ein Screeningverfahren sollte 3–4 Stunden und eine detaillierte klinische und ggf. instrumentelle Schluckuntersuchung ca. 24 Stunden nach Extubation durchgeführt werden (Schefold et al. 2017, Macht et al 2012).

Daher ist es sinnvoll ein Screeningverfahren zu wählen, das valide aber auch flexibel, bettseitig und durch verschiedene Berufsgruppen durchgeführt werden kann. Vor allem die Pflege ist hier gefragt, da diese Berufsgruppe durchgehend präsent und häufig mit dem Patienten am besten vertraut ist. Es existieren bisher nur wenige gut anwendbare und validierte Screeninginstrumente für den Einsatz spezifisch auf der ITS (▶ 8.19).

MERKE

Ein Dysphagiescreening sollte innerhalb von 3–4 Stunden nach Extubation durchgeführt werden, eine ausführlichere klinische bzw. instrumentelle Schluckuntersuchung innerhalb von 24 Stunden nach Extubation.

8.19 Gibt es Dysphagiescreenings speziell für Patienten auf der ITS?

Es gibt leider bisher nur wenige Dysphagiescreenings, die spezifisch für die Anwendung auf der ITS entwickelt und validiert sind. Generell sollte ein solches Screening die Frage klären, ob die orale Ernährung (ggf. mit einer adaptierten Kostform) wieder aufgenommen werden kann, oder ob eine weitere Nahrungskarenz (Nil Per Os) notwendig ist, bis eine differenzierte Dysphagiediagnostik in Form einer klinischen und instrumentellen Schluckuntersuchung durchgeführt wurde. In ▶ Tab. 8.1 sind beispielhaft zwei publizierte ITS-spezifische Dysphagiescreenings beschrieben.

INFO

Für das Verfahren *Modified Massey Bedside Swallowing Screen (MMBSS*, See et al. 2016) wurde gezeigt, dass bei systematischer Anwendung durch das Pflegeteam erheblich mehr extubierte kritisch-kranke Patienten zum Zeitpunkt der ITS-Entlassung erfolgreich oral ernährt waren (+ 110 %) als ohne Durchführung eines Screenings, gleichzeitig kam es zu einer deutlichen Reduktion der Pneumonieraten (- 59 %) und der Aufenthaltsdauer in der Klinik (- 25 %). Die Validierung des GUSS-ICU (Christensen und Trapl 2018) für die Anwendung bei ITS Patienten ist derzeit in Vorbereitung.

Tab. 8.1 Publizierte ITS-spezifische Dysphagie-Screeningverfahren

Modified Gugging Swallowing Screen (GUSS-ICU) *Christensen und Trapl 2018*	*Zusammenfassung der Untersuchungsparameter:* • Dauer der Intubation und Zeit seit Extubation • Agitiertheit, Sedierung, Delirzustände • nasogastrale Sondenernährung • Stridor • Effektivität von willkürlichem Husten/Rachenreinigen • Effektivität des Speichelschlucks, Drooling, Stimmänderung (heisere, nasse, schwache Stimmqualität) • Wasserschlucktest (nur wenn alle vorherigen Punkte unauffällig): 3 ml, 5 ml, 10 ml, 20 ml, 50 ml – auffällig bei: Drooling, Husten, Stimmänderung
Modified Massey Bedside Swallowing Screen (MMBSS) *See et al. 2016; Massey und Jedlicka 2002*	*Zusammenfassung der Untersuchungsparameter:* • Erfolg des Beatmungsweanings • Tracheotomie • Wachheit, Kooperativität, Mobilisierbarkeit und SPO_2-Level • Wasserschlucktest (nur wenn alle vorherigen Punkte unauffällig): 5 ml per Teelöffel, 60 ml per Tasse – auffällig bei: Drooling, Obstruktionen, Husten, Stimmänderung (nasse Stimmqualität)

8.20 Kann ein Dysphagiescreening überhaupt von anderen Berufsgruppen als den Dysphagietherapeuten valide durchgeführt werden?

Ja! Screeningverfahren müssen von allen Mitgliedern des Behandlungsteams – unabhängig von der Berufsgruppe – grundsätzlich durchführbar sein und zu zuverlässigen Ergebnissen führen, ggf. nach entsprechender Schulung bzgl. der Anwendung. Denn sie dienen ja in erster Linie dazu, ganz global aber auch möglichst schnell die Patienten zu identifizieren, die eine spezielle Dysphagiediagnostik benötigen und ob beim untersuchten Patienten mit der Oralisierung begonnen werden kann. So lassen sich Verzögerungen in der oralen Ernährung vermeiden, z. B. wenn Dysphagietherapeuten nur konsiliarisch zur Verfügung stehen.

Der Wert bzw. die Validität eines Dysphagiescreenings bemisst sich nicht allein an seiner Sensitivität und Spezifität (▶ 2.10), sondern auch daran, wie erfolgreich es von unterschiedlichen Berufsgruppen angewendet werden kann und welcher Einarbeitungsaufwand hierfür erforderlich ist.

MERKE

Es soll hier betont werden, dass Patienten, die im Screening auffällig werden, unbedingt einer klinischen und allenfalls bildgebenden Schluckdiagnostik durch entsprechend ausgebildete Fachpersonen zugeführt werden müssen!

8.21 Was beinhaltet die klinische Schluckfunktionsuntersuchung (KSU) auf der Intensivstation?

Es gibt kein klar definiertes Vorgehen speziell für die Durchführung der klinischen Schluckfunktionsuntersuchung (KSU, ▶ 2.21ff.) auf der Intensivstation. Das mag auch damit zusammenhängen, dass Dysphagietherapeuten häufig noch nicht selbstverständlich ein Teil des ITS-Teams sind (▶ 8.4).

Verschiedene Studien untersuchten Vorgehensweisen bei der KSU auf der ITS (Macht et al. 2012; Brodsky et al. 2014) und zeigten, dass es erhebliche Unterschiede zwischen verschiedenen Einrichtungen gibt.

Folgende Untersuchungsschritte wurden als häufigste Elemente der Klinischen Schluckfunktionsuntersuchung (KSU) auf der ITS identifiziert:

- Anamnese
- kognitiver Status, Sprache/Sprechmotorik
- oraler Status/Zahnstatus
- Sekretmanagement
- Husten (Auslösbarkeit und Effektivität)
- motorischer und sensibler Status der schluckrelevanten Strukturen
- Schluckversuche (verschiedene Konsistenzen) mit Beurteilung von z. B. Abläufen in der oralen Phase (Abbeißen, Kauen, Bolusformung), Triggerung und Effektivität des pharyngealen Schlucks, Stimmstatus vor/nach dem Schluck

Insgesamt unterscheidet sich die gängige Praxis bei der KSU demnach nicht wesentlich vom Vorgehen in anderen klinischen Settings.

8

INFO

Die Surveystudie „*The Management of Dysphagia on Intensive Care Units – MAD*^{ICU}“ zeigte, dass die klinische Schluckfunktionsuntersuchung (KSU) die am häufigsten angewendete Diagnostikmethode (> 95 %) zur Abklärung einer Dysphagie auf der ITS ist. Häufigste instrumentelle Diagnostikmethode ist die endoskopische Schluckuntersuchung (Marian et al. 2018).

8.22 Welche Methoden der instrumentellen Schluckuntersuchung werden auf der ITS eingesetzt?

Im Prinzip alle, die auch in anderen klinischen Bereichen verwendet werden, d. h. endoskopische Schluckuntersuchung (FEES), radiologische Verfahren (Videofluoroskopie, VFSS), manometrische Untersuchungen (High-resolution Manometrie, HRM), Ultraschall-gestützte Untersuchungen und Elektromyografie (sEMG, ▶ Kap. 2). Die Auswahl des Verfahrens sollte sich dabei weniger an der Verfügbarkeit, als mehr an der diagnostischen Fragestellung der Untersuchung orientieren (▶ 8.23).

INFO

Nach Ergebnissen der MAD^{ICU} Survey Studie („*The Management of Dysphagia on Intensive Care Units*“) war die endoskopische Schluckuntersuchung (FEES) die am häufigsten verwendete Methode zur instrumentellen Dysphagiediagnostik (> 45 %, Marian et al. 2018).

In einer vergleichbaren früheren amerikanischen Studie wurde die FEES von Dysphagietherapeuten bei 83 % der Untersuchungen selbstständig durchgeführt, auch waren Dysphagietherapeuten bei 86 % der durchgeführten videofluoroskopischen Schluckuntersuchungen (VFSS) hauptverantwortlich für die Interpretation der Befunde (Macht et al. 2012).

8.23 Welche Fragestellungen sollen mit einer instrumentellen Schluckuntersuchung auf der ITS geklärt werden?

Die Gründe, um eine instrumentelle Schluckuntersuchung durchzuführen, unterscheiden sich nicht wesentlich von denen auf anderen Stationen. *Zu nennen sind u.a.:*

- auffällige oder unklare Ergebnisse in einem vorangegangenen Screening und/oder der klinischen Schluckfunktionsuntersuchung (▶ 8.18ff., ▶ 8.21ff.)
- wiederholte Pneumonien unklarer Genese (v. a. bei Patienten mit progredienten Erkrankungen und Multimorbidität)
- Bestimmung des Aspirationsrisikos für verschiedene Konsistenzen und Bolusgrößen bzw. Bestimmung einer möglichen oralen Kostform
- Überprüfen der funktionellen Effektivität der bisherigen Behandlung bzw. von Schlucktechniken oder -strategien

MERKE

In Bezug auf die Durchführung wird die endoskopische Schluckuntersuchung (FEES) häufig die Methode der Wahl sein, da sie bettseitig am einfachsten durchzuführen und auch bei nicht-kooperativen und nicht allzu deliranten Patienten anwendbar ist.

8.24 Wann kann ich mit der Dysphagietherapie auf der ITS starten?

Vor allem (aber nicht nur) im komplexen intensivmedizinischen Setting sollte es ein umfassendes Verständnis von Dysphagietherapie geben, das atemtherapeutische, wahrnehmungs- und handlungsorientierte sowie kognitive Interventionen ebenso berücksichtigt wie das „klassische" restituierende, kompensatorische und adaptative Methodenspektrum.

Somit ist die Dysphagietherapie bereits auf der ITS sinnvoll und kann beginnen, sobald der Zustand des Patienten stabil genug und er idealerweise extubiert ist (▶ 8.11).

BEISPIEL

- Eine Atemtherapie kann z.B. auch bei noch kontrolliert beatmeten Patienten zu einer Verbesserung der Atemfunktion und des Sekretmanagements führen und die Grundlage für eine Stabilisierung der Atem-Schluck-Koordination legen.
- Therapieinhalte, die Orientierung, Wahrnehmung und Kommunikation fördern, können Delirzuständen und Immobilität frühzeitig entgegenwirken und so die kognitiven und muskulären Voraussetzungen für eine spezifische Dysphagietherapie schaffen, auch wenn spezifisch-dysphagietherapeutische Therapieinhalte noch nicht durchführbar sind.

8.25 Was beinhaltet die Dysphagietherapie beim nicht-beatmeten Dysphagiepatienten auf der ITS?

Die Inhalte der Dysphagietherapie sollten sich selbstverständlich wie in allen anderen therapeutischen Settings an den pathophysiologischen Problemen orientieren, die in der klinischen und instrumentellen Schluckuntersuchung identifiziert wurden. Je nach Befund werden restituierende Bewegungsübungen, kompensatorische Schlucktechniken, Kostmodifikationen und Hilfsmittel individuell ausgewählt und so kombiniert werden, dass der Patient möglichst weitgehend und sicher eine (teil-)orale Ernährung wieder aufnehmen, beibehalten und zunehmend ausweiten kann.

Im Rahmen der **Frühmobilisation** (▶ 8.27) bzw. der frühen zielorientierten Frühmobilisation (Early Goal-Directed Mobilization, ▶ 8.29) kommt die zunehmende Integration der Eigenaktivität des Patienten in allen Aspekten, die mit der oralen Nahrungsaufnahme verbunden sind hinzu: Auswahl und Zubereitung (z. B. Zerschneiden) der Mahlzeiten, selbstständiges Essen, nachfolgende selbstständige Mundpflege etc.

Unterschiede zur Therapie im klassischen Rehabilitationssetting ergeben sich v.a. in der Planung von Dauer und Zeitpunkt(en) der Therapie, da diese an die Belastbarkeit und die teilweise schwer vorhersehbare Tagesstruktur des Patienten angepasst werden (▶ 8.14). So wird die Therapie häufig eher mehrmals am Tag in kleinen Zeitintervallen stattfinden und auch nicht selten durch andere Ereignisse und Interventionen unterbrochen werden. Dies gut zu koordinieren und ein respektvoller Umgang mit den Anliegen und Bedürfnissen aller Beteiligten sind zentrale Herausforderung für das Team auf der ITS.

8.26 Welche Ziele hat die Atemtherapie bei Dysphagiepatienten auf der ITS?

Atemtherapie hat bei Dysphagiepatienten – nicht nur auf der ITS – v.a. folgende Ziele:

Verbesserung des Atemvolumens, dadurch:
- verbesserte Husteneffektivität
- Erhöhung des subglottischen Drucks
- Regulation der Atemfrequenz
- Stabilisierung der Atem-Schluck-Koordination

Unterstützung des bronchopulmonalen Sekretmanagements und der mucociliären Clearance (▶ 1.40), dadurch:
- Erhöhung der Gasaustauschfläche, verbesserter Allgemeinzustand durch effektivere Atemarbeit (Ventilation)

Training bzw. Funktionserhaltung der Ein- und Ausatemmuskulatur, dadurch:
- verbesserte Ventilation
- effektiveres Husten
- Verbesserung des subglottischen Drucks
- Verbesserung der Atem-Schluck-Koordination

8.27 Was versteht man unter Frühmobilisation?

Die Frühmobilisation ist ein essenzieller Bestandteil eines umfassenden Rehabilitationskonzeptes. Es geht um die Förderung von Bewegung und die Behandlung von Bewegungsstörungen sowie die Vermeidung von Sekundärschäden, z. B. Delir und

Erschöpfungszuständen (▶ 8.8ff.). Frühmobilisation beginnt per Definition innerhalb der ersten 72 Stunden nach Aufnahme. Anschließend spricht man von Mobilisierung.

INFO

Voraussetzungen für die Frühmobilisation:

- ausreichende Wachheit
- ein RASS-Score von > -3 (*Richmond Agitation Sedation Scale*, Sessler et al. 2002); dies bedeutet: allenfalls leichte Sedierung, Erwachen auf Ansprache möglich
- kein schweres Delirium

8.28 Warum ist Frühmobilisation so wichtig?

Wie in zahlreichen Untersuchungen gezeigt wurde, ist die Frühmobilisation eine der wichtigsten Maßnahmen, um Komplikationen in der Intensivbehandlung entgegenzuwirken, v.a. Critical-Illness-Polyneuropathie und -Mypopathie (CIP, CIM, ▶ 8.6), Delirzuständen (▶ 8.8) und Sepsis (s. Nessizius, Rottenbacher und Nydahl 2017 für einen Überblick).

INFO

Von Frühmobilisation kann man auch im Bereich der Dysphagie sprechen. Auch beim Schlucken gilt: **„Use it or lose it"**. Deshalb ist es auch in diesem Bereich wichtig, möglichst früh mit der Aktivierung zu beginnen, um Folgeschäden oder Komplikationen zu minimieren.

8.29 Wie kann die Frühmobilisation für die Dysphagietherapie genutzt werden?

In der **frühen zielorientierten Mobilisation** (*Early Goal-Directed Mobilization, EGDM,* Hodgson, Capell und Tipping 2018) werden Mobilisationseinheiten systematisch mit (Alltags-)Aktivitäten verknüpft. Dabei wird eine Anforderung an den Patienten auf dem höchsten Level gewählt, das dieser zum aktuellen Zeitpunkt bewältigen kann. Damit eignet sich diese Methode sehr gut für eine Verknüpfung von unterschiedlichen Therapiebereichen und damit für interdisziplinäre Behandlungssituationen.

PRAXISTIPP

- Je nach Fähigkeiten des Patienten kann z. B. das Stehen und Gehen genutzt werden, um die Mundpflege im Bad durchzuführen oder um Essen aus dem Kühlschrank oder Essbereich zu holen. Ein Beatmungsgerät ist hierbei kein Hindernis!
- Weniger belastbare oder mobile Patienten können sich beim Sitzen auf der Bettkante anziehen, essen oder die Zähne putzen.
- Auch bei Patienten, die noch nicht vertikalisiert werden, können unterschiedliche Situationen und Aufgabenstellungen im Liegen genutzt werden, um die Rumpfrotation und -stabilität zu fördern und damit z. B. Übungen zur Verbesserung der

laryngealen Funktionen (z. B. Glottisschluss) und Zwerchfellaktivität zu unterstützen. Beispielsweise aktive Lagewechsel, Greifen über die Körpermitte auf die andere Bettseite, z. B. um ein Glas (Brille, Atemtrainer, Fotos) vom Nachttisch zu holen, Glottisschluss- und Glissandoübungen mit Zugbewegungen an einem Thera-Band.

8.30 Inwiefern kann sich die Frühmobilisation positiv auf die Schluckfunktion auswirken?

Zahlreiche Untersuchungen haben sich mit den Effekten der Frühmobilisation beschäftigt und obwohl es keine Studien gibt, die die Wirkung der Frühmobilisation direkt mit der Schluckfunktion in Verbindung bringen, so gibt es einige Effekte, deren Nutzen für die Schluckfunktion sehr offensichtlich ist (▶ Tab. 8.2).

8.31 Kann die Frühmobilisation auch negative Folgen haben?

Ja! Eine große multizentrische Studie zeigte, dass eine *zu frühe und zu intensive Frühmobilisation negative Auswirkungen auf die funktionelle Erholung* haben kann (AVERT Trial 2015). Dies unterstreicht, dass der Belastungsgrad in der Frühmobilisation den Möglichkeiten des Patienten angepasst werden muss, um sie nicht zu über-, aber auch nicht zu unterfordern. Insbesondere sollten komplexe interdisziplinäre Anforderungen gut abgestimmt werden und die Verknüpfung von unterschiedlichen Inhalten (z. B. Mobilisation auf die Bettkante, dann Nahrungs-

Tab. 8.2 Effekte der Frühmobilisation und potenzielle positive Auswirkungen auf die Schluckfunktion

Empirisch belegte Effekte der Frühmobilisation	Potenzielle Effekte auf die Schluckfunktion
verbesserte *Rumpfkontrolle* und *Muskelkraft*	aktive Aufrichtung und Kopfkontrolle werden unterstützt, sodass der Patient seine Muskelaktivität während des Schluckvorgangs aktiver und dynamischer den Anforderungen der Behandlungs- und Esssituation anpassen kann
verbesserte Atemfunktion: Atemzugvolumen, Atemminutenvolumen, längere Spontanatemintervalle im Beatmungsweaning	höhere Einatemvolumina unterstützen das effektive Husten längere Spontanatemphasen ohne Respirator bieten bessere Voraussetzungen für die Trachealkanülenentwöhnung und für flexible funktionelle Therapieinhalte
Reduktion von Delirzuständen	strukturiertere Therapieplanung mit einem kooperativeren bzw. wacheren und funktionell aktiveren Patienten wird möglich
verbesserte Alltagsfunktionen, v.a. wenn Frühmobilisation und Alltagsaktivitäten von Beginn an verknüpft werden (zielorientierte Frühmobilisation – Early Goal-Directed Mobilisation, EGDM, ▶ 8.29)	Alltagsaktivitäten mit Bezug zur Nahrungsaufnahme können von Beginn an in die Therapie integriert werden

aufnahme im Sitzen) sollte schrittweise angebahnt und gut auf die Möglichkeiten des Patienten angepasst werden.

MERKE
Auch bei weniger belastbaren Patienten können Frühmobilisation und funktionelle Dysphagietherapie gut miteinander kombiniert werden, sodass sich positive Effekte in beiden Bereichen ergeben. Anspruch und Belastungsgrad müssen jedoch sensibel und tagesaktuell an die Möglichkeiten des Patienten angepasst werden, um negative Effekte zu vermeiden.

Der beatmete Patient auf der ITS

8.32 Welche Indikationen gibt es für eine Beatmungspflichtigkeit?

Die häufigsten *Gründe für eine Beatmungspflichtigkeit* sind:

Respiratorische Insuffizienz:
- chronisch progrediente Lungenerkrankungen: obstruktive Lungenerkrankungen (z. B. COPD (▶ 10.83) und restriktive Lungenerkrankungen (z. B. Fibrose))
- akute Lungenerkrankungen: v. a. Pneumonie, akutes Lungenversagen (Acute Respiratory Distress Syndrome, ARDS, ▶ 1.14)
- hohe Querschnittlähmungen
- Critical-Illness-Polyneuropathie/-Myopathie (CIP, CIM, ▶ 8.6)

Muskuläre Erschöpfung:
- im Rahmen neuromuskulärer Erkrankungen, z. B. Amyotrophe Lateralsklerose (ALS), Guillain Barré Syndrom (GBS), Multiple Sklerose (MS, ▶ Kap. 10), Muskeldystrophie mit rascher Hyperkapnie (▶ 8.48)
- im Endverlauf primärer respiratorischer Erkrankungen mit Atempumpenerschöpfung (Hyperkapnie; ▶ 8.48), z. B. Emphysem, COPD (▶ 10.83), Asthma

Koma:
- durch ein schweres Akutereignis (Herzinsuffizienz, Hirnschäden, Niereninsuffizienz, Sepsis, Multiorganversagen etc.) Notwendigkeit des künstlichen Komas mit Beatmungspflichtigkeit

Operationen:
- bei jeder Operation mit Vollnarkose wird man vorübergehend beatmet, ggf. auch intubiert

Heimbeatmung:
- Notwendigkeit einer Atemunterstützung durch krankhafte Schlafstörungen, z. B. der Schlafapnoe
- langfristige Beatmung aufgrund hyperkapnischer Zustände (▶ 8.48)

8.33 Welche Beatmungszugänge gibt es?

Grundsätzlich gibt es zwei unterschiedliche Beatmungsmöglichkeiten:
- **invasiv:** Unterstützung über einen künstlichen Zugang via Intubationstubus oder Trachealkanüle
- **nicht-invasiv** (NIV, non-invasive ventilation): Unterstützung über die natürlichen Atemwege

8.34 Wie erfolgt eine invasive bzw. eine nicht-invasive Beatmung?

Die **invasive Beatmung** kann über einen Tubus (blockbarer Intubationsschlauch) erfolgen, der über Mund oder Nase durch den Pharynx in die Trachea gelegt wird (oropharyngeale oder nasopharyngeale Intubation). Säuglinge sind i.d.R. nasal intubiert und beatmet.

Bei längerfristig erforderlicher invasiver Beatmung erfolgt diese über eine Trachealkanüle (▶ 8.62). Hier wird häufig ein chirurgisches Tracheostoma angelegt, wenn eine respiratorische Indikation für die Beatmung besteht, bei Dysphagie ist ein Dilatationstracheostoma günstig (▶ 5.1).

Bei einer **nicht-invasiven Beatmung** (NIV, non-invasive ventilation) werden die Patienten über eine Atemmaske beatmet. Es existieren Masken für die Beatmung über die Nase, über den Mund, über Mund und Nase, Masken, die das ganze Gesicht bedecken (Full-face-Masken) oder sogar helmartige Masken.

8.35 Unter welchen Voraussetzungen kann ein Patient nicht-invasiv beatmet werden?

Voraussetzungen für die nicht-invasive Beatmung (NIV) sind:

- der Patient ist wach und kooperativ
- hämodynamisch stabil
- erhaltene Schutzreflexe
- Abhusten möglich
- Atemmaske wird toleriert

8.36 Welche Beatmungszugänge sind mit der Dysphagietherapie gut vereinbar?

Eine Dysphagietherapie im klassischen Sinne ist bei **intubierten Patienten** nicht sinnvoll. Der Tubus verhindert ein suffizientes Schlucken. Zudem ist der Patient meistens sediert.

Der Schluckakt ist zwar bei den **nicht-invasiv (NIV) beatmeten Patienten** nicht mechanisch behindert, aber die Mund- und Nasenschleimhäute der Patienten sind oft durch den Beatmungsflow maximal ausgetrocknet. Wenn der NIV-beatmete Patient für die Dysphagietherapie von der Beatmung diskonnektiert werden kann, spricht nichts gegen eine reguläre Dysphagietherapie. Diese muss sich dann auch nicht von anderen Dysphagietherapien bei nicht intensivpflichtigen Patienten unterscheiden.

Die tracheotomiert beatmeten Patienten stellen in der Dysphagietherapie auf der ITS die unkomplizierteste Patientengruppe dar. Der Dysphagietherapeut hat ungehinderten Zugang zu den faziooralen Strukturen und auch während der Beatmung gibt es viele Möglichkeiten (z.B. durch Verwendung eines beatmungskompatiblen Sprechventils, ▶ 8.67ff.), um mit der Trachealkanülenentwöhnung zu beginnen. Maßnahmen zur Schluckfazilitation wie z.B. manuelle Techniken, gustatorische Stimulation oder das Arbeiten mit Kausäckchen sind ebenfalls möglich.

8.37 Welche Beatmungsformen gibt es?

Zunächst unterscheidet man zwischen **kontrollierter (mandatorischer) Beatmung** und **unterstützter (augmentierter) Beatmung.** Bei den Beatmungsformen lassen sich zudem volumenkontrollierte und druckkontrollierte Beatmung unterscheiden.

- *kontrollierte (mandatorische) Beatmung:* Hauptmerkmal der kontrollierten (mandatorischen) Beatmung ist das Fehlen der Spontanatmung. Die Ventilation (Beatmung) resultiert aus der maschinellen Einstellung des Beatmungsmusters und den Eigenschaften des respiratorischen Systems. Die vollständige, also kontrollierte Beatmung führt zu einer Entlastung der Atemmuskulatur, hat aber langfristig eine Inaktivitätsatrophie dieser Muskulatur zur Folge.
- *unterstützte (augmentierte) Beatmung:* Jede unterstützte Beatmungsform setzt ein gewisses Maß an Eigenatemantrieb des Patienten voraus. Je nach Eigenaktivität des Patienten und funktionellen Möglichkeiten seiner Atemorgane können die eingestellten Beatmungsparameter adaptiv eingestellt werden, z. B. ein bestimmtes Inspirationsvolumen, nachdem der Patient den Atemzug selbstständig begonnen hat. Ziel ist es, dem Patienten das selbstständige Atmen wieder zu ermöglichen, ohne ihn respiratorisch zu unter- oder überfordern.
- *volumenkontrollierte Beatmung:* Vorteil der volumenkontrollierten Beatmung ist ein immer gleichbleibendes Atemzugvolumen bzw. Atemminutenvolumen. Nachteil ist, dass sich evtl. zu hohe Beatmungsdrücke schädigend auf die Lunge auswirken können.
- *druckkontrollierte Beatmung:* Vorteil der druckkontrollierten Beatmung ist, dass der Inspirationsdruck nicht überschritten werden kann. Die Drucklimitierung reduziert die Gefahr von biotrauma-assoziierten Entzündungen.

8.38 Was bedeuten die Abkürzungen der unterschiedlichen Beatmungsmodi?

Für die Abkürzung verschiedener Beatmungsmodi und -einstellungen gibt es leider keinen einheitlichen Standard. Häufig verwenden unterschiedliche Hersteller verschiedene Abkürzungen für im Grunde gleiche Beatmungsmodi.

Als Orientierung kann man von Folgendem ausgehen:

- D/P: Druck – druckunterstützter Beatmungsmodus
- V – vorangestellt: Volumen – volumenkontrollierter Beatmungsmodus
- V – hinten angestellt: Ventilation – steht einfach für „Beatmung“
- C: Control – kontrollierter Beatmungsmodus oder continuous – kontinuierlicher Modus

Gängige Abkürzungen für volumenkontrollierte Beatmungsmodi sind:

- VC = volume controlled
- VCV = volume controlled ventilation
- VC AC = volume controlled assisted controlled
- VC CMV = volume controlled continuous mandatory ventilation

Gängige Abkürzungen für druckkontrollierte Beatmungsmodi sind:

- PC = pressure controlled
- PCV = pressure controlled ventilation
- PC CMV = pressure controlled continuous mandatory ventilation
- PC AC = pressure controlled assisted controlled
- DKV = druckkontrollierte Ventilation

8.39 Was bedeuten: BIPAP, ASB, PPS und CPAP?

BIPAP *bedeutet: Biphasic Positive Airway Pressure*, gängige Synonyme sind: Bivent, BiLevel, PCV+, PSIMV+, APRV

- **BIPAP** besteht aus einem oberen und einem unteren Druckniveau, wobei die Spontanatembemühungen des Patienten in jedem Fall möglich sind. Im BIPAP-Modus sind jegliche Einstellungen von maschineller vollständiger Beatmung bis zur reinen Unterstützung der Spontanatmung individuell möglich und einstellbar. Bei fehlender Spontanatmung entspricht BIPAP einer druckkontrollierten Beatmung. Bei beginnenden Atembemühungen bis zu Spontanatmung (auf unterem Druckniveau) können die Parameter individuell passend adaptiert werden.

BEISPIEL

Ein Patient ist sediert und kontrolliert beatmet (BIPAP-Modus). Nun wird die Sedierung reduziert, damit der Patient wacher wird und ggf. eine eigenständige Spontanatmung einsetzen kann. Triggert der Patient einige Atemzüge selbstständig, so wird der Respirator dies anzeigen und die Beatmungseinstellungen können in einen geeigneten assistiven Modus angepasst werden (z. B. CPAP ASB).

ASB *bedeutet: Assisted Spontaneous Breathing*, gängige Synonyme sind: **IPS, IFA, PSV**

- **ASB** ist eine druckunterstützte Beatmungsform, das bedeutet, der Patient muss bereits eigenständige Atemarbeit/-bemühungen leisten können. Es gibt zwei Druckniveaus:
  - Das *untere Druckniveau* (PEEP, ▶ 8.41, ▶ 1.46) hält das Bronchialsystem stabil offen und erleichtert die Atemarbeit des Patienten.
  - Das *obere Druckniveau* wird bei zunehmenden Bemühungen des Patienten langsam reduziert und adaptiert. Daher ist dieser Beatmungsmodus auch gut zum Weaning vom Respirator geeignet.

PPS *bedeutet: Proportional Pressure Support*, ein gängiges Synonym ist: **PAV**

- Der **PPS-Modus** passt seine inspiratorische Unterstützung individuell den aktiven Atembemühungen des Patienten an. Die Unterstützung erfolgt ohne feste Druck- oder Flowvorgabe. Je stärker ein Patient einatmet, umso höher (proportional) steigert sich die Druckunterstützung.

CPAP *bedeutet: Continuous Positive Airway Pressure*, ein gängiges Synonym ist: **CPPB**

- Während der gesamten Spontanatemzeit des Patienten wird ein unteres Druckniveau appliziert (PEEP, ▶ 8.41, ▶ 1.46). So soll das Bronchialsystem stabilisiert, minderbelüftete Areale geöffnet und die Gasaustauschfläche vergrößert werden. CPAP wird oft auch verwendet zur Therapie des obstruktiven Schlaf-Apnoe-Syndroms (OSAS, ▶ 5.69). Der dauernd vorhandene positive Druck verhindert ein Kollabieren der Atemwege und erleichtert so insbesondere die Einatmung (und verhindert Schnarchgeräusche).

8.40 Ist CPAP eine Beatmungsform?

Streng genommen ist der **CPAP-Modus** (CPAP, Continuous Positive Airway Pressure) **keine Beatmungsform.** Das CPAP selbst stellt lediglich einen positiven endexspiratorischen Druck (PEEP, ▶ 8.41, ▶ 1.46) in den Atemwegen her, der dem

Patienten das Atmen leichter macht und den Gasaustausch unterstützt. Dieser positiv voreingestellte Druck wird durch einen Respirator hergestellt, sodass es „von außen" aussieht, als sei der Patient beatmet.

Es gibt Varianten des CPAP-Modus, die eine größere Unterstützung und eine echte Beatmung für den Patienten darstellen, z. B. das **CPAP-ASB** (ASB, Assisted Spontaneous Breathing ▶ 8.39). CPAP-ASB gehört zu den druckunterstützten Spontanatemmodi. Der Patient löst hierbei durch seine aktive Inspirationsarbeit die eingestellten Respiratormodi zur Atemunterstützung aus. Beim ASB bedeutet dies, dass der PEEP das untere Druckniveau bildet und das obere Druckniveau je nach Bedürfnissen des Patienten angesetzt wird. Dieser Modus ist zum **Weaning** gut geeignet. Bei intaktem Atemantrieb wird schrittweise das obere Druckniveau (+ASB) herabgesetzt. Der Patient wird so an die eigenständige Atmung herangeführt, indem er zunehmend die Atemarbeit selbst übernimmt.

MERKE

Im Gegensatz zu „reinem" CPAP ist das CPAP-ASB eine echte Form der Beatmung.

8.41 Was ist der PEEP?

PEEP ist die Abkürzung für **Positive End-Expiratory Pressure.** Als PEEP wird der Luftdruck bezeichnet, der nach der Ausatmung durch das Atemrestvolumen noch in der Lunge vorhanden ist. Bei einem gesunden Erwachsenen beträgt der physiologische (intrinsische) PEEP etwa 2–3 cmH_2O.

Eine hilfreiche Analogie zum Verständnis des PEEP ist ein Vergleich mit dem Ausatmen durch einen Schlauch in eine mit Wasser gefüllte Flasche. Je mehr Wasser drin ist, desto größer wird der Widerstand beim Ausatmen. Die Höhe des Wassers entspricht dem oft in cmH_2O angegebenen PEEP.

Eine Erhöhung des PEEP (z. B. durch einen CPAP-Modus, ▶ 8.39, ▶ 8.40) sorgt für eine Erhöhung des exspiratorischen Luftdrucks, wodurch die Alveolen und Bronchiolen stabilisiert werden und auch nach dem Ausatmen noch eine größere Luftmenge für den Gasaustausch zur Verfügung steht. Ein kollaptisches Bronchialsystem (z.B. schwere COPD) kann durch den erhöhten Luftdruck geschient werden, dadurch wird der alveoläre Gasaustausch unterstützt und dem Patienten die Atemarbeit erleichtert.

BEISPIEL

Stellen Sie sich das Aufpusten eines Luftballons vor. Am Anfang muss man stärkere Widerstände überwinden, damit Luft einströmen kann. Ist aber schon etwas Luft im Ballon (positiver Druck), geht das weitere Aufpusten des Ballons viel leichter. Der Druck im leicht aufgepusteten Ballon ist mit dem PEEP am Respirator gleichzusetzen. Es entsteht also ein voreingestellter positiver Druck (PEEP) zur Erleichterung der Atemarbeit für den Patienten.

8.42 Warum ist der PEEP relevant für die Dysphagiebehandlung?

Vor allem im Trachealkanülenweaning kann der PEEP relevant sein (▶ 5.46). Bei geblockter Trachealkanüle (transstomatale Atmung) entfällt die Ventilfunktion des Larynx, da dieser nicht mehr Teil des Atemwegs ist. Man spricht von einem offenen Atemweg, bei dem der Luftstrom nicht mehr durch Öffnungs- und Verschlussbewegungen des Larynx reguliert wird (▶ Abb. 5.1). Hierdurch verändern sich auch die intrapulmonalen Druckverhältnisse, sodass der PEEP geringer ist als bei der translaryngealen Atmung (vgl. physiologischer PEEP, ▶ 8.41). Der alveoläre Gasaustausch und die mucociläre Clearance (▶ 1.40) können dadurch vermindert sein.

Der PEEP ist also aus den folgenden Gründen für das Dysphagiemanagement sehr relevant:

- Durch das Entblocken und Verschließen der Trachealkanüle (vorzugsweise mit einem Sprechventil, Schwegler 2020, ▶ 5.65ff.) können die intrapulmonalen Druckverhältnisse (der PEEP) normalisiert werden, was zu einer verbesserten alveolären Rekrutierung, einem verbesserten Gasaustausch und zur Regulation der Atemfrequenz führen kann (Sutt et al. 2016a). Dies sind Grundvoraussetzungen für eine effektive Atem-Schluck-Koordination und effektives Husten.
- Im Beatmungsweaning ist der PEEP relevant, weil er mitentscheidend ist, ob invasiv beatmete Patienten während der Beatmungszeit entblockt werden dürfen, um ein beatmungskompatibles Sprechventil zu verwenden (▶ 8.67ff.).

8.43 Was bedeuten die Angaben „DU über PEEP" und „PEAK"?

Die Bezeichnung „DU über PEEP" (**Druckunterstützung über PEEP**) gibt es nur bei dem Beatmungsgerät Servo und sie bezeichnet das Druckniveau, das zusätzlich zu dem (konstanten) PEEP appliziert wird.

BEISPIEL

Wird ein Patient druckunterstützt beatmet, wird ein oberes und unteres Druckniveau eingestellt. Zwischen diesen beiden Druckniveaus findet die Ventilation des Patienten statt. Das untere Druckniveau bildet der PEEP (▶ 8.41), der **„DU über PEEP" (Druckunterstützung über PEEP)** ist der positive Beatmungsdruck, der als oberes Druckniveau eingestellt wird.

Ist bei einem Patienten beispielsweise ein PEEP von 5 gewählt worden, um die Atemarbeit zu erleichtern und die Ventilation zu verbessern, und das obere Druckniveau liegt bei 18 cmH_20, wird sich das Atemvolumen mit einer entsprechenden Atemfrequenz zwischen diesen beiden Druckniveaus bewegen. Der eingestellte Wert des DU über PEEP und der PEEP erzeugen einen gesamt-positiven Druck in der Lunge, und damit einen Spitzendruck in der Lunge oder auch ein oberes Druckplateau. Dies wird auch als **PEAK** bezeichnet. In unserem Beispiel läge dieser bei PEAK 23.

8.44 Welche Angaben des Beatmungsgerätes sind für Dysphagietherapeuten relevant?

Die Angaben auf dem Beatmungsgerät sind nicht direkt relevant für die Therapie. Einige Parameter (z. B. PEEP, Druckunterstützung (DU) über PEEP, PEAK, ▶ 8.41, ▶ 8.43) können dem Sprachtherapeuten aber helfen, die **respiratorische Situation** des Patienten einzuschätzen, da diese Auswirkungen auf die Schluckfunktion haben können.

Beim assistierten Beatmungsmodus, in dem der Patient die Atemzüge selbst triggert, gibt die **Atemfrequenz** (genauso wie bei jedem Monitor oder klinischer Beobachtung) zudem Auskunft über die Atemarbeit des Patienten, was ein Indikator für den Schwierigkeits- und Belastungsgrad der gerade angewendeten therapeutischen Intervention sein kann.

BEISPIEL

Beispiel 1

Bei einem tracheotomierten Patienten mit respiratorischer Insuffizienz (z. B. aufgrund einer schweren COPD), könnte der Dysphagietherapeut beim Blick auf den Beatmungsparameter PEEP feststellen, dass dieser Wert relativ hoch eingestellt ist (z. B. höher als 8). Daraus kann der Dysphagietherapeut ableiten, dass ein Entblocken der Trachealkanüle des Patienten aufgrund der hohen PEEPs nicht möglich ist (vgl. Kontraindikationen, ▶ 8.42, ▶ 5.58).

Warum? Bei COPD mit Gefahr eines Bronchialkollaps hält der PEEP die Atemwege offen, sodass minderbelüftete Atemwege rekrutiert werden und der Gasaustausch erleichtert wird. Der PEEP ist also notwendig, um einen ausreichenden Gasaustausch überhaupt erst zu ermöglichen. Wird die Kanüle entblockt, reduziert sich der PEEP, sodass eine ausreichende Ventilation ggf. nicht mehr sichergestellt werden kann. Somit muss das Therapieziel Trachealkanülenentwöhnung und das damit verbundene Entblocken ggf. hintenangestellt werden, da eine ausreichende pulmonale Ventilation eine höhere Priorität hat.

Beispiel 2

In einem unterstützten (assistiven, augmentierten) Beatmungsmodus, bei dem der Patient seine Atmung selbst triggert, könnte man anhand einer hohen Atemfrequenz erkennen, dass der Patient schon mit seiner Atemarbeit eine hohe Belastung hat und entsprechend gestresst ist. Dies ist am Monitor und am Beatmungsgerät einfach zu erkennen: hohe Atemfrequenz (AF), gesteigerte Herzfrequenz (HF), Kurvenverlauf.

Ebenso wichtig ist natürlich auch die reine klinische Beobachtung des Patienten: Schwitzen, Hautrötungen, Unruhe etc.

Eine **hohe Atemfrequenz** ist für die Dysphagietherapie problematisch, da die Schluckfrequenz zugunsten der Atemfrequenz reduziert sein kann. Zudem zeigte sich in empirischen Studien ein Zusammenhang zwischen erhöhter Atemfrequenz und dem Aspirationsrisiko (Cvejic et al. 2011). Die therapeutische Konsequenz könnte sein, durch intensive Atemtherapie die Atemfrequenz zu regulieren, um Voraussetzungen für das Entblocken der Trachealkanüle zu schaffen oder andere spezifische Maßnahmen des Dysphagiemanagements durchzuführen.

8.45 Welche Beatmungsformen sind für Dysphagietherapeuten relevant?

Zur prognostischen Einschätzung, wann mit der Dysphagietherapie begonnen werden kann, bzw. in welcher Phase des Weanings der Patient sich befindet: **alle.** Zum Zeitpunkt der Therapieverordnung sollte der Patient bestimmte Kriterien erfüllen, damit die Dysphagietherapie sinnvoll und zielführend wird.

BEISPIEL

Beispiel 1
Im intubierten Zustand kann ein Patient durchaus einen Vigilanzgrad erreicht haben (Sedierung reduziert, Beatmungsmodus von kontrolliert auf unterstützt umgestellt), in dem er über Kopfbewegungen kommuniziert oder kleine motorische Aufträge erfüllen kann („Drücken Sie bitte meine Hand." „Drehen Sie sich bitte auf die Seite." etc.). Solange der Tubus wesentliche schluckrelevante Strukturen „blockiert", ist eine effektive Dysphagietherapie jedoch nicht sinnvoll durchführbar.

Beispiel 2
Ein tracheotomierter Patient befindet sich im Beatmungsweaning. Er hat 2-mal täglich Freiatemphasen von 30 Minuten, die er bereits gut toleriert. Die besten Zeitfenster für dysphagietherapeutische Maßnahmen sind dann die Zeitintervalle der Freiatemphasen. In dieser Zeit hat der Dysphagietherapeut sein gesamtes Behandlungsrepertoire zur Verfügung und kann es je nach Ist-Situation des Patienten anwenden, z.B. Mobilisationstechniken, Schluckversuche, Atemtherapie, Trachealkanülenmanagement – je nach patientenorientierter Indikationsstellung.

8.46 Was ist eine BGA?

BGA bedeutet Blutgasanalyse. Es werden drei Formen unterschieden:

- *arterielle BGA (Goldstandard):* Der kritisch-kranke Patient auf der Intensivstation hat neben den venösen Zugängen wie dem ZVK (zentralen Venenkatheter) bzw. einer Braunüle (einfacher venöser Zugang am Handrücken oder der Ellenbeuge) meistens auch einen arteriellen Zugang, über den Blut für eine arterielle BGA entnommen werden kann. Dieser ist häufig an der Innenseite (Beugeseite) nahe dem Handgelenk. Manchmal befindet er sich auch in der Leistenarterie. Im Gegensatz zum venösen Zugang ist er immer rot.
- *kapilläre BGA:* Die kapilläre BGA wird i.d.R. aus dem Ohrläppchen entnommen. Dafür wird das Ohrläppchen 10 Minuten zuvor mit Finalgon eingerieben. Das Ohrläppchen wird heiß und rot, da das Blut sich im Ohrläppchen sammelt. Nach 10 Minuten Kapillarisierung kann Blut mit einem feinen Kapillarröhrchen entnommen werden. Die häufigsten Messfehler entstehen durch Quetschen des Ohrläppchens und Luftbläschen in dem Kapillarröhrchen.
- *venöse BGA:* Das Blut kann durch eine normale Braunüle aus der Vene entnommen werden. Bei der venösen BGA ist der Wert des pO_2 selbstverständlich sehr gering (▶ 8.47).

8.47 Welche Werte der BGA sind für Dysphagietherapeuten relevant?

Die Blutgaswerte des pO_2, pCO_2 sowie der ph-Wert sind zunächst einmal die interessantesten Werte für den Dysphagietherapeuten (▶ Tab. 8.3):

- Der **ph-Wert** im Blut sollte zwischen 7,35 und 7,45 liegen. Abweichungen werden als **Azidose** (< 7,35) und **Alkalose** (> 7,45) bezeichnet. Ein starkes Abweichen des ph-Wertes im Blut von diesem Normbereich bedeutet, dass die Kompensationsmechanismen des Organismus nicht mehr ausreichen. Der Patient befindet sich in einem kritischen Zustand. Hier sind ärztliche Interventionen dringend notwendig.

Tab. 8.3 Normwerte arterielle Blutgasanalyse (aBGA, Erwachsene; Oczenski 2017)

Blutgasparameter	Normbereich
pH	7,35–7,45 (< 7,35 Azidose; > 7,45 Alkalose)
pO_2	70–105 mmHg (altersabhängig)
pCO_2	35–45 mmHg
HCO_3 (Bicarbonat)	24–26 mmol/l
BE (Base Excess)	-2 – +3

- Der **pO_2 (Sauerstoffpartialdruck)** ist altersabhängig, je nach Alter liegt dieser Wert zwischen 70 und 105 mmHg. Tief darunter liegende Werte zeigen, dass der Organismus in seiner Versorgung mit Sauerstoff gefährdet ist.
- Der **pCO_2 (Kohlendioxidpartialdruck)** liegt normalerweise um 40 mmHg. Bei einer raschen und flachen Atmung (Hyperventilation) kann dieser Wert sinken, da zu viel Kohlendioxid abgeatmet wird. Steigt der pCO_2-Wert über den Normbereich hinaus, ist dies ein ernster Hinweis auf eine Erschöpfung der Atemmuskulatur (CO_2 wird nicht mehr in ausreichendem Maße abgeatmet). Dies wird auch als **Hyperkapnie** (▶ 8.48) oder **Atempumpversagen** (▶ 8.7) bezeichnet.

8

INFO

Es gibt Patienten, die aufgrund ihrer Grunderkrankung an hohe pCO_2-Werte gewöhnt sind und diese kompensieren. Es kann daher vorkommen, dass sie – trotz deutlich von der Norm abweichender Werte in der BGA – ohne auffällige äußere Symptome wach, entspannt und lächelnd im Sessel sitzen. Hierzu gehören insbesondere Patienten mit COPD IV. Grades.

BEISPIEL

Ein Patient soll von der Beatmung entwöhnt (geweant) werden. Um einschätzen zu können, ob die **Belastung durch den Weaningversuch** (die Atmung wird dann ja nicht mehr unterstützt) vom Patienten geleistet werden kann, wird zunächst eine BGA durchgeführt. Diese zeigt, dass der Patient ausreichend oxygeniert (guter pO_2-Wert) und nicht erschöpft (guter pCO_2-Wert) ist. Nun wird der Patient (unter Zuführung von Sauerstoff über die feuchte Nase auf der Trachealkanüle) vom Respirator getrennt.
Neben der allgemeinen Monitorüberwachung (Herzfrequenz, Atemfrequenz, SPO_2, Blutdruck) sollten während des Spontanisierungsversuchs u. a. folgende klinische Parameter beobachtet werden:

- subjektives Empfinden des Patienten (Lufthunger vermeiden!)
- Gesichtsfarbe
- Tonus
- Stresszeichen

Zusätzlich wird über **weitere Blutgasanalysen** (z. B. nach 30 min bzw. je nach hausinternem Weaningschema) festgestellt, ob es zu kritischen Verschiebungen oder gar Entgleisungen der Blutgase kommt.
Eine Hypoxämie oder Hyperkapnie ist zu vermeiden.

8.48 Was bedeuten Hypoxämie und Hyperkapnie?

- **Hypoxämie:** ein zu niedriger Sauerstoffgehalt im arteriellen Blut (▶ Tab. 8.3)
- **Hyperkapnie:** ein erhöhter Kohlendioxidgehalt im Blut (> 45 mmHg); das Gegenteil ist die Hypokapnie (< 35 mmHg), also ein verminderter Kohlendioxidgehalt im Blut

INFO

Die **Hyperkapnie** ist das klinische Zeichen einer **Erschöpfung der Atemmuskulatur** und damit eine Störung der Lungenventilation. Sie kann bis zum Koma (sog. **CO_2-Koma**) führen.

BEISPIEL

Ein **hyperkapnisches Atemversagen** kann z.B. bei einer plötzlichen Verschlechterung der COPD auftreten. Diese Patienten weisen allerdings auch oft eine chronische Hyperkapnie auf, da sie aufgrund der chronischen Minderfunktion der Atmung an hohe pCO_2-Werte adaptiert sind.

8.49 Was versteht man unter Beatmungsweaning?

Als **Beatmungsweaning** (**Weaning = Entwöhnung**) bezeichnet man einen Prozess, bei dem der beatmete Patient zunehmend wieder die selbstständige Atemkontrolle bis zur selbstständigen Freiatmung übernehmen soll. Ein Beatmungsweaning (strukturiertes Vorgehen nach einem bestehenden Protokoll) wird i.d.R. erst nötig, wenn der Patient länger beatmet war. Bei kurzfristiger Beatmung (z.B. OP) benötigt der Patient keinen langwierigen Weaningprozess.

Klassisch geschieht das Weaning in mehreren Schritten. Der Patient wird zunächst **kontrolliert beatmet** (▶ 8.37). Sobald sich Eigenaktivität und Spontanatmung des Patienten einstellen, werden die Beatmungsparameter zunehmend in progredient **unterstützte Beatmungsmodi** verändert. Dabei orientiert man sich an den jeweiligen respiratorischen Voraussetzungen und Möglichkeiten des Patienten.

Das Weaning ist abgeschlossen, wenn der Patient ohne maschinelle Unterstützung spontan atmet und dabei keine Anzeichen einer respiratorischen Erschöpfung zeigt.

8.50 Wie verläuft das Beatmungsweaning?

Grundsätzlich wird zwischen *zwei Vorgehensweisen* unterschieden:

- **diskontinuierliches Weaning:** Dieser Weaningprozess besteht aus intermittierenden Phasen von Beatmung und Spontanatmung (synonym: Freiatmung). Im Rahmen zunehmender Entwöhnung sollten sich die Freiatemphasen gegenüber den Beatmungsphasen verlängern. Diese Strategie hat sich besonders bei Patienten mit Atempumpenerschöpfung bei respiratorischen oder neuromuskulären Erkrankungen etabliert.
- **kontinuierliches Weaning:** Hier wird die Unterstützung durch den Respirator zunehmend reduziert, die Patienten bleiben am Respirator, müssen jedoch zunehmend mehr eigene Atemarbeit leisten.

Zunehmend werden auch Mischformen von kontinuierlichem und diskontinuierlichem Weaning angewendet.

8.51 Was bedeutet prolongiertes Weaning?

Von einem **prolongierten Weaning** wird bereits gesprochen, wenn der Patient mehr als drei Spontanatmungsversuche benötigt bzw. der Weaningprozess nach der ersten Spontanisierung länger als 7 Tage dauert, bis eine erfolgreiche Extubation erfolgen kann.

Prolongierte Weaningphasen sind daher recht häufig, es finden sich Angaben von 20–30 %, bei Patienten mit obstruktiven Erkrankungen (z. B. COPD) sogar bis zu 50 % (Ozcenski 2017).

Aber auch kritisch-kranke Patienten (CIP, CIM, ▶ 8.6) und Patienten mit Tetraplegie benötigen nicht selten längere Weaningphasen. Um eine allzu lange Intubation zu vermeiden, wird bei prolongiertem Weaning oft eine Tracheotomie durchgeführt, um die Beatmung weiterführen zu können (▶ 8.62).

8.52 Was ist der Unterschied zwischen prolongiertem Weaning und prolongierter Beatmung?

- Prolongierte Beatmung ist die Langzeitbeatmung.
- Prolongiertes Weaning beschreibt die Dauer des Beatmungsweanings, also der Entwöhnung von der Beatmung (entweder mit oder ohne nicht-invasive Beatmung).

8

MERKE

Jemand der wegen seiner Grunderkrankung längere Zeit beatmungspflichtig ist, ist nicht automatisch schwer vom Respirator zu entwöhnen.

8.53 Was versteht man unter dem Begriff Weaningversager?

Als Weaningversager werden Patienten bezeichnet, die aufgrund ihrer Grunderkrankung und trotz multimodaler Therapieansätze und wiederholten Weaningversuchen nicht ausreichend eigenständig atmen können und so dauerhaft auf eine Respiratortherapie angewiesen sind.

Mit anderen Worten: Trotz mehrfacher Weaningversuche besteht ein Missverhältnis zwischen ventilatorischem Bedarf und ventilatorischem Eigenvermögen, das zur hyperkapnischen ventilatorischen Insuffizienz (Atemversagen durch mangelnde CO_2-Elimination) führt (▶ 8.48). Die Patienten werden dann häufig mit einer (invasiven) Beatmung via Tracheostoma in die häusliche Heimbeatmung oder in ein entsprechendes Beatmungsheim/-wohngruppe o. ä. entlassen.

8.54 Gibt es bei dauerhafter Beatmungspflicht Alternativen zur Verwendung von Beatmungsgeräten?

Bleibt jemand dauerhaft auf eine Beatmung angewiesen, kann der Einsatz eines **Zwerchfellstimulators** oder eines **Phrenicusstimulators** eine Alternative zur dauernden Verwendung eines Beatmungsgerätes darstellen. Dabei wird entweder das Zwerchfell direkt stimuliert oder der Impuls zur Einatmung wird über den Nervus phrenicus auf das Zwerchfell gegeben. *Voraussetzung für den Phrenicusstimulator ist ein intakter Nervus phrenicus.* Bei beiden Varianten werden Elektroden implantiert, die Einatemimpulse von außen über ein kleines Gerät vorgeben.

Die Patienten sind damit nicht mehr dauernd von einem relativ großen Beatmungsgerät abhängig und damit mobiler. Die Einatmung erfolgt zudem wieder unterdruckgesteuert wie bei der normalen Atmung.

8.55 Gibt es prolongiertes Weaning auch in der Pädiatrie?

In der Pädiatrie kommt ein prolongiertes Weaning häufig bei Kindern mit neuromuskulären und syndromalen Erkrankungen mit Muskelhypotonie vor, z. B. Duchenne Muskeldystrophie, Gliedergürteldystrophie, Osteogenesis imperfecta (Glasknochenkrankheit), somit i.d.R. bei angeborenen Erkrankungen.

INFO

Muskuläre Überlastungen der gesunden Atempumpe können durch Obstruktion der engen und instabilen Atemwege verursacht werden. Dies *ist besonders bei Frühchen < 30 SSW (Schwangerschaftswoche) typisch*. So kommt es häufig zu Gasaustauschstörungen die das Weaning verlängern, eine dauerhafte Abhängigkeit vom Respirator ist aber selten.

Interessanterweise verursachen Erkrankungen der Atempumpe wie durch die Critical-Illness-Polyneuropathie (CIP, ▶ 8.6) oder erworbene Inaktivitätsatrophien der Atemmuskulatur bei Kindern selten ein Weaningversagen.

8.56 Welche Voraussetzungen müssen vorliegen, damit das Respiratorweaning begonnen werden kann?

Der Patient sollte **nicht sediert sein oder adäquate Reaktion mit Teilsedierung** zeigen. **Klinische Stabilität ist zwingend notwendig**, d.h.:

- adäquate Oxygenierung: $SPO_2 > 90\ \%$ bzw. bei vorliegender respiratorischer Insuffizienz > 85 %, bei $FIO_2 < 0{,}4$
- PEEP < 8 cmH_2O
- Atemfrequenz < 35/min
- Vitalkapazität > 5 ml/kg
- Herzfrequenz < 140/min
- Blutdruck (RR syst) 90–160 mmHg
- keine oder nur niedrig dosierte Katecholamingabe
- Kein akuter Infekt!

8.57 Welche Maßnahmen können die Erfolgsaussichten eines ersten Weaningversuchs unterstützen?

Um es dem Patienten so angenehm wie möglich zu machen, ist ein gutes Zeitmanagement wichtig und essenziell für den Erfolg:

- zu einer **vernünftigen Tageszeit** – nicht nachts oder nach dem direkten morgendlichen Wecken
- **ruhige Umgebungsstruktur** schaffen – Tür geschlossen, wenig Geräuschkulisse, wenig Hektik

- Patienten **nicht allein lassen** beim ersten Weaningversuch
- gute und bequeme **Positionierung**, also Sitzen, Königsstuhl oder Herzbett erleichtern die Atemarbeit, da das Zwerchfell mit der Schwerkraft arbeiten kann
- alles **Notwendige bereitlegen** (O_2-Brille, feuchte Nase etc.) und auf **Funktionalität prüfen.** *Wichtig: der Patient darf keinen Lufthunger erleiden!*
- **Dokumentation**/Weaningprotokoll führen
- **Vorbereitende atemtherapeutische Maßnahmen** sind immer sinnvoll!

8.58 Wie ist das Vorgehen im Beatmungsweaning und wer entscheidet über das Vorgehen?

Ein einheitliches Weaningschema gibt es derzeit nicht. Es gibt auch keine standardisierten Beatmungsverfahren. Es gibt aktuell Empfehlungen, z. B. herausgegeben von der Weaning-Kommission der Deutschen Gesellschaft für Neurorehabilitation (Rollnik et al. 2017) oder von der AWMF (Arbeitsgemeinschaft der Wissenschaftlichen Medizinischen Fachgesellschaften).

Das Vorgehen bei der Beatmung und beim Weaning hängt entscheidend vom Allgemeinzustand des Patienten, seiner Compliance, seinen Ressourcen und dem Krankheitsbild des Patienten ab. Die Entscheidungen, wie und ab wann geweant wird, sollte in einem interdisziplinären Team getroffen werden, da jede Berufsgruppe aus einem unterschiedlichen Blickwinkel die Situation einschätzt.

8

Die Realität sieht oft etwas anders aus. Letztendlich entscheidet der behandelnde Arzt über das Vorgehen, dieser kann Aufgaben im Beatmungsmanagement aber auch delegieren, z. B. an Atmungstherapeuten, die zunehmend in Akut- und Rehabilitationseinrichtungen in enger Kooperation mit dem behandelnden Arzt für die Beatmung und das Weaning zuständig sind. Der Arzt kann bestimmte Aufgaben und Entscheidungen aber auch an eine Pflegekraft oder einen Therapeuten delegieren. Die Endverantwortung bleibt aber in jedem der genannten Fälle beim Arzt.

8.59 Darf ich als Dysphagietherapeut Einstellungen am Beatmungsgerät verändern?

Die Einstellung eines Beatmungsgerätes unterliegt in Deutschland der Kompetenz des behandelnden Arztes.

Dieser kann Aufgaben bzgl. Veränderungen der Einstellungen des Beatmungsgeräts jedoch – nach eingehender Prüfung der Fähigkeiten der genannten Person – an andere geeignete Personen delegieren, die in das Gerät eingewiesen wurden, z. B. an eine Intensivpflegekraft oder die Atmungstherapeuten. *Er behält aber letztlich immer die Verantwortung.*

8.60 Kann bei einem kontrolliert-beatmeten Patienten auch Dysphagietherapie durchgeführt werden?

Ein kontrollierter Beatmungsmodus bedeutet nicht zwingend, dass keine Indikation für eine Dysphagietherapie oder die Gabe von oraler Kost (ggf. in kleinen Mengen) besteht. *Entscheidend ist das Grundproblem des Patienten und das Ziel, das mit der Dysphagietherapie verfolgt wird.*

So kann auch ein kontrolliert-beatmeter Patient (z.B. COPD oder ALS, ▶ 10.83, ▶ 10.75) am Ende seines Lebens orale Kost erhalten, mit Hilfestellung und Supervision durch einen Dysphagietherapeuten – trotz Respiratortherapie (Palliatives Setting, Lebensqualität). Bei prognostisch günstigeren Fällen *sollte sich der Patient für den Beginn mit der Dysphagietherapie und oralen Kostgabe im Beatmungsweaning* befinden, idealerweise mit Ausweitung der Freiatemphasen.

In jedem Fall ist aber – unabhängig vom Beatmungsmodus – die Indikation für eine orale Kostgabe (d.h. Ausschluss von Aspiration und ineffektiven Schutzfunktionen) mit geeigneten diagnostischen Mitteln (klinische und instrumentelle Schluckuntersuchung, ▶ Kap. 2) vorher abzuklären.

Auch weitere dysphagietherapeutische Maßnahmen sind nicht grundsätzlich kontraindiziert. Auswahl und Anwendbarkeit hängen wie auch bei nicht-beatmeten Patienten von der spezifischen Pathophysiologie, den schluckphysiologischen und kognitiven Möglichkeiten des Patienten bzw. dessen Wachheit und von der Zielstellung der therapeutischen Intervention ab (▶ 3.1ff.)

8.61 Ist Atemtherapie auch schon bei kontrollierter Beatmung sinnvoll?

Auf jeden Fall! Die Beatmungsmaschine belüftet überwiegend die Lungenabschnitte, die am wenigsten Widerstand setzen. Mit atemtherapeutischen Maßnahmen, Dehnungen der Rumpfseiten, Lockerungen der kontraktilen Strukturen, durchblutungsfördernden Mitteln usw. *werden Gewebewiderstände herabgesetzt und neue Atemräume geschaffen.* So werden vorher schlechter belüftete Lungenabschnitte wieder rekrutiert und die Luft kann sich leichter und großzügiger in den Atemwegen verteilen.

BEISPIEL

Ein Patient ist aufgrund eines schweren Herzinfarkts im künstlichen Koma. Er ist intubiert, sediert und kontrolliert beatmet. Er wurde in 30° Seitenlage links gelagert, die dorsalen (rückseitigen) Lungenabschnitte liegen damit unten, die ventralen (bauchseitigen) dagegen eher oben (▶ 1.7). Die Beatmungsmaschine wird mit den eingestellten Parametern die Luft in die rechten ventral gelegenen Lungenabschnitte befördern, da diese der einströmenden Luft am wenigsten Widerstand bieten (Matratze, Lagerungsmaterial). Wird die Position zu 90° Seitenlage links verändert, verändern sich die Gewebswiderstände, sodass die Luft nun z.B. auch die dorsalen Lungenabschnitte besser erreichen kann.

Die Veränderung der Ausgangsstellung von 30° auf 90° Seitenlage ist also bereits eine atemtherapeutische Maßnahme, die zu einer Veränderung der Belüftung der Lungenabschnitte führt (Ventilations-/Perfusionsverhältnis). Zusätzlich kann in 90° Seitenlage durch Anbeugen beider Beine eine vertiefte Einatmung erreicht werden, da hierdurch die Zwerchfellkontraktion erleichtert wird.

Werden nun noch weitere spezifische atemtherapeutische Techniken durchgeführt, z.B. thermische Reizsetzung, Packegriffe oder Verlängerung/Verkürzung des Rumpfes im Atemrhythmus, kommt es zur Dehnung und Detonisierung von kontraktilen Muskelfasern (z.B. Interkostalmuskulatur) und zur Erweiterung des Thoraxraumes. Die durch den Respirator applizierte Luft kann sich nun in der neu rekrutierten Alveolarfläche verteilen, es kommt zur besseren Verteilung der Atemgase und damit auch zu einem effektiveren Gasaustausch.

Der tracheotomierte Patient auf der ITS

8.62 Wann erfolgt der Wechsel von der endotrachealen Intubation auf eine Tracheotomie?

Bei längerfristig bestehender Beatmungspflichtigkeit ist ein Wechsel von der Beatmung über den endotrachealen Tubus hin zu einer Tracheotomie und (invasiver) Beatmung über die Trachealkanüle erforderlich (▶ 8.33), u.a. um die Gefahr von Intubationsschäden und Post-Extubations-Dysphagien und Dysphonien zu reduzieren (▶ 8.16).

Wenn keine respiratorische Notwendigkeit für eine Tracheotomie besteht, kann auch eine schwere Dysphagie mit massiver Speichelaspiration eine Tracheotomie zum Schutz der unteren Atemwege vor aspirierten Speichelmengen notwendig machen (▶ 5.5).

Wann es sinnvoll ist, vom Tubus auf eine Trachealkanüle zu wechseln, hängt von unterschiedlichen Faktoren ab. Wenn längerfristig die Notwendigkeit einer Beatmung besteht – also eine respiratorische Indikation für eine Tracheotomie – sollte der Tubus nach spätestens 21 Tagen entfernt werden (Plummer und Gracey 1989). Wird eine Übergangsbeatmung mit nicht-invasiver Beatmung (NIV, ▶ 8.35) ausgeschlossen, sollte die Entscheidung zur Extubation und zur nachfolgenden Tracheotomie so früh wie möglich getroffen werden. Der früheste Zeitpunkt ist ab dem 4. Tag nach Intubation. Leider vergeht jedoch häufig mehr Zeit (14–19 Tage), bis eine Entscheidung zur Tracheotomie als weiterem Beatmungszugang gefällt wird. Besteht eine reine Aspirationsindikation für die Tracheotomie, kann die Entscheidung i.d.R. früh getroffen werden.

8

BEISPIEL

Es kommt zu einem Verkehrsunfall und der Patient wird vom behandelnden Notarzt schutzintubiert und beatmet. Im Krankenhaus werden ein Schädel-Hirn-Trauma (SHT) und ein Polytrauma festgestellt und der Patient wird nach der Akutversorgung auf der Intensivstation behandelt.
Hier wird nach der Stabilisierung der Vitalparameter baldmöglichst mit der Reduktion der Sedierung und dem Weaning vom Respirator begonnen. Stellt die Spontanatmung kein Hindernis dar, der Patient hat aber aufgrund des schweren SHT eine Dysphagie mit Speichelaspiration ohne ausreichende Schutzreaktionen, wird man sich früh zur Anlage eines Tracheostomas entscheiden. Tag 4–7 nach Intubation sind hier angestrebte Entscheidungszeiten. Ist man sich nicht so sicher, ob oder wie schwer die Dysphagie sein wird, fällt die Entscheidung zur Tracheotomie ggf. später, maximal bis Tag 21 nach Intubation.

8.63 Welche Folgen hat es, wenn ein Patient erst spät extubiert wird oder reintubiert werden muss?

Eine möglichst frühe Extubation ist essenziell, da eine *verzögerte Extubation mit deutlich höheren Komplikationsraten* assoziiert ist. Dieser Zusammenhang ist belegt für höhere Pneumonie- und Post-Extubations-Dysphagie-Raten (▶ 8.16), layngeale Schädigungen, Stenosen, pharyngolaryngeale Dysfunktion, längere Dauer der Trachealkanülenentwöhnung und des Krankenhausaufenthalts und höhere Mortalitätsraten (Brodsky et al. 2018). Zudem ist bei verzögerter Extubation häufig auch eine längere Sedierungsmedikation notwendig, wodurch die Gefahr von Delirzuständen und Critical Polyneuropathien und -myopathien (CIP, CIM, ▶ 8.6) erhöht wird (Zaga et al. 2020). Nicht zuletzt kann auch mit dem Dysphagiemanagement erst sinnvoll begonnen werden, wenn der Tubus entfernt ist.

Umgekehrt ist jedoch auch eine gescheiterte Extubation mit ähnlichen Risiken verbunden, sodass die Identifikation des richtigen Extubationszeitpunkts wichtig ist. Bei neurologischen Patienten sind Reintubationen sehr häufig (20–40 %, Wang et al. 2014).

8.64 Wie kann die Dysphagietherapie mit dem Beatmungweaning koordiniert werden?

Ein frühes Einbeziehen des Dysphagietherapeuten ist sinnvoll, auch bei Patienten, die noch in einem kritischen und instabilen Zustand sind. Die Priorität wird jedoch häufig bei der Einleitung und Durchführung des Beatmungsweanings liegen.

BEISPIEL

Ein Patient befindet sich nach einem akuten respiratorischen Versagen auf Ihrer ITS, z. B. mit einer schweren Pneumonie und akutem Nierenversagen. Der Patient war lange intubiert und an ein Dialysegerät angeschlossen (> 15 Tage). Wegen des schlechten Allgemeinzustandes und der Komplexität des Krankheitsbildes (sowohl Lungen- als auch Nierenproblematik) wurde die Entscheidung zu einer Tracheostomaanlage getroffen, da mit dem Beatmungsweaning aufgrund des komplexen Krankheitsverlaufs noch nicht begonnen werden konnte. Nun, am Tag 18, ist der Patient wieder stabil, die Sedierung ist beendet, die Dialysemaßnahmen sind abgeschlossen.

Der Patient soll nun vom Respirator entwöhnt werden. Er befindet sich noch im Vollbeatmungsmodus und wird nun auf einen unterstützten Modus umgestellt (z. B. CPAP-ASB, ▶ 8.39). Zunächst werden die Eigenatembemühungen des Patienten beobachtet: Atemantrieb, Frequenz, Atemzugvolumen, Stressanzeichen (Herzfrequenz, Atemfrequenz, Mimik, Tonus etc.). Geht alles gut, wird der Patient einige Zeit unterstützt atmen. Gelegentlich werden die o.g. Parameter kontrolliert und eine Blutgasanalyse (BGA, ▶ 8.46ff.) zum Ausschluss stiller respiratorischer Erschöpfung (▶ 8.48) durchgeführt. Wie lange der Patient in diesem unterstützten Atemmodus bleibt, ist abhängig vom zuständigen Arzt bzw. Behandler und dem Krankheitsverlauf des Patienten.

In dieser Phase sollte bereits ein Therapeut mit der Abklärung und ggf. Behandlung einer Dysphagie beginnen. Maßnahmen wie fazio-orale Stimulation und Mobilisation, Atemtherapie, Bronchialsekretmanagement (Hands-on, Inhalationen, Vibrax, Atmen gegen Widerstand etc.), Kiefermobilisation, Kausäckchen etc. können hier je nach Fragestellung absolut indiziert sein.

Ist der Patient stabil in seinen Atembemühungen und kann er auch vom Respirator diskonnektiert werden, beginnt die stufenweise Entwöhnung vom Respirator mit Freiatemphasen. Spätestens jetzt kann neben dem Respiratorweaning auch das Weaning von der Trachealkanüle beginnen (▶ 5.49ff., ▶ 8.49).

8.65 Wann kann bei einem beatmeten Patienten mit dem Trachealkanülenweaning begonnen werden?

Es gibt unterschiedliche Beatmungs- und Weaningformen (▶ 8.49ff.). Die Entscheidung, welche durchgeführt wird, ist überwiegend abhängig von der Beatmungsindikation und den Verantwortlichen im Behandlungsteam. Daher sollte auch der Beginn des Trachealkanülenweanings im interdisziplinären Team abgestimmt werden.

Grundsätzlich kann jedoch häufig bereits während des Beatmungsweanings mit der Trachealkanülenentwöhnung begonnen werden.

Hierfür sollten die folgenden Voraussetzungen erfüllt sein:

- stabile bzw. der Grunderkrankung angemessene Vitalparameter (Herzfrequenz, Blutdruck, Atemfrequenz, Blutgase – aBGA, ▶ 8.46)
- idealerweise sind bereits Freiatemphasen möglich, dies ist jedoch keine Bedingung (Beispiele)
- Ausschluss von starkem Reflux und akuten Pneumonien
- PEEP < 8 cmH_2O bzw. kurzzeitiger PEEP-Verlust ist vertretbar (▶ 8.41ff., ▶ 5.58)

8

BEISPIEL

Variante 1: Entwöhnung in den Freiatemphasen
Bei stabilen respiratorischen Verhältnissen kann mit dem Entblocken und dem Sprechventileinsatz begonnen werden, ggf. zusammen mit Maßnahmen zur Anbahnung der Oralisierung. Der Patient sollte in diesen Phasen ausreichend wach bzw. vigilant sein.
Abbruchkriterien stellen, neben den in der Dysphagietherapie üblichen, jedoch hauptsächlich die respiratorischen Kriterien dar.

Variante 2: Entblocken in den Beatmungszeiten
Mit dem Einsatz von *beatmungskompatiblen Sprechventilen* (▶ 8.67ff.) ist ein Entblocken auch während der Beatmungszeiten möglich, das Trachealkanülen-Weaning kann damit auch bei Patienten begonnen werden, die noch nicht spontan atmen können, also keine Freiatemphasen haben. Dies ist besonders bei Patienten indiziert, bei denen mit einem längeren Weaningprozess zu rechnen ist oder die aufgrund der Grunderkrankung dauerhaft auf eine Beatmung angewiesen sein werden (z. B. tetraplegische Patienten mit hohem Querschnitt oder ALS-Patienten).
Auch unter diesen Bedingungen kann nach entsprechender Dysphagiediagnostik mit der Therapie oder ggf. der Oralisierung begonnen werden. Wie lange die Trachealkanüle am Beatmungsgerät entblockt bleiben darf, wird durch das respiratorische Monitoring und das Wohlbefinden des Patienten bestimmt sein.

8.66 Das Beatmungsgerät löst beim Entblocken der Trachealkanüle Alarm aus: Warum?

Mit dem Entblocken entsteht im Beatmungskreislauf ein Leck, durch das Luft entweichen kann, man spricht auch von **Leckage**. Eine Leckage muss zwingend vom Beatmungsgerät erkannt und alarmiert werden, weil daraus eine insuffiziente Beatmung entstehen kann. Je nach den eingestellten Alarmgrenzen wird das Gerät früher oder später alarmieren.

Wenn der Respirator im *druckunterstützenden oder -kontrollierten Modus* arbeitet, kommt es durch das Entblocken der Trachealkanüle zu einem plötzlichen Druckverlust, da das Beatmungsvolumen unkontrolliert über die oberen Atemwege des Patienten entweichen kann. Das Gerät (Respirator) meldet alarmierend (und folgerichtig), dass das eingestellte Druckniveau nicht gehalten werden kann. Der Patient ist gefährdet, nicht ausreichend ventiliert zu werden.

Wenn der Respirator im *volumenunterstützenden oder -kontrollierten Modus* arbeitet, alarmiert der Respirator später, weil der Patient aufgrund der Leckage nicht mehr mit dem eingestellten Volumen versorgt werden kann. In dieser Situation wird im Hintergrund (back-up-Modus) in der Regel ein Maximaldruck eingegeben, der nicht überschritten werden darf (lungenprotektive Einstellung). Durch den Verlust über die oberen Atemwege muss die Maschine mit mehr Druck arbeiten, um das Zielvolumen zu erreichen. Springt der Respirator in den back-up-Modus, alarmiert das Gerät.

Das passiert im Übrigen auch, wenn der Patient „vergisst" zu atmen.

8.67 Kann man auch bei beatmeten Patienten ein Sprechventil verwenden?

Ja! Auch während der Beatmungszeit kann man unter gewissen Bedingungen die Trachealkanülen entblocken, um die Ausatemluft mithilfe eines Sprechventils wieder über den physiologischen Weg zu lenken (▶ Abb. 8.1). Sofern dies gelingt, sind die Voraussetzungen sowohl zum Sprechen wie auch für den Einsatz der Schutzfunktionen Räuspern und Husten vom Luftfluss her wieder gegeben. Die Patienten können damit – mindestens intermittierend – sowohl für ihre Kommunikation wie auch für das Schlucken profitieren.

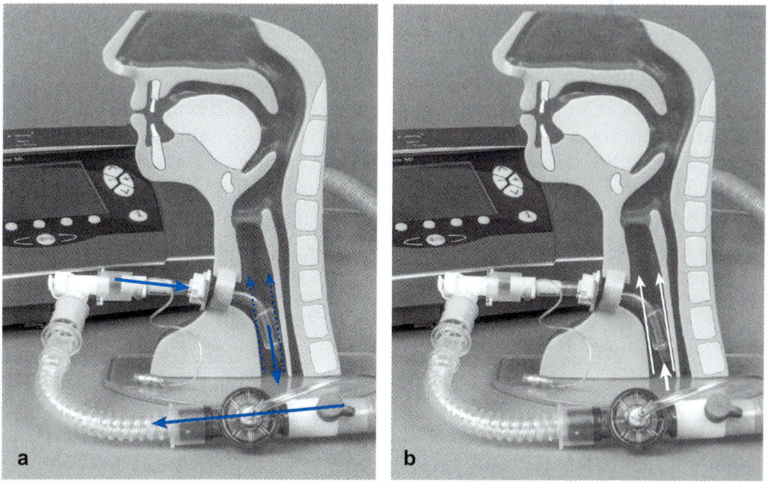

Abb. 8.1 Sprechventileinsatz bei beatmeten Patienten mit dem PMV007 (Fa. Passy-Muir) mit Darstellung des Luftflusses in der Inspirationsphase (blau) und in der Exspirationsphase (weiss). **Wichtig:** Die Kanüle muss entblockt und die Beatmungsparameter entsprechend eingestellt werden! [O1045]

8.68 Welche Sprechventile können während der Beatmung verwendet werden?

Sprechventile für Spontanatmende sind nicht für den Einsatz bei Beatmung konzipiert. Daher müssen spezielle Sprechventile verwendet werden, die so gebaut sind, dass sie mit dem Beatmungsschlauch kombiniert werden können (sog. beatmungskompatible Sprechventile). Auf dem Markt existieren mittlerweile Sprechventile, die für den Einsatz bei Beatmeten konzipiert sind, z.B. von den Firmen Passy-Muir und Primed.

MERKE
Auch bei beatmeten Patienten ist der Einsatz von Sprechventilen möglich. Hierzu sind spezielle Sprechventile erforderlich.

8.69 Wann kann mit der Verwendung von Sprechventilen bei invasiver Beatmung begonnen werden?

Es gibt **Kontraindikationen** zur Verwendung von beatmungskompatiblen Sprechventilen (▶ 8.70). Außerhalb dieser Kontraindikationen kann auf der ITS sehr früh mit dem Einsatz von Sprechventilen begonnen werden. Selbstverständlich immer unter entsprechendem **Monitoring,** damit Probleme frühzeitig erkannt werden und zur Ausgangssituation zurückgekehrt werden kann.

Je früher der Einsatz gelingt, desto eher können die Patienten von den Vorteilen profitieren (▶ 8.72).

8.70 Welche Kontraindikationen gibt es für die Verwendung eines Sprechventils bei invasiver Beatmung?

Wenn der Patient auf einen erhöhten **PEEP** (▶ 8.41ff.) angewiesen ist, d.h. **> 8 cmH_2O**, damit er suffizient beatmet werden kann, **kann kein Sprechventil verwendet werden.**Da er für das Einsetzen des Sprechventils entblockt werden muss, würde dieser PEEP nicht aufrechterhalten werden können (▶ 5.58).

Häufig kann ab einem PEEP von < 8 im interdisziplinären Team entschieden werden, ob ein kurzzeitiger PEEP-Verlust für den Patienten in Kauf genommen werden kann. Die Entscheidung wird aber immer auch vom Allgemeinzustand des Patienten abhängig sein.

Weitere Kontraindikationen können bestehen bei:

- bekannten Stenosen im Verlauf der oberen Atemwege, die eine weitgehend ungehinderte Ausatmung verhindern
- exzessivem Erbrechen oder massivem Reflux mit der Gefahr von Aspirationen von Mageninhalt
- Analgosedation, da dadurch auch die reflektorischen Schutzreflexe ausgeschaltet sind und die Patienten aspirieren würden
- kardio-pulmonal sehr instabilen Patienten

8.71 Wie ist das Vorgehen beim erstmaligen Einsatz eines Sprechventils bei invasiver Beatmung?

Grundsätzlich müssen die **Kontraindikationen** beachtet (▶ 8.70) werden. Der Patient muss über das geplante Vorgehen informiert werden und das **Einverständnis** des verantwortlichen Arztes muss eingeholt werden.

Zur Gewährleistung der Sicherheit ist in jedem Fall die Anwesenheit von mindestens zwei erfahrenen Personen erforderlich. Eine Fachperson, die das vorhandene Beatmungsgerät kennt, Beatmungsparameter bei Bedarf anpassen und den Patienten überwachen kann. Dies wird i.d.R. eine entsprechend geschulte Intensivpflegefachperson sein. Eine weitere Fachperson aus dem therapeutischen Bereich ist primär für den Einsatz des beatmungskompatiblen Sprechventils zuständig.

INFO

Die notwendigen Schritte beim Entblocken und Sprechventileinsatz sind in jedem Fall zwischen den beteiligten Personen genau abzusprechen:

- Informieren des Patienten über die kommenden Schritte, auch wenn dieser nicht wach erscheint; bei ausreichender Wachheit Einholen seines Einverständnisses
- Absaugen des Mund- und Rachenraumes
- tracheales Absaugen
- Entblocken unter gleichzeitigem trachealem Absaugen
- Einsetzen des Sprechventils
- Überwachung der Ausatmung über die oberen Atemwege (ggf. kann der Patient phonieren, sprechen, husten, räuspern, singen ...?)
- allenfalls erneutes Absaugen von hochgehustetem Sekret
- Überwachung des Monitorings, allenfalls Anpassen der Beatmungsparameter (der Patient soll suffizient beatmet bleiben und er soll sich subjektiv wohlfühlen!)
- Beobachten der Schluckaktivitäten während dem Einsatz des Sprechventils: Sind Schluckakte zu beobachten? In welcher Frequenz? Wie ausgeprägt/effektiv sind sie? Wie ist die Stimmkontrolle?

MERKE

Die Dauer des **erstmaligen Einsatzes** eines Sprechventils hängt sowohl vom Monitoring als auch vom subjektiven Wohlbefinden des Patienten ab. Beides kann zur Beendigung des Versuchs führen.

Wichtig ist auf jeden Fall, die Compliance des Patienten zu erhalten und den Einsatz des Sprechventils in Abhängigkeit von Beatmungssituation und Schlucken wenn immer möglich in der Folge sukzessive zu steigern.

8.72 Welche Vorteile haben die Patienten von einem Sprechventil bei invasiver Beatmung?

Eine wichtige Frage!

- Wir können vielen Patienten *früher ihre Stimme wieder „zurückgeben“*, mindestens für begrenzte Zeiten und damit die Kommunikation erleichtern. Das vermindert Frustrationen und kann die psychische Situation der Patienten (aber auch der Angehörigen) wesentlich verbessern. Etwa auch, weil sie mit ihren

Angehörigen sprechen (oder telefonieren) können. Zudem können die Patienten aktiver in den Behandlungsprozess einbezogen werden.
- Sprechventile ermöglichen auch die *Wiederherstellung der natürlichen Schutz- und Reinigungsfunktionen der Atemwege*, v.a. Räuspern und Husten. Diese sind für die Schluckfähigkeit und die Dysphagietherapie von zentraler Bedeutung. Wenn sie allenfalls reflektorisch nicht funktionieren, so können sie im Rahmen der Dysphagietherapie mindestens willkürlich als Reinigungstechniken eingesetzt werden. Damit kann eine notwendige Therapie früher begonnen und effektiver gestaltet werden.
- Der *intrathorakale Druckaufbau* kann über die zur Verfügung stehende Glottisfunktion wiederhergestellt werden, was positive Auswirkungen auf die Rumpfstabilität mit sich bringt und somit auch für die Mobilisation vorteilhaft ist (▶ 5.71). Es konnte zudem gezeigt werden, dass durch einen frühen Beginn der Trachealkanülenentwöhnung das Beatmungsweaning früher erfolgreich abgeschlossen werden kann.
- Die Rachenbelüftung und die damit verbundene Erhaltung der Sensibilität im oberen Teil der Trachea, des Larynx und Pharynx kann einer Desensibilisierung entgegenwirken und die Voraussetzungen für eine effektive Dysphagietherapie verbessern.

8.73 Gibt es noch weitere Vorteile für die Verwendung von beatmungskompatiblen Sprechventilen?

Auch Patienten, die wegen der Grunderkrankung nicht sprechen können (z.B. aufgrund einer schweren Dysarthrophonie) können profitieren, weil nur mit der Verwendung von beatmungskompatiblen Sprechventilen an der Verbesserung des Sprechens gearbeitet werden kann. Dies ist besonders bei langzeitbeatmeten Patienten von großer Bedeutung, die keine oder nur kurze Spontanatemphasen haben.

Ebenso verhält es sich bei Problemen mit der Stimme (Dysphonie). Es kann nur mit Luftfluss durch den Larynx an der Stimme gearbeitet werden. Selbst Aphasiediagnostik und -therapie profitieren. Nur mit der Möglichkeit zu sprechen können sie umfassend angegangen werden.

Und auch die Regulation der intrathorakalen Druckverhältnisse hat durch den Ventilverschluss positive Effekte auf die Rumpfstabilität (▶ 5.71), sodass sich Vorteile für die Frühmobilisation und funktionelle Alltagsaktivitäten ergeben (▶ 8.27ff.).

8.74 Warum können Patienten bei Verwendung von Sprechventilen während der invasiven Beatmung besonders für die Schlucktherapie profitieren?

Durch den Einsatz eines Sprechventils stehen die natürlichen Schutzreflexe und -funktionen für das Speichelmanagement auch unter der Beatmungssituation wieder zur Verfügung. *Die Patienten können damit entweder reflektorisch oder willkürlich etwas gegen Residuen im Pharynx, gegen Penetrationen oder Aspirationen unternehmen, indem sie effektiv husten oder sich räuspern können.* Zudem kann mit der Rachenbelüftung einer *drohenden Desensibilisierung bei langzeitgeblockten Trachealkanülen entgegengewirkt* werden (▶ 5.32, ▶ 8.72).

Bei Verwendung eines Sprechventils während der Beatmung strömt durch die Leckage ein Teil der Luft während der Inspirationsphase neben der entblockten TK vorbei und durch den Larynx über die oberen Atemwege. Zudem strömt auch die ganze Ausatemluft durch den Larynx nach oben. Es entsteht damit im Bereich des Larynx ein kontinuierlicher Luftflow von unten nach oben. Dieser Luftflow wirkt möglichen Penetrationen und Aspirationen entgegen.

Das ist selbstverständlich kein vollständiger Schutz kann aber neben den wieder zur Verfügung stehenden Schutzfunktionen (Schluckfunktion, Husten) helfen, die Atemwege vor Aspirat zu schützen. Eine Schlucktherapie oder Oralisierung kann damit unter den Bedingungen der invasiven Beatmung sicherer begonnen werden.

8.75 „Bei uns auf der ITS sind die Patienten zu schwer betroffen, wir können solche Sprechventile deshalb nicht verwenden." Begründung oder Ausrede?

Es gibt sicher mehrere Facetten, die hier berücksichtigt werden müssen, deshalb kann die Frage nicht einfach mit entweder/oder beantwortet werden. Hier muss erst geklärt werden, was „zu schwer betroffen" bedeutet. Bezieht sich das „zu schwer" auf instabile Vitalparameter, kann tatsächlich die Verwendung eines Sprechventils eine Überforderung für den Patienten darstellen.

8

BEISPIEL

- Bei einem Patienten, der offensichtlich massiv gestresst ist (erkennbar z. B. an erhöhter Herzfrequenz und Tonus, Schwitzen, Unruhe) sollte man gut abwägen, ob eine zusätzliche Veränderung des Atemwegs und der Atemarbeit (unabhängig davon, ob er spontan atmet oder beatmet ist) adäquat ist. Das gilt selbstverständlich auch, wenn im Behandlungsverlauf kritische Stresszeichen auftreten. Der Einsatz eines beatmungskompatiblen Sprechventils kann in diesen Fällen eine Überforderung darstellen.
- Ist mit „zu schwer betroffen" die eigentliche Erkrankung gemeint (z. B. schweres Schädel-Hirn-Trauma (SHT), schwerer Schlaganfall), spricht nichts gegen eine häufige und adäquate Verwendung eines Sprechventils.

MERKE

Wenn aktuell keine instabilen oder entgleisten Vitalparameter vorhanden sind und der PEEP nicht erhöht ist, sollte das Sprechventil zur Verbesserung der Lebensqualität unbedingt so oft und so lange als möglich eingesetzt werden. Auch bei multimorbiden oder bei deliranten Patienten kann der Einsatz durchaus gelingen (▶ 8.8ff.).

8.76 Was hat David Muir mit Sprechventilen bei Beatmung zu tun?

David Muir war ein junger Muskeldystrophie-Patient, der nach respiratorischer Dekompensation, Intubation, Tracheotomie und invasiver Beatmung wegen der geblockten Kanüle nicht mehr sprechen konnte. Dieses zu Anfang der 80er Jahre noch unveränderliche Schicksal wollte er nicht akzeptieren und hat in der Folge zusammen mit Victor Passy das erste beatmungskompatible Sprechventil entwickelt.

1986 erschien der erste Artikel über die Verwendung des Passy-Muir-Ventils, in dem es heißt, dass es „ohne Komplikationen" verwendet werden konnte.

Bis zu seinem Tod 1990 waren David Muir und Victor Passy in den USA unterwegs, um ihre Idee bekannt zu machen. Aus dieser Arbeit heraus entstand letztlich die Firma Passy-Muir.

INFO

Die interessante Geschichte von David Muir ist auf der Homepage der Firma Passy Muir (www.passy-muir.com) nachzulesen. Daneben gibt es auf der Homepage viele interessante Informationen, Patientenbeispiele und -videos zu sehen.

8.77 Mit beatmungskompatiblen Sprechventilen lässt sich das Weaning beschleunigen, es lassen sich pulmonale Infekte reduzieren und das Schlucken verbessern. Warum nur werden sie nicht häufiger verwendet?

Das ist bestimmt eine mutige Aussage, für die es in der Literatur aber zunehmend Belege gibt. Im Artikel von Hernandez et. al. (2013) etwa werden genau diese Vorteile erwähnt, allerdings durch den Einsatz von Sprechventilen während der Spontanatemphasen des Weanings. Wenn der Ausatemluftfluss also noch früher oder zusätzlich zu den Spontanatemphasen auch während der Beatmungszeit noch umgelenkt werden kann, dürften die Patienten zusätzlich profitieren. Sutt und King (2016b) fassen in ihrem Artikel „Evidence Based Support for Using a PMV® In-line with Mechanical Ventilation" die vorhandene Evidenz eindrücklich zusammen. Sie schreiben, dass die Patienten zweifach von einem beatmungskompatiblen Sprechventil profitieren können: Erstens durch Verbesserungen der Atmung, des Sprechens und des Schluckens, zweitens durch eine Verbesserung des psychischen Wohlbefindens, was letztlich zu einer besseren Erholung und einem besseren Outcome führt.

Wie kommt es zu diesen positiven Effekten?

- Die **Reduktion pulmonaler Infekte** lässt sich mit folgenden Überlegungen erklären: Über dem geblockten Cuff sammelt sich immer Sekret an (z. B. durch eine bestehende Schluckstörung mit Speichelaspiration), das im warmen und feuchten Klima bakteriell besiedelt wird (▶ 5.38). Bei Verwendung eines Sprechventils kann dieser Raum besser gereinigt und damit sauberer gehalten werden.
- Für die **Beschleunigung des Weanings** bei Verwendung von Sprechventilen gibt es mittlerweile in der Literatur ebenfalls Hinweise. Dies ist erklärbar durch ein verbessertes Lungenrecruitment, also einen effektiveren alveolären Gasaustausch während und nach der Verwendung von Sprechventilen (Sutt und King 2016b).
- Für die **Verbesserung des Schluckens** bei Umlenkung der Ausatmung über den physiologischen Weg im Rahmen des TK-Managements gibt es mittlerweile einige empirische Belege. So ist es durchaus logisch, dass auch beatmete Patienten für das Schlucken profitieren können, wenn möglichst früh beatmungskompatible Sprechventile verwendet werden.

Bei all diesen positiven Auswirkungen sei die Frage tatsächlich erlaubt, warum sie nicht häufiger eingesetzt werden.

8.78 Gibt es negative Auswirkungen bei Verwendung von Sprechventilen unter invasiver Beatmung?

Nein! Mindestens nicht, wenn die Kontraindikationen sowie die grundlegenden Sicherheitsaspekte beim Einsatz beachtet werden. Es gibt auch in der Literatur keine Belege für negative Auswirkungen.

Deshalb sei nochmal die Frage erlaubt: Warum nur werden sie nicht häufiger eingesetzt?

8.79 Was ist der Totraum?

In Zusammenhang mit der Atmung wird als Totraum die Luftmenge bezeichnet, die auch nach vollständiger Ausatmung noch in den Atemwegen verbleibt (in Mund, Nase, Pharynx, Larynx, Trachea und Bronchien) und somit nicht am alveolären Gasaustausch beteiligt ist. Dieser Totraum beträgt bei erwachsenen Menschen rund 150 ml. Bei einem normalen Einatemvolumen bei ruhiger Atmung von ca. 500 ml nehmen also nur rund 350 ml am Gasaustausch in den Alveolen teil.

Alle Maßnahmen, die den Atemweg verlängern, z. B. das Aufsetzen eines Filters oder Beatmungsschlauchs an die Kanüle, führen zu einer Vergrößerung des Totraums, sodass in diesem Fall mehr Atemvolumen generiert werden muss, um eine ausreichende Belüftung sicherzustellen. Umgekehrt kommt es bei Atmung über ein Tracheostoma zu einer Verkürzung des Atemwegs und einer Verringerung des Totraums.

8.80 Kann ein beatmeter Patient dekanüliert werden?

Ja, wenn die noch notwendige Atemunterstützung erfolgreich auf eine nicht-invasive Beatmung (NIV, ▶ 8.35) umgestellt werden konnte und alle weiteren relevanten Dekanülierungskritierien erfüllt sind.

Für die Dekanülierungsentscheidung gelten also ansonsten dieselben Kriterien wie für nicht-beatmete Patienten (▶ 5.86ff.): der Patient muss in der Lage sein, seinen Speichel ausreichend sicher zu schlucken, Husten und bronchiale Sekretclearance müssen effektiv möglich sein (selbstständig oder mithilfe von maschineller Unterstützung) und der Allgemeinzustand sollte dem Krankheitsbild entsprechend stabil sein. Im Fall einer voraussichtlich längerfristigen Beatmungspflichtigkeit, ggf. mit der Option einer Heimbeatmung, kann geprüft werden, ob eine Umstellung auf non-invasive Maskenbeatmung sinnvoll ist. **In diesem Fall wird der Patient dekanüliert, sobald eine ausreichende Maskenbeatmung möglich ist.**

Literatur

AVERT Trial Collaboration Group (2015). Efficacy and safety of very early mobilisation within 24 h of stroke onset (AVERT): a randomized controlled trial. *Lancet 386*(9988), 46–55.

Brodsky M.B. et al. (2020). Prevalence, pathophysiology, diagnostic modalities and treatment options for dysphagia in critically ill patients. *American Journal of Physical Medicine & Rehabilitation,* Articles ahead of print.

Brodsky M.B. et al. (2018). Laryngeal injury and upper airway symptoms after oral endotracheal intubation with mechanical ventilation during critical care: a systematic review. *Critical Care Medicine (46)*, 2010-2017.
Brodsky, M. B. et al. (2014). Factors associated with swallowing assessment after oral endotracheal intubation and mechanical ventilation for acute lung injury. *Ann Am Thorac Soc*, *11*(10), 1545–1552.
Christensen, M., & Trapl, M. (2018). Development of a modified swallowing screening tool to manage post-extubation dysphagia. *British Association of Critical Care Nurses*, *23*(2), 102–107.
Cvejic, L. et al. (2011). Laryngeal penetration and aspiration in individuals with stable COPD. *Respirology*, *16*, 269–275.
Dziewas, R. et al. (2017). Recognizing the Importance of Dysphagia: Stumbling Blocks and Stepping Stones in the Twenty-First Century. *Dysphagia*, *32*(1), 78–82.
Hernandez, G. et al. (2013). The effects of increasing effective airway diameter on weaning from mechanical ventilation in tracheostomized patients: a randomized controlled trial. *Intensive Care Med, 39*, 1063–1070.
Hodgson, C. et al. (2018). Early mobilization of patients in intensive care: organization, communication and safety factors the influence translation into clinical practice. *Crit Care, 22*, 77.
Leder, S. B. et al. (1998). Fiberoptic endoscopic documentation of the high incidence of aspiration following extubation in critically ill trauma patients. *Dysphagia*, *13*, 208–212.
Macht, M. et al. (2012). Diagnosis and treatment of post-extubation dysphagia: results from a national survey. *Crit Care, 27*(6), 578–58/6.
Macht, M. et al. (2013). Postextubation dysphagia is associated with longer hospitalization in survivors of critical illness with neurologic impairment. *Crit Care*, *17*, R119.
Marian T. et al. (2018). Are intensive care physicians aware of dysphagia? The MAD-ICU survey results. *Intensive Care Med, 44*: 973-975.
Martin, J. C. et al. (2010). Evidence and consensus-based German guidelines for the management of analgesia, sedation and delirium in intensive care - short version. *Ger Med Sci*, *8*, 1–31.
Massey, R., & Jedlicka, D. J. (2002). The Massey Bedside Swallowing Screening. *Journal of Neuroscience Nursing*, *34*, 257–260.
Michels, G. et al. (2015). Dysphagiemanagement in der internistischen Intensivmedizin. *Med Klin Intensivmed Notfmed*, *110*, 174–181.
Nessizius, W. et al. (2017). Frührehabilitation in der Intensivmedizin. Interprofessionelles Management. München: Elsevier.
Oczenski, W. (2017). *Atmen - Atemhilfen. Atemphysiologie und Beatmungstechnik* (10. Auflage). Stuttgart: Thieme.
Plummer, A. L., & Gracey, D. R. (1989). Consensus Conference on Artificial Airways in Patients receiving Mechanical Ventilation. *Chest*, *96*, 178–180.
Rollnik, J. D. et al. (2017). Prolongiertes Weaning in der neurologisch-neurochirurgischen Frührehabilitation. *Nervenarzt*, *88*, 652–674.
Schefold, J. C. et al. (2017). Dysphagia in mechanically ventilated ICU patients (DYnAMICS): a prospective observational trial. *Crit Care Med*, *45*(12), 2061–2069.
Schwegler, H. (2020). *Trachealkanülenmanagement. In sicheren Schritten Richtung Dekanülierung*. 3. Auflage. In. Idstein: Schulz-Kirchner.
See, K. C. et al. (2016). Nurse-performed screening for postextubation dysphagia: a retrospective cohort study in critically ill medical patients. *Crit Care*, *20*, 326–326.
Senger, D., & Erbguth, F. (2017). Critical-illness-Myopathie und -Polyneuropathie. *Med Klin Intensivmed Notfmed*, *112*(7), 589–596.
Sessler, C. N. et al. (2002). The Richmond Agitation-Sedation Scale. Validity and reliability in adult intensive care unit patients. *Am J Respir Crit Care Med*, *166*, 1338–1344.
Sutt, A.-L. et al. (2016 a). Speaking valves in tracheostomised ICU patients weaning off mechnical ventilation - do they facilitate lung recruitment? *Crit Care*, *20*, 91.

8

Sutt, A.-L., & King, K. (2016 b). Evidence Based Support for Using a PMV® In-line with Mechanical Ventilation. *TALK-MUIR, 6(1),* 6–9.

Wang, S. et al. (2014). Predictors of extubation failure in neurocritical patients identified by a systematic review and meta-analysis. *PLoS One*, 9(12), e112198.

Zaga C. et al. (2020), Speech-Language Pathology Guidance for Trachtostomy during the COVID-19 pandemic: an international multidisciplinary perspective. *American Journal of Speech-Language Pathology*, 1-5.

Zuercher, P. et al. (2019). Dysphagia in the intensive care unit: epidemiology, mechanisms, and clinical management. *Crit Care, 23*(1), 103.

Links

S2k -Leitlinie: Nichtinvasive und invasive Beatmung als Therapie der chronischen respiratorischen Insuffizienz (Revision 2017): https://www.awmf.org/leitlinien/detail/ll/020-008.html (Zugriff am 05.11. 2020)

9 Pädiatrische Dysphagien und Fütterstörungen

C. Aswathanarayana, N. Hübl, U. Frank

Begrifflichkeiten

9.1 Ist die Dysphagie in der Pädiatrie anders definiert als im Erwachsenenalter?

Eine oropharyngeale Dysphagie ist eine funktionelle Störung, die eine oder mehrere Phasen des Schluckakts betreffen kann. Sie kann bei Kindern – anders als bei Erwachsenen – bereits angeboren sein.

9.2 Wie ist der gastroösophageale Reflux (GÖR) in der Pädiatrie definiert und was ist eine gastroösophageale Refluxkrankheit (GÖR-K)?

Der **gastroösophageale Reflux** (GÖR) ist im Säuglingsalter ein physiologisches Phänomen. Der GÖR kann zu einer **gastroösophagealen Refluxkrankheit** (**GÖR-K, GERD,** ▶ 1.16) führen, wenn er Beschwerden macht (z. B. Schluckstörungen oder Defekte der Schleimhaut). Dies kann einerseits durch die Magensäure passieren, welche Teil des Refluxats ist, oder durch die Menge des Refluxats. Betroffen sind häufig Kinder mit neurologischen Grunderkrankungen (z. B. Zerebralparese) oder syndromalen Erkrankungen.

9.3 Wie wird die frühkindliche Fütterstörung definiert?

Laut ICD-10 betrifft das Störungsbild das **Kleinkind- und frühe Kindesalter**. Andere psychische oder Verhaltensstörungen nach ICD-10 sind dabei ausgeschlossen. Der Beginn der Störung liegt vor dem 6. Lebensjahr.

Dabei:

- besteht eine **mangelnde Gewichtszunahme über mehr als drei Monate**
- liegt **keine organische Krankheit vor**, welche die aktuelle Essens-/und Fütterproblematik ausreichend erklärt

Die Kinder zeigen:

- eine anhaltende Unfähigkeit, adäquat zu essen
- Nahrungsverweigerung

- Druck, Zwang und Ablenkung in den Situationen
- extrem wählerisches Essverhalten bei angemessenem Nahrungsangebot und einer einigermaßen kompetenten Betreuungsperson
- begleitend kann **Rumination**, d. h. wiederholtes Heraufwürgen von Nahrung ohne Übelkeit oder eine gastrointestinale Krankheit vorhanden sein

Da diese Definition sehr allgemein formuliert ist, empfiehlt die AWMF-Leitlinie eine praxisnahe Klassifikation zur Diagnosestellung. Dies ist v.a. für die diagnostizierende Berufsgruppe der Kinderpsychiater und Psychologen relevant (von Gontard et al. 2015).

9.4 Können Kinder eine frühkindliche Fütterstörung und eine Dysphagie haben?

Ja, Kinder können sowohl eine Dysphagie als auch eine Fütterstörung haben. Dies betrifft meist die Kinder, deren Schwerpunkt der Dysphagie auf der oralen Phase liegt und die nicht schwer betroffen sind.

Hatte ein Kind *primär* eine Dysphagie und bereits häufig erlebt, dass es ein bestimmtes Nahrungsangebot oder Flüssigkeiten nur unter großer Anstrengung oder beängstigenden Ereignissen aufnehmen kann (z. B. Husten, Verschlucken, Atemnot), kann es *sekundär* zu einer Verweigerung des Nahrungsangebots im Sinne einer Fütterstörung kommen.

Wichtig ist dabei, dass die *Dysphagie als primäres Störungsbild* erkannt und behandelt wird. Sollte nach Behandlung und Verbesserung der dysphagischen Symptomatik die Nahrungsverweigerung weiter bestehen, ist eine weitergehende Abklärung der Fütterstörung sinnvoll (▶ 9.43, ▶ 9.55)

9.5 Was bedeutet die Diagnose Trinkschwäche?

Die Diagnose **Trinkschwäche** wird im klinischen Alltag häufig gestellt, jedoch ist sie in der **ICD-10** nicht kodiert. Es gibt lediglich die Bezeichnung **Trinkunlust beim Neugeborenen** (P92.2.). Dies kann jedoch irreführend sein, weil die Neugeborenen mit Schwierigkeiten beim Trinken keine Unlust zeigen, sondern meist nicht die Fähigkeit haben, eine ausreichende Menge selbstständig zu trinken.

Eine Trinkschwäche betrifft somit Säuglinge, die es nicht schaffen, in einem adäquaten Zeitraum genügend Milch über das Stillen oder die Flasche zu trinken, sodass sie ausreichend zunehmen und wachsen. Die Ursachen dafür können vielschichtig sein.

MERKE

Bei Säuglingen, die in einer angemessenen Zeit nicht ausreichend viel Milch (durch Stillen oder Flaschennahrung) zu sich nehmen können, kann eine Trinkschwäche vorliegen, die Wachstum und Gewichtszunahme beeinträchtigen kann.

9.6 Gibt es noch mehr relevante Diagnosestellungen?

Kinder mit tiefgreifenden **Entwicklungsstörungen** (dazu gehören z. B. die Autismus-Spektrum-Störungen) können Schwierigkeiten bei der Nahrungsaufnahme haben. Die Symptome gleichen häufig den Symptomen der Fütterstörung, erfordern jedoch eine andere therapeutische Vorgehensweise.

9.7 Was bedeutet Gedeihstörung im Kindesalter?

Diese Diagnose ist eine Umschreibung. Sie umfasst **eine Abnahme und/oder einen unzureichenden Zuwachs im Gewichts- und Längenwachstum**. Dies beeinträchtigt die somatische und psychosoziale Entwicklung sowie die motorische Reifung.

9.8 Was sind Wachstumsperzentilen und wie liest man diese?

Um die Entwicklung des Gewichts- und des Längenwachstums zu bewerten, werden Perzentilenkurven verwendet. Diese Kurven beruhen auf Werten von großen Vergleichskollektiven. Wenn die Größe oder das Gewicht in Perzentilen angegeben werden, werden sie in Bezug zu den Werten von gleichaltrigen Kindern gesetzt.

BEISPIEL

Das Gewicht eines Kindes liegt auf der 3. Perzentile. Das bedeutet, dass 97 % der gleichaltrigen und gleichgeschlechtlichen Kinder schwerer sind und 3 % leichter. Wenn das Gewicht auf der 10. Perzentile liegt, dann sind 90 % schwerer und 10 % kleiner.

Physiologische Entwicklung: Saugen, Breikost, Kauen

9.9 Wie entwickelt sich das Trinkverhalten in den ersten Lebensmonaten?

Das Trinkverhalten in den **ersten zwei Lebensmonaten** basiert auf der angeborenen Saugreaktion (Saugreflex). Diese angeborene Reaktion erleichtert das Trinken, es läuft – sofern der Säugling gesund ist – automatisiert ab.

Zwischen **dem 2. und 4. Lebensmonat** baut sich die angeborene Saugreaktion langsam ab und es entwickelt sich ein willentliches Trinkverhalten. Alle Funktionen, insbesondere das Saugen, können nun vom Kind bewusster und aktiver beeinflusst werden.

9.10 Können Babys gleichzeitig saugen, schlucken und atmen?

Babys können **gleichzeitig saugen und atmen**. Das **Schlucken findet während eines kurzen Atemstopps** statt.

Meist ist die Reihenfolge wie folgt: *einatmen – schlucken – ausatmen*, oder *einatmen – ausatmen – schlucken – ausatmen*. Die Ausatmung nach dem Schlucken ist ein Schutz vor Aspiration von möglichen Residuen auf Kehlkopfebene.

9.11 Können Babys aspirieren?

Bei einer **Koordinationsstörung** von Saugen, Schlucken und Atmen kann es auch im Säuglingsalter zu einer Aspiration kommen. Bei zugrunde liegenden (neurologischen) Erkrankungen ist die Wahrscheinlichkeit einer Aspiration erhöht.

9.12 Ab wann können Frühgeborene gefüttert werden?

Es gibt keine international festgelegte Regel, ab wann Frühgeborene oral ernährt werden können.

Viele Studien beschäftigen sich mit der Frage, ab wann eine orale Ernährung sinnvoll ist, ohne das Frühgeborene zu überfordern oder gar der Gefahr einer Aspiration auszusetzen. Der Beginn des Trinkens ist immer abhängig vom Gesundheitszustand des individuellen Kindes und erfolgt in Absprache mit dem medizinischen Betreuungsteam. Das Füttern mit der Flasche wird ca. um das korrigierte Alter von 32 Wochen postmenstruellen Alters angeboten. Erfahrungen mit der Brust können schon deutlich früher stattfinden, z.B. beim Haut-zu-Haut Kontakt beim Känguruen.

9.13 Ab wann können Frühgeborene trinken?

Die Koordination von Saugen, Schlucken und Atmen (▶ 9.10) wird erst mit zunehmender Nachreifung (und Erfahrung) erlernt.

Langzeitstudien haben gezeigt, dass sich das Trinkverhalten Frühgeborener qualitativ häufig noch weit über den errechneten Geburtstermin heraus von dem reifer Neugeborener unterscheidet, auch wenn sie trotzdem in der Lage sind, vollständig oral ohne Sondenversorgung zu trinken (da Costa et al. 2010).

9

MERKE

Ein Frühgeborenes kann aufgrund seiner unreifen Funktionen auch nach der Entlassung aus der Klinik und häufig noch nach dem errechneten Geburtstermin Probleme mit dem Stillen und/oder dem Trinken aus der Flasche haben.

9.14 Welche Probleme haben Frühgeborene beim Trinken?

Frühgeborene können multiple Probleme beim Trinken haben. Zunächst sind sie nur über kurze Zeitfenster ausreichend wach, um adäquat zu trinken. Die **drei wichtigen Funktionen** *Saugen*, *Schlucken* und *Atmen* sind alle noch unreif (▶ 9.10). Das Saugen ist noch nicht immer stark und ausdauernd, das Schlucken kann ineffektiv sein und die Atmung nicht tief und nicht regelmäßig genug. Auch die Koordination der drei Funktionen gelingt nicht sicher bzw. nicht konstant. So werden die einzelnen Funktionen Saugen, Schlucken und Atmen häufig noch voneinander separiert, insbesondere wird die Luft über längere Zeit angehalten (*Trinkapnoe*). Dies ist zum einen sehr anstrengend für die Frühgeborenen, zum anderen erhöht es das Risiko, sich zu verschlucken.

9.15 Was ist der Unterschied zwischen Stillen und dem Trinken aus der Flasche?

Beim **Stillen** öffnet der Säugling seinen Mund weit, um einen Teil des Brustgewebes in den Mund aufzunehmen und die Brustwarze weit in den Mund bis an den hinteren Teil des Gaumens zu saugen. Die Brustwarze verlängert sich dabei entscheidend. Über den Sogaufbau hält der Säugling die Brust im Mund. Die Zunge wird etwas über die Zahnleiste nach vorne geschoben. Über Sog und die Ausmelkbewegung der Zunge wird Milch aus der Brust herausbefördert.

Beim **Trinken aus der Saugerflasche** bedarf es einer nicht ganz so weiten Mundöffnung, um den Sauger in den Mund zu nehmen. Der Säugling verwendet eine Kombination aus Sogaufbau und komprimierenden Bewegungen von Zunge und Gaumen, um Milch aus dem Sauger zu bekommen. Es bedarf keiner Ausmelkbewegung wie an der Brust.

9.16 Ist es einfacher an der Brust oder aus der Flasche zu trinken?

Es gibt darauf keine allgemeingültige Antwort. Für das erfolgreiche **Trinken an der Brust** benötigt der Säugling einen guten und konstanten Sogaufbau sowie eine effektive Ausmelkbewegung der Zunge (▶ 9.15). Frühgeborene z. B. haben zu Beginn ihrer Trinkentwicklung häufig noch keinen ausreichend konstanten und effektiven Sogaufbau, was das Stillen etwas erschweren kann. Jedoch ist die Koordinationsleistung von Saugen, Schlucken und Atmen beim Stillen häufig – auch für das Frühgeborene – einfacher als beim Trinken aus der Flasche. Die Brust reagiert individueller und schneller auf das Saugen und die Saugpausen des Kindes.

Bei der **Flasche** ist dies anders. Der Milchfluss aus der Flasche ist kontinuierlich, sodass Milch auch in einer Saugpause des Kindes weiter in den Mund fließt. Dies kann bei einem Frühgeborenen die Koordination beim Trinken deutlich erschweren. Es ist also eine individuelle Beobachtung des einzelnen Kindes und der Mutter notwendig. Zu bedenken ist, dass die Stärke des Milchflusses aus der Brust zwischen Müttern insgesamt und auch im Verlauf der Mahlzeit unterschiedlich sein und somit auch auf die Koordination Einfluss nehmen kann.

9

9.17 Was ist eine Saugverwirrung?

Von einer **Saugverwirrung** spricht man, wenn der primär gestillte Säugling nach dem Angebot einer Saugerflasche oder eines Schnullers die Brust nicht mehr akzeptiert und das Stillen nicht mehr gelingt.

9.18 Wieviel müssen Säuglinge pro Mahlzeit und pro Tag trinken?

Für Säuglinge und Frühgeborene gibt es **Empfehlungen zur Trinkmenge bspw. von der Europäischen Gesellschaft der Gastroenterologen** (ESPGHAN), die regelmäßig überarbeitet und angepasst werden (z. B. Agostoni et al. 2010) und auf der Website der Gesellschaft kostenfrei verfügbar sind. Die Menge, die der einzelne Säugling benötigt, um adäquat zuzunehmen, ist jedoch individuell etwas unterschiedlich. Entscheidend ist, dass der Säugling im Verlauf stetig entlang seiner Perzentile zunimmt (▶ 9.8).

9.19 Wie lange sollte die Mahlzeit eines Säuglings dauern?

Die Dauer einer Mahlzeit ist individuell und unterscheidet sich auch häufig zwischen Flaschentrinken und Stillen. Die größte Milchmenge wird meist in den ersten Minuten der Mahlzeit getrunken. Eine Mahlzeit sollte *normalerweise die Dauer von ca. 30 Minuten nicht überschreiten*. Diese Zeitangabe kann nur eine Orientierung darstellen, da dies für jedes Kind individuell etwas anders sein kann.

Eine Mahlzeit sollte beendet werden, wenn das Kind einschläft und nicht mehr aktiv trinkt.

9.20 Gibt es Unterschiede bei Flaschen und Saugern?

Es werden Sauger aus Silikon oder Latex angeboten. Es gibt Hersteller, die eine gerade **Saugerform** anbieten und solche mit einer auf einer Seite abgeflachten Form. Bei den Saugern unterscheidet sich die **Position des Saugerlochs.**

Des Weiteren unterscheiden sich die Sauger in der **Form und Größe der Lippenauflage.** Sogenannte *Weithalssauger* haben eine größere, der Mutterbrust nachempfundene Auflagefläche als andere Sauger. Diese verlangt, ähnlich wie beim Stillen, eine größere Kieferöffnung und breitere Lippenauflage.

Einige Flaschen bieten spezielle *Antikoliksysteme*, die die Häufigkeit des Schluckens von Luft während des Trinkens reduzieren sollen.

9.21 Was sollte bei der Auswahl der Flaschen und Sauger beachtet werden?

Die **Milchflussgeschwindigkeit der Sauger** sollte an die Fähigkeiten des Kindes angepasst werden. Kinder mit Schwierigkeiten in der Koordination von Saugen, Schlucken und Atmen sollten einen Sauger mit einer niedrigen Milchflussgeschwindigkeit verwenden (▶ 9.10, ▶ 9.14). Ist der Milchfluss zu gering, sollten Eltern nicht die Lochgröße selbstständig vergrößern, sondern auf die nächste Loch- oder Saugergröße übergehen.

9.22 Wer hilft bei Stillproblemen?

Still- und Laktationsberater mit spezieller Ausbildung (z.B. IBCL-C, La Leche) und Erfahrung können bei Stillproblemen kontaktiert werden. Dies können z.B. Hebammen, Pflegepersonal oder Logopäden sein. Viele Geburtskliniken bieten unentgeltliche Stillcafés für Mütter an, in denen vor Ort ebenfalls Beratung und Unterstützung angeboten wird.

9.23 Wer hilft bei Ernährungsproblemen?

Je nach Ausprägung und Ursachen der Schwierigkeiten in der Ernährung gibt es verschiedene Ansprechpartner.

Primär sollte immer der zuständige **Kinderarzt** aufgesucht werden. Auch Gastroenterologen, Diätassistenten/Ernährungsberater und auch Logopäden können wichtige Ansprechpartner sein.

9.24 Können kranke Säuglinge gestillt werden?

Ja, Muttermilch ist die beste Ernährung, die Säuglinge bekommen können. Besteht eine Erkrankung, ist die Versorgung mit Muttermilch umso wichtiger. Nicht immer gelingt das Stillen direkt und v.a. in ausreichender Menge. Dies ist auch abhängig von der Art und Schwere der zugrunde liegenden Erkrankung. Eine kleinschrittige und mehrfache Anleitung durch Still- und Laktationsberater (▶ 9.22) kann helfen, dass auch kranke Säuglinge positive Stillerfahrungen machen können.

9.25 Sind Stillhütchen zu empfehlen?

Stillen sollte unbedingt unterstützt und ermöglicht werden. Stillhütchen können bei bestimmten anatomischen Gegebenheiten wie flachen Brustwarzen oder bei noch inkonstantem Sogaufbau des Säuglings oder unvollständiger Ausmelkbewegung der Zunge eine gute Unterstützung sein, das Stillen zu ermöglichen. Sie können für den Start ein gutes Hilfsmittel sein und dann weggelassen werden. Auch hier kann die Unterstützung von Still- und Laktationsberatern sinnvoll sein. Manche Mütter verwenden während der gesamten Stillzeit Stillhütchen.

9.26 Was ist Fingerfeeding?

Beim **Fingerfeeding** wird dem Säugling der Finger der fütternden Person zum Saugen angeboten. Mit dem Finger wird direkt auch ein weicher, dünner Fingerfeeder mit in den Mund bzw. auf die Zunge eingeführt. Am Ende des Fingerfeeders wird eine Spritze befestigt, mit der nun die fütternde Person in der Saugbewegung kleine Mengen Milch in den Mund hineingeben kann.

Fingerfeeding wird z.B. als *Alternative zu einer Saugerflasche eingesetzt, wenn ein primärer Stillwunsch* besteht. Auch in der Versorgung von kranken Neugeborenen oder Frühgeborenen mit Trinkschwäche kann Fingerfeeding unter Anleitung eingesetzt werden.

9.27 Gibt es einen kausalen Zusammenhang zwischen der Sprach- und der Essentwicklung?

Es gibt bisher keine Studien, die einen kausalen Zusammenhang zwischen Sprach- und Essentwicklung zeigen. In der Praxis zeigt sich, dass es durchaus Kinder gibt, die nur in einem der Bereiche Entwicklungsschwierigkeiten haben. Wie alle Entwicklungsbereiche sind sie z.B. mit der somatischen Gesundheit, der motorischen, der kognitiven, der neurologischen und der psychologischen Entwicklung verzahnt und daher in sich sehr komplex. Für die Sprachentwicklung bedarf es z. B. nicht nur oralmotorischer Bewegungen von Zunge, Gaumen und Lippen, sondern weiterer neurologisch-kognitiver Funktionen.

9.28 Gibt es einen Zusammenhang zwischen der motorischen Entwicklung und der Essentwicklung?

Es ist ein Zusammenhang zwischen der motorischen und der oralmotorischen Entwicklung und somit der Essentwicklung zu beobachten. **Die Fähigkeiten in der Grobmotorik lassen sich in der Oralmotorik wiederfinden.** Es gibt jedoch **immer individuelle Unterschiede und keinen kausalen Zusammenhang.**

BEISPIEL

Fangen Säuglinge an, in die lateralen Bewegungen zu kommen, sich z.B. auf den Bauch bzw. Rücken zu drehen, sind häufig erste laterale Bewegungen der Zunge und des Kiefers zu beobachten. Bei ersten rotatorischen Bewegungen wie Robben, Krabbeln und später Laufen sind diagonale und diagonal rotierende Bewegungen des Kiefers zu beobachten. Beobachtet man Kinder mit einer psychomotorischen Retardierung, die grobmotorisch keine lateralen oder rotierenden Bewegungen ausführen können, sieht man, dass sie auch in einer vertikalen Mampfbewegung des Kiefers verharren und keine diagonal rotierenden Kaubewegungen beherrschen. Sie verharren auf der Koststufe der pürierten oder sehr weichen Kost.

9.29 Wann sollte die Einführung der Beikost erfolgen?

Die **Europäische Vereinigung der Gastroenterologen (ESPGHAN)** hat hierzu Empfehlungen veröffentlicht. Sie befürworten den Beginn der Beikost *nicht vor der 17. und nicht nach der 26. Lebenswoche* (Fewtrell et al. 2017).

Die **WHO** empfiehlt dagegen das *ausschließliche Stillen über sechs Lebensmonate* mit anschließender schrittweiser Einführung von Beikost.

9.30 Welche Breikost wird gegeben und wann?

In Deutschland werden drei Breisorten in folgender Reihenfolge empfohlen:

- Kartoffel-Gemüse-Fleisch-Brei (mittags)
- Milch-Getreide-Brei (abends)
- Getreide-Obst-Brei (nachmittags)

Für die Einführung des ersten Breis sollten sich Eltern mit ihrem Kind Zeit nehmen und von wenigen Löffelchen langsam steigern. Bei guter Akzeptanz sollte dann pro Monat ein neuer Brei eingeführt werden und damit je eine Milchmahlzeit ersetzen. Die Breie können am Tag natürlich auch in einer anderen Reihenfolge gegeben werden.

9.31 Welche Maßnahmen sollten ergriffen werden, wenn das Kind die Breikost verweigert?

Für alle Kinder ist die Breikost in ihrer Konsistenz und ihrem Geschmack ganz neu und viele Kinder sind erst einmal skeptisch. Wenige Löffel zum Probieren und Kennenlernen reichen anfangs aus. Durch die **stetige Wiederholung des Angebots** gewöhnt sich das Kind in wenigen Wochen an die Breikost und zeigt häufig schnell größere Akzeptanz.

Sollte das Kind anhaltend oder zunehmend verweigern, kann zunächst eine Pause von zwei Wochen gemacht und ein erneuter Versuch gestartet werden. Ändert sich das Verhalten nicht, sollte der Kinderarzt kontaktiert werden (▶ 9.23). Manchmal liegt z.B. eine ganzkörperliche und orofaziale Hypersensibilität zugrunde, die in spezialisierten Therapiepraxen gut behandelt werden kann.

9.32 Was tun, wenn das Kind Mischkonsistenzen (z. B. 8. Monatsgläschen) ablehnt?

Es besteht keine Notwendigkeit, eine Mischkonsistenz essen zu können oder zu müssen. In der Ernährungsentwicklung von pürierter zu fester Kost ist dies kein notwendiger Zwischenschritt. Viele Kinder würgen oder erbrechen beim Angebot von Mischkonsistenzen, ohne eine Fütterstörung und/oder eine Dysphagie zu haben. Diesen Kindern sollte weiterhin pürierte Breikost angeboten werden und bei entsprechendem oralmotorischem Entwicklungsstand halbfeste Kost in definierten Stücken.

MERKE
Breikost mit Stückchen ist kein notwendiger Zwischenschritt zwischen dem Essen von Breikost und fester Kost. Diese Mischkonsistenz kann in der Essentwicklung übersprungen werden.

9.33 Wann können Kinder aus einem Becher trinken?

Kinder können schon **frühzeitig** aus einem offenen Becher trinken. Normalerweise können sie mit Beginn der Einführung von Breikost erste Trinkversuche aus dem Becher machen. Zu diesem Zeitpunkt können sie den Becher noch nicht selbstständig halten. Dafür bedarf es einer guten Kopf- und Rumpfstabilität sowie sicher geführter Bewegungen der Hände. **Um den ersten Geburtstag** können sie den Becher immer selbstständiger halten, ohne viel Flüssigkeit zu verlieren.

9

9.34 Sind Trinklernbecher zu empfehlen?

Nein, Trinklernbecher sind nicht zu empfehlen, da sie zum einen den Zungenvorstoß (Zungenprotrusion, ▶ 1.39) fördern können und die Kinder zum anderen dazu neigen, ihren Kopf beim Trinken zu überstrecken und sich somit eher verschlucken könnten.

Trinklernbecher haben einen kleinen Trinkaufsatz aus Plastik am Becherrand. Kinder sollten diesen zwischen die Lippen nehmen und daran saugen, ähnlich wie an einem Strohhalm, nur dass dieser Aufsatz breiter ist als ein Strohhalm. Die Zunge braucht sich eigentlich – anders als beim Saugen an der Babyflasche – nicht an den Aufsatz anlegen. Jedoch legen viele Kinder ihre Zunge an den Trinkaufsatz an, somit kommt die Zunge nach vorne, obwohl sie in diesem Alter eigentlich nicht mehr in der Vorwärtsbewegung ist. *Dies kann eine Zungenprotrusion fördern.*

Statt eines Trinklernbechers sollten Kinder direkt lernen, aus einem offenen Becher/Glas zu trinken. Für Unterwegs eigenen sich Becher mit einem Silikondeckel, die nahezu vollständig auslaufsicher sind.

MERKE
Trinklernbecher sind nicht zu empfehlen, da sie eine Zungenprotrusion fördern können. Sie stellen keinen notwendigen Zwischenschritt in der Trinkentwicklung dar. Kinder können direkt vom Stillen und/oder Trinken aus der Saugerflasche mit Unterstützung aus einem offenen Becher/Glas trinken.

9.35 Was bedeutet Baby-led Weaning?

Übersetzt heißt **Baby-led Weaning** so viel wie: *vom Baby gesteuerte Entwöhnung von der (Mutter-)Milch*. Das Baby kann also relativ selbstbestimmt und v.a. selbstständig Beikost zu sich nehmen. Somit wird es eigentlich nicht gefüttert. Häufig wird bei diesem Ansatz gar keine Breikost angeboten, sondern die Kinder erhalten sofort Anteile der Familienkost in Form von Fingerfood, z.B. gekochte Möhre oder Kartoffel. Das Kind entscheidet hierbei, wieviel es vom Angebot isst und stillt seinen restlichen Hunger über das Stillen oder das Trinken aus der Saugerflasche.

9.36 Ab wann kann das Kind kauen?

Bei einer physiologischen Entwicklung werden vertikale Auf- und Abbewegungen des Kiefers (Mampfbewegungen) als **erste Kaubewegungen** beobachtet. Und dies häufig schon beim Angebot von Breikost **im Alter von 4–6 Monaten.**

Weichere feste Kost, z.B. Banane, wird zwischen dem **7. und 9. Monat** angeboten, hierbei sind erste laterale und diagonale Kaubewegungen zu beobachten. Um den **ersten Geburtstag** kann ein Kind festere Kost wie härtere Kekse kauen und verwendet dazu diagonal rotierende Kaubewegungen. Diese differenzieren sich bis zum **Vorschulalter** noch weiter aus.

9.37 Welche Kost eignet sich zum Kauen lernen?

9

Um Kauen zu lernen, sollte jeweils der aktuelle Entwicklungsstand des Kindes beachtet werden. Für den Beginn eignen sich weichere feste Konsistenzen, die über einfache und wenige Kaubewegungen, z.B. Mampfbewegungen, sicher und schnell im Mund verarbeitet werden können. Es kann gekochtes Gemüse (Kürbis, Süßkartoffel, Kartoffel, Möhre) oder weiches Obst (Erdbeere, Banane, Kiwi) genutzt werden.

Ätiologie und Symptomatik von Dysphagien und Fütterstörungen

9.38 Welche Ursachen und Erkrankungen führen zu pädiatrischen Dysphagien?

Es muss zwischen **erworbenen** und **angeborenen Dysphagien** unterschieden werden. Bei den erworbenen Dysphagien sind die Ursachen vergleichbar mit den Ätiologien aus dem Erwachsenenbereich (Neurologie, Onkologie, HNO). Angeborene Dysphagien können verschiedene Grunderkrankungen als Ursache haben, z.B.:

- **neurologische Erkrankungen:** Erkrankungen des Gehirns (z.B. Hirnblutungen, Hirninfarkte, Hirnfehlbildungen, Epilepsien, Tumore) können auch die an der Schluckmotorik und Sensorik beteiligten Muskeln und Nerven betreffen und somit stören
- **kardiologische Erkrankungen:** die Atmungsfunktion kann deutlich beeinträchtigt sein und dadurch auch das Schlucken (▶ 9.10); insbesondere bei Säuglingen, bei denen die Integration der Atmung in den Saug-Schluck-Prozess elementar ist, kann eine Störung große Nachwirkungen haben
- **neuromuskuläre Erkrankungen:** z.B. Myasthenia Gravis
- **syndromale Erkrankungen:** z.B. CHARGE-Syndrom, Trisomie 21, Di-George-Syndrom, Treacher-Collins-Syndrom

- **Stoffwechselerkrankungen:** können sich insbesondere auf die Neurologie auswirken, z.B. Mitochondriopathie, Galaktosämie
- **anatomische Fehlbildungen im Atem- und Verdauungstrakt:** Ösophagusatresien, Achalasien (▶ 1.17), Laryngomalazien, Fisteln und Spalten, Zysten, Angiome etc.
- **Fehlbildungen im orofazialen Bereich:** z.B. Lippen-Kiefer-Gaumenspalten
- **pulmonale Erkrankungen:** z.B. Bronchopulmonale Dysplasie, von der insbesondere Frühgeborene betroffen sein können

9.39 Wie kommt es zu einer frühkindlichen Fütterstörung?

Fütterstörungen können unterschiedliche Ursachen haben. Wie bei der Dysphagie können eine **Vielzahl von Erkrankungen** die Essentwicklung beeinträchtigen.

Durch **medizinisch notwendige Interventionen** (z.B. Beatmung, Sondenversorgung, Operationen), die im frühen Kindesalter oder gar im Neugeborenenalter erfolgen, können sich möglicherweise Bereiche wie die körperliche (Selbst-)Regulation bzw. die Interaktion nicht ungestört entwickeln. Folglich bleiben Auswirkungen auf das Fütter- und Trinkverhalten nicht aus. Durch Maßnahmen wie z.B. entwicklungsfördernde Pflege, kann einer Fütterstörung entgegengewirkt werden.

Es gibt auch Kinder, deren **sensorische Wahrnehmung** deutlich herauf- oder herabgesetzt ist und die deshalb auch Schwierigkeiten beim Essen und Trinken zeigen. Auch hieraus kann sich eine Fütterstörung entwickeln.

Letztendlich gehört die Fütterstörung zu der Gruppe der Regulationsstörungen und wie der Begriff schon sagt, ist die **(Selbst-)Regulationsfähigkeit** der Kinder betroffen. In der Praxis begegnet einem häufig der unschöne Begriff des Schreikindes, welches ein Kind beschreibt, das sich nicht gut selbst regulieren kann. Manche Kinder sind in ihrer Regulation herabgesetzt und manche können sich nicht runterregulieren. Beide Formen können die Nahrungsaufnahme beeinträchtigen. Eine ausführliche Beschreibung findet sich in der AWMF-Leitlinie (2015) oder dem Handbuch für Kleinkindforschung (Keller 2011).

9.40 Welche Symptome weisen auf eine Dysphagie hin?

Folgende **Symptome** können beim Essen und Trinken auf eine Dysphagie hinweisen (▶ 2.2ff.):

- *präorale Phase:*
  - Reflexe und Reaktionen: Es ist zu beachten, ob die Reflexe entwicklungsadäquat sind oder nicht. So ist ein Rooting-Reflex (▶ 1.39), der nach dem 5. Lebensmonat fortbesteht, nicht mehr adäquat und deutet evtl. auf neurologische Auffälligkeiten bzw. Entwicklungsbeeinträchtigungen hin und damit auch auf eine mögliche Dysphagie.
  - fehlende Bereitschaft und Initiative
- *orale Phase:*
  - anteriores Leaking (Austritt von Speichel und/oder Nahrung aus dem Mund)
  - fehlender oder unzureichender Mundschluss
  - Zungenprotrusion
  - Hypersalivation (▶ 1.21)
  - eingeschränkte Kieferbeweglichkeit und -kraft

- Kauen beeinträchtigt
- Sensibilitätsstörungen
- Probleme beim oralen Nahrungstransport
- Saugen beeinträchtigt
- Koordination Saugen – Schlucken – Atmung beeinträchtigt (▶ 9.10)
- übersteigerte oder verminderte orale Reaktionen (z. B. Würgereaktion)
- orale Reste

- pharyngeale Phase:
  - nasale Penetration
  - gurgelnde/veränderte Stimmqualität
  - Husten
  - Würgen
  - Verschlucken
  - Veränderungen der Atmung
- übergreifende Symptome:
  - Müdigkeit
  - Verweigerung
  - Unlust
  - lange Mahlzeitendauer
  - Erbrechen
  - Schmerzen
- unabhängig vom Essen können folgende Symptome für eine Dysphagie auftreten:
  - rezidivierende Atemwegsinfekte
  - rezidivierendes Fieber
  - häufige Verschleimung
  - unzureichendes Gedeihen
  - unzureichende Versorgung mit Flüssigkeit
  - Mangelernährung
  - reduzierter Allgemeinzustand

9.41 Welche Symptome weisen auf eine frühkindliche Fütterstörung hin?

Die Symptomatik einer Fütterstörung nach ICD-10 umfasst die anhaltende Unfähigkeit, adäquat zu essen. Dies kann durch folgende Symptome deutlich werden:

- nicht selbst-regulierte Nahrungsaufnahme (fehlende bzw. unzureichende Hunger- und Sättigungssignale, ▶ 9.39)
- bizarres Essverhalten (Trinken nur im Schlaf, mit viel Ablenkung und/oder in einem inadäquaten Kontext, z. B. in der Badewanne, vor dem Fernseher)
- Nahrungsverweigerung
- Druck und Zwang in den Füttersituationen
- fehlende Akzeptanz altersentsprechender Nahrung
- selektives Essverhalten
- Würgen
- Rumination (▶ 9.3)
- Erbrechen ohne organische Ursache
- nicht funktionell bedingte Schluckprobleme (z. B. langes Halten von Nahrung im Mund)

- eine nicht-organisch bedingte Gedeihstörung (▶ 9.7)
- Leidensdruck der Eltern

Die Definition der Fütterstörung wird in der aktuellen AWMF-Leitlinie durch zusätzliche diagnostische Skalen und Beurteilungskriterien ergänzt, wodurch die Komplexität des Störungsbildes für die klinische Anwendbarkeit anschaulicher dargestellt wird (von Gontard et al. 2015).

9.42 Gibt es Symptome, die sowohl für eine Dysphagie als auch für eine Fütterstörung und eine gastroösophageale Erkrankung sprechen?

Die klinischen Symptome ähneln sich in ihrer Ausprägung und erschweren dem Kliniker häufig die differenzierte Abgrenzung (▶ Tab. 9.1). Deshalb ist eine interdisziplinäre Herangehensweise so wichtig (▶ 9.53).

Klinische Diagnostik

9.43 Was bedeutet klinische Diagnostik in der Pädiatrie und welche Komponenten enthält diese?

Die **klinische Schluckfunktionsuntersuchung** setzt sich zusammen aus:

Tab. 9.1 Symptome oropharyngealer Dysphagien, frühkindlicher Fütterstörungen und gastroösophagealer Erkrankungen im Vergleich

Oropharyngeale Dysphagie	Frühkindliche Fütterstörung	Gastroösophageale Erkrankung
funktionelle Schwierigkeiten in der oralen Bolusverarbeitung	nicht funktionell bedingte Schluckprobleme (langes Halten von Nahrung im Mund)	lange orale Phase
erhöhter Speichelfluss/ Drooling	--	erhöhter Speichelfluss/ Drooling
Mundgeruch	--	Mundgeruch
Ablehnung bestimmter Konsistenzen	fehlende Akzeptanz altersentsprechender Nahrung selektives Essverhalten	Ablehnung bestimmter Konsistenzen
Würgen	Rumination; nicht organisch bedingtes Erbrechen	Würgen und Erbrechen
Husten	--	gehäuftes (nächtliches) Husten
Füttern nur in bestimmter Positionierung	bizarres Fütter-/Essverhalten (Kontext, Ablenker etc.)	Trinken im Schlaf
Füttern mit Druck und Zwang	Füttern mit Druck und Zwang	Füttern mit Druck und Zwang
Leidensdruck der Eltern	Leidensdruck der Eltern	Leidensdruck der Eltern
Gedeihstörung	nicht-organisch bedingte Gedeihstörung	Gedeihstörung

1. aus einer ausführlichen Anamnese
2. einer Ruhe- und Funktionsbeobachtung
3. der Fütter-/Essensbeobachtung

Die Beobachtungen und Erkenntnisse aus den drei Bereichen sollten zusammengeführt und daraus Ableitungen für die Diagnosestellung und das weitere therapeutische Management getroffen werden.

9.44 Unterscheidet sich die klinische Diagnostik im Kindesalter von der Vorgehensweise im Erwachsenenalter?

Die grundlegenden Bausteine sind dieselben (▶ 2.22). Jedoch ist bei der klinischen Einschätzung die **Berücksichtigung des kindlichen Entwicklungsstandes** von enormer Bedeutung. So ist der *Entwicklungsstand ausschlaggebend und nicht das Kindesalter*. Das bedeutet für den Untersucher, dass Kenntnisse über die kindliche Entwicklung (Bereiche Kognition, Motorik, Essentwicklung, Sprache, Sensorik) notwendig sind.

9.45 Wie geht man bei der Anamneseerhebung vor?

Es gibt kein festgelegtes Vorgehen.

Wichtig ist, dass auf die Belastungen und Vorerfahrungen der Eltern Rücksicht genommen wird, ebenso auf kulturelle Aspekte. Damit man als Untersucher nicht in Fettnäpfchen tritt oder – noch schlimmer – traumatische Erlebnisse durch bestimmte Fragen aufleben lässt, ist es sicherlich hilfreich, zunächst über **Fragebögen**, die im Vorfeld ausgegeben und von den Patienteneltern ausgefüllt werden, einen ersten Eindruck zu erlangen. Zusätzlich sollten vorhandene **Arzt-, Therapeuten- und Kindergartenberichte** angefordert werden. So besteht die Möglichkeit, das **Anamnesegespräch** vorzubereiten, Gesprächsbereiche aufzuteilen (medizinisches, soziales, Entwicklungsaspekte etc.) und etwaige Belastungen und Vorerfahrungen zu erkennen. So kann das Gespräch vermutlich besser geführt und gelenkt werden und ist im Ergebnis sicherlich zielführender.

9.46 Welche Rolle spielen elterliche Belastungen bei der klinischen Diagnostik?

Das Füttern spielt eine sehr große, wenn nicht sogar die größte Rolle bei der Versorgung des eigenen Kindes. Es zu nähren und ihm zum Gedeihen zu verhelfen ist Müttern ein ganz tiefes Bedürfnis. Ist dies aus verschiedenen Gründen nicht möglich oder bereitet es Schwierigkeiten, dann ist dies folglich v.a. für die Mütter, aber auch für beide Eltern belastend. Hinzu kommen möglicherweise die Sorgen um die medizinische Gesundheit des Kindes und gemachte Vorerfahrungen, die ebenfalls mit Sorgen und Ängsten um das kindliche Überleben verbunden sind. Auch können Ängste und Sorgen um das zukünftige Wohl des Kindes bestehen. Bei der klinischen Diagnostik werden im Rahmen der Anamneseerhebung und der Fütter- und Essensbeobachtung empfindliche und auch intime Sphären berührt und es wird mitunter auch eingegriffen. *Dabei ist es sehr wichtig, vorsichtig und sensibel vorzugehen und Wünsche und Bedürfnisse der Eltern zu berücksichtigen.*

9.47 Läuft die klinische Diagnostik in jedem Altersbereich gleich ab?

Die **Anamneseerhebung erfolgt unabhängig vom Alter des Kindes.** Bei den übrigen diagnostischen Bausteinen ist der Entwicklungsstand des Kindes und damit das Entwicklungsalter entscheidend und muss bei der Erhebung entsprechend berücksichtigt werden (▶ 9.44).

BEISPIEL

1. Im Säuglingsalter ist die Reflexprüfung relevant, im Kleinkindalter nicht mehr. Andererseits ist es aussagekräftig, wenn ein Kleinkind noch Neugeborenenreflexe aufweist.
2. Das Prüfen von fester Konsistenz ist nur dann sinnvoll, wenn das Kind aufgrund seiner Entwicklung für feste Kost bereit sein könnte (stabile Kopfhaltung, sichere Rumpfkontrolle, entsprechende Oralmotorik etc.).

INFO

Welche Aspekte sind bei der Ruhe- und Funktionsbeobachtung bei Kindern wichtig?

- Atmung
- Grobmotorik
- Feinmotorik
- Reflexe und Reaktionen (besonders im Säuglingsalter)
- Körpertonus
- Sensorik (gesamtkörperlich und speziell im oralen Bereich)
- orofaziale Strukturen und Tonus
- Oralmotorik
- Sprach- und Sprechfähigkeiten
- Auffälligkeiten visueller und auditiver Fähigkeiten
- Entsprechung von Entwicklungsstand und Alter
- Stimmqualität
- Husten und Würgen
- Speichelfluss
- Vorhandensein einer Sonde und deren Einfluss auf das kindliche Wohlbefinden
- Vorhandensein einer Trachealkanüle und damit verbunden Absaughäufigkeit, Sekretmenge, Einsatzmöglichkeit eines Sprechventils

9.48 Wie oft sollte eine Fütter- bzw. Essensbeobachtung durchgeführt werden?

Mehrere Fütter- bzw. Essensbeobachtungen sind sicherlich sinnvoll. So kann die Einschätzung der Ess- und Trinkfähigkeiten je nach Tagesform, Tageszeit, Umgebung, fütternder Person und Nahrungsangebot unterschiedlich ausfallen. In der Praxis empfiehlt es sich, die Eltern (und Betreuer) zu bitten, **Videoaufnahmen von Fütter- und Esssituationen** zu erstellen. So bekommt man als Untersucher einen Einblick in eine Situation, die das natürliche, alltagsnahe Setting widerspiegelt und es ist auch zeitökonomischer. *Eine Beobachtung sollte jedoch mindestens live stattfinden.*

9.49 Gibt es validierte Untersuchungsprotokolle für die klinische Diagnostik?

Es gibt einzelne validierte Untersuchungsprotokolle, z.B. *Early Feeding Skills Assessment (EFS,* Thoyre, Shaker und Pridham 2005), *Neonatal Oral-Motor Assessment Scale (NOMAS,* Palmer, Crawley und Blanco 1993), *Schedule for Oral Motor Assessment (SOMA,* Reilly, Suse und Wolke 2000), *Dysphagia Disorder Survey (DDS,* Sheppard, Hochman und Baer 2014). Diese erfassen jedoch nur einzelne Bereiche oder Patientengruppen, z.B. Säuglinge, neurologische Patienten, Bereich Oralmotorik. Eine umfassende klinische Diagnostik ist damit nicht möglich.

Zudem sind die Protokolle meist englischsprachig und erfordern kostenpflichtige Fortbildungen, um diese Protokolle nutzen zu können und zu dürfen. Es gibt eine Vielzahl veröffentlichter Protokolle in verschiedenen Lehrbüchern, die als Richtschnur dienen können.

9.50 Wie geht man vor, wenn es Hinweise auf eine frühkindliche Fütterstörung gibt?

Es sollte eine Rücksprache mit dem behandelnden Kinderarzt bzw. eine Zuweisung an Zentren bzw. Spezialambulanzen erfolgen (▶ 9.23), die Fütterstörungen – im interdisziplinären Team mit entsprechend ausgebildeten psychosozialen Kräften (▶ 9.76) – diagnostizieren und behandeln.

9

9.51 Wie wird eine frühkindliche Fütterstörung diagnostiziert?

In der aktuellen AWMF-Leitlinie (von Gontard et al. 2015), die frei für jeden zugänglich ist, sind die diagnostischen Kriterien und Verfahrensweisen beschrieben. Die kinderpsychiatrische, psychologische und psychotherapeutische Diagnostik erfolgt nach Ausschluss somatischer Erkrankungen.

9.52 Wie geht man vor, wenn es Hinweise auf eine gastroösophageale Erkrankung gibt?

Es sollte **unbedingt Rücksprache** mit dem behandelnden Kinderarzt oder Kindergastroenterologen genommen werden (▶ 9.23).

9.53 Warum wird eine interdisziplinäre Vorgehensweise bei der Diagnosestellung empfohlen?

Weil die klinischen Symptome, auch unter Berücksichtigung der Anamnese der Störungsbilder, sich sehr ähnlich darstellen und unterschiedliche Interpretationen zulassen können. Durch interdisziplinäre Zusammenarbeit können bei komplexen oder uneindeutigen Symptombildern adäquate Diagnostik- und Behandlungswege effizient erreicht werden.

BEISPIEL

Es geht um ein 1-jähriges Kind, das beim Fütterangebot wenig Initiative und Bereitschaft zeigt. Die orale Abnahme des Bolus erfolgt nicht adäquat vom Löffel. Es hält ihn lange im Mund und die orale Verarbeitung erscheint verlangsamt. Die Zungenbewegungen beim oralen Transport sind schwach. Teilweise kommt es zu Würgreaktionen. Pharyngeale Auffälligkeiten sind nicht zu beobachten. Im Verlauf des Angebots nimmt die Ablehnung zu und das Kind erbricht.

Folgende Interpretationen sind möglich:

- Die fehlende Initiative und Fütterbereitschaft, die verlängerte orale Phase, das Würgen, die zunehmende Ablehnung und das Erbrechen sprechen für eine **gastroösophageale Problematik.**
- Die fehlende Initiative und Fütterbereitschaft, die verlängerte und schwache orale Phase, das Würgen und die zunehmende Ablehnung sprechen für eine **oropharyngeale Dysphagie.**
- Die fehlende Initiative und Fütterbereitschaft, die verlängerte orale Phase, das Würgen, die zunehmende Ablehnung und das Erbrechen sprechen für eine **frühkindliche Fütterstörung.**

Empfohlenes Vorgehen:

Im ersten Schritt müssen die somatischen Störungsbilder, also eine oropharyngeale Dysphagie und eine gastroösophageale Problematik, weiter abgeklärt werden. Sollte sich bei der fachspezifischen Diagnostik ergeben, dass diese Störungsbilder ausgeschlossen werden können, dann kann die Fütterstörung weiter abgeklärt und entsprechend behandelt werden.

MERKE

Vor der Diagnostik einer frühkindlichen Fütterstörung müssen somatische Erkrankungen, die ursächlich für die Probleme beim Füttern/Essen und Trinken sein können, durch fachgerechte Diagnostik ausgeschlossen werden!

Apparative Diagnostik

9.54 Ist eine apparative Diagnostik im Kindesalter zwingend notwendig?

Die Notwendigkeit der apparativen Diagnostik ist keine Frage des Alters, sondern der Indikation.

9.55 Wann ist eine apparative Diagnostik im Kindesalter indiziert und wer stellt die Indikation?

Eine apparative Diagnostik ist indiziert, wenn die **Einschätzung über die Physiologie des Schluckakts durch die klinische Untersuchung nicht ausreicht.** Wenn sich also aus der klinischen Untersuchung Fragestellungen ergeben, deren Klärung für das weitere therapeutische Management notwendig ist, ist die apparative Diagnostik indiziert.

Eine mögliche Fragestellung kann der klinische Verdacht auf Aspiration bei einer oder mehreren Konsistenzen sein, eine andere die Überprüfung therapeutischer Manöver oder diätetischer Maßnahmen (z. B. der Einsatz von Andickungsmittel).

Der Therapeut formuliert nach der klinischen Schluckfunktionsuntersuchung die Fragestellung und der behandelnde (Kinder-)Arzt stellt die Indikation und überweist an die Fachärzte, welche die Diagnostik leiten. Im Fall einer Videoendoskopie können dies Fachärzte aus verschiedenen Bereichen sein, z. B. HNO, Pneumologie, Pädiatrie, Neurologie. Videofluoroskopien werden von Radiologen, im besten Falle Kinderradiologen, durchgeführt. *Idealerweise erfolgt die Untersuchungsdurchführung im Tandem: Schlucktherapeut und Arzt.*

9.56 Gibt es eine Alterseinschränkung für die apparative Diagnostik bei Kindern?

Nein, es gibt keine Altersbeschränkung. Eine apparative Überprüfung kann in jedem Alter durchgeführt werden.

9.57 Wie oft kann eine apparative Diagnostik bei Kindern wiederholt werden?

Es gibt auf diese Frage keine allgemeingültige Antwort. Die Entscheidung ist individuell.

Eine Wiederholung sollte grundsätzlich nur dann erfolgen, wenn eine Überprüfung notwendig ist, z. B. um das weitere therapeutische Vorgehen zu bestimmen. Da apparative Schluckuntersuchungen für die Kinder und deren Eltern immer eine **Belastung** darstellen und **Risiken** bestehen, sollte jede Untersuchung vom behandelnden Therapeuten auf ihre **Notwendigkeit** hin geprüft werden.

9.58 Ist die Videofluoroskopie bei Kindern aufgrund der Strahlenbelastung zu gefährlich?

Jede Röntgenuntersuchung bringt eine Strahlenbelastung mit sich, trotzdem müssen sie in einigen Fällen durchgeführt werden, um die weitere Behandlung für die Patienten optimal zu gestalten. Bei der Videofluoroskopie stellt es sich genauso dar. Die Risiken und der Nutzen, den die Untersuchung für das Kind bringt, müssen gegeneinander abgewogen werden.

BEISPIEL

Besteht der Verdacht auf eine Aspiration bei Brei, muss dieser apparativ überprüft werden, bevor weitere Schritte eingeleitet werden, welche einen erheblichen Einfluss auf die Lebensqualität und die Gesundheit des Kindes haben können. Diese Risikoabwägung erfolgt durch den behandelnden Arzt und den Therapeuten.

Bei der Untersuchungsdurchführung beachtet der Radiologe Maßnahmen, welche die Strahlungsbelastung so gering wie möglich halten, z. B. durch eine angepasste Einblendung und durch Beachtung des Strahlenschutzprinzips **ALARA** (*As Low As Reasonably Achievable*: so niedrig, wie vernünftigerweise erreichbar, ▶ 2.106).

Tab. 9.2 Vor- und Nachteile von Videoendoskopie und Videofluoroskopie im Vergleich			
		Videoendoskopie	**Videofluoroskopie**
durchführbar unabhängig vom Alter		+	+
durchführbar unabhängig vom Bewusstseinszustand		+	-
durchführbar unabhängig von der Grunderkrankung und deren Schweregrad		-	-
mobiles Untersuchungsgerät		+	-
Wiederholbarkeit ohne Einschränkungen		+	-
Durchführung	Festhalten des Kindes	notwendig	ggf. nicht notwendig
	Invasivität	invasiv ggf. unangenehm	nicht-invasiv
	Konsistenzen	unverändert	verändert
	Geschmack	unverändert	verändert
	Untersuchungsdauer	unbegrenzt	begrenzt
	Positionierungsmöglichkeiten	unbegrenzt	begrenzt
Beurteilung	Anatomie	+	+
	Entzündungen, Rötungen, Schwellungen und andere Schleimhautauffälligkeiten	+	-
	alle Schluckphasen	-	+
	laryngeale und pharyngeale Sensibilität	+	-
	Speichelmanagement	+	-
	Funktion Trachealkanüle	+	-
	Nachweis Aspiration	indirekt	+

9.59 Welche Vor- und Nachteile haben die Videoendoskopie vs. die Videofluoroskopie im Kindesalter?

Bei der Entscheidung, welche apparative Diagnostik durchgeführt wird, müssen die Vor- und Nachteile der jeweiligen Verfahren (▶ Tab. 9.2) abgewogen werden, um mit möglichst geringem Aufwand und Belastung ein möglichst aussagefähiges Ergebnis für die spezifische Fragestellung zu erzielen.

INFO

Die Videoendoskopie ist ein einfach durchführbares und in der Anwendung sehr flexibles Untersuchungsverfahren (z. B. Untersuchungsort und -dauer, Positionierung des Kindes), bei dem – anders als bei der Videofluoroskopie – keine Strahlenbelastung entsteht und unterschiedliche Boluskonsistenzen relativ unverändert getestet werden können.

Andererseits müssen bei dieser invasiven und ggf. durch das Einführen des Endoskops unangenehmen Untersuchung die Kinder i.d.R. festgehalten werden und es kann eine erhöhte Belastung für Eltern und Kinder bestehen. Bei entsprechend belasteter Vorgeschichte besteht das Risiko einer Traumatisierung des Kindes. Im Rahmen der Videofluoroskopie sind alle Schluckphasen beurteilbar und eine Aspiration kann direkt festgestellt werden. Das Speichelmanagement ist dagegen in der Endoskopie besser zu beurteilen.

9.60 Dürfen Therapeuten die Führung des Endoskops bei der videoendoskopischen Untersuchung übernehmen?

Nein. Die Führung des Endoskops sollte immer durch den durchführenden Arzt erfolgen.

9.61 Gibt es einen validierten, allgemeingültigen Standard für die Durchführung der apparativen Diagnostik im Kindesalter?

Nein. Beim Erstellen klinik- bzw. praxiseigener Standards sollte jedoch auf die aktuelle Evidenz geachtet werden. Dabei können auch Erkenntnisse aus der Erwachsenenmedizin hilfreich sein (▶ 2.87, ▶ 2.111).

Ist vor einer ersten Oralisierung eine apparative Diagnostik notwendig?

Nicht zwingend. Es sollte auch in diesen Fällen ausgehend von der ausführlichen klinischen Untersuchung entschieden werden.

9

BEISPIEL

Ein Kind, das seit Geburt über eine Ernährungssonde ernährt wurde und bei dem nun zum ersten Mal die orale Nahrungsgabe ansteht, sollte auf keinen Fall die ersten oralen Gaben bei einer apparativen Diagnostik erhalten. Im Rahmen von klinischen Beobachtungen sollte mit kleinsten Mengen gestartet und dann – je nach Verlauf – die Mengen gesteigert bzw. entsprechende therapeutische bzw. diagnostische Maßnahmen ergriffen werden.

9.62 Ist eine Sondenversorgung notwendig, sobald eine Aspiration in der apparativen Diagnostik nachgewiesen wurde?

Nein. Es kommt dabei auf viele Faktoren an, z.B. auf die Aspirationsmenge, auf das Auftreten von Schutzreaktionen und deren Effektivität, auf die Konsistenz, die Lagerung etc. Deshalb ist es wichtig, dass die Bilder der apparativen Diagnostik möglichst genau analysiert werden. Dadurch kann das diätetische Management individuell angepasst werden.

BEISPIEL

1. Ein Kind, das bei Flüssigkeiten ohne Schutzreaktionen aspiriert, sollte diese nicht bekommen. Wenn es aber dickere Konsistenzen sicher schlucken kann, spricht nichts dagegen, diese zu geben. Ob die nutritive Versorgung auf diese Art gewährleistet werden kann, muss im zweiten Schritt entschieden werden.

2. Ein Kind, das beim Trinken aus dem Becher aspiriert, mit dem Strohhalm jedoch gut zurechtkommt, sollte entsprechend nur mit dem Strohhalm trinken und das Trinken aus dem Becher im therapeutischen Setting üben. Ein vollkommener Verzicht auf Flüssigkeiten ist jedoch nicht nötig.

MERKE

Die Ergebnisse der apparativen Diagnostik sind nur ein Baustein im pädiatrischen Dysphagiemanagement und müssen immer in der Zusammenschau mit den klinischen Befunden betrachtet werden. Erst dann ist eine Entscheidung über die therapeutischen Maßnahmen (kompensatorisch und rehabilitativ) möglich.

Ernährung

9.63 Was bedeutet bilanzierte Nahrung?

Patienten, die z.B. über eine Ernährungssonde ernährt werden oder aufgrund ihrer Erkrankung auf eine bestimmte Ernährung angewiesen sind, bekommen eine bilanzierte Diät: eine ausgewogene Zusammenstellung von Nährstoffen, Kalorien und Flüssigkeit, die den individuellen Bedarf der Patienten ausreichend abdeckt (▶ 4.1).

9.64 Hat eine liegende nasogastrische Sonde einen negativen Einfluss auf den Schluckakt?

Anders als bei Erwachsenen haben wir bei Säuglingen und Kindern keine Möglichkeit einer verlässlichen Befragung. Die liegende Sonde irritiert mit Sicherheit die Schleimhäute im Oropharynx. In klinischen Beobachtungen zeigt sich schon, dass manche Säuglinge und Kinder besser schlucken ohne liegende nasogastrische Sonde, bei anderen ist kein Unterschied zu beobachten. Diese Frage kann nicht abschließend allgemeingültig beantwortet werden (▶ 4.70).

9.65 Wie lange sollte ein Kind mit nasogastrischer Sonde versorgt sein?

Laut der Europäischen Gesellschaft der pädiatrischen Gastroenterologen (ESPGHAN) sollte eine Gastrostoma-Versorgung dann stattfinden, wenn abzusehen ist, dass die enterale Ernährung 4–6 Wochen überdauert (Heuschkel et al. 2015). Letztendlich ist die Entscheidung sehr individuell. So kann es auch möglich sein, dass ein Kind nach 10-wöchiger nasogastraler Ernährung von der Sonde entwöhnt und oral ernährt werden kann. Die Aussage der ESPGHAN kann jedoch als Richtschnur dienen und daran erinnern, dass die nasogastrale Sondenernährung Risiken mit sich bringt und keine Dauerlösung ist (▶ 4.70).

9.66 Kann ein sondenernährtes Kind auch oral Nahrung bekommen?

Ja. Die Ernährung über die Sonde kann man sich als Sicherungsnetz vorstellen, über welche das Kind die Versorgung bekommen kann, welche es oral nicht schafft.

9

9.67 Führt eine Sondenversorgung zu einer frühkindlichen Fütterstörung?

Nein. Eine Sondenernährung kann jedoch zum Risikofaktor für eine Fütterstörung werden.

9.68 Ist eine Gastrostomaversorgung im Kindesalter dauerhaft?

Eine solche Versorgung kann, muss aber nicht dauerhaft sein. Sie sollte immer eine **Unterstützung** darstellen. Ist eine orale Ernährung längere Zeit ausreichend und sicher möglich, die zudem lustvoll und frei von Druck und Zwang ist, spricht nichts gegen eine Entfernung des Stomas. Vor der Entfernung sollte gewährleistet sein, dass Kinder auch unter erschwerten Bedingungen (z. B. unter Infekten) gut zu ernähren sind (▶ 9.77).

9.69 Welche Folgen hat eine Mangelernährung bzw. Dehydratation für das Kind?

Die kindliche Entwicklung kann in allen Bereichen gefährdet sein, wenn die kalorische und die Versorgung mit ausreichend Flüssigkeit und Nährstoffen nicht gewährleistet wird. Entwicklungsfortschritte bleiben aus und im schlimmsten Fall setzen Rückschritte ein.

Kinder sind bei nicht ausreichender Versorgung zudem in ihrer Immunabwehr noch geschwächter und damit anfälliger für Infektionen und Erkrankungen. Auch Kinder, die z.B. eine neurologische, kardiologische oder pulmonologische Erkrankung haben, können durch Mangelversorgung noch kränker bzw. auch lebensgefährlich gefährdet werden (▶ 4.10).

9.70 Wie stellt man einen Mangelernährungszustand bei einem Kind fest: Gibt es Richtlinien oder Schwellenwerte?

Jedes Kind bekommt zur Geburt ein sog. Untersuchungsheft (U-Heft). In diesem Heft sind **Perzentilenkurven für das Körpergewicht** (▶ 9.8), **die Körperlänge, den Kopfumfang und den BMI** vorhanden. Bei den Vorsorgeuntersuchungen (U1-U9), aber auch bei dazwischenliegenden Terminen trägt der Kinderarzt die anthropometrischen Daten in die Kurven ein. Somit lässt sich anhand des Kurvenbildes erkennen, ob das Gedeihen angemessen verläuft oder ein Knick bzw. ein starker Anstieg vorliegt.

Neben dem Perzentilenbild kann auch die **Gesamtentwicklung des Kindes** ein Hinweis auf eine Mangelernährung sein. Zudem kann der Pädiater auch über bestimmte **Laborwerte** (z. B. Blutwerte) Hinweise auf Mangelernährung feststellen.

Therapie von Dysphagien und frühkindlichen Fütterstörungen

9.71 Welche Therapiekonzepte für Kinder gibt es?

Es gibt eine **Vielzahl** von Therapiekonzepten und es werden immer wieder neue Konzepte entwickelt. Welches Konzept für den einzelnen Patienten passend ist, kann an dieser Stelle nicht beantwortet werden, da dies sehr individuell ist.

Für die Praxis ist entscheidend, dass es *nicht sinnvoll ist, ausschließlich nach einem Konzept zu arbeiten*, sondern passende Elemente aus verschiedenen Konzepten individuell angepasst anzuwenden.

9.72 Wie unterscheidet sich die Dysphagietherapie bei Kindern von der Therapie bei Erwachsenen?

Bei Kindern ist ein so direktives Vorgehen wie bei Erwachsenen häufig nicht möglich. Einige Übungen aus der Dysphagietherapie bei Erwachsenen können auch bei Kindern in etwas abgewandelter, spielerischer Weise ausgeführt werden.

Die *Elternanleitung und -beratung* nimmt häufig einen großen Teil der Therapie ein.

9.73 Können Therapiekonzepte aus dem Erwachsenenbereich übernommen werden?

Grundsätzlich ja, sie müssen jedoch abgewandelt, auf den Entwicklungsstand, den Fähigkeiten der Kinder angepasst und in einen spielerischen und kindgerechten Rahmen eingebaut werden.

9.74 Gibt es Evidenzen für die Wirksamkeit von Therapiekonzepten bei Kindern?

Bisher gibt es noch kaum Evidenzen zur Effektivität.

9.75 Ist ein interdisziplinäres Team bei der Therapie von Fütterstörungen notwendig?

Ja, denn die Fütterstörungen erfordern eine multimodale Therapie.

Ist die Störung manifest, dann reicht eine Beratung nicht aus. Bei schweren Störungen ist möglicherweise ein stationäres Setting notwendig. Auch hierbei ist ein multiprofessionelles Team erforderlich, da zu den Therapiebausteinen u. a. Ernährungsberatung, sprachtherapeutische Behandlungen (Oralmotorik und Sensibilität), psychosoziale Interventionen, Ergotherapie u. a. gehören.

9.76 Was bedeutet Sondenentwöhnung?

Sondenentwöhnung bedeutet, dass ein Säugling oder ein Kind nach erfolgter Intervention stabil und langfristig nicht mehr ausschließlich oder zusätzlich durch eine Nahrungssonde ernährt werden muss, um adäquat zu gedeihen (zuzunehmen) und zu wachsen.

9.77 Was sind die Voraussetzungen, um ein Gastrostoma nach Sondenentwöhnungstherapie zu entfernen?

Das Kind sollte in der Lage sein selbstreguliert, ohne Druck und Zwang, ausreichend Nahrung und Flüssigkeit zu sich zu nehmen und im gesunden Maß zu gedeihen.

Vor Entfernung sollte die ausreichende, zwanglose Ernährung auch in Situationen, die Stress bedeuten können (z. B. Infekte, medizinische Intervention) erfolgreich geschafft werden. Dann steht einer Entfernung nichts im Wege.

9.78 Wer führt Sondenentwöhnungen durch?

Eine **Sondenentwöhnungstherapie** sollte immer in einem **interdisziplinären Team** durchgeführt werden. In welchem Setting dies erfolgt, ist unterschiedlich.

Es gibt Sondenentwöhnungstherapien im Rahmen von *stationären Aufenthalten* in spezialisierten (Kinder-)Kliniken oder im *ambulanten Setting*, z.B. über Begleitung im häuslichen Umfeld oder in interdisziplinären Therapiepraxen.

9.79 Wer hilft bei Still- und Trinkproblemen nach Entlassung aus der Klinik?

Ansprechpartner können Still- und Laktationsberater, Pflegepersonal oder Therapeuten (z. B. Logopäden, Physiotherapeuten) sein, die sich mit dem Stillen oder Trinken aus der Flasche auskennen.

In Kliniken werden z. T. auch Stillcafés angeboten, bei denen auch Beratung zum Stillen/Trinken erfolgen kann. (▶ 9.22).

9.80 Wie kann das Trinkverhalten verbessert werden?

Viele Faktoren können einen Einfluss auf das Trinkverhalten von Säuglingen haben. Um es zu verbessern, kann es notwendig sein, *viele kleine Faktoren zu verändern, z. B.:*

- **Optimierung der Positionierung** beim Trinken, z.B. ein Trinken aus der Flasche in erhöhter Seiten- statt Rückenlage oder eine andere Stillposition
- **Umgebung adaptieren**, z.B. durch das Schaffen einer ruhigen, reizarmen Umgebung
- eine **Füttertechnik** oder die **Wahl des Trinksaugers** können das Trinkverhalten verbessern, wenn der Säugling mit einer Flasche gefüttert wird
- bei einer bestehenden Saugschwäche, meist im Rahmen einer neurologischen Grunderkrankung, kann eine Saugstimulation indiziert und hilfreich sein

9.81 Wann muss ein Zungenbändchen durchtrennt werden?

Ein zu kurzes bzw. angewachsenes Zungenbändchen kann die Saugfunktion beim Stillen und Trinken aus der Flasche erschweren. Es kann sinnvoll sein, das Zungenbändchen fachgerecht durchtrennen zu lassen, um die Saugfunktion zu verbessern. Dies muss individuell bei jedem Säugling angeschaut und überlegt werden.

Trachealkanülenmanagement

9.82 Ist bei Speichelaspiration eine Trachealkanüle notwendig?

Die Entscheidung zu einer Trachealkanülenversorgung ist ein schwerwiegender Schritt. Bei **kleinen Kindern** werden zudem **keine geblockten Kanülen** gelegt, da die Größenverhältnisse und die Weichheit der Strukturen dies nicht zulassen.

Eine Speichelaspiration kann bei gravierendem Ausmaß und Folgen mit ein Faktor sein, der für eine solche Versorgung spricht. In einem interdisziplinären Team werden die Vor- und Nachteile für eine Versorgung besprochen und abgewogen.

9.83 Was bedeutet Dysphagiemanagement bei Kindern mit Trachealkanüle?

Grundsätzlich erfolgt das Management genauso wie bei einem Kind ohne Trachealkanüle. Als Kliniker macht man sich zuerst mit einer klinischen Untersuchung ein Bild und entscheidet dann über das weitere Vorgehen.

Wichtig ist, anamnestisch den **Grund der Trachealkanülenversorgung** zu klären. Liegt die Kanüle als Atemunterstützung oder aufgrund einer schweren Dysphagie als Schutz vor aspiriertem Speichel (▶ 5.5, ▶ 5.34)? Diese Antwort beeinflusst natürlich das Vorgehen in der Schluckuntersuchung.

Eine bestehende Trachealkanüle kann die Physiologie des Schluckakts verändern, da sie sowohl die Sensibilität als auch die Motorik der pharyngolaryngealen Strukturen verändert (▶ 5.32). Dies sollte bei der klinischen Einschätzung mitbeachtet werden. Auch die sprachlichen und stimmlichen Fähigkeiten sind meist betroffen. Ansonsten gelten dieselben diagnostischen Parameter.

9.84 Können Kinder mit einer Trachealkanüle oral ernährt werden?

Ja. Im Vorfeld der oralen Ernährung sollte eine klinische und evtl. eine apparative Dysphagiediagnostik erfolgen (▶ 5.81, ▶ 5.83ff.).

9.85 Ist das Aspirationsrisiko bei einem kanülenversorgten Kind erhöht?

Kinder, die mit einer Trachealkanüle versorgt sind, haben häufig eine **Grunderkrankung** (z. B. eine syndromale oder neurologische Erkrankung, Erkrankung der Atemwege), welche mit einer **Dysphagie** assoziiert ist. Die Grunderkrankung und die damit verbundenen Beeinträchtigungen erhöhen somit das Aspirationsrisiko, nicht die Trachealkanüle.

Literatur

Agostoni, C. et al. (2010). Enteral nutrient supply for preterm infants: commentary from the European Society for Paediatric Gastroenterology, Hepatology, and Nutrition Committee on Nutrition. *JPGN*, *50*(1), 85–91.

Da Costa, S.P. et al. (2010). The development of sucking patterns in preterm, small for gestational age infants. *Journal of Pediatrics, 157*, 603–609.

Fewtrell, M. et al. (2017). Complementary feeding: a position paper by the European Society for Paediatric Gastroenterology, Hepatology, and Nutrition (ESPGHAN) Committee on Nutrition. *Journal of Pediatric Gastroenterology and Nutrition, 64*, 119–132.

Heuschkel, R.B. et al. (2015). ESPGHAN Position Paper on Management of Percutaneous Endoscopic Gastrostomy in Children and Adolescents. *Journal of Pediatric Gastroenterology and Nutrition, 60(1)*, 131–141.

Keller, H. (2011). *Handbuch der Kleinkindforschung*. Bern: Hans Huber, Hogrefe AG.

Reilly, S. et al. (2000). *Schedule for Oral Motor Assessment*, London and Philadelphia: Wuhr Publishers.

Palmer, M.M. et al. (1993). Neonatal Oral Motor Assessment Scale: a reliability study. *Journal of Perinatology, 13*, 28–35.

Sheppard, J.J. et al. (2014). The Dysphagia Disorder Survey: Validation of an assessment for swallowing and feeding function in developmental disability. *Research in Developmental Disabilities, 35(5)*, 929–942.

Thoyre, S.M. et al. (2005). The Early Feeding Skills Assessment for Preterm Infants. *Neonatal Network, 24(3)*, 7–16.

Von Gontard, A. et al. (2015). Leitlinien zu psychischen Störungen im Säuglings-, Kleinkind- und Vorschulalter (S2k). *AWMF - Registernummer 028/041*.

10 Progrediente Erkrankungen

P. Pluschinski, A. Hofmayer, J. Keller, R. Wirth

Welche Besonderheit stellen progrediente Erkrankungen bezüglich Schluckstörungen dar?

Progrediente Erkrankungen sind in Bezug auf das Schlucken und die Aufgaben des Therapeuten von besonderer Bedeutung. Sie erfordern nicht nur eine akkurate klinische und bildgebende Diagnostik, sondern v.a. aufgrund ihrer inkonstanten Symptomatik eine fortwährende Re-Evaluation und – wenn nötig – entsprechende Anpassung der Behandlung. Aufgrund der unterschiedlichen Ätiologie und individuellen Symptomatik können neben schnell fortschreitenden Symptomen, z.B. bei der bulbären ALS (Amyotrophe Lateralsklerose, ▶ 10.75), auch Phasen der Remission im Wechsel mit erneuten Schüben, wie im Rahmen der Multiplen Sklerose (▶ 10.72), auftreten. Auch die stark variierende Altersprävalenz progredienter Erkrankungen stellt für die Schlucktherapie eine besondere Herausforderung dar. So wird die Behandlung einer hochbetagten Demenzpatientin andere Zielsetzungen und Maßnahmen beinhalten als die Therapie eines jungen Erwachsenen mit Muskeldystrophie.

Wie in kaum einem anderen Bereich der Logopädie kann somit die Bedeutung des Begriffs Therapie bei progredienten Erkrankungen weniger als ein Heilen im Sinne des Erreichens weitestgehender Symptomfreiheit, als vielmehr einer professionellen Begleitung des Betroffenen verstanden werden. Dies setzt sowohl ein fundiertes Fachwissen, als auch eine besondere Beratungskompetenz von Seiten des Therapeuten voraus.

MERKE

Bei Patienten mit progredienten Erkrankungen ist eine akkurate klinische und bildgebende Diagnostik zwingend erforderlich. Die sich verändernde Symptomatik erfordert eine stetige Re-Evaluation.

10.1 Bei welchen progredienten Erkrankungen kann es zu Schluckstörungen kommen?

Der Schluckakt ist sowohl von einer präzisen zentralnervösen Steuerung abhängig, als auch an die Intaktheit anatomisch-funktioneller Strukturen geknüpft. So kann neben fortschreitenden Erkrankungen des zentralen und peripheren Nervensystems

Tab. 10.1 Progrediente Erkrankungen, die häufig mit Dysphagien einhergehen

Neurogen	• Demenzerkrankungen • Parkinson-Syndrome • Huntington-Erkrankung • Spinozerebelläre Ataxie • Motoneuronerkrankungen • Myasthene Syndrome • Spinale Muskelatrophie • Myositiden
Erkrankungen des Skelettsystems	Morbus Forestier
Atemwegserkrankungen	Chronisch obstruktive Lungenerkrankung (COPD)

auch die am Schluckakt beteiligte Muskulatur von progredienten Erkrankungsbildern betroffen sein. Diese kann die Koordination oder den Tonus der Muskulatur negativ beeinflussen. Aber auch degenerative Veränderungen der Schluckpassage selbst, die den Pharynx und zervikalen Ösophagus direkt oder indirekt involvieren, können zu Schluckstörungen führen (▶ Tab. 10.1).

Alter

10.2 Hat das Alter per se einen negativen Einfluss auf das Schlucken?

Nein, denn es kommt im Alter nicht nur zu spezifischen Veränderungen der Schluckphysiologie, sondern – als Reaktion darauf – auch zu adaptierenden Mechanismen. Es konnte z.B. gezeigt werden, dass im Alter die kortikale Kontrolle des Schluckens zunehmend bilateral erfolgt (Teismann et al. 2010). Dies zeugt von einer nicht unerheblichen **neuronalen Plastizität des alternden Gehirns**. Solche Erkenntnisse sind auch für die Behandlung schluckgestörter älterer Patienten von Bedeutung (Wirth et al. 2016). Zeigen sie doch, dass das Altern nicht ausschließlich als ein stetiger Abbauprozess zu verstehen ist, sondern sich in einem flexiblen und anpassungsfähigen System mit entsprechender (funktionaler) Reservekapazität vollzieht.

10

10.3 Welche spezifischen Aspekte des physiologischen Schluckens sind Alterungsprozessen unterworfen?

Im Rahmen des normalen Alterns kommt es u. a. durch den Abbau von Muskelmasse (Sarkopenie, ▶ 10.17), die insbesondere schnelle (Typ-II-)Muskelfasern betrifft, sowie der Abnahme synaptischer Vernetzungen im zentralen Nervensystem, die zu einem allgemein verlangsamten motorischen Output führen, auch zu Veränderungen der Schluckphysiologie. Diese sog. **primäre Presbyphagie** (▶ 10.12) kann alle Phasen der Schlucksequenz betreffen. Auch konnte gezeigt werden, dass altersassoziierte Veränderungen des Achsenskeletts zu schluckrelevanten Veränderungen führen, z.B. die vertikale Verlagerung des Hyoids und des Larynx.

MERKE

Bei älteren Menschen sind sowohl die orale und pharyngeale Transitzeit als auch die Schluckreflexlatenz verlängert.

10.4 Sind spezifische altersbedingte Veränderungen der oralen Phase des Schluckens bekannt?

Studien konnten zeigen, dass bei unzureichendem Zahnersatz Kaukraft und -geschwindigkeit reduziert sind. Daher sind mehrere Kauzyklen pro Bolus erforderlich. Bereits in frühen Arbeiten wurde deutlich, dass die Zungenkraft mit dem Alter deutlich nachlässt. Schluckphysiologisch wird dies allerdings erst relevant, wenn weitere Erkrankungen hinzukommen, die verhindern, dass die funktionellen Kraftreserven mobilisiert werden können.

10.5 Gibt es altersspezifische Veränderungen der pharyngealen Phase?

Es finden sich Hinweise aus einigen Studien, dass sowohl das Timing als auch relevante räumliche Veränderungen Einfluss auf den altersphysiologischen pharyngealen Schluck haben.

Die **Schluckinitiierung,** gemessen an dem Zeitpunkt der hyolaryngealen Verlagerung, erfolgt bei älteren Menschen später als bei jüngeren, wenn man als Referenzpunkt die Bolusposition betrachtet. Die Bolustransitzeit ist bei Älteren gegenüber Jüngeren prolongiert. Das heißt, dass sich der Bolus bei älteren Menschen zum Zeitpunkt der Initiierung des pharyngealen Schluckes weiter kaudal befindet (▶ 1.7), die Dauer der Transportzeit des Bolus durch den Pharynx in den Ösophagus jedoch prolongiert ist.

Altersspezifische **räumliche Veränderungen** zeigen sich im Abstand zwischen Larynx und Hyoid, nicht jedoch zwischen Mandibula und Hyoid.

10.6 Was sind mögliche Ursachen für die altersspezifischen räumlichen Veränderungen des Pharynx?

Als mögliche Ursachen werden **skelettale Veränderungen** wie eine Verkürzung der Distanz zwischen den Wirbelkörpern C2 bis C4 durch die Degeneration der Bandscheiben und das gehäufte Auftreten von sog. Spondylophyten (▶ 10.20) angegeben. Hier sind die anatomischen Regionen bei C5 und C6 schluckrelevant. Auch eine **Veränderung des Bindegewebes** kann den pharyngealen Raum verändern und hat einen Effekt auf die Kontraktionsfähigkeit der Konstriktoren.

10.7 Sind spezifische Veränderungen des pharyngoösophagealen Segmentes im Alter bekannt?

In Vergleichsstudien konnte gezeigt werden, dass bei Älteren ein erhöhter Restruhetonus im pharyngoösophagealen Segment (▶ 1.4) verglichen mit jüngeren Probanden besteht. Dies resultiert in einer verminderten Öffnungsdauer und -weite des

Segmentes mit der Folge vermehrter postdeglutitiver Residuen in den Sinus piriformes. Ursache für die verminderte Öffnungsdauer und -weite können aber auch räumliche Veränderungen der pharyngealen Strukturen sein. Auch könnte ein neurophysiologisches Korrelat für die Veränderungen der Sphinkteröffnung im Alter verantwortlich sein.

MERKE

Auch die Öffnungsdauer und -weite des pharyngoösophagealen Segments kann im Alter verändert sein. In der Folge kann es zu vermehrten postdeglutitiven Residuen in den Sinus piriformes kommen.

10.8 Sind spezifische Veränderungen der ösophagealen Phase des Schluckens im Alter bekannt?

Insgesamt unterliegt der Ösophagus altersbedingten Veränderungen, die sich in einer signifikant verlängerten Dauer der Peristaltik bei gleichzeitig herabgesetzter Amplitude zeigt. Auch spezifische Erkrankungen wie Divertikel oder Schleimhautveränderungen, z.B. aufgrund einer bestehenden Refluxsymptomatik, kommen in der älteren Bevölkerung häufiger vor und beeinflussen die ösophageale Boluspassage.

MERKE

Es bestehen altersspezifische Veränderungen aller Phasen des oropharyngealen und ösophagealen Schluckes.

10.9 Gibt es Bolusvolumeneffekte beim „alten" Schluck?

Bei geringen Bolusvolumina (1 ml) zeigen sich signifikante Veränderungen der Bolustransitzeit nach oben. Dieser Volumeneffekt verschwindet allerdings bei steigenden Volumina (20 ml). Allerdings zeigen aktuellere Arbeiten, dass größere Volumina altersabhängig eine schnellere venterocraniale Verlagerung des Hyoids verursachen.

10.10 Welche altersassoziierten neurologischen schluckrelevanten Veränderungen sind bekannt?

Alte Menschen nutzen vermehrt **kortikale Regionen** während des Schluckens von Wasser und Speichel. Auch zeigen Ältere verstärkte sensomotorisch-kortikale Aktivitäten, die neben dem primären sensomotorischen Kortex auch den prämotorischen Kortex, supplementär-motorische Areale und das Operculum betreffen (Teismann et al. 2010). Man geht hier von einer Art **neurokompensatorischem Mechanismus** auf die sich alterungsassoziiert veränderten physiologischen Abläufe aus.

10.11 Bestehen sensible und sensorische altersbedingte Veränderungen, die schluckrelevant sind?

Zahlreiche Arbeiten belegen, dass sowohl pharyngeal als auch laryngeal eine altersassoziierte Abnahme der Sensibilität stattfindet. So benötigen ältere Menschen

Tab. 10.2 Einige altersassoziierte Veränderungen schluckrelevanter Strukturen

Zunge	• Reduktion der Kraftreserven • Abnahme der maximalen Krafterzeugung
Pharynx	• volumenrelevante räumliche Ausdehnung des Pharynx • reduzierte pharyngeale Sensibilität • reduzierte Pharynxkonstriktion
Larynx	• reduzierte supraglottische Sensibilität
Hyoid/Larynx	• größerer Hyoid-Larynxabstand • geringere Hyoid-Larynx-Approximation • bei kleinen Bolusvolumina höhere Hyoidverlagerung • verzögert einsetzende Hyoidverlagerung • verkürzte Dauer der maximalen Hyoidverlagerung
Pharyngoösophageales Segment	• reduzierter Ruhetonus • reduzierte Öffnungsweite • verlängerte Öffnungsdauer • Zunahme cricopharyngealer bars

größere Bolusvolumina, um den Glottisschluss zu triggern. Im Alter erfolgt jedoch eine verzögerte pharyngeale Schluckinitiierung. Die Initiierung des pharyngealen Schluckes verlagert sich zunehmend nach kaudal. Auch ein im Alter verändertes Geruchs- und Geschmacksempfinden spielt eine Rolle bei der oralen Nahrungsaufnahme (▸ Tab. 10.2).

10.12 Ab wann können Alterungsprozesse für das Schlucken relevant werden?

In diesem Zusammenhang werden zwei Aspekte bedeutsam: Zum einen ist damit zu rechnen, dass im höheren Lebensalter die Häufigkeit von mit Dysphagien assoziierten Erkrankungen zunimmt (sog. **sekundäre Presbyphagie**), zum anderen ist mit dem Altern auch eine sukzessive Reduktion der funktionellen Reservekapazität des Organismus verbunden.

Dieser Abbau von Kompensationsmöglichkeiten geht mit einem zunehmenden Morbiditätsrisiko einher.

So sind in Bezug auf Dysphagien bei älteren Menschen unterschiedliche pathophysiologische Konstellationen möglich, die sowohl neurogen bedingte Störungen des zentralen Schlucknetzwerks als auch Alterationen der am Schluckvorgang beteiligten anatomischen Strukturen involvieren.

INFO

Primäre Presbyphagie bezeichnet den altersphysiologischen Einfluss auf die Schluckfunktionen mit altersspezifischen, aber pathophysiologisch unkritischen Symptomen (▸ 10.3, ▸ Abb. 10.1).

Sekundäre Presbyphagie bezeichnet das Entstehen klinisch relevanter Schluckbeeinträchtigungen, die durch häufig altersassoziierte Erkrankungen den Schluckablauf spezifisch verändern und die sog. funktionelle Reserve aufbrauchen.

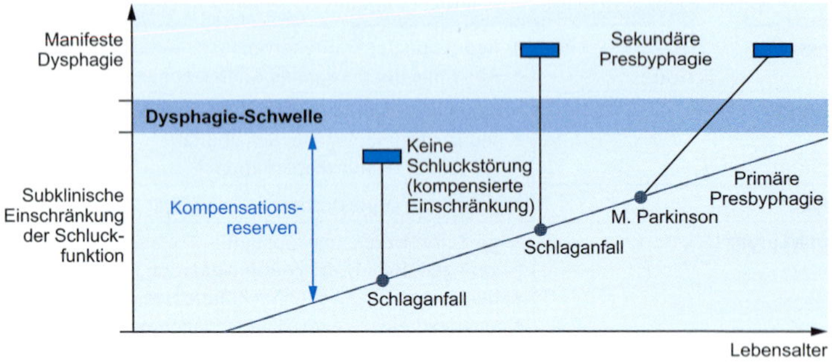

Abb. 10.1 Primäre und sekundäre Presbyphagie. [L231]

10.13 Zu welchem Entscheidungszeitpunkt machen alterungsbedingte Veränderungen eine therapeutische Intervention notwendig?

Wie so oft im geriatrischen Patientenkollektiv, ist auch die Festlegung des Entscheidungszeitpunktes zur schlucktherapeutischen Intervention individuell zu gestalten. Als Entscheidungshilfe können akute Risiken – wie das Risiko des Entstehens einer Aspirationspneumonie nach einem fokalen Geschehen, z.B. Apoplex – gelten. Aber auch progrediente Prozesse wie das Fortschreiten einer Malnutrition, z.B. auch aufgrund psychischer Leiden wie einer Depression im Rahmen sozialer Isolation. Auch ein durch den Patienten selbst empfundener Verlust an Lebensqualität kann den Trigger zur Auslösung einer Schlucktherapie setzen. Immer, wenn aus möglichen unterschiedlichen Gründen die funktionellen Reserven nicht mehr ausreichen, ist eine therapeutische Intervention indiziert (▶ 10.12).

10.14 Welche Symptome sind beim Schluck bei Älteren normal und nicht pathologisch (z. B. verspätete Schluckauslösung/ prädeglutitives Pooling)?

Durch die Verlagerung der Schluckinitiierungszonen nach kaudal ist im Alter mit einer verzögerten Schlucklatenz zu rechnen. Endoskopisch lässt sich z.B. bei älteren Menschen ein weiteres Vordringen von Bolusbestandteilen in den Hypopharynx beobachten als bei jungen Erwachsenen. Ein eingeschränkter pharyngealer Bolustransfer mit entsprechenden pharyngealen Residuen ist allerdings nicht im Rahmen normaler Alterungsprozesse erklärbar, sondern Ausdruck einer reduzierten Kraft bulbär innervierter Muskelgruppen oder einer Fehlkoordination der Bewegungsabläufe und lässt daher eher eine neurogene Grunderkrankung oder eine Sarkopenie vermuten (▶ 10.17).

10

10.15 Was versteht man unter einer non-use-Problematik?

Unter non-use-Schäden versteht man die **Verschlechterung einer Symptomatik durch den funktionellen Nicht-Gebrauch von Strukturen.** Diese können muskuläre als auch neurogene oder kognitive Funktionen betreffen (▶ 3.12).

Ein Beispiel für den Einfluss von non-use-Beeinträchtigungen bzw. eher ein strukturelles Problem stellt bei progredienten Veränderungen ein veränderter Zahnstatus und dessen Einfluss auf die Kaufunktionen dar, der in der Folge zu Vermeidungsverhalten führt. Besteht ein Zahnverlust und wird dieser unzureichend versorgt, sind Kaukraft und -geschwindigkeit reduziert und es sind mehr Kauzyklen erforderlich, um den Bolus adäquat zu formen (Naka, Anastassiadou und Pissiotis 2014).

10.16 Welche Rolle spielt der Zahnstatus bei Aspirationsgefahr?

Der Zahnstatus beeinflusst die Aspirationsgefahr direkt nicht, jedoch das Risiko für Aspirationspneumonien (▶ 1.30, ▶ 3.1). Eine Entzündung der Zahntaschen (Parodontitis) ist bei alten Menschen sehr häufig und ist mit einer bakteriellen Überwucherung der Zahntaschen mit hochpathogenen Keimen verbunden. Diese Keimlast führt dazu, dass bei einer Aspiration nicht physiologischer Speichel aspiriert wird, sondern Speichel der hochgradig bakteriell kontaminiert ist. Der gleiche Mechanismus gilt auch für Zahnprothesen, die eine unzureichende Reinigung erfahren und damit zu einer bakteriellen Kontamination des Speichels beitragen.

10.17 Was ist Sarkopenie?

Mit dem Altern kommt es zu einem **zunehmenden Muskelabbau.** Dabei ist die Geschwindigkeit des Abbaus abhängig von der körperlichen Aktivität und der Ernährung. Im Alter von über 70 Jahren beträgt der durchschnittliche Verlust etwa 1% der Muskelmasse und etwa 4 % der Muskelkraft/Jahr. Krankheitsprozesse und Immobilität können diesen Abbau massiv beschleunigen und innerhalb weniger Tage zu einem vergleichbaren Verlust beitragen. Werden durch den Verlust von Muskelmasse und Kraft gewisse Grenzwerte unterschritten, sodass dieser Verlust zu einer wesentlichen funktionellen Verschlechterung führt, so spricht man von einer **Sarkopenie.** Die Sarkopenie ist inzwischen auch als Diagnose anerkannt und wird in der ICD-10 mit der Ziffer M62.50 kodiert. Sarkopenie führt zu einer erhöhten Rate an Stürzen und damit auch Frakturen und ist assoziiert mit Pneumonien und Dysphagie. Daraus erklärt sich auch die in vielen Studien belegte erhöhte Mortalität von Menschen mit einer Sarkopenie.

10.18 Was ist der Unterschied zwischen einer primären und einer sekundären Sarkopenie?

Die europäische Konsensusdefinition spricht von einer **primären Sarkopenie,** wenn diese überwiegend altersassoziiert entstanden ist, und von einer **sekundären Sarkopenie,** wenn diese überwiegend krankheitsassoziiert aufgetreten ist.

10.19 Beeinflusst Sarkopenie spezifisch das Schlucken und wenn ja, in welcher Form?

Obwohl dies durch Studien noch nicht gut belegt ist, muss man davon ausgehen, dass der alters- und krankheitsassoziierte Verlust der Muskulatur auch die am Schlucken beteiligte Muskulatur involviert. In einer Studie an Schlaganfallpatienten konnte klar gezeigt werden, dass das Risiko nach einem Schlaganfall eine endoskopisch bestätigte oropharyngeale Dysphagie zu erleiden eng mit dem Volumen der suprahyoidalen Muskulatur assoziiert ist. In der instrumentellen Beobachtung findet sich bei Patienten mit einer Sarkopenie eine unterdurchschnittliche Pharynxkontraktion, eine geringere Larynxelevation sowie eine eingeschränkte Öffnung des pharyngoösophagealen Segments (▶ 10.3, ▶ 10.7).

Nicht vergessen werden sollte allerdings auch die Tatsache, dass Patienten mit einer Sarkopenie auch einen schwächeren Hustenstoß zeigen, und damit das Risiko einer ineffizienten Reinigung der Atemwege nach einer Aspiration entsprechend größer ist (▶ 1.30).

MERKE

Unter **Sarkopenie** versteht man den klinisch bedeutsamen Verlust von Muskelmasse und Kraft. Für die Diagnosestellung müssen festgelegte Grenzwerte unterschritten werden. Die Sarkopenie ist inzwischen auch als Diagnose anerkannt und wird in der ICD-10 mit der Ziffer M62.50 kodiert.

10.20 Sind spezifische skelettale Veränderungen bekannt, die einen Einfluss auf das Schlucken haben?

Bei Degenerationen des Skelettsystems sind v.a. morphologische Veränderungen der Halswirbelsäule (HWS) für Störungen des Schluckaktes verantwortlich.

Zu den bekanntesten skelettalen Veränderungen der HWS in Bezug auf Schluckstörungen gehört die sog. **zervikale Spondylose oder Spondylosis deformans.** Hierbei kommt es, als sekundäre Abstützreaktion meist vor dem Hintergrund eines degenerativen Abbaus der Bandscheiben (sog. Osteochondrosis intervertebralis), zu knöchernen Anbauten an den Deckplatten der Wirbelkörper.

Diese sog. ventralen zervikalen Spondylophyten können bei entsprechender Ausdehnung das pharyngeale Lumen einengen und sowohl den Bolustransfer beeinträchtigen, als auch zu Aspirationen führen. Aber auch altersbedingte Veränderungen des Achsenskeletts haben Einfluss auf die Schluckphysiologie.

10.21 Inwiefern können ventrale zervikale Spondylophyten das Schlucken beeinträchtigen?

In der internationalen Fachliteratur besteht Konsens, dass Symptomatik und Schweregrad von Dysphagien bei ventralen zervikalen Spondylophyten (▶ Abb. 10.2, ▶ Abb. 10.3) sowohl von der Höhenlokalisation als auch ihrer Ausdehnung abhängen.

Die Beeinträchtigungen der Schluckfunktion werden in diesem Zusammenhang auf folgende Faktoren zurückgeführt:

- mechanische Obstruktion der pharyngealen und/oder ösophagealen Schluckpassage
- Entzündung und Ödembildung des umgebenden Gewebes
- sekundärer krikopharyngealer Spasmus

Eine signifikante Häufung von Aspirationen ist nach Strasser et al. (2000) mit folgenden Faktoren assoziiert:

- knöcherne Anbauten an mehreren Halswirbelsegmenten
- Ausdehnung der Spondylophyten von mehr als 10 mm
- höheres Lebensalter

Die Autoren konnten allerdings in diesem Zusammenhang auch zeigen, dass ventrale zervikale Spondylophyten auch bei einer Ausdehnung von weniger als 10 mm zu Aspirationen führten, wenn die Betroffenen noch an weiteren mit Dysphagien assoziierten Erkrankungen litten.

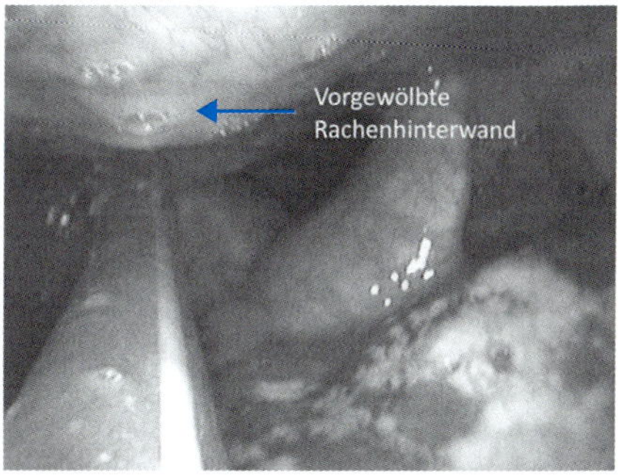

Abb. 10.2 Vorgewölbte Rachenhinterwand in der FEES, die durch ventrale Spondylophyten verursacht sein kann. Zu sehen ist derselbe Patient wie in ▶ Abb. 10.3. [G883]

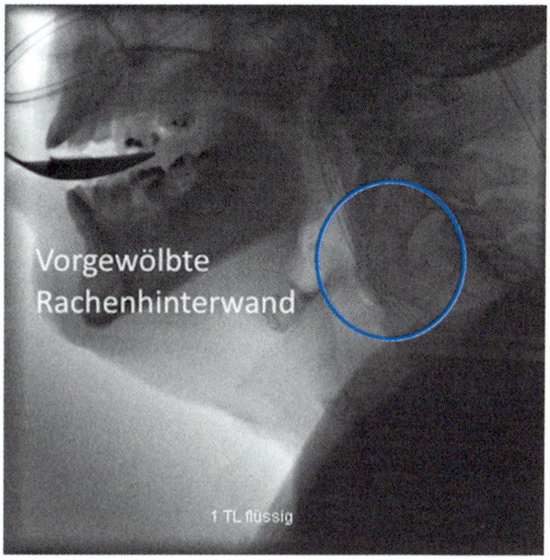

Abb. 10.3 Vorgewölbte Rachenhinterwand in der VFSS durch ventrale Spondylophyten. Zu sehen ist derselbe Patient wie in ▶ Abb. 10.2.[G883]

10.22 Gibt es weitere strukturelle oder morphologische Veränderungen im Alter, die einen Einfluss auf das Schlucken haben?

Auch andere altersassoziierte Veränderungen können einen wesentlichen Einfluss auf das Schlucken haben. Mit dem Alterungsprozess kommt es auch zu einem zunehmenden **Verlust an elastischen Bindegewebsfasern.** Dies führt an der Haut zu sichtbaren und an der Lunge zu messbaren Veränderungen. Wahrscheinlich beeinflussen diese Veränderungen auch die motorischen Komponenten des Schluckaktes. Zumindest konnte bei Patienten mit einem Ehlers-Danlos-Syndrom, einem genetischen Defekt, der zur Verringerung der Elastizität der Bindegewebsfasen beiträgt, gezeigt werden, dass diese Patienten in erheblichem Maß von Schluckstörungen betroffen sind.

10.23 Auf welchen Aspekt des oropharyngoösophagealen Schluckes haben Bindegewebsveränderungen den stärksten Einfluss?

Die Abnahme der Bindegewebselastizität wird als ursächlich für schluckbeeinträchtigende altersspezifische Symptome verantwortlich gemacht (▶ 10.2ff.). Insbesondere der **Halteapparat des Hyolarynx** könnte hiervon betroffen sein. Vorstellbar ist, dass durch die reduzierte Elastizität Druck- und Zugverhältnisse der am Schlucken beteiligten Bewegungsstrukturen verändert sind. Jedoch liegen bislang keine Arbeiten vor, die spezifisch beschreiben, in welcher Art dies genau wirksam sein könnte.

10.24 Was ist das Frailty-Syndrom?

Der Begriff der Frailty beschreibt *die im Alter häufig herabgesetzten biologischen Funktionen und damit auch Funktionsreserven, die zu einer verringerten Widerstandskraft gegenüber Stressoren führen.* Diese Situation wird auch als Vulnerabilität umschrieben. Meist wird mit diesem Begriff die körperliche Frailty beschrieben. Inzwischen werden unter dem Oberbegriff Frailty neben der physischen Frailty auch die kognitive, die psychologische und soziale Frailty unterschieden. Am besten untersucht ist hierbei die physische Frailty. Diese umfasst in der Definition von Fried *fünf Kriterien* mit entsprechenden Grenzwerten:

1. Gewichtsverlust
2. Erschöpfungsgefühl
3. verlangsamte Ganggeschwindigkeit
4. verminderte Handkraft
5. geringe körperliche Aktivität

(Fried et al. 2001)

Sind drei oder mehr Kriterien erfüllt, so liegt ein **Frailty-Syndrom** vor.

MERKE

Unter **Frailty** versteht man die im Alter häufig herabgesetzten biologischen Funktionen und den damit verbundenen Verlust von Funktionsreserven. Sind drei oder mehr der folgenden Kriterien erfüllt, so liegt ein physisches Frailty-Syndrom vor: Gewichtsverlust, Erschöpfungsgefühl, verlangsamte Ganggeschwindigkeit, verminderte Handkraft und geringe körperliche Aktivität.

10.25 Hat das Frailty-Syndrom einen Einfluss auf das Schlucken oder die Nahrungsaufnahme bei einem alten Menschen?

Da die Sarkopenie eine wesentliche Komponente der physischen Frailty darstellt, verwundert es nicht, dass auch zwischen Frailty und Dysphagie enge Beziehungen bestehen und Patienten mit Frailty ein deutlich erhöhtes **Dysphagierisiko** aufweisen. Frailty erhöht zudem auch das Risiko für **Mangelernährung**, wobei hier eine Wechselbeziehung in beide Richtungen besteht, da Mangelernährung häufig zu einem Frailty-Syndrom führt.

10.26 Was versteht man unter Xerostomie?

Mit **Xerostomie** wird eine abnorme Mundtrockenheit durch eine verminderte Speichelbildung bezeichnet (▶ 7.71).

10.27 Welche Rolle spielt Xerostomie während der Nahrungsaufnahme bei alten Menschen?

Zum einen beeinflusst Xerostomie ganz erheblich die Geschmackswahrnehmung und sensomotorische Kontrolle des Schluckens. Sie begünstigt darüber hinaus durch die Verringerung des oralen ph-Wertes die bakterielle Besiedelung der Mundhöhle und erhöht damit das Risiko, an Karies zu erkranken. In manchen Fällen kommt es zu Verborkungen im Mund- und Rachenraum, die auch die Triggerzonen im Pharynx verlegen und somit eine zeitgerechte Auslösung der pharyngealen Schluckinitiierung beeinträchtigen können.

10.28 Was ist die häufigste Ursache für das Bestehen einer Xerostomie bei alten Menschen?

Nicht geklärt ist bislang, ob das Entstehen einer Xerostomie tatsächlich altersbedingt ist, oder ob sie als Folge von im Alter häufiger auftretenden Erkrankungen wie Diabetes mellitus oder Z.n. Radiochemotherapie (▶ 7.99ff., ▶ 7.71, ▶ 7.72) auftritt. Welchen Einfluss Medikamente tatsächlich auf die Speichelbildung haben und wie sie dabei bezogen auf das Schlucken wirken, ist bislang ebenfalls umstritten. Die Xerostomie wird allerdings häufig von Medikamenten, allen voran den Anticholinergika und Chemotherapeutika, verursacht. Außerdem ist sie eine häufige Folge von therapeutischer Radiatio bei Kopf-Hals-Tumoren. Seltener ist sie Folge eines sog. Sicca-Syndroms (Mund- und Augentrockenheit) bei rheumatologischen Erkrankungen.

10.29 Verändern Neuroleptika das Schluckvermögen?

Ja. Neuroleptika können eine Dysphagie hervorrufen. Ähnlich wie beim neuroleptischen Parkinsonoid, kann auch eine **Neuroleptika-induzierte Schluckstörung** entstehen. Allerdings entwickelt nicht jeder Patient unter Neuroleptikatherapie eine Dysphagie. Abhängig vom Typ des Neuroleptikums, der applizierten Dosis und der individuellen Vulnerabilität des Patienten tritt diese Nebenwirkung gelegentlich auf. Insbesondere bei Patienten mit einer neu aufgetretenen Dysphagie in zeitlichem Zusammenhang zu einer neu initiierten Neuroleptikatherapie oder bei einer Dosissteigerung muss man daran denken und ggf. einen Auslassversuch durchführen. Eine Dysphagie tritt besonders häufig bei den klassischen Neuroleptika, z.B. Haloperidol auf, kann jedoch auch bei Neuroleptika der zweiten Generation auftreten. Zu beachten ist, dass sich gelegentlich eine Neuroleptika-induzierte Dysphagie erst Wochen nach Beginn der Neuroleptikatherapie manifestiert.

10.30 Sind spezifische Auswirkungen von Medikamenten auf den Schluck bekannt?

In einem systematischen Review konnte für Medikamenteneinnahme gezeigt werden, dass *drei wesentliche Hauptmechanismen* Schluckstörungen auslösen: Dies sind neben **physikalischen** oder **chemisch** bedingten Veränderungen v.a. **Schleimhautläsionen** und **neuromuskuläre Dysfunktionen** (O'Neill und Remington

2003). Hierbei handelt es sich häufig um verzögerte neuromuskuläre Funktionen wie Verschlussprobleme des pharyngoösophagealen Segments. Ein systematisches Review für die ältere Patientenpopulation konnte in einer multivariaten Analyse keine signifikante Korrelation zwischen der Gabe verschiedener Medikationen wie z. B. von Antipsychotika oder Antidepressiva und dem Vorliegen einer Dysphagie finden. Ein positiver Effekt von Beta-Blockern auf die Schluckfunktion scheint nach dieser Studie möglich (Miarons er al. 2016). Zur Wirkweise von Neuroleptika auf den Schluckakt liegen jedoch kaum Daten vor. Ein Einzelfallbericht konnte die Wirkweise auf das extrapyramidale System von Haloperidol beschreiben.

Morbus Parkinson

10.31 Wie häufig treten Schluckstörungen bei Morbus Parkinson auf?

Schluckstörungen sind ein häufiges Begleitsymptom der Parkinsonsyndrome. Ihre Relevanz ergibt sich vor dem Hintergrund der Tatsache, dass die Aspirationspneumonie die häufigste Todesursache bei Parkinson darstellt. Etwa 70 % der Patienten entwickeln im Krankheitsverlauf eine Dysphagie, wobei die mediane Latenz bis zu 130 Monate (etwa 10–11 Jahre) von den ersten motorischen Symptomen bis zu schweren Dysphagien beträgt. Wichtig ist hierbei, dass bei mehr als der Hälfte aller Parkinsonpatienten, die noch keine Einschränkung des Schluckens verspüren, Dysphagiesymptome – v. a. ein (pathologisches) prädeglutitives Pooling – in der apparativen Diagnostik bereits nachweisbar sind.

10.32 Welche Schluckphasen sind bei Parkinsonpatienten betroffen?

Die Erkrankung kann grundsätzlich **alle Schluckphasen** betreffen, wobei es durchaus möglich ist, dass manche Patienten „nur“ eine isolierte Störung der oralen Phase mit prädeglutitivem Pooling oder Drooling aufweisen. Obwohl auch Einschränkungen der ösophagealen Phase sehr häufig sind, finden diese in der Diagnostik bisher noch keine hinreichende Beachtung.

10.33 Wie wirkt sich die Parkinsonerkrankung auf die einzelnen Schluckphasen aus?

Parkinson wird heute als eine Multisystemerkrankung angesehen, die nahezu das **gesamte Schlucknetzwerk** betrifft, und sowohl Hirnstamm- als auch kortikale Schluckzentren involviert (Braak et al., 2003). Hierbei können sowohl die Willkürmotorik als auch die Sensibilität beeinträchtigt sein. Dies ist der Grund, warum ca. 15 % der Patienten ohne subjektiv berichtete Schluckstörung in der apparativen Schluckdiagnostik auch stille Aspirationen aufweisen (▶ Tab. 10.3).

So beobachtet man in der oralen Phase häufig eine Störung der Initiierung des oralen Bolustransportes (repetitives Zungenpumpen, *pumping motion of the tongue*) sowie eine Beeinträchtigung der oralen Boluskontrolle mit anteriorem Leaking und prädeglutitivem Pooling, häufig auch fragmentiertes Bolusabschlucken (*piecemeal deglutition*).

Tab. 10.3 Übersicht der Beeinträchtigungen des Schluckens bei Morbus Parkinson

orale Phase	• repetitives Zungenpumpen • orale Residuen • anteriores/posteriores Leaking • fragmentiertes Abschlucken (*piecemeal deglutition)*
pharyngeale Phase	• postdeglutitive Residuen in den Valleculae oder/und Sinus piriformes • Aspiration bei > 50 % aller Patienten • somatosensorische Beeinträchtigungen • reduzierte Schluckfrequenz
ösophageale Phase	• Hypomotilität • Spasmen • multiple Kontraktionen

In der pharyngealen Phase können eine **verzögerte Initiierung des pharyngealen Schluckes** mit Aspiration und Störungen des Bolustransfers mit entsprechenden Residuen v.a. in den Valleculae auftreten.

Störungen der ösophagealen Phase sind bei 40–70 % der Patienten bereits in einem frühen Stadium der Erkrankung (< 3 Jahre) nachweisbar und äußern sich z. B. in **Beeinträchtigungen der Peristaltik** sowie multiplen simultanen Kontraktionen (**diffuser Ösophagusspasmus**).

10.34 Was versteht man unter der gut-brain-Achse?

Unter gut-brain-Achse versteht man die *Wechselwirkung, die zwischen dem Verdauungssystem und dem zentralen Nervensystem besteht.* Das sog. **enterische Nervensystem** steuert Funktionen des Magen-Darm-Systems. Es verwendet Neurotransmitter, die mit denen des ZNS identisch sind, darunter auch Dopamin. Es konnte gezeigt werden, dass eine Wechselwirkung zwischen der visuellen und olfaktorischen Wahrnehmung von Nahrung und der Ausschüttung von Magensäften besteht. Es scheint auch ein Zusammenhang zu bestehen zwischen Angstzuständen und Magen-Darm-Problemen. Für Parkinsonerkrankte konnten zudem spezifische Veränderungen in der Darmflora nachgewiesen werden.

10.35 Welche Rolle spielt die gut-brain-Achse bei Parkinsonpatienten?

Die Wechselwirkung ist bislang nicht abschließend geklärt. Jedoch konnte in einem aktuellen Review bestätigt werden, dass chronisch intestinale (prä-)inflammatorische Prozesse bei neurodegenerativen Erkrankungen und insbesondere bei Parkinsonerkrankten systematisch auftreten (Houser und Tansey 2017).

Zudem ließ sich darstellen, dass die für die Parkinsonerkrankung typischen Lewy-Körper zuerst in den Neuronen der Darmschleimhaut nachweisbar sind, bevor sie sich Jahre später im Gehirn der betroffenen Personen finden. Dies legt eine Beteiligung des Darms bei der Entstehung der Parkinsonerkrankung nahe. So äußern sich häufig die ersten Parkinsonsymptome in einer **vermehrten Obstipationsneigung,** lange bevor die typischen motorischen Auffälligkeiten auftreten.

10.36 Welche Relevanz hat die gut-brain-Achse für das Schlucken?

Die spezifischen pathophysiologischen Mechanismen der gut-brain-Achse auf den oropharyngealen Schluck, aber auch auf den ösophagealen Anteil des Schluckens, sind bislang noch nicht geklärt. Jedoch fokussiert aktuelle Forschung zu Parkinson zunehmend auf die Wirkweisen der gut-brain-Achse auf motorische und kognitive Prozesse, die auch am oropharyngealen Schluck beteiligt sind.

10.37 Unterscheiden sich die einzelnen Parkinsonsyndrome auch im Hinblick auf die Dysphagiesymptomatik?

Ja. Während die Dysphagie bei Patienten mit Morbus Parkinson (häufigste Form) eher in späten Stadien der Erkrankung relevant wird, können Patienten mit atypischen Formen, z. B. der supranukleären Blickparese (PSP), schon in frühen Stadien ausgeprägte Schluckstörungen aufweisen. Ein in der endoskopischen Untersuchung (FEES) häufig beobachtetes Symptom ist bei dieser Form ein frühes pathologisches prädeglutitives Pooling mit entsprechend erhöhter Aspirationsgefahr.

MERKE
Bei den verschiedenen Parkinsonsyndromen können sich Schluckstörungen sehr unterschiedlich darstellen.

10.38 Welche neuronalen Störungsphänomene spielen bei einer veränderten Schluckphysiologie bei Morbus Parkinson eine Rolle?

Tremor, Rigidität, Akinese und posturale Instabilität gehören zu den klassischen motorischen Störungen parkinsonoider Grunderkrankungen. Sie führten auch zu der Begriffsbildung **extrapyramidal motorische Erkrankungen,** unter der die verschiedenen Parkinsonsyndrome zusammengefasst werden und die die Beeinträchtigung der Muskelaktivität sowie der Willkürbewegungen beschreibt. Im Hinblick auf die Vielschichtigkeit dysphagischer Symptome mit Störungen auch der Sensibilität greift diese Bezeichnung jedoch zu kurz. So kommt es bereits in einem frühen Stadium der Erkrankung zur Beeinträchtigung schluckrelevanter Neurone im Hirnstamm, hier v.a. des dorsalen Vaguskerns (sensorisches Schluckzentrum). Erst in einem mittleren Stadium geht die Erkrankung auf die Basalganglien über und erreicht in den finalen Stadien dann auch kortikale Strukturen des Schlucknetzwerks.

10.39 Wo liegt die besondere Herausforderung bei Parkinsonpatienten bezüglich der Dysphagie?

Der Anteil der **stillen Aspirationen** liegt bei dieser Patientenpopulation besonders hoch. Dies führt dazu, dass die Dysphagie häufig insbesondere im Anfangsstadium von den Patienten nicht bemerkt und auch von Fachpersonal nicht identifiziert wird. Der erste Verdacht auf eine Schluckstörung wird oft erst nach der ersten Pneumonie in einem schon fortgeschrittenen Hoehn & Yahr-Stadium formuliert (Hoehn und Yahr 1967).

10.40 Gibt es ein parkinsonspezifisches Dysphagiescreening?

Als Screeningverfahren stehen inzwischen validierte parkinsonspezifische Fragebögen zur Verfügung. Der *Swallowing Disturbance Questionnaire* (SDQ) und der *Münchner Dysphagie-Test-Parkinson's disease* (MDT-PD, ▶ 2.26). Letzterer erfasst auch leichte Dysphagien und ist somit für Parkinsonpatienten in einem noch frühen Stadium geeignet. Beide Verfahren haben eine Sensitivität von 80,5 % bzw. 81,3 % und eine Spezifität von 82 % bzw. 71 %. Neben den Screenings mittels Fragebögen gibt es die Hustenreflextestung (Troche et al. 2016) sowie den 90 ml Wassertest (▶ 2.17) – letzterer hat jedoch eine sehr hohe Rate an falsch-positiven Ergebnissen.

10.41 Kann man Schluckscreenings, die für die akute Schlaganfallphase konzipiert wurden, auch bei Parkinsonpatienten anwenden, um eine Dysphagie/Aspirationsgefahr entsprechend frühzeitig zu erkennen?

Nein, denn diese Screenings wurden explizit für die Gruppe der akuten Schlaganfallpatienten untersucht und können nicht auf eine andere Patientengruppe übertragen werden (▶ 2.11).

10.42 Gibt es parkinsonspezifische klinische Prädiktoren für das Vorliegen einer Dysphagie/Aspiration?

Ja, das Vorliegen folgender klinischer Prädiktoren sollte die Durchführung einer weiterführenden, apparativen Schluckdiagnostik nach sich ziehen:

- Hoehn & Yahr-Stadium (> III)
- ungewollter Gewichtsverlust oder niedriges Körpergewicht (Body-Mass-Index < 20 kg/m^2)
- zunehmende Schwierigkeiten, Nahrung oder Flüssigkeit im Mund zu behalten
- vermehrter Speichelfluss (Siallorrhoe)
- kognitive Störungen (Parkinson-Demenz)

10.43 Welche Aussagekraft haben Fragebögen bei Parkinsonerkrankungen?

Generell gilt es beim Einsatz von Fragebögen zu prüfen, für welche Fragestellung der jeweilige Bogen validiert wurde. Zur Einschätzung des prädiktiven Wertes eines Fragebogens sollten mindesten Spezifität und Sensitivität, aber auch die Likelihood-Ratio betrachtet werden (▶ 2.10).

Für den parkinsonspezifischen Fragebogen *Münchener Dysphagie-Test-Parkinson's Disease (MDT-PD*, Simons et al. 2014) waren dies in dichotomisierter Form Schluckstörung und Aspirationsgefährdung. Die Sensitivität für das Vorliegen einer Dysphagie lag für die Diskriminierungsgüte mittels Regressionsanalyse bei 82 % mit einer Spezifität von 71 %. Für die Aspirationsgefährdung lag die Sensitivität bei 90 % und die Spezifität bei 86 %. Auch die interne Konsistenz mit einem Cronbach's-Alpha von 0,913 ist ausgezeichnet. Allerdings liegen bislang keine Replikationsstudien zur Bestätigung der prädiktiven Kraft dieses Fragebogens vor.

10.44 Welchen Aspekt adressieren Fragebögen?

Dysphagiespezifische Fragebögen erheben standardisiert *mit dem Schlucken verbundene mögliche physische, funktionelle und psychische Beschwerden* der Patienten und den *Schweregrad der subjektiven Einschränkung im Alltag (QoL)*. Sie können dazu beitragen, die Wünsche und Therapieziele des Patienten zu ermitteln, was eine individuelle Beratung und Therapieplanung erleichtertet. Des Weiteren erlauben Fragebögen, Therapieergebnisse standardisiert zu überprüfen. Allerdings ersetzen sie nicht eine spezifische klinische Schluckuntersuchung oder gar eine instrumentelle Diagnostik.

10.45 Welche Fragebögen gibt es?

- **Swallowing disturbance questionnaire** (Cohen und Manor 2011)
- **Münchner Dysphagie Test – Parkinson's Disease** (MDT-PD), abrufbar und auswertbar unter www.mdt-parkinson.de
- **NMS Quest** (Chardhuri et al. 2010); adressiert nicht-motorische Beeinträchtigungen bei MP, enthält eine schluckrelevante Frage

INFO

Dysphagiespezifische Fragebögen erheben standardisiert physische, funktionelle und psychische Beschwerden, die mit dem Schlucken verbunden sind. Es liegen einige validierte Fragebögen zur Erhebung schluckrelevanter Informationen bei Parkinsonerkrankung vor. Diese ersetzen allerdings keine klinische Schluckuntersuchung oder eine instrumentelle Diagnostik.

10.46 Unterscheiden sich die Therapieziele in Abhängigkeit vom Krankheitsstadium?

Suttrup und Warnecke (2016) empfehlen in Abhängigkeit des Hoehn & Yahr-Stadiums unterschiedliche Therapieziele:

- Stadien I und II nach Hoehn & Yahr:
  - Erhalt der physiologischen Schluckmuster
  - Förderung der Wahrnehmung für Anzeichen von Schluckstörungen
- Stadien III und IV nach Hoehn & Yahr:
  - Vermitteln kompensatorischer Therapietechniken
- Stadien IV und V nach Hoehn & Yahr:
  - Vermeidung von Gewichtsverlust
  - Vermeidung von Aspirationspneumonie
  - Optimierung der Pharmakotherapie

10.47 Gibt es spezifische therapeutische Ansätze zur Behandlung von Schluckstörungen bei Morbus Parkinson?

Die Schlucktherapie bei Morbus Parkinson richtet sich nach der individuellen Symptomatik und dem Stadium der Erkrankung. Man unterscheidet auch hier rehabilitative und kompensatorische Verfahren. Die rehabilitativen Verfahren greifen in den frühen Stadien der Erkrankung. Spezifisch für die Kohorte der Parkinsonpatienten liegen Evidenzen für folgende Verfahren vor (▶ Kap. 3):

- **Videoassistierte Schlucktherapie** (VAST): eine Biofeedbacktherapie mittels FEES zur Optimierung der Wahrnehmung für die Dysphagie (▶ 3.24, ▶ 10.49)
- **Lee Silverman voice treatment®** (**LSVT-Loud®**): wurde ursprünglich zur Verbesserung der Phonation und damit der Verständlichkeit von Parkinsonpatienten konzipiert und hat auch einen positiven Einfluss auf die Schluckfähigkeit (▶ 3.29)
- **Expiratory muscle strength training** (EMST): ein *4-wöchiges Ausatmungstraining* zur Kräftigung der exspiratorischen Muskulatur führt zu einer signifikanten Verbesserung des Penetrations-Aspirationsgrades sowie der Larynxelevation (▶ 3.27ff.)
- **Skill-Training:** ein Geschicklichkeitstraining mittels einer Biofeedbacksoftware (*BiSSkiT, Biofeedback in Strength and Skill-Training*) zeigte deutliche Veränderungen der Schluckeffizienz bei einer Gruppe von Parkinsonpatienten (▶ 3.21ff.)

10.48 Welche Effekte auf das Schlucken bei Morbus Parkinson wurden durch LSVT® nachgewiesen?

In einer sehr kleinen Patientenpopulation wurde gezeigt, dass die Anwendung von LSVT® über einen Monat bei Patienten mit idiopathischem Parkinsonsyndrom einen Effekt auf **zeitliche und motorische Aspekte** des Schluckens hatte. Auch die Schluckeffizienz und eine Reduktion von Residuen konnte nachgewiesen werden. Eine neuere Arbeit zeigte darüber hinaus, dass die maximale Öffnungsweite und -dauer des pharyngoösophagealen Segments nach LSVT®-Training auch in einem follow-up Zeitraum von 6 Monaten signifikant verbessert war.

10.49 Welchen Effekt können Cues bei Parkinsonpatienten auf das Schlucken haben?

Die Idee Cues in der Schlucktherapie bei Parkinsonpatienten anzuwenden, kommt aus der vergleichenden Anwendung physiotherapeutischer Therapieansätze visuelle Reize zur Verbesserung der Bewegungsabläufe einzusetzen und damit das „Einfrieren“ (sog. *Freezing*) von Bewegungsabläufen zu überwinden. In einer kleinen Probandengruppe von nicht-kognitiv beeinträchtigten Parkinsonpatienten konnten signifikante Reduktionen **postdeglutitiver Residuen** nachgewiesen werden, wenn sie visuelles Feedback via FEES (Video-assistierte Schlucktherapie – VAST, ▶ 3.24, ▶ 10.47) über ihre Schluckfunktionen erhielten, verglichen mit einer Gruppe konventionell schlucktherapierter Patienten. Neben dem unmittelbaren visuellen Feedback über den eigenen Schluck erhielt diese Gruppe auch Informationen über den Schluckablauf allgemein (Manor et al. 2013).

MERKE

Es liegt Evidenz dafür vor, dass einige spezifische Therapiekonzepte wie LSVT®, EMST, VAST oder ein Geschicklichkeitstraining positive Effekte auf das Schluckvermögen von Parkinsonpatienten zeigen.

10.50 Kann man parkinsonbedingte Dysphagien auch medikamentös behandeln?

Über 30 % der Parkinsonpatienten zeigen eine zumindest partielle Verbesserung des Schluckens durch ein Optimieren der L-Dopa-Therapie (sog. L-Dopa sensitive Dysphagie). Andere Studien konnten allerdings zeigen, dass bislang nicht ausreichend Evidenz dafür vorliegt, dass der Ersatz von L-Dopa einen Effekt auf die Effizienz der Schluckphasen hat (Melo und Montiero 2013). Daher sollte z. B. mittels der fiberendoskopischen Schluckdiagnostik (FEES) individuell überprüft werden, ob sich die Schluckfunktion durch Optimierung der dopaminergen Medikation verbessern lässt (**FEES-L-Dopa Test**).

10.51 Ist die Wirksamkeit von tiefer Hirnstammstimulation (THS) bei Morbus Parkinson auf das Schlucken nachgewiesen?

Bisher liegen nur wenige Studien zu Effekten der tiefen Hirnstimulation auf die Dysphagie bei Morbus Parkinson vor, die z. T. widersprüchliche Ergebnisse zeigen. Diese unterscheiden sich sowohl im Hinblick auf die Anzahl der inkludierten Patienten, als auch auf die Evaluationsmethode (ausschließlich klinische Befunderhebung mittels der *Unified Parkinson's Disease Rating Scale/Videofluoroskopie*). So konnten einerseits leichte Verbesserungen der pharyngealen Phase (z. B. Verkürzung der pharyngealen Transitzeit) bei einer kleinen Studienpopulation nachgewiesen, in anderen Arbeiten hingegen konnten keine positiven Effekte ermittelt werden.

10.52 Womit könnte die Wirksamkeit von THS bei parkinsonbedingter Dysphagie erklärt werden?

Die Wirksamkeit der THS bei Morbus Parkinson könnte darin bestehen, dass sie durch Stimulation der thalamokortikalen Projektionsbahnen sowie des Hirnstamms zu einer **Reduktion der Bradykinese** bzw. Verbesserung der allgemeinen Beweglichkeit und somit auch zu einem effektiveren oropharyngealen Bolustransfer führt.

10.53 Liegen medikamentöse Behandlungsmöglichkeiten des Sekretmanagements für Parkinsonerkrankte vor?

Der relative oder absolut gehäufte Speichelfluss bei Parkinsonerkrankungen kann bedingt sein durch Beeinträchtigung der zentralnervösen Steuerung des Schluckens, wie herabgesetzte Schluckfrequenz oder aber auch Dyskoordination des Schluckens. Dies bezeichnet man als **Hypersalivation**. Nach Empfehlungen der Leitlinie „Hypersalivation", erstellt unter Federführung der Deutsche Gesellschaft für Hals-Nasen-Ohren-Heilkunde, Kopf- und Hals-Chirurgie e. V., kann die medikamentöse Therapie der Hypersalivation durch *anticholinerge Muscarinrezeptor*-Antagonisten erfolgen (Steffen et al. 2019). Diese hemmen die Speichelsekretion. Jedoch liegen bislang für die meisten empfohlenen Präparate keine Zulassungen zur Behandlung der Hypersalivation vor, sondern diese werden im off-label-Gebrauch eingesetzt. Die Medikamente liegen in verschiedenen, z. T. auch sondengängigen Applikationsformen vor. Auch die Injektion von Botulinumtoxin in die großen Speicheldrüsen kann eine Hypersalivation wirksam reduzieren, muss jedoch nach 10–14 Wochen wiederholt werden. Die Injektion sollte nur durch Experten und unter strikter Bildgebung erfolgen. Darüber hinaus sollten die Patienten über mögliche Nebenwirkungen aufgeklärt werden.

Demenzielle Erkrankungen

10.54 Wie ist eine Demenz definiert?

Demenz ist im Unterschied zu einer Minderbegabung eine erworbene Beeinträchtigung. Nach ICD-10-Definition (Internationale statistische Klassifikation der Krankheiten und verwandter Gesundheitsprobleme) muss zur Diagnosestellung Demenz neben einer reduzierten Gedächtnisleistung eine weitere intellektuelle Funktion beeinträchtigt sein. Dabei müssen die Symptome so ausgeprägt sein, dass eine Beeinträchtigung der Alltagsbewältigung vorliegt (Förstl und Lang 2011).

ICD-10-Definition Demenz:

1. a. Abnahme des Gedächtnisses und b. Abnahme anderer kognitiver Fähigkeiten (z. B. Urteilsfähigkeit, Denkvermögen)
2. kein Hinweis auf vorübergehenden Verwirrtheitszustand
3. Störungen von Affektkontrolle, Antrieb oder Sozialverhalten können auftreten
4. Dauer der unter 1) genannten Störungen mind. 6 Monate
5. Beeinträchtigung der Alltagsfunktionen

10.55 Wie häufig treten Schluckstörungen bei demenziellen Erkrankungen auf?

Angaben zur Dysphagieinzidenz bei Demenzen variieren in der Literatur sehr stark. Einige Studien geben Prävalenzwerte z.B. bei der Alzheimer Demenz von > 80 % an, während andere keine genauen Angaben liefern.

Dies mag zum einen daran liegen, dass unter dem Begriff Demenz eine Vielzahl unterschiedlicher klinischer Erscheinungsbilder subsumiert wird, die sich vor dem Hintergrund der jeweiligen Neuropathologie und Symptomatik stark voneinander unterscheiden. Ein weiterer Grund ist, dass auch die Dysphagie stark unterschiedlich diagnostiziert wird. So legen manche Studien eine instrumentelle Untersuchung zugrunde, andere klinische Hinweise.

10.56 Welche Formen der Demenz gibt es?

Nach den ICD-10-Kriterien werden die Demenzen in folgende Syndrome unterteilt:

- Alzheimer-Demenz (F00) als am häufigsten verbreitete demenzielle Erkrankung mit bis zu 70 %
- Lewy-Körper-Demenz (G31.82) als zweithäufigste Demenzform mit etwa 20 %
- vaskuläre Demenzen (F01), deren klinisches Erscheinungsbild in Abhängigkeit vom zerebralen Schädigungsort (kortikal/subkortikal) stark variieren kann; treten oft gemischt z. B. mit der Alzheimer-Pathologie auf; unterschieden werden:

- Multiinfarkt-Demenz (F01.1) mit allmählichem Beginn infolge einer Anhäufung ischämischer Episoden im Hirngewebe
- subkortikale vaskuläre Demenz (F01.2) mit ischämischen Herden vorwiegend im Marklager der Hemisphären und weitgehender Aussparung des Kortex
- gemischte kortikale und subkortikale vaskuläre Demenz (F01.3) mit Schädigungen multipler nicht eng lokalisierter Bereiche des Gehirns

- sekundäre Demenz bei anderenorts klassifizierbaren Krankheitsbildern (F02, z. B. primäres Parkinsonsyndrom, Chorea Huntington, frontotemporale Demenz (Pick-Krankheit), Creutzfeld-Jakob-Krankheit, HIV-Erkrankung)
- nicht näher bezeichnete Demenz (F03)

10.57 Unterscheiden sich die verschiedenen Demenzformen in Bezug auf die Dysphagiesymptomatik?

Die Beeinträchtigung der Schluckfunktion ist bei den einzelnen Demenzformen sehr stark **stadienabhängig.** Bei fortgeschrittenen Demenzen ist charakteristisch, dass Funktionsstörungen der oralen und pharyngealen Phase mit kognitiven Beeinträchtigungen, die einen negativen Einfluss auf die Nahrungsaufnahme selbst haben, einhergehen.

So lässt sich bei Patienten mit Alzheimer-Demenz bereits in einem frühen Stadium mittels MRT eine Veränderung der nervalen Aktivität in den kortikalen Schluckarealen nachweisen. Dies ist auch der Grund, warum sich hier im weiteren Verlauf v.a. Störungen in der Boluspräparation und dem oralen Bolustransport manifestieren. Treten in späteren Stadien Beeinträchtigungen höherer kortikaler Funktionen wie Apraxie oder Agnosie hinzu, kann auch die präorale Phase (Handling mit Besteck, Hand-Mund-Bezug) und damit die Fähigkeit zur selbstständigen Nahrungsaufnahme betroffen sein.

Vor allem mithilfe bildgebender Verfahren wie der Videofluoroskopie des Schluckens und Fiberendoskopie konnten Unterschiede bei den Dysphagiesymptomen bei verschiedenen Demenzformen nachgewiesen werden.

MERKE
Die Beeinträchtigung der Schluckfunktionen ist bei den unterschiedlichen Demenzformen sehr stark stadienabhängig.

10.58 Welchen Einfluss haben kognitive Beeinträchtigungen auf die Nahrungsaufnahme und das Schlucken?

Die orale Nahrungsaufnahme gehört zu den wichtigsten Aktivitäten des täglichen Lebens und setzt eine Vielzahl unterschiedlicher kognitiver Fähigkeiten voraus. So können Störungen der räumlich-konstruktiven Wahrnehmung, des Objekterkennens sowie der Exekutivfunktionen zu Beeinträchtigungen v.a. in der präoralen und oralen Phase führen. Beispielsweise wird die Nahrung nicht mehr als solche erkannt, die orale Phase nicht vollständig vollzogen und die Hand-Mund-Koordination zeigt sich beeinträchtigt. Sowohl die präoralen wie auch die oralen Prozesse spielen zudem eine wichtige Rolle bei der Initiierung des pharyngealen Schluckes, sodass es infolge kognitiver Beeinträchtigungen auch zu einer **verspäteten Schluckreaktion** kommen kann.

10.59 Gibt es valide klinische Verfahren zur Diagnostik einer Schluckstörung bei zugrundeliegender Demenz?

Nein, da die kognitiven und schluckspezifischen Symptome sehr vielfältig sind und eine starke Stadienvarianz besteht. Bisher hat sich eine ausführliche klinische Schluckdiagnostik bewährt, die u. a. auch eine Begleitung der oralen Nahrungsaufnahme beinhaltet, ggf. kombiniert mit apparativen Verfahren wie VFSS und FEES (▶ 2.70ff.).

10.60 Welche Komponenten sollte eine klinische Schluckuntersuchung bei Patienten mit Demenz beinhalten?

Die einzelnen Komponenten der klinischen Schluckuntersuchung richten sich nach Schweregrad und Compliance der Patienten. Während bei leichteren Formen mit noch vorhandener Kommunikations- und Kooperationsfähigkeit auch eine direkte Evaluation der schluckrelevanten Motilität und Sensibilität im Rahmen der Überprüfung der relevanten Hirnnerven möglich ist (▶ 2.27), wird bei fortgeschrittener Demenz eher die Zusammenarbeit mit den Angehörigen (▶ 3.66ff.) und eine Begleitung/Beobachtung der oralen Nahrungsaufnahme im Fokus stehen. In jedem Fall sollte die Diagnostik auf die individuelle Symptomatik der Patienten abgestimmt werden.

10.61 Was ist das Ziel einer Schlucktherapie bei Demenz?

Ein allgemeines Ziel der Schlucktherapie bei Demenzen gibt es nicht. Vielmehr muss sich die Formulierung einzelner (Teil-)Ziele – ähnlich dem diagnostischen Vorgehen – am Stadium der Erkrankung orientieren und sollte in jedem Fall auch die Angehörigen/Bezugspersonen mit einbeziehen. Ausgehend von den Beeinträchtigungen höherer kortikaler Funktionen kann ein Ziel z. B. darin bestehen, durch **Optimierung des sensiblen Inputs** – z. B. über gustatorische, taktile und thermale Reize – die Effektivität der oralen Phase zu verbessern. Auch eine **Strukturierung der Essenssituation** (Reduktion ablenkender Ereignisse, Schaffen gewohnter Essenssituation, Anbieten von Fingerfood etc.) kann die orale Nahrungsaufnahme verbessern (▶ 4.40).

MERKE

Sowohl die Diagnostik als auch die Festlegung des Therapieziels bei Dysphagien infolge einer demenziellen Erkrankung müssen sich am Schweregrad und der damit verbundenen Compliance des Patienten orientieren und erfordern eine individuelle Planung ggf. unter Einbeziehung der Pflegenden und Angehörigen.

10.62 Was beinhaltet das Dysphagiemanagement bei Patienten mit Demenz?

Das Dysphagiemanagement bei Demenzpatienten beinhaltet mehrere Komponenten und besteht im Wesentlichen aus der **klinisch-logopädischen Befundaufnahme**, einer **Fremd- und Medikamentenanamnese, ggf. einer instrumentellen Diagnostik** (FEES/VFSS/ÖGD) sowie auf die individuelle Symptomatik abgestimmte Therapiemethoden der funktionellen **Dysphagietherapie**. Des Weiteren werden ein regelmäßiges Protokollieren des **Ernährungsstatus** und die **Begleitung/Beratung der Angehörigen/Bezugspersonen** (▶ 3.66ff.) empfohlen. Die Anlage einer PEG-Sonde (▶ 4.69, ▶ 4.72, ▶ 3.36) bei fortgeschrittener Demenz ist zwar nach allgemeinem Konsens eher nicht angezeigt, sollte aber v.a. auch im Hinblick auf ethische Implikationen im Einzelfall entschieden werden.

10.63 Gibt es spezielle (medikamentöse) Therapieoptionen?

Vor dem Hintergrund der klinischen Erfahrung kann je nach Demenzform im Einzelfall auch eine medikamentöse Behandlung mit allgemein aktivierenden Substanzen (Amantadin; L-Dopa) eine Verbesserung der Schluckfähigkeit erreichen. Gleichzeitig kann gelegentlich auch der Verzicht auf eine Therapie mit Neuroleptika die Schluckfunktion verbessern.

10.64 Welchen Einfluss hat eine Demenz/kognitive Störung auf den Schluckvorgang?

In einer Vergleichsstudie mit Alzheimererkrankten und gesunden alterskorrelierten Gruppen konnte mithilfe von VFSS gezeigt werden, dass die Patienten mit Alzheimer eine signifikant **erhöhte orale Bolustransitzeit** für feste Konsistenzen benötigten und eine signifikant **verlängerte Dauer des pharyngealen Transportes** für Flüssigkeiten. Ebenso war in dieser Gruppe der **Zeitpunkt der Initiierung des pharyngealen Schluckes** bei Flüssigkeiten verzögert. In anderen Arbeiten konnte eine deutlich **verlangsamte hyolaryngeale Exkursion** bei den Alzheimererkrankten gefunden werden. Weiter konnte gezeigt werden, dass demenziell Erkrankte eine deutlich längere Zeit für die Nahrungsaufnahme benötigen. Weit über 30 % der demenziell Betroffenen erleiden in der Folge ihrer Schluckbeeinträchtigung eine **Aspirationspneumonie.**

10

MERKE

Bei Alzheimererkrankten kann die orale und pharyngeale Boluspassage verlängert sein und es kann zu einer verzögerten Initiierung des pharyngealen Schluckes kommen. Die Dauer der Mahlzeiten ist ebenfalls verlängert. Mehr als 30 % erleiden infolge der Schluckbeeinträchtigung eine Aspirationspneumonie.

10.65 Gibt es spezifische Pathophysiologien in den verschiedenen Phasen des Schluckens bei demenziell Erkrankten?

Die unterschiedliche Pathogenese von Demenzen sowie die Beeinträchtigung verschiedener für das Schlucken relevanter Areale des zentralen Nervensystems legt eine spezifische Pathophysiologie der einzelnen Phasen nahe. So konnten Keller und Durwen (2012) in einer retrospektiven FEES-Studie zeigen, dass sich die endoskopischen Charakteristika von Dysphagien bei verschiedenen Demenzformen unterscheiden. Während bei den vaskulären Demenzen v.a. Störungen des pharyngealen Bolustransfers mit entsprechenden Residuen auffielen, war die Aspiration ein dominierendes Symptom der Alzheimer-Demenz. Langmore et al. (2007) konnten bei Patienten mit frontotemporaler Lobäratrophie ebenfalls mittels FEES ein während des Kauens signifikant verlängertes Eindringen des Bolus in den hypopharyngealen Raum (*bolus aggregation*) sowie bei einigen Patienten auch leicht bis mittelgradige pharyngeale Residuen nachweisen.

MERKE

Unterschiedliche demenzielle Erkrankungen scheinen mit einer spezifischen Pathophysiologie der einzelnen Schluckphasen assoziiert zu sein.

10.66 Welche neuronalen Wirkmechanismen spielen bei einer veränderten Schluckphysiologie bei unterschiedlichen Demenzformen eine Rolle?

Bei den unterschiedlichen Demenzformen sind verschiedene für das Schlucken relevante Areale im zentralen Nervensystem betroffen. So können eine verlängerte orale Transitzeit sowie eine reduzierte orale Boluskontrolle auf Alterationen **temporoparietaler** Areale oder Degenerationen des **präfrontralen** Kortex zurückzuführen sein. Störungen der pharyngealen Phase könnten auf eine Beteiligung **bulbärer** Schluckzentren am degenerativen Prozess hinweisen.

10.67 Wie kann man die unzureichende Nahrungsaufnahme bei Patienten mit Demenz verbessern?

Die unzureichende Nahrungs- und Flüssigkeitsaufnahme von Menschen mit einer Demenz ist meist ein multifaktorielles Geschehen. In der frühen Krankheitsphase spielen vorwiegend die reduzierte Aufmerksamkeit und die Vergesslichkeit eine Rolle. Im weiteren Verlauf kann eine innere Getriebenheit mit motorischer Unruhe dazukommen und den Energiebedarf steigern. Im fortgeschrittenen Stadium können eine Agnosie, Apraxie und auch Dysphagie die Nahrungsaufnahme erheblich erschweren.

Dem entsprechend kommt es darauf an, den Betroffenen eine **feste Zeitstruktur** der Hauptmahlzeiten und eine **ruhige Mahlzeitenatmosphäre** zu bieten. Im fortgeschrittenen Stadium können **Kontrastanhebungen**, z. B. die Verwendung von farbigem Geschirr, die Auswirkungen einer Agnosie abmildern (▶ 4.40). Wenn Patienten nicht mehr wissen, wie sie mit einem Besteck umgehen sollen, so kann das Angebot von grifffähigen Esshäppchen (**Fingerfood**) die Nahrungsaufnahme wesentlich erleichtern. Da manche Patienten mit einer fortgeschrittenen Demenz ständig umherwandern, ist es bei diesen Patienten hilfreich, an exponierten Stellen – z. B. auf dem Flur eines Seniorenheims – Fingerfood anzubieten (▶ 4.41).

MERKE

Einer nicht ausreichenden Nahrungsaufnahme bei Patienten mit schweren demenziellen Symptomen kann durch Adaptation der Lebensbereiche entgegengewirkt werden.

10.68 Wie ist mit Patienten umzugehen, die sich in einem fortgeschrittenen Stadium der Demenz befinden und immer wieder wegen Aspirationspneumonie ins Krankenhaus eingeliefert werden?

Generell sollte man sich in dieser Situation diagnostische Klarheit verschaffen und – wenn möglich – eine instrumentelle Dysphagiediagnostik durchführen, um Art und Ausprägung des Störungsmusters zu identifizieren. Für den Fall, dass sich das Aspirationsrisiko bei unterschiedlichen Nahrungskonsistenzen unterschiedlich darstellt, sollte versucht werden die Kost entsprechend zu adaptieren. Weiterhin sollte auf eine **penible Mund- und Zahnpflege** geachtet werden, um die bakterielle Last des Speichels zu minimieren. Gerade Demenzpatienten vernachlässigen die Zahnpflege und tolerieren entsprechende Hilfestellungen oft nicht. Hier kann mit **antibakteriellen Mundspülungen** und auch antibakteriellen Zahngelen Abhilfe geschaffen werden. Keinesfalls sollte sofort eine perkutane endoskopische Gastrostomie (PEG) in Erwägung gezogen werden (▶ 4.67). Diese führt besonders in fortgeschrittenen Demenzstadien nicht zu einer Besserung des Krankheitsverlaufs. Nur in Einzelfällen kann eine solche Maßnahme nach sorgfältiger Abwägung der Vor- und Nachteile einmal sinnvoll sein. Dies könnte z. B. bei einer Parkinson-assoziierten Demenz der Fall sein, bei der neben der erschwerten Nahrungsaufnahme auch die Medikamenteneinnahme erschwert ist. Wird hier eine PEG-Sonde zur Sicherung der medikamentösen Parkinsontherapie eingesetzt, so kann diese auch zur Sicherstellung der Ernährung benutzt werden.

10.69 Verhindert eine PEG-Anlage das Risiko für Aspirationspneumonien?

Nein. Bisher konnte in keiner Studie nachgewiesen werden, dass die Ernährung über eine PEG-Sonde die Rate der Aspirationspneumonien senkt. Dies ist wahrscheinlich dadurch bedingt, dass die meisten Aspirationspneumonien nicht durch aspirierte Nahrungsbestandteile, sondern durch die **Aspiration von bakteriell kontaminiertem Speichel** entstehen. Die Speichelaspiration kann jedoch durch eine Sondenernährung nicht verhindert werden (▶ 4.72). In einer Studie, die die Prädiktoren für das Auftreten einer Pneumonie untersuchte, stellte sich das Vorhandensein einer PEG sogar als ein schlechter Prädiktor heraus. Somit sollte nicht ein Aspirationsrisiko per se, sondern der Erhalt des Ernährungszustandes bei entsprechenden Ernährungsproblemen die Indikation zur Sondenernährung sein.

MERKE

Die Anlage einer PEG führt nicht zu einer Verbesserung des Krankheitsverlaufs bei Demenz. Auch gibt es keine sichere Evidenz dafür, dass eine PEG-Anlage eine Aspirationspneumonie verhindern kann. In begründeten Einzelfällen kann unter kritischer Würdigung der Evidenzlage und unter Einbeziehung des Patientenwillens eine PEG angelegt werden.

10.70 Kann eine PEG-Anlage die Lebensdauer bei Alzheimererkrankten verlängern?

Nein. Es liegen keine prospektiven randomisierten Studien vor, um diese Frage zu beantworten.

Jedoch hat eine große amerikanische Datenbankanalyse diese Frage untersucht. Hierbei wurden 36.492 Seniorenheimbewohner mit fortgeschrittener Demenz und neu aufgetretenen Problemen bei der Nahrungsaufnahme untersucht. Etwa 5 % (1.956) der Betroffenen erhielten in dieser Situation eine PEG-Sonde, während das bei 34.536 Betroffenen nicht der Fall war. Die anschließende Überlebenszeit der beiden Gruppen war identisch. Daher kann man annehmen, dass eine PEG-Sonde in dieser Situation statistisch gesehen weder das Leben verkürzt, noch verlängert. Es scheint so zu sein, dass einerseits im Stadium der fortgeschrittenen Demenz durch bedarfsdeckende Ernährung einfach keine wesentlichen Verbesserungen des Krankheitsverlaufes zu erzielen sind, und andererseits die möglichen geringen Verbesserungen durch die potenziellen Komplikationen der Sondenanlage und der Ernährung über eine PEG aufgehoben werden.

10.71 Ist eine PEG bei Demenz kontraindiziert?

Alle o. g. Erkenntnisse basieren auf statistischen Analysen und schließen nicht aus, dass ein besonderer Einzelfall von einer PEG-Anlage und Ernährung hierüber profitieren könnte. Im begründeten Einzelfall ist eine PEG-Anlage daher nicht kontraindiziert. Aufgrund der Datenlage mahnen entsprechende Leitlinien jedoch zur Zurückhaltung bzgl. der Anlage einer PEG-Sonde bei fortgeschrittener Demenz.

Multiple Sklerose (MS)

10.72 Wie häufig treten Schluckstörungen bei Multipler Sklerose auf?

Die **Multiple Sklerose** ist gekennzeichnet durch *Demyelinisierungsprozesse*, die die periventrikuläre weiße Substanz, den Hirnstamm, das Kleinhirn sowie die kortikospinalen Bahnen betreffen. Hierbei kann es sowohl zu motorischen, als auch sensiblen Störungen kommen. Die Krankheit kann somit eine Reihe unterschiedlicher Symptome verursachen, die v.a. die orale und pharyngeale Phase des Schluckens beeinträchtigen.

Die Inzidenz von Dysphagien wird bei Multipler Sklerose mit 30–40 % angegeben, wobei der Ausprägungsgrad mit dem Grad der Behinderung korreliert. Patienten mit einer Hirnstammbeteiligung sind besonders häufig von Dysphagie betroffen.

10.73 Sind bestimmte Störungsmuster in der Schluckphysiologie bei MS-Patienten bekannt?

Nein. Aufgrund der großen Variabilität der Ausprägung und Lokalisation der Demyelinisierungsherde ist ein typisches Störungsmuster nicht zu erwarten. Bemerkenswert ist allerdings, dass die Dysphagie bei MS-Patienten nur während eines Schubes oder auch permanent auftreten kann.

10.74 Was können klinische Erstsymptome bei der Beschreibung eines Patienten, der unter einer Multiplen Sklerose leidet, bezogen auf das Schlucken sein?

Da für die Multiple Sklerose keine typischen Störungsmuster hinsichtlich des Schluckens bekannt sind, lassen sich auch **keine klassischen Erstsymptome** finden. Hier gilt es, eine sehr gründliche und ausführliche Anamnese (▶ 2.24) zu erheben und mögliche Hinweise auf eine profunde Schluckstörung zu detektieren. Hilfreich kann auch der Einsatz von Fragebögen zur Lebensqualität (▶ 7.43) sein.

MERKE

Die große Variabilität der Demyelinisierungsherde bei Multipler Sklerose lassen keine typischen Veränderungen der Schluckphysiologie in dieser Patientengruppe erwarten.

Amyotrophe Lateralsklerose (ALS)

10.75 Wie häufig treten Schluckstörungen bei ALS auf?

Die **Amyotrophe Lateralsklerose** (ALS) ist eine Erkrankung, die sowohl das erste als auch zweite motorische Neuron betrifft. Charakteristisch hierfür ist das gemeinsame Auftreten von Spastik und schlaffen Paresen der Extremitäten und der oropharyngealen Muskulatur sowie eine Schwäche der Atemmuskulatur mit entsprechend fortschreitender Ateminsuffizienz. In Bezug auf das Schlucken ist von Bedeutung, welche Form der ALS vorliegt. Beginnt die Erkrankung mit der Degeneration der Motoneurone im Hirnstamm (bulbäre Form), sind Schluck- und Sprechstörungen ein Initialsymptom. Allerdings entwickeln nahezu **alle** ALS-Patienten im Verlauf ihrer Erkrankung eine Dysphagie, in deren Folge die Aspirationspneumonie häufige Todesursache ist.

MERKE

Schluckstörungen treten bei Patienten, die unter der bulbären Form einer ALS leiden, häufig als Erstsymptom auf.

10.76 Was können klinische Erstsymptome bei der Beschreibung eines Patienten, der unter einer ALS leidet, bezogen auf das Schlucken sein?

Aufgrund der allgemeinen Muskelschwäche kommt es häufig zu einem **unvollständigen Kauvorgang**, zu **oralen Residuen**, zu **einem unvollständigen Verschluss des weichen Gaumens mit Penetration von Nahrungsbestandteilen in die Nasenhöhle**. Sehr früh kommt es auch zu Aspirationen durch einen **unvollständigen Schluss des Larynx**.

10.77 Kann man einen Zeitpunkt bestimmen, ab dem bei einer ALS die Anlage einer Trachealkanüle gerechtfertigt ist?

Die Möglichkeit der Anlage einer Trachealkanüle (▶ 5.5ff.) sollte mit ALS-Patienten genauso **frühzeitig besprochen** werden wie eine nichtinvasive Beatmung (▶ 8.34) und die Anlage einer PEG-Sonde (▶ 4.67). Alle drei Methoden sind Möglichkeiten, ALS-Patienten in fortgeschrittenen Krankheitsstadien zu unterstützen. Die Betroffenen sollten vor Erreichen eines fortgeschrittenen Krankheitsstadiums darüber nachdenken, ob und ggf. welche der invasiven Verfahren für sie in Frage kommen. Die Durchführung einer nichtinvasiven Maskenbeatmung und die Anlage einer PEG-Sonde sollten erfolgen, **bevor die Vitalkapazität 50 % der Norm unterschreitet.** Eine Trachealkanüle erscheint nur gerechtfertigt, wenn trotz nichtinvasiver Beatmung und Ernährung über eine PEG-Sonde rezidivierende Aspirationspneumonien entstehen oder ein ventilatorisches Versagen vorhersehbar ist.

10.78 Kann man einen Zeitpunkt bestimmen, ab dem bei einer ALS die Anlage einer PEG-Anlage gerechtfertigt ist?

Die Anlage einer PEG-Sonde sollte ggf. bei ALS-Patienten mit schwerer Dysphagie erfolgen bevor ein wesentlicher Gewichtsverlust aufgetreten ist. Zudem sollte die **Vitalkapazität mehr als 50 % der Norm betragen**, da eine PEG-Anlage ansonsten mit einer erhöhten Komplikationsrate und Mortalität verbunden ist.

MERKE

Nichtinvasive Beatmung, die Anlage einer Trachealkanüle sowie die Anlage einer PEG sollten mit ALS-Patienten frühzeitig besprochen werden, mit dem Ziel, die Patienten in fortgeschrittenem Krankheitsstadium ihren Wünschen entsprechend angemessen zu unterstützen.

10.79 Was ist bei ALS-Patienten in der instrumentellen Diagnostik zu beachten?

Das häufigste bei ALS durchgeführte Verfahren zur Dysphagiediagnostik ist die FEES. Hierbei sollte jedoch berücksichtigt werden, dass es aufgrund der Degeneration des 1. Motoneurons auch zu einer teils ausgeprägten pharyngolaryngealen Hyperreflexie kommt und Patienten in einem fortgeschrittenen Stadium der ALS die transnasale Untersuchung zunehmend weniger tolerieren. Eine gute Alternative bildet hierbei dann die VFSS. Sind Patienten bereits mit einer PEG versorgt, ist es möglich, mittels instrumenteller Diagnostik zu evaluieren, ob und in welcher Form eine orale Beikost noch möglich ist.

Myasthenia Gravis

10.80 Wie häufig treten Schluckstörungen bei Myasthenia Gravis auf?

Schluckstörungen treten bei 20–30 % der Patienten mit Myasthenie auf, wobei die Prävalenz stark von der jeweiligen Form der Erkrankung abhängt.

10.81 Was sind die charakteristischen Dysphagiesymptome bei Myasthenia gravis?

Typisches Dysphagiesymptom bei der Mysasthenie ist eine **belastungsabhängige Störung des oropharyngealen Bolustransfers.** In der apparativen Diagnostik werden häufig prädeglutitives **Pooling** und v.a. im Verlauf **aggravierende pharyngeale Residuen** mit sukzessivem Auffüllen der pharyngealen Spalträume beobachtet.

Bei der generalisierten schweren Form einer myasthenen Muskelschwäche können allerdings auch entsprechend schwere Dysphagien mit Speichelaspiration und erheblicher Abschluckstörung beobachtet werden. Solche Patienten müssen dann meist intensivmedizinisch betreut werden und sind zunächst zu keiner oralen Nahrungsaufnahme fähig.

10.82 Was unterscheidet die Myasthenia gravis von anderen neurologischen Erkrankungen?

Die **Myasthenia gravis** ist eine seltene Autoimmunerkrankung (Prävalenz: 5/100.000) und betrifft die neuromuskuläre Übergangsregion, wobei die Reizweiterleitung zwischen Synapse und Muskelendplatte beeinträchtigt ist. Die charakteristischen Symptome sind hierbei eine *belastungsabhängige Schwäche* v.a. der Augenmuskeln mit zunehmender Ptose, der proximalen Extremitätenabschnitte sowie in vielen Fällen auch der Kau- und Pharynxmuskulatur. Man unterscheidet schwere generalisierte Formen und sog. myasthene Krisen von leichteren und okulobulbären Verlaufsformen. Die Sensibilität ist bei der Myasthenia Gravis hingegen typischerweise nicht betroffen.

MERKE

Bei Myasthenia Gravis zeigen sich häufig belastungsabhängige Dysphagiesymptome. Es können bei generalisierten Formen auch massive Speichelaspirationen auftreten. Die Sensibilität ist jedoch typischerweise erhalten.

Chronisch obstruktive Lungenerkrankung (COPD)

10.83 Was sind die charakteristischen Symptome einer COPD?

Die **COPD** ist gekennzeichnet durch eine **chronische Entzündung der Bronchien** mit **Husten, Auswurf** und **bronchialer Obstruktion** über wenigstens drei Monate in mindestens zwei aufeinanderfolgenden Jahren sowie ein **Lungenemphysem** mit einer irreversiblen Erweiterung und Destruktion der Lufträume distal der terminalen Bronchiolen. Hieraus resultiert eine progrediente Atemflusslimitation, die im Verlauf zu einer Dyspnoe zunächst bei Anstrengung, später auch bei minimaler Belastung führt, was dann auch die orale Nahrungsaufnahme einschließen kann.

10.84 Wie häufig sind Dysphagien bei COPD?

Bisher wurden sehr unterschiedliche Prävalenzdaten zu diesem Thema veröffentlicht. Sie reichen von **17–80 %**, je nach Studiendesign und Inklusionskriterien. Allerdings sollte in diesem Zusammenhang berücksichtigt werden, dass bei ca. 30 % der Patienten die Ursache einer **Exazerbation** (akuten Verschlechterung, ▶ 10.89) nicht hinreichend geklärt werden kann und zumindest bei einem Teil der Betroffenen rezidivierende Aspirationsepisoden verantwortlich gemacht werden können. Somit ist die Dunkelziffer wahrscheinlich höher als bisher vermutet (Keller und Durwen 2012).

10.85 Gibt es einen Pathomechanismus, der die dysphagische Symptomatik bei COPD erklärt?

Ja. In vielen Fällen weisen COPD-Patienten ein **verändertes Atem-Schluck-Muster** auf, was vor dem Hintergrund der Atemflusslimitation und Dyspnoe zu erklären ist. Dieses sich von Gesunden unterscheidende Muster begünstigt Penetration und Aspiration. Auch werden eine **cricopharyngeale Dysfunktion** und ein reduziertes Lungenvolumen für Beeinträchtigungen des Schluckaktes verantwortlich gemacht (Zheng et al. 2016).

10.86 Wie unterscheidet sich das Atem-Schluck-Muster von Gesunden und COPD-Patienten?

Ein Großteil der physiologischen Schlucke (70–80 %) erfolgt während der Exspirationsphase. Man bezeichnet dies als ein sog. **Ex/Ex-Muster.** Das heißt, dass sich die Schluckapnoe normalerweise während des Ausatmens aufbaut und auch von einer Exspiration gefolgt wird. Ein Ziel hiervon könnte das Entfernen von in den Larynx eingedrungenem Bolusmaterial sein und somit als Schutz- und Clearingfunktion dienen. Darüber hinaus hat die Realisierung des Schluckes in einer frühen bis mittleren Phase der Ausatmung die Generierung eines ausreichenden subglottischen Drucks zur Folge, der wiederum Voraussetzung für einen suffizienten laryngealen Verschluss während des pharyngealen Bolustransfers darstellt und so zum Schutz vor Aspiration dient. Demgegenüber bevorzugten COPD-Patienten eher ein sog. **In/In-Muster** und so konnten bei diesen Patienten *folgende Unterschiede* nachgewiesen werden:

- bei festen Konsistenzen neigten die Patienten eher dazu, während der Inspiration zu schlucken
- bei semisoliden Konsistenzen schlucken sie am Ende einer Exspiration und beendeten den Schluck daher häufig mit einer Inspiration
- der subglottische Druck dieser Patienten war entsprechend niedriger

(Gross et al. 2009)

MERKE
Ein großer Teil der COPD-Patienten zeigt ein verändertes Atem-Schluck-Muster. Insbesondere das Schlucken während der Einatmung begünstigt eine Aspiration.

10.87 Welche Stadien einer COPD-Erkrankung unterscheidet man?

Nach der *Global Initiative for Chronic Obstructive Lung Disease* (GOLD) wird die COPD in insgesamt vier Stadien eingeteilt (GOLD I–IV), die sich auf die Einschränkungen der Lungenfunktion beziehen. Diese wird mittels der forcierten Einsekundenkapazität (FEV1) gemessen und beschreibt die Luftmenge, die ein Patient zu Beginn der Ausatmung mit maximaler Kraft ausatmen kann. Im ersten Stadium

(GOLD I) beträgt die Lungenfunktion noch mehr als 80 %, während sie im letzten Stadium (GOLD IV) auf 30 % zurückgehen kann.

10.88 Tritt ein verändertes Atem-Schluck-Muster nur in fortgeschrittenen Stadien einer COPD auf?

Nein. Ein verändertes Atem-Schluck-Muster im Sinne eines vermehrten Schluckens in der Inspirationsphase ist bereits in frühen stabilen Stadien einer COPD nachweisbar (Gross et al. 2009).

10.89 Was bedeutet der Begriff Exazerbation in Bezug auf COPD?

Als **Exazerbation** bezeichnet man eine akute Verschlechterung der Erkrankung, die meist durch einen pulmonalen Infekt mit vermehrter Dyspnoe und Atemflusslimitation entsteht und in vielen Fällen eine Krankenhausbehandlung nötig werden lässt. Aspiration von Nahrung oder auch bakteriell kontaminiertem Speichel kann dabei eine mögliche Ursache sein (Keller und Durwen 2012).

10.90 Gibt es – unabhängig von der Dysphagie – noch weitere Faktoren, die eine Aspiration und Exazerbation bei COPD-Patienten begünstigen?

Ja. Es ist bekannt, dass eine Komorbidität zwischen COPD und gastroösophagealem Reflux (GERD, ▶ 1.16) besteht und hier auch ein Zusammenhang mit rezidivierenden Reflux- und Aspirationsereignissen naheliegt.

10.91 Ab wann lassen sich dysphagische Symptome bei COPD-Patienten nachweisen?

Zunächst sollte man annehmen, dass sich eine Atemflusslimitation und eine Dyspnoe erst ab einem fortgeschrittenen Stadium auf die Schluckfunktion auswirken. Allerdings lässt sich auch bereits in frühen, stabilen Krankheitsphasen bei einem Teil der Patienten mittels bildgebender Schluckdiagnostik eine veränderte Schluckphysiologie z.B. in Form einer reduzierten laryngealen Elevation nachweisen. Ein beobachtbarer verlängerter laryngealer Verschluss könnte dabei auf einen – eher unbewussten – Kompensationsmechanismus hindeuten.

MERKE

Beeinträchtigungen der Schluckfunktion lassen sich bereits in frühen stabilen Phasen einer COPD nachweisen.

10.92 Wie schätzen COPD-Patienten ihre Beeinträchtigungen beim Schlucken selbst ein?

In einer Fragebogenstudie an insgesamt 133 COPD-Patienten gaben 74 % der Befragten an, eine vermehrte Atemnot während der Nahrungsaufnahme zu verspüren. Allerdings gab auch ein ähnlich großer Anteil an, auf die Schwierigkeiten mit kompensatorischer Verhaltensänderung zu reagieren (*„nur kleine Bissen nehmen“, etappenweise trinken“, „eine Unterhaltung während der Mahlzeiten zu vermeiden“*). COPD-Patienten berichteten des Weiteren häufiger von der Unfähigkeit, ein Glas „in einem Zug“ leeren zu können. Allerdings gibt es auch Patienten, die trotz Vorliegen einer manifesten Dysphagie ihre Beeinträchtigungen nicht bewusst wahrnehmen.

10.93 Ist Husten während der Nahrungsaufnahme ein verlässlicher Hinweis für das Vorliegen einer Schluckstörung bei COPD?

Nein. Da Husten ein typisches Symptom im Rahmen einer COPD ist, tritt er auch unabhängig von der Nahrungsaufnahme auf und muss daher nicht zwingend mit einer Aspiration assoziiert sein. Dies ist der Grund, warum den Patienten im klinischen Alltag auch gelegentlich fälschlicherweise eine Dysphagie attribuiert wird.

10.94 Welche klinischen Faktoren weisen auf das Vorliegen einer Dysphagie bei COPD hin?

Aus klinischer Erfahrung sollte anhand *folgender Indikatoren an das Vorliegen einer Dysphagie* bei COPD-Patienten gedacht werden und – wenn möglich – eine instrumentelle Schluckdiagnostik erfolgen:

- rezidivierende Exazerbationen unklarer Genese
- subjektiv berichtete Erschöpfung während der Nahrungsaufnahme
- zunehmende Dyspnoe während der Nahrungsaufnahme
- unklare Gewichtsabnahme
- postdeglutitives Husten bei konsekutiven Schlucken von Flüssigkeit

10

10.95 Treten auch stille Aspirationen bei COPD-Patienten auf?

Ja. In einer Studie konnten z.B. bei 33 % der Patienten mit exazerbierter COPD mittels Videofluoroskopie stille Aspirationen nachgewiesen werden.

10.96 Welchen pathophysiologischen Hintergrund haben stille Aspirationen bei COPD?

Kobayashi et al. (2007) konnten zeigen, dass bei COPD-Patienten mit Exazerbation die Initiierung des pharyngealen Schluckes signifikant prolongiert ist, gegenüber Patienten ohne Exazerbationsereignisse. Der exakte Pathomechanismus dafür ist bislang nicht abschließend geklärt. Ursächlich kann auch eine dyskoordinierte Schluck-Atmung sein, die aufgrund einer verfrühten Einatemphase und einer verzögert einsetzenden Ausatemphase zu einem reduzierten subglottischen Druck führt. Eine Vermutung warum es zu stiller Aspiration kommt ist, dass subglottische Mechanorezeptoren durch die Dyskoordination der Atem-Schlucksequenzen nicht ausreichend getriggert werden. Jedoch ist die Rolle dieser Mechanorezeptoren während des Schluckens ebenfalls noch unklar (Gross et al. 2009). Eine weitere Begründung kann in den pulmonalen inflammatorischen Prozessen liegen, die zu einem Sensibilitätsverlust im Bronchialsystem führen.

10.97 Gibt es Konsistenzen, die für COPD-Patienten besonders schwierig sind?

Ja. Vielen Patienten fällt das Kauen und die Bolusformung schwer, da dies eine besondere muskuläre Kraftanstrengung erfordert und entsprechend häufig von Dyspnoe begleitet wird. Bei Flüssigkeiten scheint eher das konsekutive Schlucken ein Problem zu sein. So konnte videofluoroskopisch bei COPD-Patienten nachgewiesen werden, dass ab einem Volumen von 100 ml (kontinuierlich getrunken) häufigere Penetrations- und Aspirationsereignisse auftreten.

10.98 Gibt es ein spezielles Schluckscreening für COPD-Patienten?

Ja. In der Literatur werden v.a. der **Simple two-step swallowing provocation test** (STS-SPT) sowie der **Repetitive saliva swallowing test** (RSST) für verschiedene Stadien der COPD empfohlen. Letzterer zeigte in einer Studie von Ohta et al. (2009) eine gute Validität bereits für Patienten in einem frühen stabilen Stadium. Beide Testverfahren liegen bisher nicht in validierter deutschsprachiger Version vor.

10.99 Welche (schluck-)therapeutischen Maßnahmen können nach heutigem Kenntnisstand bei COPD empfohlen werden?

Die therapeutischen Empfehlungen beziehen sich im Wesentlichen auf eine **Reduktion der Dyspnoe**, z. B. konsequente O_2-Zufuhr während der oralen Nahrungsaufnahme sowie **kompensatorische Verhaltensänderungen** wie die Einnahme mehrerer kleiner Mahlzeiten, um ein zunehmendes Erschöpfen während der Nahrungsaufnahme zu verhindern, fraktioniertes und bewusstes Trinken, Erarbeiten einer physiologischen Atem-Schluck-Koordination, z. B. bewusstes Einatmen vor dem Schlucken/Ausatmen nach dem Schlucken etc. Auch eine Konsistenzveränderung (Pürieren fester Nahrung, weiche Kost) ist in einigen Fällen hilfreich.

Literatur

Braak, H. et al. (2003). Staging of brain pathology related to sporadic Parkinson's disease. *Neurobiology of aging*, *24*(2), 197-211.

Chardhuri, K.R., Prietro-Jurcynska, C., Naidu, Y. et al. (2010). The nondeclaration of nonmotor symptoms of Parkinson's disease to health care professionals: an international study using the nonmotor symptoms questionnaire. *Mov Disord*, *25*(6), 704–709.

Cohen, J.T., & Manor, Y. (2011). Swallowing disturbance questionnaire for detecting dysphagia. *The Laryngoscope*, *121*(7), 1383–1387.

Förstl, H., & Lang, C. (2011). Was ist Demenz? In H. Förstl (Ed.), *Demenzen in Theorie und Praxis* (pp. 3–9). Berlin, Heidelberg: Springer.

Fried, L.P., Tangen, C.M., Walston, J., et al. (2001). Frailty in older adults: evidence for a phenotype. *J Gerontol A Biol Sci Med Sci*, *56*(3), M146–156.

Gross, R.D. et al. (2009). The coordination of breathing and swallowing in chronic obstructive pulmonary disease. *Am J Respir Crit Care Med*, *179*, 559–565.

Hoehn, M., & Yahr, M. (1967). Parkinsonism: onset, progression and mortality. *Neurology*, *17*(5), 427–442.

Houser, M.C., & Tansey, M.G. (2017). The gut-brain axis: is intestinal inflammation a silent driver of Parkinson's disease pathogenesis? *NPJ Parkinson's disease*, *3*(1), 1–9.
Keller, J., & Durwen, H.F. (2012). Häufige Schluckstörungen im Alter – Erscheinungsformen und klinische Konsequenzen. *Neuro Geriatrie*, *9*(3), 105–111.
Kobayashi, S., Kubo, H., & Yanai, M. (2007). Impairment of the swallowing reflex in exacerbations of COPD. *Thorax*, 62(11), 1017-1017.
Langmore, S. et al. (2007). Dysphagia in patients with frontotemporal lobar dementia. *Archives of Neurology*, *64*(1), 58–61.
Manor, Y. et al. (2013). Video-assisted swallowing therapy for patients with Parkinson's disease. *Parkinsonism and Related Disorders*, *19*(2), 207–211.
Melo, A., & Monteiro, L. (2013). Swallowing improvement after levodopa treatment in idiopathic Parkinson's disease: lack of evidence. *Parkinsonism and Related Disorders*, *19*(3), 279–281.
Muhle, P. et al. (2015). Age-related changes in swallowing. Physiology and pathophysiology. *Der Nervenarzt*, *86*(4), 440–451.
Naka, O., Anastassiadou, V., & Pissotis, A. (2014). Association between functional tooth units and chewing ability in older adults: a systematic review. *Gerodontology*, *31*(3), 166–177.
O'Neill, J.L., & Remington, T.L. (2003). Drug-induced esophageal injuries and dysphagia. *Annals of Pharmacotherapy*, *37*(11), 1675–1684.
Ohta, K. et al. (2009). Evaluation of swallowing function by two screening tests in primary COPD. *European Respiratory Journal*, *34*(1), 280–281.
Simons, J.A. et al. (2014). Development and validation of a new screening questionnaire for dysphagia in early stages of Parkinson's disease. *Parkinsonism and Related Disorders*, *20*(9), 992–998.
Steffen, A. et al. (2019). Hypersalivation – Aktualisierung der S2k-Leitlinie (AWMF) in gekürzter Darstellung. *Laryngo-Rhino-Otol*, *98*, 388–397.
Strasser, G. et al. (2000). Cervical osteophytes impinging on the pharynx: importance of size and concurrent disorders for development of aspiration. *Am J Roentgenol*, *174*(2), 449–453.
Suttrup, I., & Warnecke, T. (2016). Dysphagie im Verlauf der Parkinson-Krankheit: Pathophysiologie, Diagnostik und Therapie. *Fortschr Neurol Psychiatr*, *84*, S18-S23.
Teismann, I.K. et al. (2010). Age-related changes in cortical swallowing processing. *Neurobiology of Aging*, *31*(6), 1044–1050.
Troche, M.S. et al. (2016). Reflex cough and disease duration as predictors of swallowing dysfunction in Parkinson's disease. *Dysphagia*, *31*, 757–764.
Wirth, R. et al. (2016). Oropharyngeal dysphagia in older persons - from pathophysiology to adequate intervention: a review and summary of an international expert meeting. *Clin Interv Aging*, *11*, 189–208.
Zheng, Z. et al. (2016). Silent aspiration in patients with exacerbation of COPD. *Eur Respir J*, *48*(2), 570–573.

10

11 Rechtliche Fragen

J. Höll, A. Hofmayer, S. Duchac

Vorbemerkung

Viele rechtliche Fragestellungen im **Heilmittelbereich Stimm-, Sprech-, Sprach- und Schlucktherapie**, die in diesem Kapitel beantwortet werden, ergeben sich direkt aus dem Gesetz. Häufig gibt es keine detaillierten Regelungen, sodass auf allgemeine gesetzliche Grundsätze zurückgegriffen werden muss. Einige Antworten werden auch in Analogie zu den entsprechenden Regelungen, die für Heilberufe gelten, hergeleitet. Die Antworten erhalten neben der Beantwortung der konkreten Fragen aus rechtlicher Sicht auch Hinweise, wo Sie sich bei Nachfragen vertiefend informieren können.

Allgemeines

11.1 Wo sind meine Rechte und Pflichten als Therapeut im Umgang mit Patienten mit Dysphagien niedergeschrieben?

Wie bei allen Störungsbildern des Heilmittels Stimm-, Sprech-, Sprach- und Schlucktherapie gibt es nicht den einen Ort, an dem alle Rechte und Pflichten niedergeschrieben stehen. Über die therapeutischen Mittel und Methoden kann zudem jede Therapeutin individuell entscheiden. Es gibt rechtliche Vorgaben aus Verträgen der Praxen oder Kliniken mit den **gesetzlichen Krankenkassen**. Die **Heilmittelrichtlinie** gibt ebenfalls Regelungen bezüglich der Therapie auf der Grundlage einer Verordnung vor. Aber auch die **Vorschriften des Arbeitsschutzes** und die Vorgaben der **Technischen Regeln für Biologische Arbeitsstoffe** (TRBA) sind anzuwenden. Darüber hinaus kann es individuelle Vorgaben der Praxen, Kliniken oder Pflegeeinrichtungen geben, in denen die Therapien durchgeführt werden.

11.2 Welche Therapeuten dürfen eine Schluckdiagnostik und -therapie durchführen?

In § 124 SGB V ist geregelt, welche Berufsgruppen Therapien im Bereich der Schlucktherapie durchführen dürfen. Neben den **Logopäden** dürfen auch Therapeuten mit einem Studiengang aus dem Bereich der **akademischen Sprachtherapie** Therapien bei Schluckpatienten durchführen. Hierbei gibt es bereits einige Studiengänge, die vom GKV-Spitzenverband geprüft und allgemein anerkannt worden sind. Die Liste der bisher akkreditierten Studiengänge ist auf der Internetseite des **GKV-Spitzenverbandes** im Bereich der Heilmittel veröffentlicht. Bei allen anderen therapierelevanten Studiengängen ergibt sich die Möglichkeit zur Dysphagietherapie direkt aus den Inhalten des Studiums.

11.3 Wer prüft die fachlichen Voraussetzungen zur Durchführung einer Schlucktherapie?

In einer **Klinik** entscheiden die **Ärzte**, welche fachlichen Voraussetzungen sie als qualifizierend für die Tätigkeit im Bereich der Schlucktherapie ansehen.

In der **ambulanten Praxis** prüfen die **gesetzlichen Krankenkassen**, ob die Voraussetzungen für die Durchführung der Schlucktherapie beim Zugelassenen erfüllt sind. Die Verantwortung für die fachlichen Voraussetzungen der Mitarbeiter einer Praxis trägt der Zugelassene. Die Krankenkassen haben aber das Recht, die fachliche Qualifikation der Mitarbeiter zu prüfen.

11.4 Sind Fort- oder Weiterbildungen für die therapeutische Tätigkeit verpflichtend?

Es gibt keine Fortbildungspflicht von den gesetzlichen Krankenkassen für Therapeuten in der Klinik. Individuelle Vorgaben der Kliniken sind aber möglich. Zugelassene Therapeuten müssen auf der Grundlage der **Rahmenverträge nach § 125 SGB V 60 Fortbildungspunkte in 4 Jahren** auf Anforderung der Krankenkassen nachweisen. Hierbei sind die fachspezifischen Inhalte der Fortbildungen, welche vom Therapeuten gewählt werden, nicht von den gesetzlichen Krankenkassen vorgegeben. Angestellte in Praxen sollen mindestens 20 Fortbildungspunkte in 4 Jahren absolvieren. Auch hier gibt es jedoch keine Vorgaben über die fachspezifischen Inhalte. Maximal 50 % der Fortbildungspunkte können online erworben werden.

11.5 Welcher Arzt darf eine Heilmittelverordnung ausstellen?

Jeder **kassenzugelassene Arzt/Zahnarzt** darf eine Heilmittelverordnung ausstellen. Es gibt keine Einschränkung auf bestimmte Facharztgruppen bezüglich der einzelnen Störungsbilder. Die Ärzte haben die Möglichkeit, eine spezialisierte Diagnostik bei einem Facharzt, z. B. einem HNO-Arzt, anzufordern.

11.6 Wann darf ein Patient im Hausbesuch therapiert werden?

Ein Patient darf im Hausbesuch therapiert werden, wenn dies auf der Verordnung gekennzeichnet wird. Ein Hausbesuch ist immer dann notwendig, wenn der Patient seinen gewöhnlichen Aufenthaltsort nicht oder nur mit erheblichem Aufwand verlassen kann.

11.7 Sind Besonderheiten bei der Therapie im Hausbesuch zu berücksichtigen?

Nein. Bei der Therapie in der ambulanten Praxis und im Hausbesuch sind die gleichen Vorgaben zu berücksichtigen. Besonderheiten gibt es hier nicht.

11.8 Darf die ambulante Praxis eine Therapie bei einem Patienten im Krankenhaus durchführen?

Wird ein Patient während des Zeitraums der ambulanten Therapie stationär behandelt, ist die **ambulante Therapie zu unterbrechen.** Die Therapie auf der Grundlage der Verordnung darf im Krankenhaus nicht fortgeführt werden. Jedoch kann die Therapie im Rahmen der Krankenhausversorgung durch Therapeuten der Klinik durchgeführt werden.

Kliniken haben grundsätzlich die Möglichkeit, neben eigenen Arbeitnehmern auch Kooperationen mit ambulanten Praxen zur sprachtherapeutischen Versorgung zu schließen.

Hier können dann **Konsile** zur Durchführung der Therapie an die **kooperierenden Praxen** gegeben werden. Die Praxis rechnet die Leistungen mit der Klinik ab.

Rechtliche Aspekte im Bereich der instrumentellen Schluckdiagnostik

11.9 Dürfen Therapeuten eine FEES-Untersuchung selbst durchführen?

Es gibt unterschiedliche Auffassungen, ob FEES-Untersuchungen (▶ 2.78ff.) nur von Ärzten oder aber auch von Therapeuten durchgeführt werden dürfen. Hierbei geht es im Kern um die Frage, ob eine FEES-Untersuchung eine vom Arzt **delegierbare Untersuchung** ist oder nicht. Es liegt also **im Ermessen des Arztes**, ob er diese Untersuchung delegieren möchte oder nicht.

Da eine FEES unstreitig – unabhängig von der Frage, ob es eine delegierbare Untersuchungsmethode ist oder nicht – in den Aufgabenbereich von Ärzten fällt, ist eine FEES nur im Klinikkontext oder einer Arztpraxis mit dem Arzt in Rufbereitschaft durchführbar. FEES-Untersuchungen dürfen aus diesem Grund **nicht** in der ambulanten logopädischen Praxis oder im Hausbesuch ohne **Anwesenheit eines Arztes** alleine von Therapeuten durchgeführt werden.

INFO

Die Deutsche Gesellschaft für Neurologie hat dazu folgendes veröffentlicht.
Eine Delegation der FEES an eine Sprachtherapeutin kann unter folgenden Voraussetzungen erfolgen:

1. Der behandelnde Arzt wird in die Befundinterpretation und Planung diagnostischer und therapeutischer Konsequenzen einbezogen.
2. Die Sprachtherapeutin verfügt über eine entsprechende Qualifikation.

3. Die allgemeinen Grundsätze der Delegation ärztlicher Tätigkeiten an nicht ärztliches Personal werden berücksichtigt (Auswahlpflicht – FEES Zertifikat, Anleitungspflicht – supervidierte Untersuchungen, Überwachungspflicht).
4. Die unmittelbare Interventionsfähigkeit des behandelnden Arztes im Notfall (Rufweite) wird sichergestellt.

11.10 Welche Voraussetzungen müssen gegeben sein, damit eine Untersuchung delegierbar ist?

Der delegierende Arzt hat sicherzustellen, dass die Auswahl-, die Anleitungs- und die Überwachungspflicht gegeben sind.

- Die **Auswahlpflicht** besagt, dass sich der Arzt überzeugt hat, dass der Therapeut für die Erbringung der delegierten Leistung geeignet ist.
- Die **Anleitungspflicht** besagt, dass der Arzt den Therapeuten in der selbstständigen Durchführung der zu delegierenden Leistung anzuleiten hat.
- Die **Überwachungspflicht** gibt vor, dass der Arzt den Therapeuten regelmäßig/stichprobenartig bei der Durchführung der Delegationstätigkeit zu überprüfen hat.
- Darüber hinaus ist der Arzt **verpflichtet, in Rufweite** zu sein.

11.11 Wer haftet im Falle einer delegierten Tätigkeit?

Grundsätzlich haftet der verantwortliche Arzt, der die Tätigkeit delegiert hat und auch der Therapeut, wenn ihm eine eigene Pflichtverletzung nachzuweisen ist.

11.12 Kann eine FEES-Untersuchung in der ambulanten Praxis durchgeführt werden?

11

Nein. Anders als bei der klinischen Schluckuntersuchung oder der Dysphagietherapie handelt es sich bei der **FEES** rechtlich gesehen um einen **medizinischen Eingriff**. Obwohl weder die konkreten Inhalte der therapeutischen Diagnostikmethoden noch die Inhalte der Therapiemethoden festgelegt sind, sind medizinische Eingriffe kein Teil der therapeutischen Leistung. Zudem steht in der ambulanten Praxis **keine Notfallversorgung** wie in einer Klinik oder ärztlichen Praxis zur Verfügung.

Eine FEES darf somit nicht in der ambulanten Praxis oder im ärztlich verordneten Hausbesuch allein von Therapeuten ohne Anwesenheit eines Arztes durchgeführt werden.

MERKE

Wenn ein Arzt anwesend ist (z. B. im Rahmen einer Tandemuntersuchung), kann eine FEES jedoch grundsätzlich auch in einem Pflegeheim oder auch im Hausbesuch durchgeführt werden.

11.13 Muss bei der eigenständigen Durchführung von FEES-Untersuchungen durch Therapeuten eine zusätzliche fachliche Qualifikation gegeben sein?

Da es keine rechtlich eindeutigen Regelungen zur Durchführung von FEES gibt, gibt es auch keine rechtlichen Vorgaben zur Durchführung von FEES durch Therapeuten.

Dringend zu empfehlen ist es aber, eine Fortbildung mit hohem Praxisanteil und entsprechend hohem Anteil an Supervision zu absolvieren. Die meisten Kliniken sehen das **FEES-Zertifikat nach dem Curriculum der Deutschen Gesellschaft für Neurologie** als ausreichende Qualifikation an, um im neurologischen Bereich die Untersuchung unter den notwendigen Voraussetzungen (▶ 11.9) durchzuführen.

11.14 Wie ist die Haftung bei der FEES-Untersuchung geregelt?

Es bestehen grundsätzlich **keine Besonderheiten bei der Haftung** bezüglich FEES-Untersuchungen.

Wichtig ist jedoch die Beachtung folgender Aspekte:
- Therapeut führt Untersuchung nur auf Anordnung des behandelnden Arztes durch
- entsprechende Qualifikation ist gegeben
- Notfallmanagement der Klinik steht zur Verfügung

Ohne Einhaltung dieser Vorgaben wird sicherlich eine grobe Pflichtverletzung bei der Durchführung von FEES vorliegen.

Sollte im unwahrscheinlichen Fall einer Haftung die Fragestellung problematisiert werden, ob die FEES eine delegierbare Leistung ist (▶ 11.10), so hat dies haftungsrelevante Auswirkungen für den delegierenden Arzt. Bei Einhaltung der notwendigen oben erläuterten Vorgaben ist nicht von einer persönlichen Haftung des Therapeuten auszugehen.

11.15 Dürfen Therapeuten eine Videofluoroskopie des Schluckens (VFSS) selbst durchführen?

Grundsätzlich können Therapeuten nur im Rahmen einer Tandem-Untersuchung mit einem Radiologen eine VFSS (▶ 2.96ff.) durchführen. Voraussetzungen sind regelmäßige Teilnahme an Strahlenschutzfortbildungen und entsprechende Strahlenschutzmaßnahmen wie z. B. das Tragen eines Dosimeters und entsprechender Schutzmaßnahmen.

11.16 Muss bei der Durchführung von VFSS durch Therapeuten eine zusätzliche fachliche Qualifikation gegeben sein?

Da es keine rechtlich eindeutigen Regelungen zur Durchführung von VFSS durch Therapeuten gibt, gibt es auch keine rechtlichen Vorgaben bezüglich der fachlichen

Qualifikation zur Durchführung von VFSS. Dringend zu empfehlen ist es aber, eine Fortbildung mit hohem Praxisanteil und entsprechend hohem Anteil an Supervision zu absolvieren.

11.17 Wie ist die Haftung bei der Durchführung der Videofluoroskopie (VFSS) geregelt?

Vergleichbar mit FEES-Untersuchungen bestehen auch bei der VFSS grundsätzlich **keine Besonderheiten bei der Haftung.**

Um einer groben Pflichtverletzung vorzubeugen, ist die Beachtung folgender Aspekte wichtig:

- Therapeut führt die Untersuchung nur auf Anordnung des behandelnden Arztes durch, die **rechtfertigende Indikation** (▶ 2.99) muss bei einer Untersuchung mit Strahlenexposition zwingend gegeben sein
- entsprechende **Qualifikation** zur Durchführung der VFSS ist gegeben
- Untersuchung wird als **Tandem-Untersuchung** zwischen Sprachtherapie und Radiologie durchgeführt

Rechtliche Aspekte im Bereich der Schlucktherapie

11.18 Benötige ich als angestellte Therapeutin in der Klinik trotzdem eine ärztliche Anordnung, um bei einem Patienten eine Schluckdiagnostik/-therapie durchführen zu dürfen?

Ja. Auch im Angestelltenverhältnis in einer klinischen Einrichtung kann ein Sprachtherapeut **nicht ohne Anforderung** durch einen Arzt einen Patienten untersuchen oder therapieren. Eine Anordnung/Anforderung im Klinikbereich entspricht jedoch formal nicht einer Verordnung wie im ambulanten Bereich, da innerhalb der Klinik keine Verordnungen ausgestellt werden. Wie die ärztliche Anordnung/Anforderung in der Klinik aussieht, ist je nach Einrichtung unterschiedlich.

11.19 Warum müssen Patienten in der Klinik nicht für die einzelnen Therapieeinheiten unterschreiben?

Die Dysphagietherapie ist – wie alle Heilmittelbehandlungen in der Klinik – ein Teil der Versorgungsverträge und wird nicht einzeln mit den Krankenkassen abgerechnet.

11.20 Eine Pflegekraft auf Station bittet mich, die Schluckfähigkeit eines Patienten zu untersuchen. Darf ich das?

Nein. Es ist nicht zulässig, auf Bitte von Pflegekräften eine *„kurze Erhebung des Schluckstatus"* durchzuführen, ohne dass eine ärztliche Anforderung vorliegt (▶ 11.18). Gleiches gilt auch bei Bitten von Angehörigen des Patienten.

11.21 Wie ist die Haftung bei der Schlucktherapie geregelt?

Jeder Arbeitgeber hat eine **Berufshaftpflichtversicherung** für sich und seine Arbeitnehmer abzuschließen. Diese übernimmt die Kosten im Haftungsfall. Dies gilt auch im Rahmen der Schlucktherapie. Es gibt hier keine Unterschiede bezüglich der ambulanten und stationären Therapie.

Eine **persönliche Haftung** ist bei einer besonders schweren Pflichtverletzung gegeben. Diese wird immer individuell nach den allgemeinen rechtlichen Grundsätzen des Haftungsrechts geprüft. Eine Haftung kann daher nur bestehen, wenn die Therapie **grob fahrlässig** oder **vorsätzlich falsch** durchgeführt wird.

11.22 Gibt es einen Unterschied bezüglich der Haftung in Abhängigkeit des Settings (ambulante Praxis/Klinik)?

Nein. Die Haftung unterscheidet sich nicht.

11.23 Benötige ich für eine ambulante Schlucktherapie eine Heilmittelverordnung?

Ja. Heilmittelbehandlungen dürfen in der ambulanten Praxis nur auf der Grundlage einer **Verordnung** durchgeführt werden. Für die Dysphagietherapie ist aus diesem Grund grundsätzlich eine Verordnung für den **Heilmittelbereich SC** notwendig. Zudem muss die Praxis über eine Zulassung für den Heilmittelbereich SC verfügen.

11.24 Wann darf der Therapeut die Durchführung der ambulanten Schlucktherapie ablehnen/abbrechen?

Jeder Therapeut darf die Therapie ablehnen, wenn ihm die **notwendige Qualifikation fehlt.**

Ablehnen darf der Therapeut die Therapie auch dann, wenn diese nach der fachlichen Einschätzung des Therapeuten **keinen therapeutischen Nutzen** für den Patienten darstellt. In einem solchen Fall sollte der Grund für den Therapieabbruch im Bemerkungsfeld der Heilmittelverordnung hinterlegt werden (auf der Rückseite unten links). Zusätzlich muss der verordnende Arzt über den Therapieabbruch informiert werden.

11.25 Welche rechtlichen Konsequenzen können auf mich zukommen, wenn ein Patient im Rahmen meiner Therapie (größere Mengen) aspiriert?

Die Gefahr der Aspiration ist ein Risiko, welches bei jeder Schlucktherapie vorhanden ist. Nach erfolgter Diagnostik und Beratung des Patienten/Angehörigen gibt es grundsätzlich **keine rechtlichen Konsequenzen**. Die Situation kann aber z. B. vom MD (Medizinischen Dienst) geprüft werden. Eine **lückenlose Dokumentation** der Diagnostik, Beratung und Therapie ist daher nicht nur vom Gesetzgeber gefordert, sondern auch sehr wichtig zur Absicherung.

11.26 Andere Teammitglieder in der Klinik (z. B. von der Pflege) halten sich nicht an meine Kostempfehlung für einen Patienten: Was kann ich machen?

Werden die Kostempfehlungen nicht eingehalten, ist der Arzt zu informieren. Zudem sollten Sie nochmals auf die **Wichtigkeit der Einhaltung der Kostempfehlung** hinweisen. Sowohl das Gespräch mit dem Arzt als auch das mit den anderen Teammitgliedern sollte **dokumentiert** werden. Auch hier ist der **Wunsch des aufgeklärten und einwilligungsfähigen Patienten** entscheidend. Der Patient hat ein Anrecht auf Selbstbestimmung, ist dies nicht mehr möglich, muss die Fremdbestimmung nach dem mutmaßlichen Willen des Patienten erfolgen.

11.27 Wer haftet im Komplikationsfall im Rahmen einer ambulanten Therapie?

Im Falle einer auftretenden Komplikation (z. B. Aspirationspneumonie) bestehen bezüglich der Haftung keine Unterschiede zwischen der Behandlung in einer Klinik, einer Praxis oder im Rahmen des Hausbesuches. Die gesetzlich zwingende **Berufshaftpflichtversicherung** haftet bei allen nicht vorsätzlich oder grob fahrlässig herbeigeführten Haftungsfällen. Jeder Haftungsfall wird individuell geprüft.

11.28 Darf mit den betreuenden Personen über die Therapie gesprochen werden?

Ein Austausch mit betreuenden Personen, die nicht der gesetzliche Betreuer oder der behandelnde Arzt sind, ist nur mit einer schriftlichen **Schweigepflichtentbindung** (▶ 11.52) des Patienten oder des gesetzlichen Betreuers möglich. Auch bei einer Betreuung des Patienten in einem Heim muss eine entsprechende schriftliche Schweigepflichtentbindung dem Therapeuten gegenüber vorliegen.

Kliniken haben hierzu individuelle Vorgaben. Der Austausch mit den Kollegen in der Klinik, solange sie den Patienten ebenfalls betreuen, ist unproblematisch möglich.

MERKE

Bitte beachten Sie, dass Angehörige (auch Ehepartner) nicht immer die gesetzlichen Betreuer sind.

Patientenrechte

11.29 Welche Rechte auf Mitbestimmung hat ein Patient?

Jeder Eingriff bedarf einer Indikation **und** dem Einverständnis des Patienten. Die Indikation für eine Therapie ist dem Patienten oder dem Betreuer/Bevollmächtigten zu erläutern, sodass eine informierte Entscheidung von Seiten des Patienten, des

Betreuers oder Bevollmächtigten möglich ist. Jeder Patient oder dessen Betreuer/ Bevollmächtigter hat die **Entscheidungsfreiheit,** sich auch gegen eine Therapie zu entscheiden. Die Entscheidung ist für den Therapeuten verbindlich.

11.30 Wer darf für den Patienten entscheiden, wenn dieser kurz- oder langfristig nicht entscheidungsfähig ist?

Liegt eine **Vorsorgevollmacht** vor, so hat der Patient zu Zeiten der vollen Entscheidungsfähigkeit einen Vertreter ernannt. Vorsorgevollmachten können formlos oder notariell beglaubigt hinterlegt werden. Dieser Bevollmächtigte darf im Sinne des (mutmaßlichen) Willens des Patienten **für** den Patienten entscheiden. Wurde kein Bevollmächtigter im Vorfeld ernannt, so wird durch das Betreuungsgericht ein (gesetzlicher) Betreuer ernannt.

11.31 Sind nur schriftlich formulierte Willensäußerungen bindend?

Nein. Sowohl schriftlich verfasste Wünsche im Sinne einer schriftlichen „Patientenverfügung" wie auch mündlich formulierte Wünsche sind verbindliche Willensäußerungen, die zu befolgen sind. Bei mündlichen Willensäußerungen, die innerhalb des klinischen Aufenthaltes erfolgen, ist es wichtig, dass diese mit Inhalt und Datum in der Patientenakte dokumentiert werden.

11.32 Was ist, wenn der Patient seine Meinung ändert und plötzlich Behandlungswünsche äußert, die den in der Patientenverfügung festgehaltenen widersprechen?

Jeder Mensch hat, vorausgesetzt die notwendige Einsichtsfähigkeit besteht, **zu jedem Zeitpunkt das Recht seine Meinung zu ändern.**

11.33 Hat der Patient das Recht, sich nicht an die Kostempfehlung zu halten?

Ja. Jeder Patient in Deutschland hat das Recht, frei zu entscheiden. Dies betrifft sowohl die Mitarbeit an einer Therapie, als auch die Umsetzung der Kostempfehlung. Der Patient kann also selbst entscheiden, ob er sich an die Kostempfehlung hält oder nicht. Entscheidend ist die **ausführliche Aufklärung** der Indikation der Kostempfehlung, sodass der Patient eine **informierte Entscheidung** treffen kann. Ein zusätzliches Formular, bei dem der Patient unterschreibt, dass er aufgeklärt wurde, ist bei sorgfältiger Dokumentation in der Patientenakte nicht erforderlich. Gleiches gilt auch für Bevollmächtigte und gerichtliche Betreuer.

11.34 Was mache ich, wenn mein Patient sich gegen meine Kostempfehlung entscheidet?

An erster Stelle steht das gemeinsame Besprechen der **Zielsetzung der Therapie.** Wenn der Patient sich im Rahmen eines informierten Entscheidungsprozesses gegen die Kostempfehlung entscheidet, ist das im ersten Schritt kein Grund die Therapie zu beenden.

Um eine Verbesserung der Schluckfunktion des Patienten zu erreichen, können unabhängig von der Kostform, die der Patient zu sich nimmt, rehabilitative Therapieinhalte durchgeführt werden. Darüber hinaus stehen den Therapeuten auch noch weitere kompensatorische Techniken zur Verfügung, die ggf. alternativ zu einer angepassten Kost eingesetzt werden können, und die zu einer besseren Compliance führen. Voraussetzung hierfür ist, dass die Technik vom Patienten zuverlässig durchgeführt werden kann und die Effektivität durch eine bildgebende Diagnostik bestätigt wurde.

Sollten sich hingegen im gemeinsamen Gespräch keine weiteren Ziele für die Therapie ergeben, sollte die Therapie beendet werden, da keine Indikation mehr vorliegt. Hierüber ist der verordnende/behandelnde Arzt zu informieren. Bei einer ambulanten Therapie ist der Grund für das vorzeitige Beenden des laufenden Rezeptes zudem unten hinten links im Bemerkungsfeld der Verordnung zu vermerken.

11.35 Die Angehörigen eines Patienten bringen Nahrungsmittel mit, die außerhalb der Kostempfehlung liegen. Was kann ich machen?

Die Angehörigen sollten nochmals auf die Risiken hingewiesen werden, die diese Nahrungsmittel/Flüssigkeiten für den Patienten mit sich bringen können. Im Sinne der Autonomie steht es grundsätzlich jedem Menschen zu, eigenständige Entscheidungen zu tätigen, auch die Gesundheit betreffend. Sollte sich der Patient oder die Bevollmächtigten/Betreuer im Sinne des Patientenwillens gegen die therapeutischen Empfehlungen entscheiden, ist die entsprechende Aufklärung über Risiken und die Entscheidung klar zu **dokumentieren** und der behandelnde Arzt zu **informieren**.

11.36 Was ist zu unternehmen, wenn der Patient im Rahmen einer ambulanten Schlucktherapie die Therapie verweigert?

Verweigert ein Patient auch nach Gesprächen im Sinne von Klärungsversuchen bzw. einer erneuten Zielfindung oder -adaptation die Therapie endgültig, so ist nach Rücksprache mit dem zuständigen Arzt die Therapie abzubrechen. Auf der Verordnung sollte im Bemerkungsfeld (auf der Rückseite unten links) ein entsprechender Hinweis für die Krankenkassen eingetragen werden.

Rechtliche Aspekte bei Patienten mit Trachealkanülen

11.37 Benötige ich eine besondere Qualifikation, wenn ich mit Patienten mit Trachealkanülen arbeiten möchte?

Bei der Therapie von Kanülenpatienten sind rechtlich grundsätzlich keine zusätzlichen Qualifikationen notwendig. Fortbildungen in diesem Bereich sind aber **dringend zu empfehlen**. Kliniken können eigene Vorgaben bezüglich zusätzlicher Fort- oder Weiterbildungen oder Schulungen vorgeben.

11.38 Gibt es rechtliche Besonderheiten bei der Versorgung von Patienten mit Trachealkanülen in einer klinischen Einrichtung?

Die Versorgung in der Klinik wird formal unter der **Aufsicht der Ärzte** durchgeführt. Diese können innerhalb der Klinik Aufgaben an die Therapeuten delegieren. Hierbei geben auch die Ärzte vor, welche evtl. zusätzlichen Fortbildungen/Schulungen für bestimmte Bereiche der Behandlung notwendig sind. Besonderheiten bestehen darüber hinaus nicht.

11.39 Dürfen Therapeuten im Rahmen des Trachealkanülen-Managements in der Klinik den Patienten selbst absaugen?

Das Absaugen durch Dritte, auch Sprachtherapeuten, ist ohne **spezielle Einweisung** durch einen Arzt oder eine entsprechend ausgebildete Pflegekraft nicht erlaubt. Absaugen sollte nur nach einer zusätzlichen Qualifikation, welche sich der Therapeut bescheinigen lassen sollte, durchgeführt werden.

11.40 Dürfen Therapeuten im Rahmen der klinischen Tätigkeit eigenständig einen Trachealkanülen-Wechsel vornehmen?

Therapeuten dürfen im Rahmen der Schlucktherapie grundsätzlich keinen Kanülenwechsel vornehmen. Auf entsprechend fortgebildete Therapeuten kann der Kanülenwechsel aber delegiert werden.

11.41 Gibt es rechtliche Besonderheiten bei der Versorgung von Patienten mit Trachealkanülen in der ambulanten Versorgung?

Verlassen Patienten mit einer Trachealkanüle die Klinik, werden diese und ihre Angehörigen individuell eingewiesen und aufgeklärt. Die Art der Aufklärung hängt dabei von der Art der Versorgung ab (geblockt, nicht geblockt, Langzeitversorgung, bestehende Aspirationsgefahr etc.). Das Aufklärungsgespräch wird zeitnah im Dokumentationssystem der Klinik hinterlegt. Das regelmäßige Absaugen liegt in der Verantwortung des Kanülenträgers bzw. seinem unmittelbar betreuenden Umfeld. Der Wechsel der Kanüle wird grundsätzlich von Ärzten durchgeführt. Es gibt also eigentlich keine Besonderheiten bei der Versorgung. Im Zweifelsfall sollte der Therapeut eine Bescheinigung vom behandelnden Arzt anfordern, die erklärt, was erlaubt und was nicht gestattet ist.

11.42 Darf ich als Therapeutin bei einem Hausbesuch im Rahmen des Trachealkanülen-Managements den Patienten selbst absaugen?

Das Absaugen gehört nicht zu den therapeutischen Leistungen der Dysphagietherapie. Wurde das Absaugen jedoch erlernt, kann es nach vorheriger Rücksprache mit dem Arzt durchgeführt werden. Dies sollte schriftlich dokumentiert werden.

11.43 Darf ich als Therapeutin bei einem Hausbesuch im Rahmen des Trachealkanülen-Managements einen Kanülenwechsel vornehmen?

Nein, der Wechsel einer Trachealkanüle gehört im ambulanten Bereich nicht zu den Leistungen der Dysphagietherapie.

Rechtliche Aspekte in der Palliativversorgung

11.44 Kann eine Schlucktherapie auch bei palliativmedizinisch versorgten Patienten erfolgen?

Ja. Die Dysphagietherapie ist, wie jede andere Heilmittelbehandlung auch, bei Patienten mit palliativmedizinischer Versorgung möglich. Der Arzt kann problemlos bei medizinischer Notwendigkeit eine entsprechende Heilmittelverordnung ausstellen.

11.45 Muss ich bei der Schlucktherapie eines palliativversorgten Patienten besondere Aspekte beachten?

Gerade bei diesem Patientenkollektiv gilt es ganz besonders, auf die aktuellen Wünsche und v. a. Therapieziele zu achten und sie stetig abzusichern bzw. zu aktualisieren. So ist es v. a. im Bereich der Schlucktherapie essenziell zu wissen, wieviel Aspiration z. B. zu akzeptieren ist. Welche Risiken sind im Sinne des Patienten und welche Risiken nicht – z. B. kann es sein, dass eine Aspirationspneumonie in Kauf genommen wird, eine Bolusaspiration mit potenzieller Asphyxie jedoch nicht.

Dokumentations- und Aufklärungspflicht

11.46 Gibt es eine Dokumentationspflicht?

Für die Heilmittelversorgung gibt es gesetzliche Pflichten zur Dokumentation. So schreibt § 630f BGB vor, dass eine Dokumentation in unmittelbarem Zusammenhang zur Therapie stattfinden muss.

Inhaltlich gibt das Gesetz vor, dass sämtliche aus fachlicher Sicht für die derzeitige und künftige Behandlung wesentlichen Maßnahmen und deren Ergebnisse aufzuzeichnen sind. *Hierzu zählen insbesondere:*

- Anamnese
- Diagnosen
- Untersuchungen
- Untersuchungsergebnisse
- Befunde
- Therapien und ihre Wirkungen
- Eingriffe und ihre Wirkungen
- Einwilligungen und Aufklärungen
- Therapieziele

MERKE
Arztbriefe und auch Berichte an den Arzt sind in die Patientenakte aufzunehmen. Änderungen an der Dokumentation müssen sichtbar sein.

11.47 Welche Rechte hat der Patient oder sein Betreuer bezüglich der Dokumentation?

Jeder Patient/Betreuer hat ein gesetzlich geregeltes **Einsichtsrecht** in die Patientenakte. Auf Wunsch muss dem Patienten/Betreuer eine Kopie (gegen Erstattung der Kopierkosten) ausgehändigt werden.

11.48 Dürfen auch zusätzliche Informationen in die Dokumentation mit aufgenommen werden?

Ja. Neben den gesetzlich verpflichtenden Informationen dürfen auch alle weiteren Informationen, die im Rahmen der Therapie als wichtig erscheinen, dokumentiert werden. Beispielsweise auch Hinweise an betreuende Personen zur Nahrungsaufnahme. Auch wenn eine unzureichende Versorgung des Patienten festgestellt wird, sollte dies dokumentiert werden. Ebenso die ergriffenen Maßnahmen, wie Gespräche mit Pflegekräften, Ärzten, Betreuern.

11.49 Welche Dokumente darf ich als behandelnder Therapeut einsehen und wie komme ich an die Informationen?

Der Therapeut in der ambulanten Praxis darf alle vom verordnenden Arzt zur Verfügung gestellten Informationen einsehen. In der Klinik darf der Therapeut alle ihm in der Behandlungsakte oder auch zusätzlich von den behandelnden Ärzten zur Verfügung gestellten Informationen einsehen.

Der Patient oder sein Betreuer haben zudem das Recht, dem Therapeuten alle Informationen, die für notwendig erachtet werden, zur Verfügung zu stellen.

11.50 Was ist zu beachten, wenn die Hinweise im Rahmen der Aufklärung nicht beachtet werden?

Wird festgestellt, dass die gegebenen Hinweise im Rahmen der Therapie nicht beachtet werden, sollte dies in einem ersten Schritt mit dem Patienten oder den Angehörigen angesprochen und nach den Wünschen des Patienten gefragt werden. Sollten sich die Wünsche (z.B. „ich möchte auf keinen Fall eine Aspiration riskieren") und das Verhalten (konsumieren von Lebensmitteln, die nachweislich zu Aspiration führen) widersprechen, ist dies mit dem Patienten zu thematisieren und das gewünschte weitere Vorgehen zu besprechen. Dieses Gespräch und das gemeinsame Ergebnis sollten dokumentiert werden.

Wenn auch die erneute Aufklärung zu keiner Compliance führt, sollte der Arzt informiert werden und ein erneutes Gespräch mit dem Patienten gesucht und in Abhängigkeit der Ziele des Patienten die Therapie ggf. abgebrochen werden.

Bei der Versorgung innerhalb der Klinik sollte der zuständige Arzt informiert werden.

Rechtliche Aspekte im Umgang mit dem Patienten

11.51 Wann darf der Patient nicht mehr selbst unterschreiben?

Solange der Patient körperlich in der Lage ist zumindest mit einem Kürzel zu unterzeichnen und die **geistige Einsichtsfähigkeit** besitzt, zu wissen was er unterzeichnet, darf der Patient selber unterzeichnen. Wenn die Kürzel sehr unleserlich sind oder stark von der bisher verwendeten Unterschrift abweichen, empfiehlt es sich, einen entsprechenden Kommentar hinzuzufügen.

11.52 Wann wird eine Schweigepflichtentbindung benötigt?

Ohne eine (am besten **schriftliche**) **Schweigepflichtentbindung** darf ein Austausch über den Patienten nur mit dem Patienten, seinem gesetzlichen Vertreter oder dem verordnenden Arzt stattfinden. Ein Austausch mit den Pflegekräften oder anderen Ärzten/Therapeuten muss individuell vereinbart werden. Wichtig ist, dass der Patient im Hinblick auf die Schweigepflichtenbindung ein umfassendes jederzeitiges **Widerrufsrecht** hat.

Der Patient kann sich allerdings auch mündlich einverstanden erklären, dass anwesende Personen bei Gesprächen im Raum bleiben dürfen.

11.53 Welche Maßnahmen sind bei Verdacht auf Vernachlässigung oder Misshandlung des Patienten einzuleiten?

Wird ein Patient zu Hause, in der Pflegeeinrichtung oder in der Klinik nicht richtig versorgt, ist zunächst das Gespräch mit den betreuenden Personen und dem gesetzlichen Betreuer zu suchen. Auch ein Gespräch mit dem Arzt sollte erfolgen. In einer Klinik ist das Gespräch direkt mit dem behandelnden Arzt zu führen.

Erfolgt keine Besserung durch Information der zuständigen Personen und führt die Vernachlässigung zu einer Gefährdung für Leib oder Leben des Patienten oder liegt eine Misshandlung vor, muss die Kriminalpolizei informiert werden.

MERKE

Bei Verdacht auf Vernachlässigung und Misshandlung ist es wichtig, dass Sie die Situation und Ihre Lösungsversuche entsprechend dokumentieren.

Datenschutz

11.54 Welche gesetzlichen Grundlagen müssen Therapeuten bezüglich des Datenschutzes beachten?

Es gelten die allgemeinen gesetzlichen Regelungen des Datenschutzes. Die Vorgaben der **EU-Datenschutzgrundverordnung** und des neuen **Bundesdatenschutzgesetzes** sind zwingend umzusetzen.

Arbeitnehmer sind von Ihren Arbeitgebern oder deren Datenschutzbeauftragten regelmäßig bei Bedarf datenschutzrechtlich zu schulen. Eine Schulung sollte aber mindestens einmal jährlich erfolgen und die Teilnahme sollte dokumentiert werden.

11.55 Welche Informationen zum Datenschutz muss der Patient erhalten?

Es gibt gesetzliche Regelungen, z. B. **§ 630f BGB**, die vorsehen, dass die Datenverarbeitung verpflichtend ist. So hat z. B. eine Behandlungsdokumentation zu erfolgen. Hierfür ist eine Aufklärung des Patienten erforderlich. Diese sollte der Patient direkt bei der Anmeldung mit unterschreiben. Die Patienteninformation über die Datenspeicherung kann relativ kurz ausfallen, da ja eine gesetzliche Verpflichtung aus § 630f BGB, der **Datenschutzgrundverordnung** und dem neuen **Bundesdatenschutzgesetz** gegeben ist, die vorgibt, dass Patientendaten in einer Patientenakte zu dokumentieren sind. Die Patienten haben in diesem Fall, anders als bei gesetzlich nicht geregelten Datenverarbeitungen, **kein Widerrufsrecht** bezüglich der Datenspeicherung. Die Patienteninformation kann hier eher als Information über die Dauer der zu speichernden Inhalte angesehen werden. Eine Unterschrift ist nicht zwingend erforderlich. Die Übergabe der Patientenakte sollte aber dokumentiert werden.

Wenn die Abrechnung der Praxis über ein Abrechnungsunternehmen erfolgt, muss der Patient darüber informiert werden.

In Kliniken wird diese Information zum Datenschutz zentral geregelt, oder die Therapeuten bekommen die entsprechenden Informationen zur Weitergabe an die Patienten zur Verfügung gestellt.

11.56 Welche Punkte muss die Patienteninformation zum Datenschutz in der ambulanten Praxis mindestens enthalten?

Folgende Punkte sollten in der Patienteninformation stehen:

- Verantwortlicher für den Datenschutz
- Gegenstand und Dauer der Datenverarbeitung
- Art der personenbezogenen Daten, die für den Vertrag notwendig sind (z. B. die Daten auf der Verordnung, die für die Abrechnung mit den Kassen notwendig sind)
- Art und Zweck der Datenverarbeitung (z. B. Abrechnung der Verordnung mit den Krankenkassen)
- Weitergabe der Patientendaten
- Datenspeicherung
- Rechte des Patienten
- rechtliche Grundlagen

Es besteht zudem eine Verpflichtung, die zur Verarbeitung der Daten befugten Personen zur Vertraulichkeit und auf den Datenschutz zu verpflichten. Sollte ein Subunternehmer die Daten bearbeiten, muss dieser natürlich die gleichen Vorgaben einhalten, hierüber ist der Patient zu informieren, z. B. bei der Hinzuziehung eines Abrechnungsunternehmens. Ein Hinweis auf die gesetzlichen Aufbewahrungsfristen ist ebenfalls notwendig.

11.57 Bin ich als behandelnder Therapeut an die Schweigepflicht gebunden?

Ja. Therapeuten sind an die Schweigepflicht gebunden. Sie dürfen sich nur mit dem Patienten und/oder seinem Betreuer und dem verordnenden Arzt austauschen. In allen anderen Fällen bedarf es der Zustimmung des Patienten/Betreuers für den Austausch. Dies gilt auch bezüglich eines Austauschs mit Pflegekräften in Pflegeheimen und anderen Therapeuten wie z. B. Physiotherapeuten.

11.58 Mein Patient wird in eine andere Einrichtung verlegt: Darf ich meinen Befund an die nun weiterbehandelnde Therapeutin weiterleiten?

Eine Weitergabe von Informationen an die weiterbehandelnde Therapeutin in der Folgeeinrichtung darf nur mit Einwilligung des Patienten, des Bevollmächtigten oder des zuständigen Betreuers erfolgen. Die Einwilligung muss schriftlich erteilt werden und in die Patientenakte mit eingefügt werden.

11.59 Ich erhalte den Anruf einer anderen Therapeutin, die einen meiner Patienten weiterbehandelt: Darf ich Auskunft geben?

Auch bei telefonischer Nachfrage der weiterbehandelnden Therapeutin darf eine Auskunft und Weitergabe von Informationen **nur mit Einwilligung** des Patienten, des Bevollmächtigten oder des zuständigen Betreuers erfolgen. Die Einwilligung muss schriftlich vorliegen und in der Patientenakte eingefügt sein.

11

11.60 Ich möchte einen Fall in einem sozialen Netzwerk (z. B. Facebook) vorstellen und diskutieren: Was muss ich beachten?

Eine rein deskriptive Falldarstellung unter **Einhaltung des Datenschutzes** ist zur fachlichen Diskussion möglich. Demnach dürfen keine personenbezogenen Angaben wie Name, Geburtsdatum oder Wohnort veröffentlicht werden und keine Daten, die Rückschlüsse auf die Identität der Person zulassen. Hierbei ist darauf zu achten, dass kein Bezug zwischen Alter, Zeitpunkt des Klinikaufenthaltes/Therapie und Diagnosestellung erkennbar ist. Weitere Informationen sind in der **DSGVO** zu finden.

11.61 Ich möchte eine Filmdatei/ein Bild von einer FEES/VFSS öffentlich verwenden (z. B. Tagung): Reicht es, wenn die Bilder/Filme anonymisiert sind?

Nein. Auch Bilder/Filme von Patienten sind personenbezogene Daten und unterliegen somit dem Datenschutz. Selbst wenn diese anonymisiert wurden, liegt es weiterhin beim Patienten, ihre Verwendung zu erlauben. Der Therapeut sollte sich hier grundsätzlich mit dem zuständigen Datenschutzbeauftragten des Arbeitgebers (sofern vorhanden) besprechen und im Zweifel eine schriftliche Einverständniserklärung zur Verwendung der Filme/Bilder erbitten.

11.62 Ich möchte eine Filmdatei einer FEES/einer VFSS ins Internet hochladen, um darüber zu diskutieren: Was muss ich hierbei beachten?

Sie benötigen zur Veröffentlichung von Bild- oder Videomaterial immer eine **schriftliche Einwilligung des Patienten**, die alle geplanten Nutzungen umfasst. Die Einwilligung muss demnach den Ort enthalten, wo die Datei hochgeladen werden soll. Beispielsweise das Intranet des Arbeitgebers oder eine öffentliche Internetseite oder ein soziales Netzwerk. Es kann sinnvoll sein, eine Einwilligungserklärung mit individuell ankreuzbaren Orten für die Veröffentlichung zu erstellen.

Grundsätzlich ist zu beachten, dass ein Widerruf der Einwilligung in diesen Fällen nur für die Zukunft und weitere Verwendungen möglich ist.

12 Fragen und Antworten zur Dysphagie bei COVID-19-Patienten (Stand November 2020)

U. Frank, K. Frank, P. Pluschinski, A. Hofmayer, S. Duchac

Vorbemerkung

Seit Beginn des Jahres 2020 bestimmt die COVID-19-Pandemie den Alltag aller medizinischen Fachbereiche. Hierzu stellen sich auch für Dysphagietherapeuten zahlreiche Fragen, die zum großen Teil zum jetzigen Zeitpunkt noch nicht sicher beantwortet werden können. Teils gibt es **kontroverse Empfehlungen** und große **regionale Unterschiede**, zudem sind Empfehlungen und Vorgaben auch stark abhängig **von klinikinternen Hygienekonzepten.**

Dieses Kapitel fasst häufige Fragen und Antworten zur klinischen Situation und zum risikoadaptierten Verhalten während der COVID-19-Pandemie mit Fokus auf dem Dysphagiemanagement zusammen.

Die Antworten geben den **Stand der Empfehlungen und ersten klinischen Erfahrungen im November 2020** wieder. Die Angaben zu Definitionen und Handlungsempfehlungen stammen aus aktuellen Publikationen des Robert Koch Instituts (RKI) sowie der einschlägigen Dysphagie-Fachgesellschaften: Dysphagia Research Society (DRS), European Society for Swallowing Disorders (ESSD), Deutsche interdisziplinäre Gesellschaft für Dysphagie (DGD), Royal College of Speech Language Therapists – RCSLT (UK), National Tracheostomy Safety Project – NTSP (UK).

Zur Einstufung von Sicherheitsmaßnahmen bei *COVID-19 positiven Patienten* vs. *Verdachtsfällen* vs. *ungetesteten* vs. *negativen Patienten* gibt es derzeit lokal unterschiedliche Vorgehensweisen. Aktuell wird empfohlen, im Zweifel vorsichtig vorzugehen und Verdachtsfälle wie positive Patienten zu behandeln. Einige Publikationen empfehlen, dass in Regionen mit hohen Fallzahlen Verdachtsfälle, ungetestete und Risikopatienten wie positive Fälle behandelt werden sollten, mit entsprechender Anpassung der Schutzmaßnahmen und Vorgehensweisen.

Für die Zwecke dieses Kapitels wird die Bezeichnung „COVID-19-Patient" daher so verwendet, dass sie alle Patienten umfasst, für die entsprechend der hauseigenen und regionalen Gegebenheiten ein spezieller Infektionsschutz gelten soll.

Allgemeines

12.1 Welche Symptomatik hat ein COVID-19-Patient?

Eine Infektion mit SARS-CoV-2 Viren bringt eine **große Bandbreite möglicher Symptome und Krankheitsverläufe** mit sich, von asymptomatischen Verläufen bis hin zu schweren und kritischen Verläufen mit Pneumonien, akutem Lungenversagen (ARDS, ▶ 1.14), Multiorganversagen bis hin zum Tod (▶ 12.2). COVID-19 kann sich außer im respiratorischen Trakt auch in anderen Organsystemen manifestieren (RKI 2020).

Offensichtlich scheinen einige Personengruppen besonders gefährdet zu sein. Hierzu gehören neben hochbetagten und multimorbiden Personen auch Menschen mit chronischen Atemwegserkrankungen, Diabetiker und Schwergewichtige. Auch scheinen Männer häufiger einen schweren Verlauf zu haben als Frauen.

Als **häufigste Symptome** zeigen sich Husten, Fieber, Schnupfen und eine Beeinträchtigung der Geschmacks- und Geruchswahrnehmung, bei schweren Verläufen auch Dyspnoe, Halsschmerzen, Muskelschmerzen und Erschöpfungssymptome.

INFO

Erste Hinweise auf einen möglicherweise instabilen Genesungsverlauf können folgende Symptome geben:

- Atemfrequenz (AF) > 24/min
- $SPO_2 < 90\,\%$
- Temperaturanstieg
- pleuritische Schmerzen
- zunehmende Luftnot

BEISPIEL

Von 17 COVID-19-Patienten in einem schweizerischen Weaning Center wurden 50 % voll beatmet, die restlichen teils assistiert beatmet, teils spontan atmend. Mehr als die ½ der Patienten wiesen eine schwere Critical Illness Polyneuropathie (CIP) mit Klinik einer Tetraparese/-plegie auf, alle eine mittelschwere bis schwere Dysphagie. Allen gemeinsam war ein meist hyperaktives bis gemischtes Delir (▶ 8.8ff.Stierli et al. 2020).

Klinische Beobachtungen weisen auf einen **Zusammenhang zwischen COVID-19 und laryngealen Ödemen bzw. Laryngitis** hin (McGrath et al. 2020, ▶ Abb. 12.1). Dies ist u. a. im Hinblick auf In- und Extubationen, endoskopische Untersuchungen (z. B. FEES) sowie das Trachealkanülenmanagement relevant (Brodsky et al. 2018, ▶ 12.23).

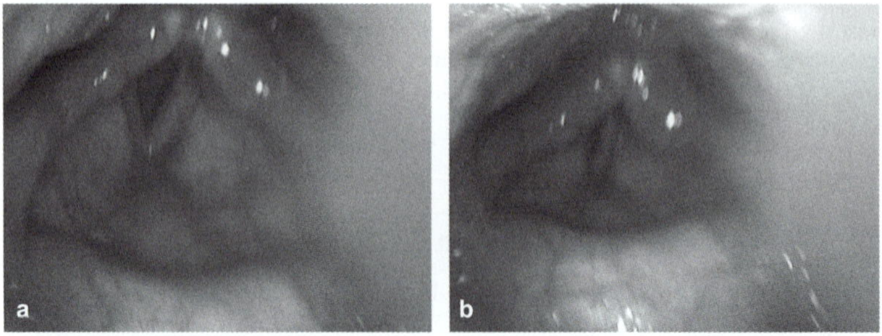

Abb. 12.1 Laryngitis bei einem COVID-19 Patienten. [T1094]

12.2 Wie ist der Verlauf der Erkrankung?

Es werden drei Verlaufsformen unterschieden:

- **leicht:** milde Erkältungssymptome und eine geringe Einschränkung der Belastbarkeit. Die Erkrankung verläuft oft unbemerkt.
- **mittelgradig:** starke Erkältungssymptome ggf. mit Beteiligung bakterieller Co-Infektionen bis hin zu leichten Pneumonien. Der Patient hat Fieber, fühlt sich abgeschlagen und ist nur eingeschränkt belastbar.
- **schwer**: häufig plötzliche Verschlechterung des Krankheitsverlaufs (innerhalb weniger Stunden). Im weiteren Verlauf werden zwei Formen unterschieden:
  - Entwicklung einer schweren Pneumonie
  - Entwicklung eines **ARDS** (**A**cute **R**espiratory **D**istress **S**yndrome, ▶ 1.14)

Der Anteil schwerer und kritischer Verläufe liegt nach derzeitigem Stand bei ca. 20 %, davon werden ca. 6–10 % beatmungspflichtig und ca. 6 % sind längerfristig (also länger als 72 Stunden) intubiert (RCSLT 2020).

Häufig entwickelt sich eine **Pneumonie** (ggf. mit Pleuritis) in der zweiten Erkrankungswoche, die ggf. mit Sauerstofftherapie (O_2 und/oder HFNO) und nichtinvasiver Beatmung behandelt werden kann (▶ 12.19). Dagegen ist bei Entwicklung eines **beatmungspflichtigen ARDS** eine Intubation und invasive Beatmung erforderlich, ggf. auch eine extrakorporale Membranoxygenierung (ECMO).

Häufige **assoziierte Komplikationen** umfassen v. a. bei schwer erkrankten beatmungspflichtigen COVID-19-Patienten schwere Critical Illness Mypoathien und Polyneuropathien (CIP, CIM, ▶ 8.6), akute nekrotisierende hämorrhagische Enzephalopathien, Myokardschädigungen und Herzrhythmusstörungen, Delirzustände und kognitive Störungen, Hirnnervenschädigungen, Dysphagien, erhöhte Blutgerinnung mit erhöhter Thrombose- und Schlaganfallgefahr, erhöhter Emboliegefahr aufgrund der Gerinnungsstörung, akutes Nieren- und Multiorganversagen.

Mittelfristig bilden sich zudem häufig Bronchiektasen und Fibrosen, deren Persistenz derzeit noch unklar ist.

PRAXISTIPP

Zur **Erfassung von erschöpfungsbedingter Dyspnoe** (Luftnot) eignet sich sehr gut die **BORG-Skala** (auch: BORG RPE-Skala, Borg 1982). Hier schätzt der Patient seine Dyspnoe in Ruhe, bei oder nach einer Belastung auf einer 10-stufigen Skala ein. Die BORG-Skala ist validiert und sehr schnell und einfach anzuwenden.

Im klinischen Kontext kann sie z. B. eingesetzt werden, um den aktuellen Dyspnoe- und Belastungsgrad zu erfassen und damit die **Durchführbarkeit weiterer erschöpfender therapeutischer Maßnahmen** (z. B. Mobilisation, orale Kostgabe, Entblocken der TK) zu beurteilen (*aber CAVE:* stille Hypoxämien können bestehen! ▶ 12.25).

Die BORG-Skala eignet sich zudem sehr gut zur **Verlaufsbeurteilung**, etwa zur Einschätzung des Erkrankungsverlaufs oder **der Wirksamkeit (atem-)therapeutischer Interventionen.**

INFO

Ein schwerer COVID-19-Verlauf wird mutmaßlich durch zwei Pathomechanismen bedingt: Entweder verursacht ein **ARDS** einen respiratorischen Ausnahmezustand, mit schweren Herzrhythmusstörungen oder es kommt zu einer **Sepsis** mit Multiorganversagen und extrem hohen Entzündungsparametern (CRP).

Diese hoch pathologischen Verläufe haben meistens eine **schlechte Prognose**. Die Patienten liegen lange auf der Intensivstation mit den daraus resultierenden Sekundärschäden (CIP, CIM, Thrombose, Malnutrition, Delir, Immobilität etc., ▶ Kap. 8.).

MERKE

COVID-19-Patienten können sehr komplexe Störungsbilder mit derzeit noch unerwarteten Komorbiditäten aufweisen. Der Langzeitverlauf ist noch unklar, allerdings zeichnet sich ab, dass bei schweren Verläufen einige Komplikationen lange persistieren und die Belastbarkeit auch nach Monaten noch erheblich eingeschränkt sein kann. Dies hat erhebliche Folgen für die **Lebensqualität und die Lebensplanung** der Patienten (soziale Partizipation, berufliche und wirtschaftliche Perspektiven u. v. m.). Daher ist sowohl in der Akutversorgung als auch in der Rehabilitation und Nachsorge ein **komplexes Behandlungssetting** erforderlich, das nur durch ein flexibles und **aktiv multidisziplinär handelndes Behandlungsteam** realisiert werden kann.

12.3 Was sind Aerosole und welche Rolle spielt die Expositionsdauer?

Aerosole bzw. Aerosolpartikel sind **feinste luftgetragene Flüssigkeitspartikel und Tröpfchenkerne** (**< 5 µm**), die sich in einem Gas wie Sauerstoff binden und längere Zeit in der Luft schweben können. Sie können beim Einatmen in die Luftwege eindringen und sich dort absetzen. Einige sind „lungengängig" und verbleiben dort. Dies hängt von der Partikelgröße ab.

Im Gegensatz zu Tröpfchen, wie sie z. B. beim Niesen entstehen, können Aerosole mit infektiösem Material (z. B. dem SARS-CoV-2 Virus) für mehrere Stunden in der Raumluft verbleiben (Noti et al. 2013). Damit ist die Infektionsgefahr durch die viral angereichterte aerosole Atmosphäre in einem Raum über mehrere Stunden erhöht.

12.4 Welche Rolle spielt die Viruslast für das Infektionsrisiko?

Unter Viruslast versteht man die **Anzahl von Viren in einer definierten Menge eines Mediums** – im Falle von SARS-CoV-2 im Sputum. Studien konnten zeigen, dass in frühen Stadien einer SARS-CoV-2 Infektion, in denen die Patienten kaum oder milde Symptome zeigten, dennoch eine sehr hohe Konzentration von Viren insbesondere im Sputum nachweisbar ist (Wölfel et al. 2020). Damit könnte sich auch die hohe Infektionsrate bei klinischem Personal erklären lassen. Die Konzentration von SARS-CoV-2 Viren scheint sowohl bei symptomatischen, als auch bei asymptomatischen Patienten gleichermaßen hoch zu sein (Oran und Topol 2020).

Je höher die Konzentration eines Virus, desto schwerer gelingt es auch einem gesunden Immunsystem, das Eindringen in den Körper zu verhindern. Dabei kann es zu einer Überforderung des Immunsystems kommen, womit schwere Krankheitsverläufe möglich werden. Auch Aerosole behalten knapp 70 % ihrer Viruslast über einen bestimmten Zeitraum, wie Studien über das Influenza-A-Virus zeigten (Noti et al. 2013). Je höher die Viruslast, desto höher also die Wahrscheinlichkeit einer Infektion und möglicherweise auch die Schwere des Krankheitsverlaufs.

12.5 Was sind aerosolgenerierende Prozeduren (Aerosol Generating Procedures, AGPs) und wie tragen sie zum Infektionsrisiko bei?

Als **aerosolgenerierende Prozeduren** (*Aerosol Generating Procedures, AGP*) bezeichnet man Interventionen, die z. B. eine Husten- oder Niesreaktion verursachen und so zum Auswurf von nasopharyngealem, pharyngolaryngealem oder tracheobronchialem Sekret führen können. Hierdurch kommt es zur Verteilung von ggf. virushaltigen Aerosolpartikeln in der Luft, in der Umgebung auf Oberflächen und auch auf der Schleimhaut eines Rezipienten.

Die Wahrscheinlichkeit einer Exposition ist im Umkreis von 1–2 m um eine infizierte Person herum deutlich erhöht. Sie ist jedoch abhängig von Faktoren wie Partikelgröße, Ausstoßgeschwindigkeit und physikalischen Umgebungsvariablen, z. B. Luftturbulenzen, Luftdruck, -feuchtigkeit und Temperatur. Die Übertragung von SARS-CoV-2 Viren erfolgt nach derzeitigem Kenntnisstand hauptsächlich aerogen, also entweder durch die Luft und ggf. auch über Oberflächen, auf denen sich die Viren absetzen und teils lange aktiv bleiben können (Fiorillo et al. 2020).

Dysphagiemanagement bei COVID-19-Patienten

12.6 Welchen Auftrag haben Sprachtherapeuten bei COVID-19-Patienten auf der ITS?

Sprachtherapeuten haben in der Behandlung von COVID-19 Patienten vielfältige Aufgaben und sollten bereits auf der ITS fester Bestandteil des multidisziplinären Teams sein (▶ 8.4, ▶ 8.11). Die beiden Hauptaufgabenfelder sind – wie auch bei anderen Patienten – **Dysphagiemanagement und Kommunikation,** dies beinhaltet u. a.:

- klinische und ggf. instrumentelle Diagnostik (▶ Kap. 2) bzgl. Möglichkeiten zur oralen Nahrungsaufnahme, Ableitung von Kostempfehlungen
- Diagnostik im Rahmen der Trachealkanülenentwöhnung
- Abklärung effektiver Kommunikationsmöglichkeiten:
  - Implementierung eines beatmungskompatiblen Sprechventils nach entsprechender Indikationsstellung (▶ 8.67, ▶ 12.21)
  - verbale, non-verbale, schriftsprachliche bzw. unterstützte Kommunikation, ggf. Implementierung unterstützter Kommunikation (UK), Versorgung mit Kommunikationshilfen, Anleitung des Patienten und Behandlungsteams zur Verwendung der UK im klinischen Alltag
  - Abklärung von sprachsystematischen und sprechmotorischen Störungen, insbesondere Sprachverständnis, Instruktionsverständnis und Apraxien; individuelle Anpassung von UK-Maßnahmen an ggf. vorliegende aphasische, kognitive und/oder apraktische Störungen

MERKE

Die typischen Aufgaben des Sprachtherapeuten auf der ITS bei COVID-19 unterscheiden sich nicht grundsätzlich von denen bei anderen Patienten. Allerdings werden atemtherapeutische Maßnahmen und die Etablierung von Kommunikationsmöglichkeiten sicher einen höheren Stellenwert haben.

Ein großer Unterschied besteht allerdings in den notwendigen Schutzmaßnahmen (▶ 12.10) und ggf. Modifikationen bzgl. einzelner diagnostischer und therapeutischer Abläufe (▶ 12.23).

INFO

Die verbesserten Kommunikationsmöglichkeiten können u. a. dazu beitragen, **Delirzustände zu reduzieren** bzw. diese gemeinsam mit dem Patienten zu bewältigen (▸ 8.8ff.).

12.7 Haben Dysphagietherapeuten bei der Behandlung von COVID-19-Patienten ein erhöhtes Infektionsrisiko?

Ja, COVID-19 ist hochinfektiös. Der Hauptübertragungsweg ist nach derzeitiger Evidenzlage die respiratorische Aufnahme von SARS-CoV-2-haltigen Viruspartikeln, die beim Atmen, Husten, Sprechen oder Niesen entstehen (RKI 2020, Echternach et al. 2020). Bereits beim Atmen und Sprechen werden kleine Partikel (Aerosole) ausgeschieden, beim Husten und Niesen ist dies noch deutlich mehr der Fall. Eine Übertragung über kontaminierte Oberflächen ist ebenfalls nicht auszuschließen (Fiorillo et al. 2020).

Dysphagietherapeuten kommen durch die unterschiedlichsten Maßnahmen mit nasopharyngealem Sekret, Speichel und Sputum in Kontakt. Dadurch besteht eine **sehr große Gefahr, dass Dysphagietherapeuten sich infizieren.** Dies gilt natürlich auch für alle anderen Berufsgruppen, die mit diesen Patienten arbeiten oder engen Kontakt haben.

Aktuelle Zahlen der WHO gehen davon aus, dass weltweit jede zehnte COVID-19-Infektion Personen betrifft, die im Gesundheitssektor arbeiten (Barrett et al. 2020).

INFO

Im Trachealsekret ist SARS-CoV-2 noch nachweisbar lange nachdem ein nasaler oder oropharyngealer Abstrich bereits negativ ist (Wölfel et al. 2020). Dies kann jedoch auch noch nach Wochen festgestellt werden. Unklar ist hier, wie hoch die tatsächliche Viruslast sein muss, um noch eine Infektionsgefahr darzustellen.

12

MERKE

Alle diagnostischen und therapeutischen Interventionen, die bei einem dysphagischen Patienten notwendig werden, können potenziell aerosolgenerierende Prozeduren (AGPs) (▸ 12.5) sein aufgrund der folgenden Risiken:

- prolongierte Exposition des Untersuchenden
- Auslösung von Husten, Niesen oder Würgen, z. B. durch Stimulation des Nasopharynx
- Patient kann während der Untersuchung keinen Mund-Nasenschutz tragen
- Untersuchende kann nicht den empfohlenen Abstand zum Patienten halten

12.8 Welche Maßnahmen im Dysphagiemanagement gelten als aerosolgenerierende Prozeduren (AGPs)?

Folgende Maßnahmen, an denen Dysphagietherapeuten direkt oder assistierend beteiligt sind, werden nach aktuellem Stand als kritische aerosolgenerierende Prozeduren definiert:

- Klinische Schluckfunktionsuntersuchung: Erhebung des Hirnnervenstatus, Atemstatus, Reflexstatus incl. Cough Reflex Testing (▶ 2.33), klinische Schluckversuche (▶ 2.21ff.)
- Flexible Endoskopische Schluckuntersuchung (FEES), weitere endoskopische Untersuchungen wie Laryngoskopie, Stroboskopie (▶ 2.70ff.)
- Videofluoroskopische Untersuchung der Schluckfunktion (VFSS, ▶ 2.96ff.)
- Pharyngoösophageale Manometrie und ph-Metrie Untersuchungen (▶ 2.120)
- Mundpflegemaßnahmen (▶ 3.34)
- Laryngektomie Management, z. B. Wechsel der Stimmprothese, Stomainspektion, Übungen zur Stimmanbahnung (▶ 7.96)
- Trachealkanülenmanagement bei beatmeten und nicht-beatmeten Patienten, Entblocken und Verschließen der Kanüle, nasopharyngeales oder endotracheales Entfernen von Sekret mittels Absaugvorrichtung
- Anbahnung der Sprechventilverwendung, Trachealkanülenwechsel, Dekanülierung (▶ 5.49ff.)
- Above Cuff Vocalization (▶ 5.45)
- Intubation bzw. Extubation (▶ 8.34)
- Dysphagiemanagement bei Patienten mit nicht-invasiver Beatmung (NIV) und High-Flow Sauerstofftherapie (HFNO), v. a. wenn die Ausatemluft bzw. Abluft aus dem Beatmungsgerät nicht gefiltert ist (▶ 8.34ff.)
- jegliche direkte Sekretolysemaßnahmen wie Verwendung des Cough-Assist, The Vest, Ez-PaP u. ä. (provozieren Husten mit entsprechendem Risiko der Virusverteilung)
- klassische atemtherapeutische Maßnahmen, Hands-on Techniken, Atemtrainer (▶ 3.55)
- Expiratory Muscle Strength Training (EMST), Inspiratory Muscle Strength Training (IMST, ▶ 3.27ff.)
- alle weiteren dysphagietherapeutischen Maßnahmen, bei denen ein geringer Abstand zum aerodigestiven Trakt besteht.

12.9 Wie könnte eine Risiko-Nutzen-Abwägung für die Durchführung aerosolgenerierender Prozeduren (AGPs) aussehen?

Die Risiko-Nutzen-Abwägung ist abhängig vom jeweiligen Setting.

In einer **ambulanten oder poliklinischen Einrichtung** könnte eine **Triagierung** vorgenommen werden, *d. h. eine nach definierten Kriterien vorgenommene Priorisierung von medizinischen und therapeutischen Leistungen entsprechend dem jeweiligen Versorgungsauftrag*. Um das Risiko einer positiven Infektion zu bestimmen steht ein Fragenkatalog vom Robert-Koch-Institut (www.rki.de) zur Verfügung, der u. a. Fragen nach Temperaturentwicklung, Geruchs- und Geschmacksverlust und Kontakt zu COVID-positiv getesteten Personen umfasst.

Ein Ziel der Triagierung kann aber auch die Dringlichkeit der Diagnostik und Therapie betreffen. Diesbezüglich helfen anamnestisch relevante Informationen wie Fragen zum Ernährungsstatus und zum pulmonologischen Status, die ebenfalls vorab mittels standardisierter Fragebögen (▶ 7.43ff.) erhoben werden, und die Entscheidung unterstützen, ob eine aerosolgenerierende Intervention dringlich indiziert ist.

In einem **akutversorgenden Setting** ist zu empfehlen, sehr spezifische Indikationsstellungen zu formulieren, die die Durchführung einer (semi-)invasiven und damit aerosolgenerierenden Intervention rechtfertigen. Bei einem akuten Schlaganfallpatienten, bei dem das klinische Aspirationsscreening positiv ausgefallen ist, sollte nicht auf eine valide Diagnostik der Dysphagie verzichtet werden. Ebenso wenig bei einem Patienten im rehabilitativen Setting, bei dem eine spezifische Therapieplanung entlang der Pathophysiologie erforderlich ist. Hochbetagte, multimorbide Patienten, die kostformadaptiert einen stabilen Ernährungszustand haben und keinerlei Zeichen pulmonologischer Veränderungen zeigen, sollten unter den aktuellen pandemischen Bedingungen eher keiner aerosolgenerierenden Untersuchung zugeführt werden.

12.10 Welche Schutzmaßnahmen werden Dysphagietherapeuten empfohlen, wenn sie COVID-19-Patienten behandeln?

Die empfohlenen Schutzmaßnahmen können **drei Bereichen** *zugeordnet werden:*
1. Persönliche Schutzausrüstung (PSA)
2. Minimierung der Kontaktpersonen (Minimal Team Approach)
3. Anpassung der diagnostischen und therapeutischen Maßnahmen

1. Persönliche Schutzausrüstung (PSA):
- Schutzhandschuhe
- langärmelige flüssigkeitsabweisende Schutzkittel
- Atemschutzmaske (mindestens FFP2)
- Augenschutz (Schutzbrille, Gesichtsschild)
- Haar- und Schuhschutz

Die **Patienten** sollten ebenfalls eine Mund-Nasen-Schutzmaske (MNS) tragen und diese nur abnehmen, wenn dies dringend erforderlich ist (z. B. zur Mundinspektion). Einige Publikationen empfehlen, dass auch eine entblockte Trachealkanüle durch eine MNS bedeckt werden sollte (Zaga et al. 2020).

MERKE
- Ein Training bzw. eine **Unterweisung durch die Krankenhaushygieneabteilung** zum sach- und fachgerechten An- und Ablegen und Entsorgen der Persönlichen Schutzausrüstung (PSA) sowie zum Desinfizieren wiederverwendbarer Materialien und der Oberflächen des Raumes ist dringend zu empfehlen.
- Kontaminierte Kleidung und benutztes Material werden in einem gesonderten, festen Plastiksack entsorgt – dasselbe gilt für benutzte Wäsche. Sind diese voll, werden sie in einer mit Deckel fest zu verschließenden Tonne entsorgt. Erst dann verlassen die Wäsche oder der Müll das Zimmer.

2. Minimierung der Kontaktpersonen (Minimal Team Approach):
- diagnostische und therapeutische Maßnahmen werden von Teammitgliedern (unabhängig von ihrer Profession) durchgeführt, die ohnehin bereits im Patientenkontakt sind; ggf. Anleitung durch Fachtherapeuten oder eine Fachperson außerhalb des Zimmers (z. B. über Video) bzw. mit einem deutlich größeren Abstand zum Patienten
- bei allen kritischen Maßnahmen sind nur eine möglichst minimale Anzahl zwingend erforderlicher Personen im Raum, die Kontaktdauer sollte soweit wie möglich begrenzt werden

- Maßnahmen mit hohem Infektionsrisiko (FEES, TK-Wechsel) sollten von dem Teammitglied mit der größten Erfahrung durchgeführt werden

MERKE

Es mag sich paradox anhören, dass einerseits wechselndes Personal bei COVID 19-Patienten vermieden werden soll und andererseits offenbar genau *diese* Patienten aufgrund der Schwere ihrer Erkrankungen ganz besonders auf vielfältige therapeutische Interventionen angewiesen sind. Umso wichtiger ist es, die **Infektionsgefahr** für die direkt behandelnden Personen durch Einhaltung der internen Hygieneschutzmaßnahmen und Anpassung der Maßnahmen **so weit wie möglich zu reduzieren**.

3. **Anpassung der diagnostischen und therapeutischen Maßnahmen:**

- aerosolgenerierende Prozeduren (AGPs) sollten nur durchgeführt werden, wenn sie einen eindeutigen und unmittelbaren diagnostischen oder therapeutischen Nutzen haben (▶ 12.9)
- AGPs sollten nur mit entsprechender Persönlicher Schutzausrüstung (PSA) durchgeführt werden (▶ 12.10)
- AGPs sollten nur von erfahrenen Fachkräften durchgeführt werden
- bei intubiert-beatmeten Patienten zwingend ein geschlossenes Absaugsystem verwenden
- Mindestabstand nach Möglichkeit einhalten
- wo immer möglich telemedizinische Methoden einsetzen

MERKE

Nach ersten klinischen Erfahrungen wirkt sich eine intensive und gut koordinierte Zusammenarbeit im multidisziplinären Team positiv auf den Behandlungsverlauf aus. Dies zeigt sich zum einen in Erfahrungsberichten, wird aber auch in den inzwischen verfügbaren Empfehlungen internationaler Arbeitsgruppen nahegelegt (Zaga et al. 2020). *Als positive Effekte eines koordinierten multidisziplinären Vorgehens werden folgende Aspekte genannt:*

- bessere Nutzen-Risiko-Abschätzung bei der Entscheidung für AGPs, wie z. B. Entblocken und Sprechventileinsatz
- effektiveres Timing und Koordination der dysphagietherapeutischen Untersuchungen (Screening, KSU, ggf. instrumentelle Untersuchungen) mit anderen Interventionen – dadurch bessere Umsetzbarkeit des Minimal Team Approach

12.11 Soll die Dysphagiediagnostik und -therapie angesichts des hohen Infektionsrisikos unterbleiben?

Nein! Alle derzeit verfügbaren Empfehlungen sprechen sich **für eine Weiterführung der Maßnahmen im Dysphagiemanagement** aus. Allerdings sollte eine **sorgfältige Risiko-Nutzen-Abwägung** (▶ 12.9) erfolgen, v. a. dann, wenn potenziell aerosolgenerierende Prozeduren (AGPs) durchgeführt werden. Dabei sollten die oben beschriebenen Schutzmaßnahmen eingehalten werden (▶ 12.10).

Zur **Validität** von Screeningverfahren, klinischen Schluckfunktionsuntersuchungen (KSU) und instrumentellen Untersuchungen (FEES, VFSS, ▶ Kap. 2) bei COVID-19-Patienten gibt es bisher keine systematischen Untersuchungen. Die Durchführung eines etablierten validen **Dysphagiescreenings** durch entsprechend ausgebildete und erfahrene Mitglieder des interprofessionellen Teams **wird ausdrücklich empfohlen** (Miles et al. 2020).

Ebenso sprechen sich die derzeitigen Empfehlungen eindeutig für die **Weiterführung rehabilitativer Maßnahmen** aus. Die notwendigen Risiko-Nutzen-Abwägungen, Schutzmaßnahmen und Anpassungen im Behandlungsablauf sind zu beachten. Außerdem ist ein erhöhter Bedarf an dysphagietherapeutischen Kapazitäten für Patienten **nach der Akutphase** der COVID-19-Erkrankung zu erwarten, da erhebliche Folgekomplikationen in Bezug auf die Schluckfunktion bestehen können (▶ 12.2, Grabowski und Maddox 2020).

Im Falle knapper therapeutischer Ressourcen sollte bei der Priorisierung beachtet werden, bei welchen Patienten eine hohe Gefahr der **Malnutrition und Dehydratation** besteht, die zu einem kritischen Krankheitsverlauf, längeren Krankenhausverweildauern und weiteren Folgekomplikationen führen können (Miles et al. 2020).

INFO

In Bezug auf Kostmodifikationen ist zu beachten, dass COVID-19-Patienten erhebliche Schwankungen ihrer respiratorischen Funktionen aber auch in Bezug auf Wachheit und orale Ernährungsfähigkeit haben können. Daher sollten die Kostempfehlungen engmaschig überprüft und ggf. angepasst werden, um Malnutrition zu vermeiden.

MERKE

COVID-19-Patienten haben sehr wahrscheinlich ein höheres Risiko für eine Post-Extubations-Dysphagie, u. a. aufgrund häufig bestehender Laryngitis und verlängerter Intubationszeiten (▶ 12.21). Diese zu erkennen (▶ 8.17ff.) ist eine essenzielle Aufgabe des multidisziplinären Teams, die jedoch erschwert wird durch die erforderlichen Hygienemaßnahmen (▶ 12.10) und auch dadurch, dass in Phasen eines erhöhten Patientenaufkommens ggf. auch ungeschultes Personal auf der ITS eingesetzt werden muss.

12.12 Gibt es Empfehlungen zur Durchführung einer klinischen Schluckfunktionsuntersuchung oder instrumentellen Schluckuntersuchung bei COVID-19-Patienten?

Es liegen einige Empfehlungen vor, die hier exemplarisch ohne Anspruch auf Vollständigkeit oder Verbindlichkeit aufgelistet werden. *Wird eine klinische Schluckfunktionsuntersuchung oder instrumentelle Untersuchung durchgeführt, sollten folgende Sicherheitsmaßnahmen beachtet werden:*

- Durchführung der Untersuchung nach **striktem Standardprotokoll**, das ermöglicht Vollständigkeit der Erhebung und Zeitersparnis
- **zügige** Durchführung der Untersuchung (< 15 Minuten)
- Durchführung der Untersuchung durch den **erfahrensten Untersucher**
- möglichst **geringe Personenanzahl** im Untersuchungsraum
- alle Untersuchenden sollten mit vollständiger **Persönlicher Schutzausrüstung** (PSA: FFP2- oder FFP3-Maske, Schutzbrille, Schutzkittel und Häubchen, Handschuhe) ausgestattet sein
- Untersuchenden sollten durch die Haushygiene wiederholt im An- und Ablegen der Schutzkleidung **unterwiesen** worden sein

- Patient **vor und unmittelbar nach** der Untersuchungsdurchführung **mit Mund-Nase-Schutz** versorgen und aus dem Untersuchungsraum bringen, falls möglich

MERKE

Entscheidend für eine möglichst risikoarme Durchführung der klinischen oder instrumentellen Dysphagiediagnostik ist:

- die Erfahrung des Untersuchers
- die möglichst weitgehende Reduktion der Untersuchungszeit bei möglichst hoher Untersuchungsqualität

Es ist offensichtlich, dass diese beiden Aspekte sich bedingen.

MERKE

Bislang liegt noch keine wirklich belastbare Evidenz dafür vor, wie gefährdend eine klinische Schluckfunktionsuntersuchung oder eine instrumentelle Schluckdiagnostik für den Untersucher tatsächlich unter den Pandemiebedingungen von COVID-19 ist. Jedoch besteht ein internationaler Expertenkonsens darüber, dass es sich um eine mindestens mittlere Gefahr als Infektionsquelle für COVID-19 handelt (Miles et al. 2020). Es wird **dringend empfohlen,** sich regelmäßig bei den Berufsverbänden und dem RKI über aktuelle Empfehlungen und Erkenntnisse zu informieren.

Ein regelmäßiges Update bietet die Seite der Dysphagia Research Society und ihrer Task force: www.dysphagiaresearch.org/page/COVID-19Resources.

12.13 Was ist nach der Durchführung einer instrumentellen Schluckdiagnostik bei einem COVID-19-Patienten hinsichtlich Aufbereitung zu beachten?

Nach der Durchführung einer instrumentellen Schluckuntersuchung bei einem COVID-19-Patienten sollten nach bisherigen Empfehlungen mindestens *folgende Maßnahmen durchgeführt* werden:

- **Dekontamination** des Raumes und aller Oberflächen inkl. der Türgriffe nach Beendigung der Untersuchung mit entsprechender Wischdesinfektion
- **Lüften** des Raumes und erst nach etwa 2 Stunden wieder nutzen, sofern das Setting dies erlaubt
- *bei FEES:* Aufbereitung des Endoskops nach RKI-Richtlinien (Bundesgesundheitsblatt 55, 2012, RKI 2012) und Tragen der Persönlichen Schutzausrüstung (PSA) durch den Aufbereitenden
- fach- und sachgerechtes Ablegen und Entsorgen der Persönlichen Schutzausrüstung (PSA)

12

12.14 Soll ein COVID-19-Patient das Husten möglichst unterdrücken?

Nein, aktives Unterdrücken des Hustenreizes ist nicht sinnvoll und führt meistens zum Gegenteil. Natürlich sollte eine Aerosolstreuung vermieden werden. Praktisch bedeutet das, dass der Covid-19-Patient, wenn er husten muss, möglichst produktiv husten sollte, um die Hustenreizauslösung zu reduzieren und damit eine „unnötige" Hustenaktion vermieden wird.

12.15 Wie kann einem COVID-19-Patienten produktives Husten erleichtert werden?

Der Patient sollte möglichst viele Strategien zur Atemvolumenerhöhung und Hustenreizhemmung erlernen, wie umgekehrte Intervallatmung etc. Zudem kann durch den „Kutschersitz“ die Husteneffektivität verstärkt werden (effektivere Extrusionsphase, ▶ 1.41).

INFO

Der Kutschersitz ist eine sitzende Position in aufrechter, leicht nach vorne gestützter Körperhaltung mit aufgestellten Füßen und Händen. Die Hände sind inwärtsgedreht und auf die Knie gestützt.

Beatmung und Trachealkanülenmanagement bei COVID-19-Patienten

12.16 Was ist bzgl. der Beatmungsindikation bei COVID-19-Patienten zu beachten?

Die Empfehlung des RKI ist derzeit, **soweit wie möglich auf Beatmung zu verzichten.** Da das Corona-Virus zunächst überwiegend Symptome in den oberen Atemwegen erzeugt, ist hier das Mittel der Wahl die hochdosierte O_2-Therapie. Hier kommen sowohl die O_2-Brille als auch die O_2-Maske sowie High-Flow-Therapie in Frage.

Durch **stille Hypoxämie** ohne relevante klinische Luftnot kann es aber „unbemerkt“ zu raschen und dann auch oft massiven Verschlechterung der Situation des Respirationstraktes und in der Folge zur Entwicklung einer Pneumonie oder akutem Lungenversagen (ARDS) kommen (▶ 12.2, ▶ 1.14).

Bei Entwicklung einer schweren Pneumonie ist ein Beatmungsverfahren indiziert, das ggf. nicht-invasiv über eine Beatmungsmaske erfolgen kann (▶ 8.33ff.). Ob eine nicht-invasive Beatmung (NIV) ausreicht, hängt entscheidend von den Blutgaswerten (BGA, ▶ 8.46) ab.

12

Hat sich ein ARDS entwickelt, muss der Patient invasiv beatmet werden. Das typische, leitliniengerechte Behandlungsschema beinhaltet mindestens 12–48 Stunden 180° Bauchlage mit hohen O_2-Werten, hohem PEEP (▶ 8.41) und hohen Beatmungsdrücken (sog. „aggressive Beatmung”).

INFO

Angesichts der komplexen Symptomatik und noch unklaren Verlaufsformen der COVID-19-Patienten gibt es für die Respiratortherapie kein festes Schema. *Ein typischer Verlauf könnte aber in etwa so aussehen:*

- Sedierung, Intubation und Beatmung über einen endotrachealen Tubus *oder* zunächst CPAP-Maske und High-Flow Sauerstofftherapie (HFNO), bei Verschlechterung Intubation und invasive Beatmung über Tubus
- Beatmung in Bauchlage über 48 Stunden (Schema: 16 Stunden Bauchlage, 4 Stunden Rückenlage) – Sedierung
- Beatmungsentwöhnung durch Reduzierung der Respiratorunterstützung und Beginn der Spontanisierung (Feuchte Nase, CPAP) über den Tubus; Extubations-

versuche scheitern nicht selten z. B. aufgrund noch schlechter respiratorischer Situation und/oder laryngealen Ödemen

- nach erfolgreicher Extubation weitere Unterstützung durch High-Flow Sauerstofftherapie (HFNO) oder CPAP *oder* Tracheotomie und weitere Beatmung bzw. Respiratorweaning; Dekanülierung nach erfolgreichem Beatmungsweaning

MERKE

Die Respiratortherapie bei COVID-19-Patienten ist nicht selten mit erheblichen *klinischen Komplikationen* verbunden, u. a.:

- prolongiertes, erschwertes Weaning (▶ 8.51)
- längere Notwendigkeit zur Sedierung – mit negativen Folgen für Schluckfunktion und kognitive Funktionen
- größere Gefahr von Critical Illness Polyneuropathie und Myopathien (CIP, CIM, ▶ 8.6)
- längere Delirphasen (▶ 8.8ff.) – vermutlich aufgrund der längeren Notwendigkeit zur Sedierung während der Intubationszeit

12.17 Wie wird beatmet bei COVID-19: nicht-invasiv oder invasiv?

Voraussetzung für eine mögliche nicht-invasive Beatmung (NIV-Therapie, ▶ 8.33ff.) ist, dass der Patient wach und ansprechbar ist, der Lufthunger durch die NIV beseitigt werden kann und der ph-Wert im Blut nicht tiefer als 7,3 sinkt. Folglich würde man bei zunehmender Vigilanzminderung, steigendem Lufthunger und zu niedrigem ph-Wert den Patienten sedieren und intubieren, um ihn dann weiter invasiv beatmen zu können und eine respiratorische Stabilisierung wiederherzustellen.

Die Beatmungsdauer hängt in beiden Fällen vom Schweregrad des Krankheitsverlaufs ab. Bei sehr schweren Verläufen mit COVID-19 werden die durchschnittlichen 7–10 Tage aggressiv-invasive Beatmung (vgl. ARDS, ▶ 12.2, ▶ 1.14) jedoch häufig deutlich überschritten.

MERKE

Sowohl die **High-Flow-Sauerstofftherapie** als auch die **nicht-invasive Beatmung** führen durch schlechten Sitz der Masken oder Unruhe der Patienten häufig zur Aerosolbildung.
Um dies zu vermeiden, sind eine **adäquate Anpassung der Maske/O_2-Adapter** und ein guter Sitz im Gesicht sehr wichtig.

12.18 Warum steht ein Beatmungsweaning bei COVID-19-Patienten ggf. zunächst nicht im Vordergrund?

Bei schwerst kritisch kranken Patienten muss sich der Erkrankungsverlauf zunächst erheblich verbessern, Komorbiditäten müssen vermieden und Hypoxämien (▶ 8.48, ▶ 12.25) beseitigt werden, bevor ein „regulärer“ therapeutischer Verlauf wie Beatmungs- und Trachealkanülenweaning mit regelmäßigem Entblocken etc. aufgenommen werden kann.

Auch wenn die akute COVID-19-Infektion zeitlich bereits vorbei ist, befindet sich der Patient aber häufig noch immer in einem stark eingeschränkten Zustand, sodass beim Weaning und Trachealkanülenmanagement weniger die Virusverbreitung als dafür der Allgemeinzustand des Patienten in den Fokus des Behandlungsteams rückt.

12.19 Ist auch bei COVID-19-Patienten der Einsatz eines beatmungskompatiblen Sprechventils sinnvoll?

Ja! Selbstverständlich können auch COVID-19-Patienten von einem beatmungskompatiblen Sprechventil profitieren, z. B. ihre **Bedürfnisse äußern, Entscheidungen aktiv gestalten aber auch Delirphasen besser überwinden.** Vor allem der Umstand, dass diese Patienten keine Besuche erhalten dürfen und sie damit sozial und kommunikativ isoliert sind, stellt grundsätzlich eine klare Indikation für die Anbahnung verbaler Kommunikation mit Sprechventileinsatz auch schon in den Beatmungsphasen dar.

Zu beachten ist jedoch auch hier, dass durch das notwendige Entblocken sowie den weiterhin vorhandenen Beatmungsdruck eine **hohe Infektionsgefahr für das Behandlungsteam** besteht. Daher sind die entsprechenden Schutz- und Hygienemaßnahmen unbedingt einzuhalten (▶ 12.10).

BEISPIEL

Herr M., ein 62-jähriger Patient ohne relevante Vorerkrankungen, wurde mit einem schweren ARDS bei SARS-CoV-2-Infektion, Critical Illness Polyneuromyopathie, tracheotomiert und vollbeatmet in eine neurologische Frührehastation (SPZ Nottwil) überwiesen. Ein Weaningversuch war bereits gescheitert. Die Ernährung erfolgte vollständig über eine nasogastrale Sonde (NGS).

Zum Zeitpunkt der Aufnahme konnte Herr M. seit 6 Wochen aufgrund der fehlenden Kommunikationsfähigkeit weder seine Bedürfnisse oder Wünsche äußern, noch mit seinen Angehörigen (video-)telefonieren oder Ängste und Schmerzen mitteilen.

Ein erster kurzer Versuch zum Entblocken und Einsatz eines beatmungskompatiblen Sprechventils konnte erfolgreich durchgeführt werden und es war auch eine deutlich höhere Schluckfrequenz zu beobachten. Die ersten Boli breiige Nahrung (Himbeersorbet) schluckte er zwar noch etwas zögerlich, er genoss es jedoch sichtlich und kommentierte mit: *„Es ist gut."*

Nach 2 Wochen tolerierte der Patient stundenweise den Sprechventileinsatz bei entblockter Kanüle und er konnte kleine Mengen weicher Kost nach endoskopischer Schluckuntersuchung und unter Begleitung spontanatmend am Sprechventil essen. Weitere 2 Wochen später war Herr M. voll oralisiert, die Ernährungssonde konnte entfernt werden und 4 Wochen nach Eintritt auf die ITS konnte er erfolgreich dekanüliert werden.

Nach schwerster Krankheit und anfänglich vollkommener Unfähigkeit sprechen, essen und trinken zu können, kann sich dieser Patient dank multiprofessionellem Trachealkanülenmanagement wieder mit seiner Familie unterhalten, seine Gefühle nach diesen dramatischen Ereignissen mitteilen und wieder seine Lieblingsgerichte genießen. *„Ist das nicht gut?"*

12.20 Warum ist bei COVID-19-Patienten der Wechsel von der Intubation zu einer Tracheotomie für die invasive Beatmung erschwert?

Patienten, bei denen eine längerfristige Beatmung notwendig ist, werden i. d. R. zwischen dem 4. und 21. Tag nach Intubation extubiert und ggf. tracheotomiert (bzw. weiter nicht-invasiv beatmet, NIV), sodass die Beatmung schonender durchgeführt werden kann (▶ 8.62).

Beim COVID-19-Patienten ist die Entscheidung für den richtigen Zeitpunkt zur Extubation und Tracheotomie durch verschiedene Aspekte erschwert. Vor allem besteht ein hohes Infektionsrisiko für den Patienten und das Personal bei Durchführung der Extubation und Tracheotomie, sodass diese ggf. erst später bei reduzierter Viruslast durchgeführt werden sollten (Zaga et al. 2020). Ein späterer Wechsel kann auch dann in Erwägung gezogen werden, wenn weitere Folgekomplikationen durch die Tracheotomie vermieden werden sollen.

Andererseits können durch eine frühzeitige Extubation und Tracheotomie laryngeale Folgeschäden und gescheiterte Extubationsversuche vermieden werden, wodurch auch die Gefahr einer **Post-Extubations-Dysphagie** reduziert wird (Brodsky et al. 2020, Brodsky et al. 2018, ▶ 8.16).

Nicht zuletzt ist die Entscheidung für einen Wechsel auch abhängig von der aktuellen respiratorischen Situation des Patienten, dem Schweregrad des Verlaufs, den bestehenden Komorbiditäten und ggf. auch eine Frage der verfügbaren Ressourcen (Beatmungskapazitäten, Personal, Materialien usw.).

MERKE

Ein **Extubationsversuch** sollte bei COVID-19-Patienten erst bei **stabiler BGA und SPO²** Werten > 90 % sowie bei gewisser **Wachheit/Reaktionsfähigkeit** des Patienten unternommen werden.
Eine zu frühe Extubation ist sehr risikoreich und eine Re-Intubation für alle Beteiligten (Patient und Personal) potenziell gefährlich, da es zu Virusverbreitung im Raum und in die tiefen Atemwege des Patienten kommen kann.

MERKE

Langzeitbeatmung über einen endotrachealen Tubus ist assoziiert mit Schwäche und Dysfunktion der Atemmuskulatur, laryngealen Dysfunktionen und verlängerten Rehabilitationszeiten (McGrath et al. 2020). Zudem erhöht sich auch das Risiko einer ventilatorassoziierten Pneumonie (VAP).

12.21 Welche Anpassungen werden für das Trachealkanülenmanagement empfohlen?

Nahezu alle therapeutischen Interventionen bei tracheotomierten und ggf. beatmeten Patienten sind als **risikoreich in Bezug auf die Infektionsgefahr** einzustufen. Zum einen, da sie ganz überwiegend zu den aerosolgenerierenden Prozeduren (AGP) zählen, aber auch, weil i. d. R. der Mindestabstand von 1,5–2 Metern nicht eingehalten werden kann.

Bei beatmeten Patienten (über Tubus oder eine geblockte TK) besteht ein **geschlossenes Atemsystem**, bei dem die **Aerosolisierungsgefahr geringer** ist. Jedes **Entblocken** der TK **„öffnet" das Atemsystem**, sodass auch virushaltige Partikel leichter nach außen gelangen können.

MERKE

Alle Maßnahmen im Trachealkanülenweaning, insbesondere die Entscheidung zum Entblocken der TK, müssen in Bezug auf Risiko und Nutzen evaluiert werden. Es sollten nur Maßnahmen und Interventionen durchgeführt werden, die einen direkten und unmittelbaren Nutzen haben (Miles et al. 2020, NTSP 2020).

Neben den o. g. Schutzmaßnahmen (▶ 12.10) empfehlen die Fachgesellschaften daher derzeit folgende *Anpassungen des üblichen Vorgehens im Trachealkanülenmanagement* (▶ 5):

- Es wird empfohlen, die **Frequenz und Dauer der Entblockungsintervalle soweit wie möglich zu begrenzen.**
- Das Entblocken der Kanüle mit dem **Ziel, verbale Kommunikation** zu ermöglichen (Sprechventileinsatz) oder den **Status der Kanülenversorgung** zu überprüfen, kann mit einem risikoadaptierten Vorgehen gerechtfertigt sein.
- Bei entblockter TK sollte diese mit einem **Mund-Nasen-Schutz** (MNS) bedeckt werden. Dabei muss eine suffiziente Atmung selbstverständlich gewährleistet sein.
- Das ansonsten gültige Prinzip *„Entblocken so früh wie möglich"* (sobald der Patient es toleriert, ▶ 5.56) wird kritisch eingeschätzt. Im Vordergrund sollte die Risiko-Nutzen-Abwägung stehen (▶ 12.9). Erste Entblockungsintervalle bei akut erkrankten COVID-19-Patienten sollten zunächst **zurückgestellt** werden.
- Trotz dieses konservativen Ansatzes bleibt die möglichst **frühzeitige Dekanülierung** (ggf. nach Abschluss des Beatmungsweanings) ein wichtiges Ziel des therapeutischen Trachealkanülenmanagements (Zaga et al. 2020).
- Bei beatmeten Patienten sollte das **Entblocken vorzugsweise in Spontanatemphasen** erfolgen, um eine erhöhte Aerosolbildung durch den Respiratordruck bei dann „offenem" Atemsystem zu vermeiden (NTSP 2020).
- Trachealkanülen mit **subglottischer Absaugmöglichkeit** sind zu empfehlen, da hier Speichel- und Sekretmengen über ein geschlossenes System vom Cuff entfernt werden kann (▶ 5.22ff.).
- Die Indikation für **endoskopische Untersuchungen** (z. B. Kontrolle Trachealkanülenlage, FEES, ▶ 5.84) sollte sorgfältig nach Risiko-Nutzen Aspekten gestellt werden. Die endoskopische Beurteilung der **Dekanülierungsfähigkeit** wird, unter Berücksichtigung erweiterter Schutzmaßnahmen, empfohlen (Zaga et al. 2020).

MERKE

Interventionen im Zusammenhang mit dem Trachealkanülenweaning (Entblocken der TK und Einsatz von Sprechventil und Verschlusskappe, Absaugen) sind als aerosolgenerierende Prozeduren (AGPs) einzustufen (▶ 12.8).
Derzeit wird empfohlen, die Indikation zur Durchführung dieser Maßnahmen im multidisziplinären Team in Bezug auf den Nutzen für den Patienten und das Risiko für Patienten und Behandlungsteam abzustimmen (Miles et al. 2020, NTSP 2020).

INFO

Von Maßnahmen zur **Above Cuff Vocalization** (ACV, ▶ 5.45) wird nach klinischen Erfahrungen derzeit eher abgeraten. Grund hierfür ist die hohe Infektionsgefahr durch die starke Aerosolbildung, außerdem bestehen bei vielen Patienten laryngeale Probleme (Ödeme, Laryngitis), sodass ein intakter Atemweg vor Durchführung nicht sichergestellt werden kann.
In **Palliativsituationen** ist die Entscheidung, Kommunikation über den Weg der ACV zu ermöglichen, sicher individuell zu treffen.

12.22 Welche atemtherapeutischen Maßnahmen können das Dysphagiemanagement bei Covid-19-Patienten effektiv unterstützen?

Sämtliche atemtherapeutischen Maßnahmen sind potenziell nützlich zur Unterstützung der Dysphagietherapie und des Trachealkanülenmanagements. Bei der Auswahl der Methoden sind allerdings – so wie bei jeder Therapieplanung – die folgenden Aspekte zu beachten:

- Welche störungsspezifische Indikationsstellung liegt vor? Welches Problem steht im Vordergrund, welche Maßnahme ist hierfür geeignet?
- Wie kann die Durchführung an die Möglichkeiten und Belastbarkeit des Patienten adaptiert werden? So sollte z. B. ein wacher, aktiver Patient auch aktive Übungen durchführen, während ein respiratorisch und muskulär erschöpfter Patient eher von passiven Maßnahmen profitieren wird.

PRAXISTIPPS

Die folgenden *atemtherapeutischen Maßnahmen* können das Dysphagiemanagement bei Covid-19-Patienten effektiv unterstützen, da sie die Lungenbelüftung und damit den pulmonalen Gasaustausch unterstützen und zu einer Erhöhung des Atemvolumens führen. Dies schafft gute Voraussetzungen für die Regulation der Atem-Schluck-Koordination (▶ 1.6) und zur Verbesserung der Husteneffektivität (▶ 1.41ff., ▶ 2.30ff.):

- **atemtherapeutische Lagerungen:** z. B. Dreh-Dehn-Lagerungen/C-Lagerungen (Halbmondlagerung) zur Dehnung der thorakalen Weichteilstrukturen und Pleuraverschieblichkeit, Lagerungen mit Thoraxweitstellung (z. B. erhöhte Armlagerung), ggf. Bauchlage zur Verbesserung der Ventilation/Perfusion, Zwerchfellentlastung (▶ 12.23)
- **atemtherapeutische Hands-on Techniken:** z. B. Kontaktatmen, Richtungsatmen, Manuelle Therapie (z. B. Thorax und Rippengelenke mobilisieren), gewebslockernde Maßnahmen, Reiz- und Packegriffe, Heiße Rolle, Vibrax, reflektorische Atemtherapie, Faszientechniken der Organfaszien (Schwerpunkt: Niere/Lunge)
- **aktive Atemtechniken:** z. B. aktives Air-Stacking, Intervallatmung, Drehdehn-/oder „Pfeil und Bogen“-Technik, Sniffing, summend oder mit Vokal stimmhaft ausatmen, rotatorische und lateralflexorische Oberkörperbewegungen durchführen, dabei einen Stab mit den Händen umfassen (das Gewicht der Arme wird an den Stab abgegeben, erleichterte Atmung wird möglich)
- **Reduktion des Hustenreizes:** z. B. umgekehrte Intervallatmung, Atemstromverlängerung durch leicht geschlossene Faust vor dem Mund, Lippenbremse

12.23 Wann ist die Lagerung in Bauchlage bei COVID-19-Patienten sinnvoll?

Die Bauchlage ist bei COVID-19-Patienten, die einen **schweren Verlauf mit Entwicklung eines ARDS** haben, leitliniengerecht indiziert. Bei der Entwicklung eines ARDS wird die 180° Bauchlage für 16–36 Stunden (4 Stunden Pause) nach Intubation mit aggressiver Respiratortherapie empfohlen.

Ziel der Bauchlagerung ist die Verbesserung des pulmonalen Gasaustausches durch:

- Veränderung des Ventilations-/Perfusionsverhältnisses
- Steigerung der Oxygenierung
- Sekretmobilisation
- Erleichterung der Atemarbeit
- Reduktion von Lungenschäden

12.24 Gibt es auch Probleme infolge der Bauchlage?

Ja. *Folgende Komplikationen werden berichtet:*

- Gesichtsödeme und Gesichtsulcera
- Gefahr der Tubusdislokation durch Lagerungsmanöver mit entsprechenden Schäden an der Glottis und im Mundraum
- erhöhte Refluxgefahr, erschwerte Nahrungsgabe

INFO

Im Gegensatz zu ARDS-Patienten sind die Pneumonie-Patienten häufig wach und ansprechbar und haben durch die Entzündung starkes Dyspnoe-Empfinden. Die Bauchlage wäre aufgrund der o. g. Punkte ebenfalls indiziert, wird aber nur selten von den Patienten toleriert, da der erhöhte Druck auf dem Brustkorb eher als einengend empfunden wird und die subjektive Luftnot erhöht.

12.25 Inwiefern ist eine stille Hypoxämie in der Behandlung von COVID-19 besonders zu beachten?

Eines der Hauptprobleme bei COVID-19 ist die **Hypoxämie** (▶ 8.48), die bei einigen Patienten bis hin zum Lungenversagen (ARDS, ▶ 1.14), einer Sepsis und Multiorganversagen führen kann.

Teils treten aber auch **stille Hypoxämien** auf, d. h. es kommt zu stark reduzierten O_2-Werten im Blut, ohne dass die Patienten subjektive Luftnot haben. Dies kann bereits bis zu 10 Tage nach Infektion bestehen, ohne dass der Patient subjektiv über Luftnot klagt. Klinisch kann der Patient also relativ unauffällig sein.

Bei der Behandlung (Frühmobilisation, Entblocken, Dysphagietherapie) besteht daher eine große Gefahr, die Patienten zu überfordern und weitere **hypoxämiebedingte Organschädigungen** zu fördern.

PRAXISTIPP

In der Therapie sollten bevorzugt atemtherapeutische Lagerungen und Hands-on-Techniken eingesetzt werden, die wenig Stress und Erschöpfung erzeugen, z. B.:

- Dreh-Dehn-Lagerungen, C-Lagerung (Halbmondlagerung)
- Rotations- und Dehnungstechniken speziell der Thorax- und Wirbelsäulengelenke und zum Mobilitätserhalt von Muskeln und Gelenken
- atemvertiefende Maßnahmen
- wenn möglich aktive Atemmanöver/-übungen (aktiv vor passiv), so kann der Therapeut auch den Sicherheitsabstand wahren.

12.26 Warum gibt es bei COVID-19-Patienten vermehrt und länger andauernde Delirphasen?

Diese Beobachtung häufiger und länger andauernder Delirphasen (▶ 8.8ff.) berichten viele klinisch tätige Therapeuten. Es liegen vermutlich unterschiedliche Ursachen zugrunde. Zunächst kann eine Infektion mit SARS-CoV-2 offenbar direkt zu neuronalen, kognitiven und psychomotorischen Beeinträchtigungen führen (Paterson et al. 2020; Wang et al. 2020, Wu 2020).

Hinzu kommen die teils auch längerfristig bestehenden Nebenwirkungen sedierender Medikamente, die zur Sicherstellung der invasiven Beatmung bei Langzeitintubation und für die Toleranz der langen Bauchlagepositionierug erforderlich sind. *Nicht zuletzt bietet die sehr spezielle ITS-Umwelt für die Patienten wenig Orientierungspunkte:*

- keine vertrauten Gesichter und Kontakte aufgrund des Besuchsverbots
- alle weiteren Kontaktpersonen (also das Behandlungsteam) weisen durch die notwendige Schutzausrüstung (PSA) wenig Identifikationspunkte auf
- auch die sehr funktionale Umgebung und die teils für den Patienten nicht immer leicht einzuordnenden Stationsabläufe bieten ebenfalls wenig Orientierungs- und Identifikationshilfen

Eine erleichterte Orientierung für den Patienten kann z. B. erreicht werden, indem sich das Behandlungsteam Identifikationsmerkmale (Name, Symbole) oder sogar ein Foto, das die behandelnde Person zeigt, an der PSA befestigt (▶ Abb. 12.2).

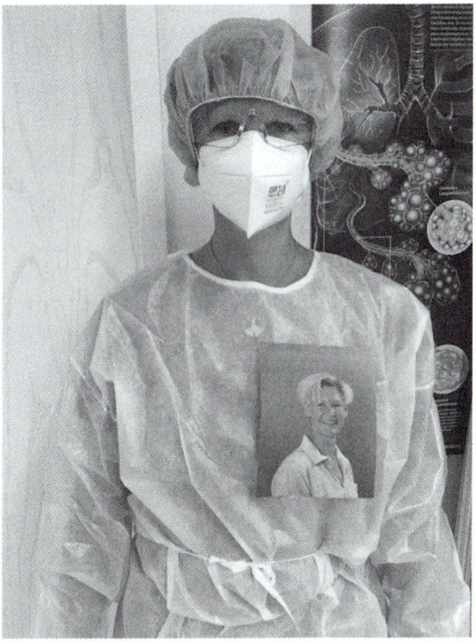

Abb. 12.2 Therapeutin in PSA mit eigenem Foto als Identifikations- und Orientierungshilfe. [P801]

Literatur

Barrett, E. S. et al. (2020). Prevalence of SARS-CoV-2 infection in previously undiagnosed health care workers at the onset of the U. S. COVID-19 epidemic. *medRxiv: the*

preprint server for health sciences, 2020.04.20.20072470., https://doi.org/10.1101/2020.04.20.20072470.
Borg G. (1982). Psychophysical bases of perceived exertion. *Medicine and Science in Sports and Exercise, 14*: 377–381.
Brodsky, M. B. et al. (2020). Prevalence, Pathophysiology, Diagnostic Modalities and Treatment Options for Dysphagia in Critically Ill Patients. *American journal of physical medicine & rehabilitation*, 10.1097/PHM.0000000000001440. Advance online publication. https://doi.org/10.1097/PHM.0000000000001440.
Brodsky, M. B. et al. (2018). Laryngeal injury and upper airway symptoms after oral endotracheal intubation with mechanical ventilation during critical care: a systematic review. *Critical Care Medicine, 46(12)*:2010–2017.
Bundesgesundheitsblatt (2012). *Anforderungen an die Hygiene bei der Aufbereitung von Medizinprodukten*; *55:*1244–1310. DOI 10.1007/s00103-012-1548-6.
www.rki.de/DE/Content/Infekt/Krankenhaushygiene/Kommission/Downloads/Medprod_Rili_2012.pdf?__blob=publicationFile (letzter Zugriff am: 03.11.2020).
Echternach, M. (2020). Impulse dispersion of aerosols during singing and speaking. *medRxiv. doi:* https://doi.org/10.1101/2020.07.21.20158832.
Fiorillo, L. et al. (2020). COVID-19 Surface Persistence: A Recent Data Summary and Its Importance for Medical and Dental Settings. *International Journal of Environmental Research and Public Health, 17(9)*, 3132.
Grabowski, D. C. & Maddox, K. E. J. (2020). Postacute care preparedness for COVID-19: thinking ahead. *JAMA 323(20):*2007–8.
McGrath B. et al. (2020). Laryngeal oedema associated with COVID-19 complicating airway management. *Anaesthesia 75*, 962–977.
Miles A. et al. (2020). Dysphagia care across the continuum: a multidisciplinary Dysphagia Research Society taskforce report of service-delivery during the COVID-19 global pandemic. *Dysphagia*, 1–1/3.
Noti, J. D. et al. (2013). High humidity leads to loss of infectious influenza virus from simulated coughs. *PloS one, 8(2)*, e57485.
Oran, D. P., & Topol, E. J. (2020). Prevalence of Asymptomatic SARS-CoV-2 Infection: A Narrative Review. *Annals of Internal Medicine. Jun 3*; M20–3012.
Paterson, R. W. et al. (2020). UCL Queen Square National Hospital for Neurology and Neurosurgery COVID-19 Study Group. The emerging spectrum of COVID-19 neurology: clinical, radiological and laboratory findings. *Brain: a journal of neurology, awaa240. Advance online publication.* https://doi.org/10.1093/brain/awaa240.
Stierli, S. et al. (2020). Insights from an interprofessional post COVID-19 rehabilitation unit - a speech and language therapy and respiratory medicine perspective (*submitted*).
Wang, H. Y. et al. (2020). Potential neurological symptoms of COVID-19. *Therapeutic advances in neurological disorders, 13*, 1756286420917830. https://doi.org/10.1177/1756286420917830.
Wölfel, R. et al. (2020). Virological assessment of hospitalized patients with COVID-2019. Nature, 581, 465–469.
Wu, Y. et al. (2020). Nervous system involvement after infection with COVID-19 and other coronaviruses. *Brain, behavior, and immunity, 87*, 18–22. https://doi.org/10.1016/j.bbi.2020.03.031.
Zaga, C. J. et al. (2020). Speech-Language Pathology guidance for tracheostomy during the COVID-19 pandemic: an international multidisciplinary perspective. *American journal of speech-language pathology, 29(3)*, 1320–1334. https://doi.org/10.1044/2020_AJSLP-20-00089.

Links

Robert Koch Institut (RKI): SARS-CoV-2 Steckbrief zur Coronavirus-Krankheit-2019 (COVID-19); Stand: 30.10.020; www.rki.de/DE/Content/InfAZ/N/Neuartiges_Coronavirus/Steckbrief.html#doc13776792bodyText1 (letzter Zugriff am: 03.11.2020)

12

Dysphagia Research Society (DRS): COVID-19 Information and Resources [Updated October 1, 2020], www.dysphagiaresearch.org/page/COVID-19Resources (letzter Zugriff am 17.07.2020)

European Society for Swallowing Disorders (ESSD): https://worldswallowingday.org/faqs (letzter Zugriff am 03.11.2020)

Deutsche interdisziplinäre Gesellschaft für Dysphagie (DGD): www.dg-dysphagie.de (letzter Zugriff am 03.11.2020)

National Tracheostomy Safety Project (NTSP): COVID-19 Response: Safe Tracheostomy Care - a toolkit for healthcare staff. 10th June 2020, Version 2. www.tracheostomy.org.uk/storage/files/Safe%20TrachyCareToolkit%20V9b.pdf (letzter Zugriff am 03.11.2020)

Royal College of Speech Language Therapists (RCSLT): COVID-19 speech and language therapy rehabilitation pathway. 18 May 2020. www.rcslt.org/learning/covid-19/rcslt-guidance (letzter Zugriff am 03.11.2020)

Register